中医名著临证解读丛书

U0269907

《医贯》临证解读

编著　贾海忠

整理　张　楠　武世豪　贾岱琳　钱丽丽　赖敏强　杨延冰
　　　刘浩敏　周海玲　都亚军　马　锐　张　曦　于　川
　　　付灵韵

人民卫生出版社·北京·

图书在版编目（CIP）数据

《医贯》临证解读 / 贾海忠编著 . —北京：人民
卫生出版社，2020.11（2022.2重印）
（中医名著临证解读丛书）
ISBN 978–7–117–30834–2

Ⅰ . ①医… Ⅱ . ①贾… Ⅲ . ①中国医药学 – 中国 – 明
代 Ⅳ . ①R2–52

中国版本图书馆 CIP 数据核字（2020）第 209914 号

| 人卫智网 | www.ipmph.com | 医学教育、学术、考试、健康，购书智慧智能综合服务平台 |
| 人卫官网 | www.pmph.com | 人卫官方资讯发布平台 |

中医名著临证解读丛书
《医贯》临证解读
Zhongyi Mingzhu Linzheng Jiedu Congshu
《YiGuan》Linzheng Jiedu

编　　著：贾海忠
出版发行：人民卫生出版社（中继线 010-59780011）
地　　址：北京市朝阳区潘家园南里 19 号
邮　　编：100021
E - mail：pmph @ pmph.com
购书热线：010-59787592　010-59787584　010-65264830
印　　刷：三河市尚艺印装有限公司
经　　销：新华书店
开　　本：710×1000　1/16　印张：26
字　　数：466 千字
版　　次：2020 年 11 月第 1 版
印　　次：2022 年 2 月第 2 次印刷
标准书号：ISBN 978-7-117-30834-2
定　　价：69.00 元

打击盗版举报电话：010-59787491　E-mail：WQ @ pmph.com
质量问题联系电话：010-59787234　E-mail：zhiliang @ pmph.com

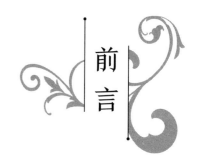

前言

青年中医是振兴中医事业的关键，只有会看病才能站稳脚跟，才能振兴中医。

2016年7月31日，在中日友好医院最后一次门诊结束后，我决然辞去公职，按照"慈悲为本、方便为门"的愿望，怀揣弘扬中医、造福苍生的梦想，以培养会看病的年轻中医为己任，以建立中医连锁医馆为载体，创办了北京慈方中医馆，并于2016年10月9日正式开业。医馆成败的关键在于疗效，疗效的关键在于医生，而医馆的生机则在优秀的青年中医。

我学习、应用中医已经40年了，走过很多弯路，回头看，快速学好中医还是有一定捷径的。不想让新学中医的人重复我走过的弯路，帮助他们直接走到捷径上来，所以决定将我的经验体会讲出来。首先讲给慈方中医馆愿意快速成才的年轻医生，让他们的临床疗效迅速获得患者的认可。

中医书籍汗牛充栋，中医理论丰富多彩，临床疾病复杂众多，如何才能迅速提高临床疗效、取得患者认可就成了首要问题。人体任何脏腑经络组织都离不开气血，气血调畅则人体健康，在历代中医临床家中，王清任是比较善于调气血的医家，其代表著作《医林改错》给我们留下宝贵的经验，临床使用非常有效，所以先讲《医林改错》，作为第一阶。

中医讲"脾胃为后天之本"，只有脾胃健壮，气血才能充足，疾病才易康复。在历代医家中，最善调脾胃的医家就数李东垣了，其晚年著作《脾胃论》是其毕生经验的精华，用药轻灵效捷，屡试屡验。只是因为语言表达古奥难明，年轻医生不易读懂，所以作为第二阶讲解。

学完用好前两阶，你会发现还有一部分错综复杂的病得不到很好解决，原因就是还没有掌握"肾为先天之本"的理论和诊治技巧。历代对此研究精深，运用娴熟的医家就数赵献可了，其代表作《医贯》是一部难得的好书，但受后世医家徐大椿《医贯砭》的误导，研读应用《医贯》的人越来越少。由于《医贯》切实具有解决复杂疑难病的理论和方法，所以，我把《医贯》作为第三阶来讲。

医圣张仲景的《金匮要略》以讲杂病为主、《伤寒论》以讲外感病为主，两书方药的有效性备受历代医家的推崇，但是对被现代医学洗脑的年轻中医来讲,学好、用好绝非易事,因此我觉得有必要将自己中西医结合研读应用 30 多年的体会讲出来。《金匮要略》作为第四阶,《伤寒论》作为第五阶。

相信经过这五阶的循序渐进,边学边用,再参学诸家,青年中医就一定能够做到临床思路清晰、疗效优异。

出版之际,对为本套丛书付出辛勤劳动的人民卫生出版社编辑们深表谢意,对负责文字整理的弟子们一并致谢。

由于时间仓促,本书整理中疏漏和不足之处在所难免,敬请同道批评指正。

贾海忠

2020 年春节于北京

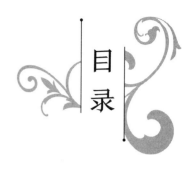

目录

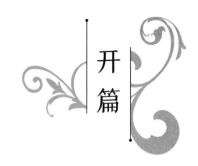

开 篇

在中医名著临证解读系列课程中,我们讲了《医林改错》,又用了比较长的时间讲了《脾胃论》,因为《脾胃论》非常难读,如果没有足够的临床经验,确实很难读懂。

《医林改错》是最容易切入的,因为它是讲气血的。《脾胃论》是讲脾胃的,脾胃为后天之本,我们必须把它调好。但是,脾胃、气血这些关系又怎么把它串起来,怎么把它一体化呢?这就是在《医贯》这一本书里面来实现的。为什么叫贯?贯,就是把它穿起来的意思。用什么穿呢?我们以前说一贯钱,一串钱,就是用一根绳儿把钱贯穿起来。那么用什么把我们已有的这些医学认识贯穿起来?这就是赵献可这本书里要讲的东西。

我们为什么要选《医贯》来讲?除了刚才这个原因之外,还有就是历代人们对《医贯》的褒贬不一,赞同的占多数,批评的声音也不少。但是对我们而言,更重要的是要看到它的积极意义。作者赵献可,大家可以查一查,再核实一下,在我印象中,古代医家里除了孙思邈一百多岁以外,就是赵献可,活了91岁。这说明什么呢?说明他的学术思想在指导他的养生方面一定是有效的。不然,如果像我们有些医生整天抽烟,胡吃海喝,脑子稀里糊涂的,自己都不知道养生,想长寿也不可能,因为他没有正确的观念。而赵献可,他活了这么大岁数,说明他的学说对他的养生是有指导意义的。在临床上,我发现遇到疑难问题解决不了的时候,用赵献可的东西,能解决得不错,这就是它的价值所在。他能把医学里面的纲目讲得非常清楚。这也是我选这本书给大家讲的原因。

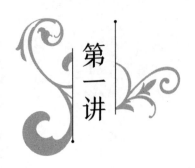

第一讲

卷之一·玄元肤论·内经十二官论（上）

【原文】

心者,君主之官也,神明出焉。肺者,相傅之官,治节出焉。肝者,将军之官,谋虑出焉。胆者,中正之官,决断出焉。膻中者,臣使之官,喜乐出焉。脾胃者,仓廪之官,五味出焉。大肠者,传道之官,变化出焉。小肠者,受盛之官,化物出焉。肾者,作强之官,伎巧出焉。三焦者,决渎之官,水道出焉。膀胱者,州都之官,津液藏焉,气化则能出矣。

【讲解】

下面我们开始讲第一卷的《玄元肤论·内经十二官论》,先来看这个标题,什么叫"玄元肤论"? 什么是玄? 我们看看这个"玄"字,在我的印象里,"玄"的象形字,大概是这么写的:"8"。两头分别拴着一个东西,中间有根线,这就是玄。我们后来的弦脉,琴弦,不都是这样的吗? 两头拴着,中间连着,这才叫玄。那么"玄学"讲的是什么呢?"玄学"讲的就是关系学。

"元"又是什么呢?"元"就是它的起点,就是玄的两头。合起来就是"玄元",也就是万物的开始。"玄元肤论"又是什么呢?"肤"别理解成皮肤,这里面根本就没讲皮肤。我们经常说皮肤,肤是最表浅的,再往里就是皮。所以皮和肤合在一起,这是我们常说的"皮肤"。皮是更深层的,肤是更表浅的,所以说"玄元肤论",就是很浅要地讲一讲"玄元",讲一讲万物的开始。

我们来看看这个"玄元肤论"是不是"肤论"。作者赵献可挺谦虚的,其实他讲的内容还是蛮深的。

他首先讲了《黄帝内经》里的这一段话。赵献可之所以拿出这段话,是要讲他的观点是从这里面来的,但又和历代医家对这一段的解释不一致。

"心者,君主之官也,神明出焉",这是讲心,心是君主,主宰神明。我在讲《脾胃论》时也讲过,什么叫神,什么叫明? 心为什么主神明? 看见的、看不见的一切变化叫神明。

"肺者,相傅之官,治节出焉",肺就是君主的相,宰相。它和君主一起来管理我们的身体,这就是心肺的重要性。

"肝者,将军之官,谋虑出焉",这在中医基础理论里边都讲过,我就不展开讲了。

"胆者,中正之官,决断出焉","中正之官",胆就像主持正义的审判官、法官一样,"决断出焉",判断正误,调解正误都由它来掌管。

"膻中者,臣使之官,喜乐出焉",膻中,在这儿实际上指的是什么?指的是心包。"膻中者,臣使之官"什么意思?是指里面这几个管事的官所发出的指令,由谁传递出去呢?是心包。我们现在讲的心包就是赵献可后面讲的"心包络"。"喜乐出焉"是讲人的情绪是由心包传递出去的。

"脾胃者,仓廪之官,五味出焉","仓廪之官",我们生活所需要的这些储备都在这里,"五味出焉",是指脾胃是主管消化的。

"大肠者,传道之官,变化出焉",变化以后还要继续往下传,大肠就是干这个的,然后在传的过程中又出现进一步的变化,这叫"变化出焉"。

"小肠者,受盛之官,化物出焉","受盛"也就是指变化完了的东西还在小肠里放着,在这儿继续地让它变化,消化吸收,这叫"化物出焉","化"就是转化的意思。

"肾者,作强之官,伎巧出焉",注意"作强之官,伎巧出焉",历代对这个的解释,分歧非常大,实际上是出于对这几个脏器功能的理解出现偏差,导致对这些文字的解释出现了问题。"作强之官"其实在《黄帝内经》第一篇《上古天真论》里有提到,讲人的一生,从小到老,从弱到强盛,一直是肾气一以贯之,对不对?所以说人体的强壮与否是由肾决定的。从这一点上来讲很像在说你的遗传素质怎么样,你的遗传素质好,你的基因在一生的表达中,就能表现出强,如果差就是弱。其实当人体的强弱决定了以后,所有的功能,所有的伎巧就都出来了,所以这个伎巧就是指的你各方面的功能,不仅仅指生殖功能。因为肾藏志,记性好坏,也跟肾气相关。只有你的记忆、思维这些都正常以后,你才表现出来各个方面都很好。

"三焦者,决渎之官,水道出焉","决渎之官",管水的,管地下水道的。古代也有,现在考古发现最完善的古代的城市里也有下水道,做得也蛮好的。也就是说经过消化、吸收、排泄,谁来管这些水液代谢?是三焦来管,三焦来分流,"水道出焉",它也是水道。

"膀胱者,州都之官,津液藏焉",什么是州都之官?一般大家一说"州都之官",好像是在说某个地区的领导似的,实际上对"州都"还没有完全理解。"州"和"都"其实还指是有水的地方,一般有水的小城市叫"州"。一般古代选址都会选在湖边、水边、河边，总是和水液相关。"津液藏焉"，说明膀胱是藏水的。"气化则能出矣"，经过气化以后就能够排出来了。

【原文】

凡此十二官者，不得相失也，故主明则下安。以此养生则寿，殁世不殆，以为天下则大昌。主不明则十二官危，使道闭塞而不通，形乃大伤，以此养生则殃。以为天下者，其宗大危，戒之戒之。至道在微，变化无穷，孰知其原，窘乎哉？消者瞿瞿，孰知其要？闵闵之当，孰者为良？恍惚之数，生于毫厘，毫厘之数，起于度量，千之万之，可以益大，推之大之，其形乃制。

此《内经》文。

【讲解】

"凡此十二官者，不得相失也"，这"十二官"指的是心、肺、肝、胆、膻中、脾、胃、大肠、小肠、肾、三焦、膀胱，"不得相失"，也就是说这十二官谁也不能离开谁，必须得互相配合，这是一个整体。"故主明则下安"，"主明"指的是心，它要是好的话，其他的十一脏就都安稳了。这是我们通常的理解，但是赵献可就对这个理解提出了质疑。"以此养生则寿"，如果按照十二官不得相失，主明则下安，那么你养生就能够到其天年。"殁世不殆"，终生都不会出问题。"以为天下则大昌"，如果是管天下，当明君，那么国家就昌盛。"主不明则十二官危"，我们一般来讲，总共是十二官，心主明则下安。现在他提出来说"主不明则十二官危"，赵献可从这儿读出来，他讲的"主"不是心，是另一个主，等会儿我们再讲他的论述。

"使道闭塞而不通，形乃大伤，以此养生则殃"，什么叫"使道闭塞不通"？"使道"，把信息传递出去的通路就叫使道，那么往外传递、往回送信的人就是使者，传递信息的通路就是使道。所有的五脏六腑都跟外边是相通的，如果不通，"形乃大伤"，身体就会生病。"以此养生则殃"，如果是这样，就不能长寿了。"以为天下者，其宗大危"，如果是这样来管理国家的话，国家就遭殃了，就不好了，"戒之戒之"。总而言之，告诉大家"主明""不得相失"，只要做到这个就可以了，不管你养生还是管理国家一个道理。"至道在微，变化无穷，孰知其原，窘乎哉？"注意书上，我不知道你们的标点有没有问题，我这个书上是有问题的。原来的"孰知其原，窘乎哉？"应该是"孰知其原？窘乎哉！"按现在的标点，这样才是对的，以前都是句读，反正断开，但是我们现在要用标点就不能随便点了。

"至道在微"，"至道"，老子的《道德经》里的"道"，就是非常的微小微妙，叫微不足道，你没法讲，"至道在微，变化无穷"，也就是自然界的终极状态,非常细小的这种状态,变化是无穷的,它的规律也是无穷的。"孰知其原",这些无穷无尽变化的源头在哪里?根本在哪里?"窅乎哉",实在是不好讲明白。后面这两句不讲了,为什么呢?历代都没把这个讲清楚,我暂时也不能讲清楚,等我以后把《黄帝内经》里边的每一个字讲完了,我可能就搞清楚了。"消者瞿瞿,孰知其要?闵闵之当,孰者为良?"只要把"瞿瞿"和"闵闵"搞清楚了,可能就知道了,但是就这两个字,历代都没有搞清楚。我所掌握的资料,现在还不能够把它解释得让我自己满意,所以我就不讲了。

"恍惚之数,生于毫厘,毫厘之数,起于度量,千之万之,可以益大,推之大之,其形乃制",这几个字实际上和前面讲的道理"至道在微,变化无穷"是一样的意思。"恍惚之数",恍惚是多大?恍惚有多少?什么叫"恍",什么叫"惚"?"恍"有心字旁,是我们心里的一种感受;"恍"右边是"光",说明什么?是我们能感知到的。"恍"就是刚刚感知到。"惚"好像是有感知,又感知不到了,这就是"惚"。恍惚就是介于感知得到和感知不到的那种状态。从我们的感知能力上来讲,"恍惚之数,生于毫厘",注意"恍惚"这个数,如果要再多,聚在一起,就产生了毫厘,毫厘我们就可以测量了,就可以感知到了。那种非常微小的度量单位,就是毫、厘。最小的是毫,然后是厘,我们说毫米、厘米,厘米就大一点了,毫米最小,现在又有微米,微米可能就是恍惚之数了。"毫厘之数,起于度量",也就是我们古人在测量东西的大小的时候,当他有了毫厘的一个度量单位的时候,他就可以用于去测量这个东西的大小了,"千之万之,可以益大",由小到大,再大再多,这就是千之万之,可以"益大",越来越大。"推之大之",如果再去推论,到各个方面去考查,去研究的话,"其形乃制",也就是各种东西我们都可以把它的大小、规矩、规范定下来,实际上这里面就讲了一个"至道在微"。首先,从微小的变化,看不见摸不着的叫神,看得见摸得着的叫明,那么整个自然界的千姿百态的东西,它是这么一个关系。这一段是引用《黄帝内经》原文,实际上还没讲《医贯》。

【原文】

玩《内经》注文,即以心为主。愚谓:人身别有一主,非心也。谓之君主之官,当与十二官平等。不得独尊心之官为主。若以心之官为主,则下文"主不明则十二官危",当云十一官矣。此理甚明,何注《内经》者昧此耶?盖此一主者,气血之根,生死之关,十二经之纲维,医不达此,医云乎哉?

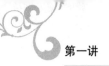

【讲解】

上面这一一段是《黄帝内经》里的文章,下面这段就是他针对这一段在讲他的学术思想。也就是说这么多东西里面,什么是主?他在质疑这个。"玩《内经》注文",古代,尤其是王冰对《黄帝内经》的注解,即以心为主。"愚谓:人身别有一主,非心也",愚,指的是赵献可本人,我认为人身上这十二个器官,另外还有一主,"非心也",不是心。"谓之君主之官,当与十二官平等。不得独尊心之官为主",如果说心是君主之官,它应该与十二官平等,不得"独尊心之官为主"。可是《黄帝内经》里面明明讲的"心者,君主之官",但是后面又讲"主明则下安",到底是君主还是主?这是赵献可提出的疑问,"若以心之官为主",如果把心当成主的话,则下文,"主不明则十二官危,当云十一官矣",把心从十二官里去掉,它是主,剩下的不就是十一个吗?哪里来的十二个呢?"此理甚明",通过这个,他说应该别有一主。

"此理甚明,何注《内经》者昧此耶?"这个道理这么明白,怎么注《黄帝内经》的人这么糊涂?在这一点上没搞清楚。"盖此一主者,气血之根",这个主是干什么的呢?是气血之根。"生死之关",只要这个主一完,所有的都完。"十二经之纲维",这也是我们为什么一开始先讲气血,因为主它是变化出来的,所以我们先讲了王清任的《医林改错》,后面又讲了《脾胃论》,这里说"此理甚明"。打个比方,就像车的轮胎,车轱辘上有很多一样的辐条,你扯开以后辐条都是连着的,只有中间的轴才是主,按赵献可的理解应该是这样的。如果我们说这个轴是一个悬着点的话,下边我们无论拴多少条绳,统统都挂在这儿,这才是主,其他十二个不是,他就说另外有一主。"医不达此",就是医生不能够通达、明白这个道理。"医云乎哉?"你都不知道怎么样把这个"主"理解清楚,你还谈什么医呢?

【原文】

或问:心既非主,而君主又是一身之要,然则主果何物耶?何形耶?何处安顿耶?余曰:悉乎问也。若有物可指,有形可见,人皆得而知之矣,惟其无形与无物也。故自古圣贤,因心立论,而卒不能直指其实。

【讲解】

有的人问,心既然不是主,君主又是一身最重要的,那么主到底是什么?主到底为何物?它又长什么样子?"何处安顿耶?"主又在哪里?"余曰:悉乎问也",我说,问得太彻底,太全面了,就是这个意思。

"若有物可指",如果主是有具体的东西可指的,"有形可见"的,"人皆得而知之矣",如果是那样,那谁都知道了。他的意思是说主没那么简单,不是一个有形可指,有形可见的。就好像一个圆,只有思想家知道有一个圆心,因为那儿确实没东西,对不对?但是确实是有一个心,只是不是谁都能想到的。小孩要看一个圆圈在那,绝对不会想到有圆心的,对不对?所以他说如果那儿要真有个东西的话,谁都知道了。"惟其无形与无物也",因为它确实是无形无物,"故自古圣贤,因心立论",正因为是无形无物,自古圣贤就是用心来立论,"而卒不能直指其实","卒"就是终于的意思,或者是最终的意思,也不能够直指,指不出来心主到底在哪儿,这里说的不是君主那个心。

【原文】

孔门之一贯,上继精一执中之统,惟曾子、子贡得其传。然而二子俱以心悟,而非言传也。若以言传,当时门人之所共闻,不应复有何谓之问也。

【讲解】

"孔门之一贯",孔子的学术之所以一贯,一贯就是说他的体系性很强,他有一个"一以贯之"的东西。"上继精一执中之统",实际上他就是说孔子的学术之所以"一以贯之",是因为"上继精一","精一"就是一的意思,精,就是万物之始,就是一,"中"是什么意思?就是两头的中间,也就是孔子的儒教思想,就是"一",统一的意思,这是我们整个中国传统文化的根本;"中"就是不偏不倚。孔子的整个学术基本上都是以"一"和"中"一以贯之的。"惟曾子、子贡得其传",曾子和子贡都是孔子的弟子,但是在孔子的《论语》及其所著其他书里边,从来也没讲过"精一",也没讲过"执中"的意思,他没有讲过,但是曾子和子贡得其传,知道了他的精髓。"然而二子俱以心悟",他们二人都是用心去体悟孔子讲的东西,是"一"和"中"。"非言传也",而不是在孔子的书里讲的。"若以言传,当时门人之所共闻,不应复有何谓之问也",如果是孔子直接讲了,他的弟子及门人们都听到了。"不应复有",就不应该再有"一以贯之的孔子思想是什么"这种问题了。

【原文】

后来子思衍其传而作《中庸》。天命之性,以中为大本,而终于无声无臭。孟子说不动心有道,而根于浩然之气。及问浩然之气,而又曰难言也。老氏《道德经》云:谷神不死,是为玄牝之门,造化之根。

【讲解】

"后来子思衍其传而作《中庸》",《中庸》是子思写的一本书。是子思衍其传,悟出来,写的《中庸》。"天命之性,以中为大本,而终于无声无臭",就是自然界它的本性是以中为本的,"中"是总的根本,所以说就有了中庸思想,中庸的学说。"以中为本",我们打个比方,我能看得见,你也能看得见,咱们都能体会到,这就是"中",这就是"本"。"终于无声无臭",起于大家都能感知的,终于大家都不能感知的这些东西,这就是中庸的思想。

"孟子说不动心有道,而根于浩然之气。及问浩然之气,而又曰难言也","不动心有道"是什么意思?其实就相当于你处于极其安静的状态的时候,你才能感知,才能够判断其他的变化,那时候你才能感知到"道"的存在。"道"是根于浩然之气的。这个"浩"又是什么呢?"及问浩然之气,而又曰难言也",说不清这个"浩"到底是什么,浩极小,浩又极大,就这么个东西。

"老氏《道德经》云:谷神不死,是为玄牝之门,造化之根",老子的《道德经》里讲,谷神不死,谷神是什么?对我们人来讲,谷神就是谷物里边,能够让它生生不息的、维持其生命的东西,那就是谷神。他不死,他永远存在,他一直传下去,是为玄牝之门。"玄"讲的是一种关系,刚才咱们提到了,"牝"是所有的雌性的动物。雌性的动物,也就是生育之门。正因为有谷神,万物才能生于此,所以叫玄牝之门。造化之根,也就是原来没有这个东西,后来又生出来这个东西了,叫造化。所有的东西都来源于谷神,也就是生生不息的那个东西,那么谷神是什么?讲的还是道,只不过他用了这个词来表示。

【原文】

又曰:恍恍惚惚,其中有物。佛氏《心经》云:空中无色,无受想形识,无眼耳鼻舌身意。又曰:万法归一,一归何处?夫一也、中也、性也、浩然也、玄牝也、空中也,皆虚名也,不得已而强名之也。

【讲解】

"又曰:恍恍惚惚,其中有物",似乎看见看不见,里面好像有什么东西。"佛氏《心经》云",佛教里讲,"空中无色",色是我们能够感知的,空是讲所有万物都是缘分形成的一个临时的、似乎具体的东西,它的本质是诸缘聚合以后形成的。

我记得以前我专门讲过"空",以影子为例,一只小鸟在那飞,影子在地上来回动,鸟在那儿蹦,影子在动。那么这个影子到底有没有?你说这是否是客观存在?一定是一个客观存在!你看见了,对不对?但是它是空性。空性是什么意思?如果没有这个鸟,那有没有鸟的影子?如果没有地面,那能不能有这个影子？那不能有。如果没有灯光或者没有阳光，能不能有影子？也没有。那么万事万物都像影子一样，它是光、鸟以及地面，这样的诸缘聚合，它才形成了影子，对不对？少了哪一个都没影子。万事万物也都是这样，这种特点就叫空。

"空中无色"的"色"，是指能具体感知到的一个东西，也就是这种关系是临时形成的。但是"空"是讲的他们之间的关系，不能再去谈具体的东西了。"无受想形识"，也就是你感受到的，想到的，看到的形态以及你的感知，"识"就是感知。"无眼耳鼻舌身意"，就是所有的这些感知都是空。"又曰：万法归一"，所有的东西都归到一个"一"上来，一，就是一个整体，所有的东西都是相关联的。"一归何处"，一又到哪了，"夫一也、中也、性也"，这里都是讲的一，儒教讲的是中，佛教讲的是性，讲的都是空、道。"浩然也、玄牝也、空中也，皆虚名也"，实际上"皆虚名"，也就是所有的这些都是起了这么个名，但是没这个东西，所以说皆虚名也。"不得已而强名之也"，这就是老子讲的不知其名，就把它叫成了道。

【原文】

立言之士，皆可以虚名著论。至于行医济世，将以何味的为君主之药，而可以纲维一身之疾病耶？

【讲解】

"立言之士，皆可以虚名著论"，注意这个虚名，不是现在说的徒有虚名，而是说所有这些要立言的人，立言是什么？就是我开始要写东西、讲东西，要形成自己的一个学说了。这就叫立言。"皆可以虚名著论"，也就是说没这个东西，但是它确实存在。我就给它起个名，从这儿就开始讲了。

"至于行医济世，将以何味的为君主之药"，至于当大夫，用什么东西作君主之药？"的为"就是确切地讲、肯定地讲。"而可以纲维一身之疾病耶"，也就是我们要讲医学了，那么什么东西能够具有空、道、中这样的作用，我们称之为君主。他还是有疑问，到底有没有东西能把医学的这些东西都"一以贯之"呢？

【原文】

余一日遇一高僧问之：自心是佛，佛在胸中也。僧曰：非也。在胸中者是肉团心，有一真如心是佛。又问僧曰：真如心有何形状？僧曰：无形。余又问：在何处安寄？僧曰：想在下边。余曰：此可几于道矣。因与谈《内经》诸书及铜人图，豁然超悟，唯唯而退。今将十二经形景图，逐一申示，俾学人

按图考索,据有形之中,以求无形之妙,自得之矣。特撰形景图说于后。

【讲解】

"余一日遇一高僧问之",我有一天遇到一位高僧就向他咨询,"自心是佛,佛在胸中也。僧曰:非也",僧人说不是。"在胸中者是肉团心",佛教里边讲的心不是肉团心,像我们说的圆心一样,看不见,摸不着,但就存在。"有一真如心是佛",什么是真如心?我们说圆圈的圆心,地球的地心,那是个真如心,注意我说的是打个比方,还不能把它具体。"又问僧曰:真如心有何形状?"真如心长什么样?"僧曰:无形",说没有具体形态。"余又问:在何处安寄?"它是在身上哪儿?或者是在自然界哪儿?"僧曰:想在下边",这个想也就是猜测的意思,或者说我觉得,我感知它在下边。"余曰:此可几于道矣",赵献可说,听到这儿以后,已经接近于道了,知道心在哪儿了,在下边。

"因与谈《内经》诸书及铜人图",谈到《黄帝内经》以及其他的书和铜人图,"豁然超悟",突然明白了,"唯唯而退",恭恭敬敬地走了。"今将十二经形景图",十二经的形景图,也就是我们所说的解剖图,"逐一申示",一个一个拿来给大家看一看,讲一讲。"俾学人按图考索",就是按照形景图去研究。"据有形之中,以求无形之妙,自得之矣",根据有形的这些东西来探求无形的妙处就可以了。"特撰形景图说于后",下面我们看看,赵献可说的脏腑内景。

【原文】

脏腑内景,各有区别:咽、喉二窍,同出一脘,异途施化。喉在前主出,咽在后主吞。喉系坚空,连接肺本,为气息之路,呼吸出入,下通心肝之窍,以激诸脉之行,气之要道也。咽系柔空,下接胃本,为饮食之路。水谷同下,并归胃中,乃粮运之关津也。二道并行,各不相犯。

【讲解】

"脏腑内景,各有区别",就是脏腑内景,各不相同。注意,从这儿开始,赵献可他的体系开始出来了。"咽、喉二窍,同出一脘,异途施化",咽喉,喉是通气的,咽是咽东西的,"同出一脘"就是从同一个地方出来的。"异途施化",路径不一样,发挥不同的作用。"喉在前主出",喉头在前边,主出的,主要是主呼吸;"咽在后主吞",咽在后主吞咽,他先把这个讲出来了,"喉"和"咽"一个是呼吸系统,一个是消化系统。"喉系坚空,连接肺本,为气息之路",这个不用细讲了,喉这里比较坚硬,和肺相连,是呼吸出入的道路。"呼吸出入,下通心肝之窍",注意他这里讲的是从喉到肺,然后又通心肝。"以激诸脉之行,气之要道也",进一步影响到心肝,然后全身的经脉就开始运行起来,"气之要道也",呼吸从这儿出。实际上这是他的一个误解,说通心肝,一会儿我们讲完你就知道了,他是把这个当成了异途,气是这么来的。"咽系柔空",咽,气管后边是软的、空的,"下接胃本,为饮食之路",和胃相连的为饮食之路,"水谷同下,并归胃中,乃粮运之关津也",吃的水谷进入到胃,这是粮运之关津,关就是关口,津是港口,关津就是出入的要道,水路就是津,陆路就是关,"二道并行",指的是呼吸和消化两道,这两个是同时并行的,"各不相犯",也就是该吸气的吸气,该吃饭的吃饭,这两个是互不干扰的。

【原文】

盖饮食必历气口而下,气口有一会厌。当饮食方咽,会厌即垂,厥口乃闭,故水谷下咽,了不犯喉。言语呼吸,则会厌开张。当食言语,则水谷乘气,送入喉脘,遂呛而咳矣。

【讲解】

"盖饮食必历气口而下",我们吃的东西一定是从气的开口这个地方过,而不是说直接进里边去。"气口有一会厌",在出气的口这里有一个叫会厌的,我们现在的会厌就是指的这个。说到厌,会厌,这是什么意思?为什么起了这么个名儿?"厌"其实就是合上的意思。会厌就是把它给盖上。"当饮食方咽,会厌即垂,厥口乃闭",当你吃的东西刚要咽下去的时候,会厌它就关上了,就落下去了,气口就闭上了。"故水谷下咽,了不犯喉",所以说你吃东西的时候根本不会到气管里边去的,"言语呼吸,则会厌开张",如果说话呼吸,会厌这个口就开了。"当食言语,则水谷乘气,送入喉脘,遂呛而咳矣",当你吃饭的时候,你说话则水谷盛气会送入喉,导致呛而咳。所以说吃饭的时候不能说话,一说话,吃的东西就呛到里边去了,吃饭就要默默不语。

【原文】

喉下为肺,两叶白莹,谓之华盖,以覆诸脏,虚如蜂窠,下无透窍,故吸之则满,呼之则虚。一吸一呼,本之有源,无有穷也。乃清浊之交运,人身之橐龠。

【讲解】

下面讲了喉以下的结构,"喉下为肺,两叶白莹,谓之华盖",喉下是肺,肺是白的,现在抽烟的人手术完了,切出来肺都是黑的,烟熏的,真正的肺应该是白的,"谓之华盖",什么叫华盖？就是古代车上边的篷,因为肺在我们五脏六腑的最上边,所以说叫它华盖。"以覆诸脏",盖在所有的脏器的上面,"虚如蜂窠",空虚的,"下无透窍",就是下边不通气,"故吸之则满,呼之则虚",一吸张开了,一呼肺里就没有空气了。"一吸一呼,本之有源,无有穷也",一呼一吸,所有都是由它来推动的,"无有穷"就是没有断。

"乃清浊之交运,人身之橐龠","清浊之交运",清气,浊气就是我们吸入自然界的干净的气和代谢完的气,是在这里交会出入的。"人身之橐龠",肺像人身的橐龠,橐龠是什么？橐龠就是风箱,一拉一出,一直在换气,肺就是人身的风箱,这是它的功能。

【原文】

肺之下为心,心有系络,上系于肺。肺受清气,下乃灌注。其象尖长而圆,其色赤,其中窍数多寡各异,迥不相同。上通于舌,下无透窍。心之下有心包络,即膻中也。象如仰盂,心即居于其中。九重端拱,寂然不动。

【讲解】

"肺之下为心",肺下边是心,"心有系络,上系于肺",心的系络系于肺,这个系络实际上指的是肺动脉、肺静脉,这些是和肺连在一起的。"肺受清气,下乃灌注",肺吸进去清气以后它就往下,注到哪儿呢？就注到心去了。"其象尖长而圆",这是描述心脏的形态,"其色赤",颜色是红的。"其中窍数多寡各异,迥不相同",这个就不对了,我估计他也没有很精细地做过解剖,心脏里边的孔窍一般来讲是有数的,除非有先天性心脏病,才可能会多寡不一。

"上通于舌,下无透窍",心脏下边也没有透窍,上边是跟舌相连的,实际上它是通过血管相连。"心之下有心包络",他说心的下边有一个心包络,"即膻中也",他指的心包络确实是心包,因为"象如仰盂",像痰盂一样,口朝上,"心即居于其中",这和现在的解剖很一致。

"九重端拱,寂然不动","九重端拱"具体指什么不是太清楚,大概意思是多层东西(或指上面连的动静脉)围绕,把心固定在那儿了。"寂然不动",心在这个部位是相对恒定的。

【原文】

凡脾、胃、肝、胆、两肾、膀胱,各有一系,系于包络之旁,以通于心。此间有宗气,积于胸中,出于喉咙,以贯心脉而行呼吸,即如雾者是也。如外邪干犯,则犯包络。心不能犯,犯心即死矣。

【讲解】

"凡脾、胃、肝、胆、两肾、膀胱,各有一系",所有的这些脏器各有一系,"一系"就是一根绳在那儿连着叫"系",念 jì,"系于包络之旁,以通于心",它是系在哪儿呢? 系在包络之旁。包络之旁讲的就是主动脉,胸主动脉、腹主动脉分别和这些脏器相连,这点我觉得讲得还是蛮好的。"此间有宗气",也就是说包络之旁,是有宗气的。什么是宗气? 宗气"积于胸中,出于喉咙,以贯心脉而行呼吸",这是《黄帝内经》里边讲的宗气。实际上宗气就是心肺之气,"出于喉咙",往上走,司呼吸,"以贯心脉而行呼吸",他描述的是功能,"即如雾者是也",指的是上焦的宗气到全身各处,像雾一样弥漫开来。"如外邪干犯,则犯包络",如果说外来的邪气,"干犯"指的是犯心脏,那么它不能先到心,它一定是先犯包络。"心不能犯,犯心即死矣",其实这一段和我的学术思想很一致,心脏是不直接和外界接触的,所以任何邪气都不能直接作用于它,要作用于它肯定是通过全身各处作用到血管,然后才影响到心。我觉得这个讲的和我们的观点还是一致的。

【原文】

此下有膈膜,与脊胁周回相著,遮蔽浊气,使不得上熏心肺。膈膜之下有肝,肝有独叶者,有二三叶者,其系亦上络于心包,为血之海,上通于目,下亦无窍。肝短叶中有胆附焉。胆有汁,藏而不泻。此喉之一窍也。施气运化,熏蒸流行,以成脉络者如此。

【讲解】

"此下有膈膜,与脊胁周回相著",膈膜指的是横膈膜,与"脊胁"就是脊柱和两胁。"周回相著"这个词简直太好了! 周就是一圈,"周回相著"就是转了一圈,附着在那儿,你看膈肌不就是那样长的吗?"周回相著"四个字就把它描述得非常好。"遮蔽浊气,使不得上熏心肺",他的意思膈肌是干什么的呢? 怕胃肠道腹腔里边的浊气影响到心肺,所以说有一个膈肌。当然这是对它的功能上的一个误解。

下面就往膈膜下讲了,"膈膜之下有肝,肝有独叶者,有二三叶者",可能肝的形体差异他也看到了。实际上我们看基本上一样,只不过大小不一样,可能他认为是有一叶的,有两三叶的,"其系亦上络于心包",肝上也有一根血管是和心连在一起的,像下腔静脉,它上去以后还是和心连在一起,"为血之海,上通于目",说肝为血海,因为肝脏是一个储血量非常大的一个

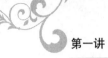

器官,可以上通于目,实际上他没有说是有血管通上去的,"肝开窍于目"还是《黄帝内经》里边提到了。"下亦无窍。肝短叶中有胆附焉",肝下边也没孔窍,在肝的短叶中,"有胆附焉",右叶有一个胆囊在里边。"胆有汁,藏而不泻",胆里边有胆汁,说"藏而不泻"是不对的,因为胆汁既然储藏,就是为了泻。到这儿突然来了个"此喉之一窍也",也就是从喉进去到肺,肺的清气到心,心再往下到膈膜,膈膜下去是肝,他讲的这是清气进去以后的一个顺序,然后其他的就是和心包络相关的其他脏,也都相关联。"施气运化,熏蒸流行,以成脉络者如此",吸进去的清气到全身各处,和脉络相关联如此。

【原文】

咽至胃,长一尺六寸,通谓之咽门。咽下是膈膜,膈膜之下,有胃盛受饮食而腐熟之。其左有脾,与胃同膜而附其上,其色如马肝赤紫,其形如刀镰,闻声则动,动则磨胃,食乃消化。

【讲解】

那么,另外一途是"咽至胃,长一尺六寸,通谓之咽门",从咽部到胃,实际上咽门就是我们现在说的食管。"咽下是膈膜,膈膜之下,有胃盛受饮食而腐熟之",胃就是干这个的,"而腐熟之"。"其左有脾,与胃同膜而附其上",在胃的左边可以看到一个脾脏,它跟胃是连在一起的,"而附其上"。"其色如马肝赤紫",马的肝可能是又红又紫的,脾也是那样的,以紫为主,"其形如刀镰",因为脾是长形的,"闻声则动",这里不知道为什么能听到声音,它就能动,好像也没有证明这个,这里仍然是赵献可引用了《黄帝内经》。"动则磨胃",脾一动就去影响胃了,这个仍然是错误的,从我们现在来讲也是错误的。"食乃消化",实际上我们现在也没有发现他讲的这个脾脏具有消化的功能,确实没有发现。说明我们古人在认识上也有张冠李戴的问题。

【原文】

胃之左有小肠,后附脊膂,左环回周迭积。其注于回肠者,外附脐上,共盘十六曲。右有大肠,即回肠,当脐左回周迭积而下,亦盘十六曲。广肠附脊,以受回肠,左环迭积,下辟乃出滓秽之路。广肠左侧为膀胱,乃津液之府,五味入胃,其津液上升,精者化为血脉,以成骨髓。津液之余,流入下部,得三焦之气施化,小肠渗出,膀胱渗入,而溲便注泄矣。

【讲解】

这部分还是讲的解剖,实际上这是赵献可讲的解剖。"胃之左有小肠",胃的左边有小肠,这个不知道他怎么讲的,要按我们现在说是胃的右边有小肠(十二指肠),然后再往左下是小肠(空肠)。但是他讲的不知道是不是他看到的是有胃下垂的尸体,胃在小肠前边,是不是这样?我们不知道。但是这都没关系,反正这一部分错了,我们也都知道他错了,对于整个理论的指导意义不大。"后附脊膂",小肠的后边也是附着在脊梁骨上的。"左环回周迭积",是描述它从这儿来回,"回周迭积",既是来回又是连续,然后还是层层叠在一起。"其注于回肠者,外附脐上",回肠外附脐上,其实这也是错的,回肠也是后附脊膂的,这是一个错误。"共盘十六曲",也就是说小肠(空肠)总共盘了十六曲,十六个弯。"右有大肠,即回肠",注意,这里说右边有大肠,然后说即回肠,表明赵献可讲的大肠实际是回肠。"当脐左回周迭积而下",就是在脐的左侧,又是像小肠(空肠)一样曲叠而下,"亦盘十六曲"也是十六曲,实际上空回肠加起来可能就 32 个弯了,这些描述对错都不重要。

"广肠附脊",广肠就是现代解剖的大肠了,广就是粗的,也是和脊梁骨连在一起的,"以受回肠",就是从回肠那里接受它传来的东西。"左环迭积"就是从右下腹向上向左再向左下走行,就是往左上转圈而下,这个描述是没问题的,"下辟乃出滓秽之路",就是往下通向直肠。"广肠左侧为膀胱",是讲大肠起始部位左侧是膀胱。"五味入胃,其津液上升,精者化为血脉,以成骨髓。津液之余,流入下部,得三焦之气施化,小肠渗出,膀胱渗入,而溲便注泄矣",吃的东西进了胃以后,津液就往上走,精者就变成血脉,成了骨髓,津液剩余的又流入到下部,得到三焦的气化以后,从小肠渗出再渗入到膀胱,小便就形成了。其实这是古人没有搞清楚,不知道是吸收了,通过下腔静脉、门脉系统,然后到心脏,再循环,古人在这一点上始终没有搞清楚。

【原文】

凡胃中腐熟水谷,其精气自胃口之上口曰贲门,传于肺,肺播于诸脉。其滓秽自胃之下口曰幽门,传于小肠。至小肠下口曰阑门,泌别其汁。清者渗出小肠,而渗入膀胱。滓秽之物,则转入大肠。膀胱赤白莹净,上无所入之窍,止有下口,全假三焦之气化施行。气不能化,则闭格不通而为病矣。此咽之一窍,资生气血,转化糟粕,而出入如此。

【讲解】

"凡胃中腐熟水谷,其精气自胃口之上口曰贲门,传于肺,肺播于诸脉",

胃的上口是贲门。古人认为胃里边的东西消化了，那么那些精华的东西就从食管上来了，这是一个错误理解，"传于肺"，这都是错误的。"肺播于诸脉"，通过肺又到诸脉。实际上应该是这么理解，按照我们现在讲消化、吸收，经过静脉以后到下腔静脉，然后又到肺，然后到全身，中间这个过程古人不清楚。"其滓秽自胃之下口曰幽门"，胃的下口叫幽门，上口叫贲门。"传于小肠。至小肠下口曰阑门，泌别其汁"，这个小肠下口是哪儿？按说这应该是回盲端，但是他前面讲的又是小肠、大肠、广肠，他又那么分，我觉得应该是赵献可的解剖不是那么精细，还不一定有王清任精细。我们一般把小肠进入回盲部那个地方叫阑门。"泌别其汁"，把它的液给分开，清的渗出小肠，然后再渗入膀胱，这就形成了尿。那么"滓秽之物，则转入大肠"，滓秽不能渗出来，就到大肠。

"膀胱赤白莹净"，膀胱，如果见过的话，确实是又白又红，看上去挺干净的。"上无所入之窍"，上边没有进去的口，这个也是错的。我觉得他也没好好解剖，因为输尿管进膀胱是从后边进的，他可能光看上面，以为上边没口，说只有下口。正因为他认为只有下口，他才说这些东西都是渗到膀胱里去的。"全假三焦之气化施行"，这都没有上口，哪儿来的？三焦气化来的。说起这个"假"字，假就是借，"全假"，就是全借。"气不能化，则闭格不通而为病矣"，如果三焦气化不利的话，那么就会"闭格不通"，膀胱就没有尿液了，这样就有病了。这是前面讲的从胃吃进去，一直到膀胱排出的过程，"此咽之一窍，资生气血，转化糟粕，而出入如此"，整个上面讲的是这个。

【原文】

三焦者，上焦如雾，中焦如沤，下焦如渎，有名无形，主持诸气，以象三才。故呼吸升降，水谷腐熟，皆待此通达，与命门相为表里。上焦出于胃口，并咽以上贯膈而布胸中走腋，循太阴之分，而行传胃中谷味之精气于肺，肺播于诸脉，即膻中气海所留宗气是也。

【讲解】

"三焦者，上焦如雾"，上焦如雾，就是这种清虚的东西在飘着；"中焦如沤"，这个"沤"，像咱们农村的可能都知道，很多草、动物粪便这些东西堆在一起，让它沤粪，要兑上水，就把它沤烂了，那叫沤，就相当于所有的东西要在那儿，把它消化掉一样；"下焦如渎"，"渎"就是下水道。中焦沤完了，有形的东西就是我们说的糟粕，那个稀的就是从下边走，这儿讲的三种状态。

"有名无形"，他说三焦有这个名，但是没有具体的形，实际上既然是有名，它就有形，它的形只不过不是一个固定的形。它是在所有这些脏器之间的一个,有具体东西,没有固定形态的这么一个组织,这就是三焦,所以说有名无形,并不是说它不存在,而是说它没有一个确定的形态。它是在前面讲的这些器官之间的,不是结缔组织,实际上讲的是组织间隙,所有组织间隙都是相连的。"主持诸气,以象三才","三才"就是天、地、人,上焦像空气,中焦像人,下焦像地,就是这样。"故呼吸升降,水谷腐熟,皆待此通达,与命门相为表里",注意,他这里说三焦和谁相表里?在他看来,三焦与命门相为表里。"上焦出于胃口,并咽以上贯膈而布胸中走腋,循太阴之分,而行传胃中谷味之精气于肺,肺播于诸脉,即膻中气海所留宗气是也"。这就是前面讲的上焦的功能,胃的东西到肺,然后又和肺里的一起,播散到全身。

【原文】

中焦在中脘,不上不下,主腐熟水谷,泌糟粕,蒸津液,化其精微,上注于肺脉,乃化为血液,以奉生身,莫贵于此。即肾中动气,非有非无,如浪花泡影是也。

【讲解】

中焦胃在中脘,我们说上、中、下脘,上脘,胃口以上,中间胃就是中脘,往下,下口就是下脘,不上不下就是在中间,它的功能就是腐熟水谷,然后把它分出糟粕和津液,把它分开,转化成精微物质。"上注于肺脉,乃化为血液",到肺变成血,"以奉生身,莫贵于此",也就是说这一块是最重要的。"即肾中动气,非有非无,如浪花泡影是也","即肾中动气",突然冒出一个"肾中动气"来。到底是什么?一会儿我们再往后讲就明白了。胃在下边,我们后边两个肾,对吧?肾在膈肌的下边,胃也在下边,正好在胃的后边。所以说他把命门也划到中焦来了,说"肾中动气,非有非无",这儿没有一个具体的东西。"如浪花泡影",这个地方就像浪花一样,"哗"好像有,"哗"一会儿又没了,他就这么来打比方,关键就在"肾中动气",这是他整个《医贯》这本书的核心,后面我们会讲到。

【原文】

下焦如渎,其气起于胃下脘,别回肠注于膀胱,主出而不纳,即州都之官,气化则能出者,下焦化之也。肾有二,精所舍也。生于脊膂十四椎下,两旁各一寸五分,形如豇豆。相并而曲附于脊外,有黄脂包裹,里白外黑,各有带二条,上条系于心包,下条过屏翳穴后趋脊骨。两肾俱属水,但一边属阴,一边属阳,越人谓:左为肾,右为命门。非也。命门即在两肾各一寸五分之间。当一身之中。《易》所谓一阳陷于二阴之中。《内经》曰:七节之旁,有

小心是也。名曰命门，是为真君真主，乃一身之太极，无形可见，两肾之中，是其安宅也。

【讲解】

"下焦如渎"，下焦就像下水道，"其气起于胃下脘，别回肠注于膀胱，主出而不纳"，下焦只是往外排的、往下走的，"主出不主纳"，"纳"当然指的是进。"即州都之官"，刚才咱们讲了"州都之官"，实际上它就有点像转运枢纽一样，只往外排。"气化则能出"，只要有气化功能，它就可以出了。"下焦化之也"，之所以能出，是因为下焦的气化形成的，这样形成了尿液和粪便，由此排出。

下边逐渐就要讲他的核心的东西了，"肾有二"，肾脏有两个，"精所舍也"，就是肾藏精。那么他讲的这个肾到底是肾上腺，还是现在我们讲的肾脏？不知道。因为古人没有把肾上腺和肾分开来。但是，这里边讲的功能更像肾上腺。"生于脊膂十四椎下"，他这里指的是十四椎，就是第二腰椎，生于这里。"两旁各一寸五分，形如豇豆"，就是两边一边一个，像豇豆，这个也像肾脏和肾上腺合起来，我估计那是古人讲的整个的肾脏。"相并而曲附于脊外"，这两个东西是并列着在脊柱的两侧，在脊外，而不在脊柱上。"有黄脂包裹"，外边有一层黄油，"里白外黑"，肾里面是白的，外边是黑的，那么这个从解剖上来说又像是肾脏，他讲的又不是肾上腺了。因为什么？肾脏切开以后，外边那一层皮质部分是发红发黯的，里面的肾盂、肾盏那块是发白的。"各有带二条"，也就是肾脏上都有两个带子在那拴着，那么这两个带子是什么？一个是动脉，一个是静脉。"上条系于心包"，就是腹主动脉。"下条过屏翳穴后趋脊骨"，这应该是指的输尿管。他只是指出来有两个东西在那儿，但是不知道它干什么去了。"两肾俱属水"，肾脏当然都是分泌尿液的，所以说是俱属水。但一边阴一边阳，它又把两边分开了，一边是阴，一边是阳，所以我们说左肾、右命门，有这么个说法，但是赵献可讲的不是这个。他说"越人谓：左为肾，右为命门"，越人是谁？越人是扁鹊，秦越人，也就是说这是扁鹊说的。"非也"，赵献可说不是这样的，"命门即在两肾各一寸五分之间"，他说这两个肾正中间才是命门，"当一身之中"，就是全身的最中间，他认为这个地方从上下左右来看，这儿是正中间，所以他说这儿是命门。"《易》所谓一阳陷于二阴之中"，这是一个卦象，也就是命门在两个肾脏之间，这就是坎卦。

平时看道教的一些书看不懂，这里他就已经有答案了。"《内经》曰：七节之旁，有小心是也"，他说两个肾之间的命门，就是讲的"七节之旁中有小心"的那个心，但是这句话历代分歧都是很大的，七节在哪儿呢？指的是哪七节呢？其实始终都是一笔糊涂账。没有搞清楚，我们也不用去硬解它了，知道有这么个说法，反正是赵献可就认为是这儿。"是为真君真主"，说这个小心不是心脏肉团心，这个小心是命门，才是真君、真主。

也就是说，"主不明，则十二官危"指的就是这儿。要是有病了，其他的包括君主的心和其他的脏腑都会有问题。"乃一身之太极"，指一身无限大、无限小，都在这个地方，"无形可见"，也就是你看不见。"两肾之中，是其安宅也"，两肾的中间就是它所在的地方。

【原文】

其右旁有一小窍，即三焦。三焦者，是其臣使之官，禀命而行，周流于五脏六腑之间而不息，名曰相火。相火者，言如天君无为而治，宰相代天行化。此先天无形之火，与后天有形之心火不同。

【讲解】

"右旁有一小窍"，两肾正中间的右边有一个小窟窿，"即三焦"，他说这是三焦。"三焦者，是其臣使之官"，也就是说命门要发出指令，它就从右边小窟窿把指令发出去了。这个我不知道他是怎么想的。"禀命而行"，也就是三焦听命门的，命门发指令，然后三焦往外传令。"周流于五脏六腑之间而不息"，从这个地方再影响到五脏六腑，"名曰相火"，大家如果不知道"相火"是什么的话，他是这么讲的，相火就是命门、三焦发出去的火。"相火者，言如天君无为而治"，最高领导不用管事，下边的人就把事都办了，那么相火是天君无为而治的一个火。"宰相代天行化"，宰相就是大管家，这就是相火。"此先天无形之火，与后天有形之心火不同"，说这个心火一般是后天形成的，那么先天是他说的相火，是一个无形的，这是赵献可的认识。

【原文】

其左旁有一小窍，乃真阴，真水气也，亦无形。上行夹脊，至脑中为髓海，泌其津液，注之于脉，以荣四肢，内注五脏六腑，以应刻数，亦随相火而潜行于周身，与两肾所主后天有形之水不同。但命门无形之火，在两肾有形之中，为黄庭。故曰五脏之真，惟肾为根。

【讲解】

"其左旁有一小窍"，它的左边还有一个小孔，这个我也不知道他指的是什么？"乃真阴，真水气也，亦无形"，左边是真阴，真水走的地方，也是无形的。"上行夹脊，至脑中为髓海"，我总觉得他这讲的是动脉和静脉，里边的血应该是这样运行的,但现在我们没法知道他什么意思,他的想象力太丰富了。"泌其津液,注之于脉,以荣四肢",这就是动脉,"内注五脏六腑",还是动脉血,他说左边小窍,左边是腹主动脉,右边是静脉。我估计应该是这样的。"以应刻数",因为我们人体的脏腑一昼夜 24 小时,活动各不相同,一直在变化,时辰跟脏腑相关。就是到哪个时辰哪个脏腑活动最主要,那么"以应刻数",刻数是古代计时的,到哪个时间点了,哪个脏腑应该多供血,大概就是这个意思。"亦随相火而潜行于周身",相火要按照他这个讲,是静脉里面的,右边小窍应该是静脉里边的,然后"潜行于周身",我觉得他的思想非常好,为什么呢?我们体内的内分泌负反馈机制,产生了什么东西之后,一定是从静脉回来,发生什么变化了,再到动脉,然后从动脉影响到其他相关的脏腑,然后再回来影响它。所以说我觉得从现在的负反馈机制以及这些体内化学成分,各种东西的变化的走向来讲,和赵献可讲的还真是一致的。我们把小窍理解成他说的"肾间动气",我觉得要这么理解的话,还是挺合理的,可以和现在的认识联系起来去理解。"与两肾所主后天有形之水不同","后天有形之水"指的是尿液,他说这个和那个是不一样的。"但命门无形之火,在两肾有形之中,为黄庭",在古代的道家炼丹书里边经常有黄庭,黄庭是什么?它指的就是命门所在,就叫黄庭,实际上也是丹田所在。刚才讲了中焦,胃在中焦,命门在它后边,是吧?也是因为黄总是和土联系在一起的。"故曰五脏之真,惟肾为根",就是五脏的根本,肾为根。

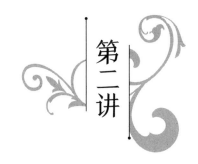

卷之一·玄元肤论·内经十二官论（下）

【原文】

褚齐贤云：人之初生受胎，始于任之兆，惟命门先具。有命门，然后生心。心生血，有心然后生肺。肺生皮毛，有肺然后生肾。肾生骨髓，有肾则与命门合，二数备，是以肾有两岐也。可见命门为十二经之主。肾无此，则无以作强，而技巧不出矣。膀胱无此，则三焦之气不化，而水道不行矣。脾胃无此，则不能蒸腐水谷，而五味不出矣。肝胆无此，则将军无决断，而谋虑不出矣。大小肠无此，则变化不行，而二便闭矣。心无此，则神明昏，而万事不能应矣。此所谓"主不明则十二官危"也。

【讲解】

褚齐贤是古代的一个知名的专家，他说，"人之初生受胎，始于任之兆，惟命门先具。有命门，然后生心"，人一开始受胎的时候，"始于任之兆"，要怀孕之前，要受胎之前，必须有一个兆，兆头是什么？赵献可后面讲得非常清楚，我这里不展开讲，咱们讲到那再说。

"惟命门先具"，就是先有了命门，有了命门以后才生了心。那么心是生血的，有心以后才生了肺。在人体的发育过程中，其实真的是先有的心，在我们人体内第一个形成的器官就是心脏，在胚胎第 21 天前后，就已经有心跳形成了，所以说心是先有的，那么在心之前有什么呢？有命门，那这个命门就非常重要了。然后是有了肺，说"肺生皮毛，有肺然后生肾"，当然这个顺序就不一定对了，因为古人讲的和现在还不能够直接联系。"肾生骨髓，有肾则与命门合，二数备"，肾与命门还必须是合在一起，然后是"二数备"，这应该讲的就是肾有两个，"肾有两岐也"，肾有两个是分开的。"可见命门为十二经之主"。他这里讲了"任之兆，惟命门先具"，然后才有了其他的脏腑，所以说命门为十二经之主。那《黄帝内经》讲的那一段话里边，"主明则下安"那个主，当指命门，这就是他立论的依据。"肾无此，则

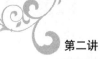
无以作强"，如果没有命门，肾就不能够推动人体的生长壮大，"而技巧不出矣"，其他的都不会有了。"膀胱无此，则三焦之气不化"，三焦气化不行，水道就不通了，也就是不会有尿液生成了。那么脾胃要没有命门，就不能够蒸腐水谷，五味不能出，吃的东西不能消化吸收，所以说命门很重要。"肝胆无此，则将军无决断"，因为胆主决断，肝者将军之官，如果没有命门，那么就无决断，谋虑不出。"大小肠无此，则变化不行"，大小肠如果没有命门之火，就不能变化，大肠不能燥化，不能把水分吸收了，大便就稀了，如果不能够蠕动了，大便也不通了，小便也不通了，二便都不通了。"心无此"，这个此都是指的命门，"则神明昏"，意识就有问题了，"而万事不能应矣"。这个主不明，按赵献可讲，主就是命门，十二官都不能正常工作了，这个就明确了。

【原文】

余有一譬焉，譬之元宵之鳌山走马灯，拜者、舞者、飞者、走者，无一不具，其中间惟是一火耳。火旺则动速，火微则动缓，火熄则寂然不动。而拜者、舞者、飞者、走者，躯壳未尝不存也，故曰汝身非汝所有，是天地之委形也。余所以谆谆必欲明此论者，欲世之养身者，治病者，的以命门为君主，而加意于火之一字。夫既曰立命之门，火乃人身之至宝，何世之养身者，不知保养节欲，而日夜戕贼此火？既病矣，治病者不知温养此火，而日用寒凉，以直灭此火，焉望其有生气耶？

【讲解】

命门到底是有什么作用？我觉得他打了一个比方，简直是好极了，让你去理解命门是怎么起作用的。

"有一譬焉"，打个比喻，"譬之元宵之鳌山走马灯"，鳌山应该是他们的一个地方，有走马灯，"拜者、舞者、飞者、走者，无一不具"，什么叫走马灯？就是灯中间点上火，它一直在转，上面画的图，有走的、有拜的、有飞的，有这么多。那么他们怎么走起来的？"其中间惟是一火耳"，就是中间点的火。"火旺则动速"，火越旺，灯转的就越快，"火微则动缓，火熄则寂然不动"，如果火灭了就都不动了，"而拜者、舞者、飞者、走者，躯壳未尝不存也"什么意思？所有的这些都还在，它为什么不走了？是因为没火了，没有中间点的那个火了，所以说命门之火，它就相当于走马灯里边的那个火。"故曰汝身非汝所有"，汝就是你的意思，就是你的身体不是你所有，是什么呢？"是天地之委形也"，也就是说是天地给你的一个有形的东西而已。"余所以谆谆必欲明此论者，欲世之养身者，治病者，的以命门为君主"，我之所以谆谆地给大家讲，就是必须要让你明白这个理论，"欲世之养身者，治病者"，无论你养生还是治病，"的以命门为君主"，就是准确地以命门为君主，也就是告诉你命门就是走马灯中间那个火。"而加意于火之一字。夫既曰立命之门"，"立命之门"就简称命门。"火乃人身之至宝，何世之养身者，不知保养节欲"，火是人体最宝贵的东西，为什么现在养生的人不知道保养，节欲，也就是贪心太重，不管干什么，"日夜戕贼此火"，就是日夜伤害这个火，这火是什么？ 火就是相火，命门之火。"既病矣，治病者不知温养此火"，已经病了，治病的人也不知道养这个火，"而日用寒凉"，天天用寒凉药一直灭火，用寒凉药伤这个火，就像走马灯里面那个火，你老用凉的就把它给灭了，人体也是这样，一看发烧了泻火就用苦寒，一用就过度，他批评的就是这种做法。"焉望其有生气耶"，怎么可以指望它能有生生不息之气？

【原文】

经曰：主不明则十二官危，以此养生则殃，戒之戒之。余今直指其归元之路而明示之。命门君主之火，乃水中之火，相依而永不相离也。火之有余，缘真水之不足也，毫不敢去火，只补水以配火。

【讲解】

"经曰：主不明则十二官危"，这就是刚才前面提到的，"以此养生则殃，戒之戒之"，你不能够老用寒凉，《黄帝内经》里边讲了"主不明则十二官危"，如果你老用寒凉，寒凉过多，就不可能去养生了。寒凉过多也不可能治好病了，所以说"戒之戒之"，不能够用得太过头。

"余今直指其归元之路而明示之"，"归元之路"也就是根本，我现在直接指出来命门这个事，"而明示之"就是告诉大家。"命门君主之火，乃水中之火"，他又讲这个火是什么火呢？ 命门中的火也是水中之火，也就是说它不是一个独立的火，相当于我们油灯，它不是一个没油的灯芯着的火，而是里边有足够的油，这种火，这就是水中之火。"相依而永不相离"，也就是油灯和灯火，这两个永远不能分开。

"火之有余"，如果表现出火大了，"缘真水之不足也"，他这讲的什么呢？ 如果热象很明显了，原因不是火大，是因为油少。我们小的时候点油灯，如果油是充足的，火的大小一直是那样，等快没油的时候，它就呼得大一下，呼得大一下，是不是这样？ 蜡烛点到最后也是这样的。他就说"火之有余"，之所以出现一个大点的火，是因为水少，也就相当于说油少了。"毫不敢去火"，说这会儿火大了，我把它吹一下吧，不行，"只补水以配火"，也就是

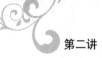

只加油就可以了。

【原文】

壮水之主，以镇阳光。火之不足，因见水之有余也，亦不必泻水，就于水中补火，益火之原，以消阴翳。所谓原与主者，皆属先天无形之妙，非曰：心为火而其原在肝，肾为水而其主属肺。盖心脾肾肝肺，皆后天有形之物也。须有无形之火，配无形之水，直探其君主之穴宅而求之，是为同气相求，斯易以入也。

【讲解】

王冰解《黄帝内经》的时候讲过，"壮水之主，以镇阳光。火之不足，因见水之有余也"，前面是火有余，现在是火不足了。"因见水之有余也，亦不必泻水，就于水中补火"。他这个意思是什么？如果你看到灯火不大了，一看油还很多。那么这会儿不能够把油放了，让火大一点，不应该是这样。"不必泻水，就于水中补火"，也就是再把它烧旺点，那怎么样让它火大一点？我们一般小的时候就是挑灯捻，把它往上一挑，就照得亮了。不是说再加其他什么，把灯捻一挑就行了。"益火之原，以消阴翳"，你用这种补火的办法，这种火不足的阴寒征象就得到解决了。"所谓原与主者"，原是本元，主是主宰。"壮水之主"里的"主"，"益火之原"里的"原"，指的就是这里的"原与主"这两个字。"皆属先天无形之妙，非曰：心为火而其原在肝，肾为水而其主属肺"，就是心为火，其原在肝，木生火，金生水，这是五行里边讲的它的本源，但这里的原与主讲的不是这个，而是"本元和主宰"。

"盖心脾肾肝肺，皆后天有形之物也"，心、脾、肾、肝、肺都是后天的，可以看得见的东西。"须无形之火，配无形之水，直探其君主之穴宅而求之，是为同气相求，斯易以入也"，这段是在讲什么？心、肝、脾、肺、肾，这些必须有无形的火加上无形的水才能化生。"直探其君主之穴宅而求之"，那么这个君主又是什么？这个君主实际上指的还是命门，我们在《黄帝内经》里面讲，"心为君主之官"，但是这讲的君主是命门，水火都在命门里边。有了这个水火以后，其他的脏腑功能才能正常。"是为同气相求，斯易以入也"，就是命门里边存的都是无形的水火，这些无形的水火变换成能够被心肝脾肺肾所用的东西。它本来就是无形的，它在推动其他脏腑的功能，就像走马灯里边的火，其他要转的东西，实际上都是火在推动。因此，把命门里无形的水火给补足了，五脏阴阳就正常了。

【原文】

所谓知其要者,一言而终也。若夫风寒暑湿燥火之入于人身,此客气也,非主气也。主气固,客气不能入。今之谈医者,徒知客者除之,漫不加意于主气何哉。纵有言固主气者,专以脾胃为一身之主,焉知坤土是离火所生,而艮土又属坎水所生耶?明乎此,不特医学之渊源有自,而圣贤道统之传,亦自此不昧。而所谓一贯也,浩然也,明德也,玄牝也,空中也,太极也,同此一火而已。为圣为贤,为佛为仙,不过克全此火而归之耳。小子兹论,阐千古之未明,慎勿以为迂。

【讲解】

"所谓知其要者,一言而终",如果你理解了这个道理,其他的就都好办了。这就是我们为什么要讲《医贯》,就是要知道原来五脏的关系那么复杂,最终还要被命门所调控。

前边《医贯》讲命门在哪里,是在两肾之间胃的下边,那么这个地方是什么?实际上是肾上腺,肾的上边是肾上腺。肾上腺这两根血管都是通下腔静脉,从腹主动脉到肾上腺,然后它再回来,在肠系膜上动脉的上边就是肾上腺动脉,赵献可描述的命门的部位大概就在这么个地方。我们再仔细看看我们人体内,肾上腺到底有多大的功能,也就是说心脏要启动,肾上腺功能必须是正常的,如果肾上腺功能不行了,所有脏器功能都要减退。肾上腺髓质是分泌肾上腺素的,心搏骤停以后,在抢救的时候,肾上腺素是必须先给的一个药,而且是唯一肯定有效的,打进去以后再除颤,就是这么来抢救心搏骤停的。

我们再看肾上腺皮质,糖皮质激素是肾上腺皮质分泌的激素,糖皮质激素多了以后,各个脏腑功能活动都很活跃。但是皮质一萎缩,皮质功能一减退,糖皮质激素一减少,这人就又黑又瘦,不能吃、怕冷,都是一派没有生机的表现。所以说这个肾上腺应该是他讲的命门,就在这个位置,但是他没有搞清楚是肾上腺。因为古人把肾上腺、肾和性腺都合为一谈了,它们从胚胎起源上来讲,都起源于几乎相邻的位置。所以说命门,古人想到了它的存在,但是没有确切地告诉大家,它是哪一个东西。但是我们现在有了西医知识以后,觉得还是有道理的,命门穴也是有道理的,最起码用这一块的穴位来调节赵献可讲的命门,肯定是有作用的。所以古人的东西,我们不能够轻易否定它,尤其知道的现代医学知识越多,就越会发现,我们老祖宗早想到应该有这么个事,但是他没定对地方,存在这个问题。

"若夫风寒暑湿燥火之入于人身,此客气也",风寒暑湿燥火是外来的邪气,它侵入到人体内,它是外来的,所以说叫客气。"非主气也",主气指的是在我们自身,以命门为基础的全身的正常功能,"主气固,客气不能入",我们人体的正气强壮的话,客气不能入,这些致病的因素不能导致疾病。"今之谈医者,徒知客者除之",现在这些医生只知道客者除之,病毒来了怎么抗病毒,细菌来了怎么杀菌,古代有些医生就是受了风祛风,受了寒祛寒,跟现在理念上还是一致的。

"漫不加意于主气何哉",从来不去关注人身自己的正气,"纵有言固主气者",即便有人讲,要增强我们的正气,"专以脾胃为一身之主",以为脾胃就是一身之主。"焉知坤土是离火所生",这就又讲到八卦了,咱们这里不展开讲了,就是说坤土,它还是指脾胃,是由离火所生,艮土是由坎水所生,这是八卦里边讲的水火土之间的关系。"明乎此",如果知道这个,"不特医学之渊源有自,而圣贤道统之传,亦自此不昧。而所谓一贯也",他说如果你知道这个了,不光是医学的渊源你知道怎么回事了,"圣贤道统之传",圣贤传给我们的东西,你也"自此不昧",到现在你也就不糊涂了。"而所谓一贯也",也就是一以贯之,知道主客这些关系了,整个就都弄通了。"浩然也,明德也,玄牝也,空中也,太极也,同此一火而已","浩""明德""玄牝""空中""太极",这统统是一个意思,都是"同此一火而已"。

"为圣为贤,为佛为仙,不过克全此火而归之耳",什么叫"克全此火"?"克"就是能不能的意思,就是能够全此火,也是保养此火。"小子兹论","小子"是指的赵献可本人,作者本人,"阐千古之未明",讲了千古之未明,就是历代都是把"主不明则十二官危,主明则下安"的"主"字没讲清楚,我把它讲清楚了。这叫"阐千古之未明,慎勿以为迂",不要以为我这人喜欢钻牛角尖,拐弯抹角地在讲理,有点迂腐,不要这样来认识。这就是赵献可整个这一篇在谈的,最终讲明白了命门是什么。

【原文】

《系辞》曰:《易》有太极,是生两仪。周子惧人之不明,而制为太极图。无极而太极。无极者,未分之太极。太极者,已分之阴阳也。一中分太极,中字之象形,正太极之形也。

【讲解】

《系辞》是解释《易经》的,解释八卦的。"《易》有太极",《易》就是《易经》,《易经》里边有关太极的说法提出来,"是生两仪",由太极生两仪。什么是易?有关易字的解释,也是各种各样,有几种。一个说上面这个是日,下边勿是"月"的变体,那就是日月的变化叫"易",这是一种对易的解释;另外一种是说"易",就是变异、变化,都一直在变,那么所有的变遵循一个什么规律,《易经》里边讲的就是这个规律;另外还有是说"易"又是不易,虽然在变化,但是它也是不变的,那也就是不易,所以说"易"和"不易",它是一个相对的。我觉得这几种解释都可以理解,就是说不易的是根本,易的是形式。其实与日、月(的变化)都是相关联的,我们古人用这个来计时、用来观天象,所以说我觉得不管怎么解释,《易经》都是中国传统文化的鼻祖,就是所有的中国传统文化之根就是在"易"上,那么"易生两仪",两仪就是阴阳。

"周子惧人之不明",周子就是周公,他怕人不明白,"而制为太极图",他就画了一个太极图,伏羲画的是八卦,周公画的是太极图。"无极而太极",由无极生出来太极,这个听起来就比较难懂。什么叫极?我们知道地球有南极北极,比如这根笔,它的两端合二为一的时候,是不是就无极了? 变成一个了? 就像我们数轴上零点,坐标上那个零点,那就是无极,然后从无极往外分的时候,就有极了,这就是"无极而太极"。"无极者,未分之太极",太极还没分,那叫无极,"太极者,已分之阴阳",实际上太极者,已分无极也,那么无极里边实际上它已经含有阴阳了。理解这个是需要智慧的,如果单纯用我们之前的线性思维和一分为二的思维,就理解不了。

前面就讲了无极、太极、阴阳是一个什么关系,他为什么要这么讲? 这又说,"一中分太极",什么叫"一中分太极"? 不是一里边分太极,而是这个一和中都可以分成太极,"中字之象形,正太极之形也",你看这个中字,如果把两端抹掉的话,光剩中间这个,这就像一个太极图了,一边阴一边阳,从中间给切开了,是一个示意的,所以说"中字之象形,正太极之形也"。

【原文】

一即伏羲之奇一而圆之,即是无极,既曰先天太极,天尚未生,尽属无形。何为伏羲画一奇,周子画一圈,又涉形迹矣? 曰:此不得已而开示后学之意也。夫人受天地之中以生,亦具有太极之形,在人身之中。非按形考索,不能穷其奥也。

【讲解】

"一即伏羲之奇一而圆之",一是什么? 一就是伏羲之奇一。奇念 jī,奇数的奇,奇一是什么呢? 伏羲画八卦的时候先画的是一阳一阴,下边成了偶二了,就成两个了,奇一指的是上面阳卦,这个一,要把它两头接起来,就成了一个圆了,对不对? 他说:"一即伏羲之奇一而圆之",就是把它两头接起来,"即是无极",所以说画一个圈代表什么? 代表无极,中间画一道,把它分开,这就成了太极了。如果一出头就成了中字了,就是用这些来表示这个意思。"既曰先天太极",这就是画一个圈。"天尚未生",就是这时候先天太极,天还没生,还没有万物。"尽属无形",在这个之前它都是无形的,既然是无形,你为什么又画出来了? 为什么"伏羲画一奇,周子画一圈"呢? 这不是又表现出有形来了吗?"又涉形迹矣",既然是没有,你就不应该画出来,你画出来了好像是有了,这是他讲的意思。然后解释说,"此不得已而开示后学之意也",这也是没办法,为了告诉大家不得不画一个有形的东西。"夫人受天地之中以生",我们人在天地之间,"亦具有太极之形",人身里边也有一个太极,它也分阴阳。"非按形考索,不能穷其奥也",不去画个图去讲,就没法把里边的奥妙讲出来。

【原文】

余因按古铜人图,画一形象,而人身太极之妙,显然可见。是岂好事哉? 亦不得已也。试即命门言之。

【讲解】

"余因按古铜人图",就是古代有一个铜人图,宋代的铜人图,"画一形象",也画了一个形象。"而人身太极之妙,显然可见",我又画了一个形象,那么就可以看到在人身上的太极,很明显地显示出来了。"是岂好事哉",这岂不是好事之人的做法吗? 不是多此一举、故弄玄虚吗?"亦不得已也",也是不得已,是为了讲清楚人体内的太极阴阳,不得已也画了一个图。"试即命门言之",下面就拿命门来谈谈。

【原文】

命门在人身之中,对脐附脊骨。自上数下,则为十四椎,自下数上,则为七椎。《内经》曰:七节之旁,有小心。此处两肾所寄,左边一肾,属阴水。右边一肾,属阳水。各开一寸五分,中间是命门所居之宫,即太极图中之白圈也。其右旁一小白窍,即相火也。其左旁之小黑窍,即天一之真水也。此一水一火,俱属无形之气。相火禀命于命门,真水又随相火,自寅至申,行阳二十五度。自酉至丑,行阴二十五度。日夜周流于五脏六腑之间。滞则病,息则死矣。人生男女交媾之时,先有火会,而后精聚。故曰火在水之先,人生先生命门火。此褚齐贤之言也,发前人之所未发。世谓父精母血,非也。男女俱以火为先,男女俱有精,但男子阳中有阴,以火为主。女子阴中有阳,以精为主,谓阴精阳气则可。男女合,此二气交聚,然后成形,成形俱属后天矣。后天百骸俱备,若无一点先天火气,尽属死灰矣。故曰主不明,则十二官危。

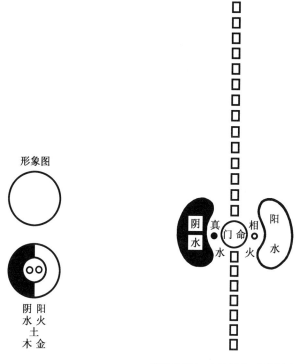

两肾俱属水,左为阴水,右为阳水。以右为命门非也,命门在两肾中。命门左边小黑圈是真水之穴,命门右边小白圈是相火之穴。此一水一火俱无形,日夜潜行不息。两肾在人身中合成一太极,自上数下十四节,自下数上七节。

【讲解】

下边就谈一谈命门,我们先看看这个图。我们知道伏羲画了一个阳爻"—"和一个阴爻"--"代表,分别代表阳和阴。周公画了个圈(图中左上的形象图),然后赵献可就给画了一个图(图中右侧的图)。这是一个人形的图(图中右侧的图),这是无极(图中右侧的图),这是太极(图中左下方的图)。图中右侧的这个人形的图看上去像个什么?像个"中",对不对?他画了中间的命门,右边是阳水,左边是阴水,这是两个肾对着,正好是一个圆样子,他认为命门就在这中间,这个小白点是相火,这个小黑点是真水。一个框框代表一个椎体,当然他画得不准确,他为了符合《黄帝内经》里边讲的"七节之旁,有小心",认为命门就在这个位置,所以他说下边 7 个椎体,上边是 14 个椎体,也就是第二腰椎下边,第三腰椎上边,这是命门,正好是我们讲的命门穴,命门穴就是在这个位置。

"命门在人身之中,对脐",对着肚脐,"附脊骨",在脊梁骨这个地方,自上数 14 椎,自下数是 7 椎,"《内经》曰:七节之旁,有小心。"这是他讲的引用《内经》的原文,"此处两肾所寄,左边一肾,属阴水。右边一肾,属阳水",就是刚才那个图里边的,"各开一寸五分",离命门穴一寸五分,"中间是命门所居之宫",命门就在中间。"即太极图中之白圈也。其右旁一小白窍",白圈就是相火,"其左旁之小黑窍",小黑窍是真水。"此一水一火,俱属无形之气",它这虽然是画出来了,但是他告诉你这还是一个无形之气,不是说真的有什么东西能够看得见。"相火禀命于命门",相火它是由命门派生出来的,"真水又随相火",真水又受相火来支配。这是赵献可他有关命门、相火、真水和肾之间的关系,他前面讲的是他整个学术思想的立论基础。

"自寅至申,行阳二十五度。自酉至丑,行阴二十五度。日夜周流于五脏六腑之间。滞则病,息则死矣",什么意思? 寅指的是寅时,3 点到 5 点。申时呢? 是下午 3 点到 5 点。"行阳二十五度",什么意思呢? 在古代把昼、夜分成了 50 个刻度,一半就是 25 个刻度,"自寅至申"白昼属阳,所以说"行阳二十五度"。"自酉至丑,行阴二十五度",就是夜间的 25 个刻度了。这里边讲的是相火、真水,它怎么在人体内运行的,就是白天行于阳,夜间行于阴,各 25 个刻度,所以说叫"日夜周流于五脏六腑之间",全部都到五脏六腑各处。"滞则病",他讲的是水火如果瘀滞,运行不顺畅,那么就生病了,如果不运行了,就停止了,人就死了。这是讲命门、相火、真水,它们和五脏的关系,以及和昼夜的关系。

"人生男女交媾之时,先有火会,而后精聚。故曰火在水之先",也就是说水和火之间,谁在前,谁在后,他是在讲相火和真水之间,谁处于领导地位。那么男女交媾之时,要怀孕,人怀孕之前肯定是父母之精的交媾,他说"先有火会",这个"火会"是什么意思? 从水火上来讲先有火,也就是你先动了火以后,然后才有了这个行为,而后才有了精聚,就是有形的东西再聚在一起。先是无形的火会,然后有形的相聚,所以说是火在水之先。

"人生先生命门火",人要生成一个人,首先是有了命门的火,这是讲的水火,是火在先,"此褚齐贤之言也",这是古代一个有名的医家,我没考证过他,这是他说的话,赵献可非常认可他。"发前人之所未发",他把以前的人没讲过的理讲出来了。"世谓父精母血,非也",他说一般都认为父精加母血就生成人了,赵献可说不是这样的,他说"男女俱以火为先",就是无论男和女都是火在先,精在后,他讲的这个,我们在自然界也能够感受到。当男女交媾之前,首先动的是心火,然后心火就跟着动了,然后这一会儿才有了性行为,这时候才有可能有生育的能力,所以说是火为先。"男女俱有精",无论男女都有精,"男子阳中有阴,以火为主",只不过男精里边是阴阳都有,水火都有,是火为主,"女子阴中有阳",女子是阴精为主。"谓阴精阳气则可",就是把它叫成阴精阳气,还是可以的。

"男女合,此二气交聚",男女性交以后,阴精、阳气就交聚了,然后一个受精卵就成形了,这时候就可以长成人了。"成形俱属后天矣",只要一有形,就成了后天的了。"后天百骸俱备",他逐渐长成,该长的就都长出来了,四肢、肌肉、筋骨、血脉就都长出来了。这里边赵献可更强调了,"若无一点先天火气,尽属死灰矣"。这句话什么意思?这个人虽然是已经成一个完整的人了,但是必须还有先天的火气,也就是激活基因相应的蛋白。激活基因表达的那一种程序,一定是一直存在的,这是先天来的,如果没有这一点火气,基因就不能复制了,蛋白也就不能进一步合成了,人就完了。"故曰主不明,则十二官危",主不明指的就是命门,命门之火要是没有了,这个人就完了,所以他讲的命门之火,实际上从我们现在的语言来讲,就是DNA复制表达整个的生命程序,就是这个设计好的自然程序,应该这么来理解。

另外前面讲到,行于阳二十五度,行于阴二十五度,其实这个还是蛮有道理的,我们人体内与(相)火相关的激素的产生是有规律的。糖皮质激素,我们前面提到过,肾上腺的很多功能跟命门之火是密切相关的,但是仔细去看,人一醒来以后,糖皮质激素会大量分泌,肾上腺素也开始增多,所以一醒来血压最高。口服激素的时候,为了避免对人体造成更大的伤害,都是要在它峰值的时候给药,这样对肾上腺皮质的抑制就减退了,激素药长期使用怎么给?就是早上给。到夜里边这些激素的水平都低了,所以说到阴的时候起的作用就小了,这个是蛮有意思的,赵献可他不知道这些东西,但是我们可以从现代医学里边找到能够佐证的一些依据。当然这个"火"还是比较抽象的,但是我们可以理解成DNA复制的这个程序,就是固定的程序,像个定时炸弹一样,到什么时候该炸了,到什么时候该怎么着,都是定时定好的。这是赵献可讲的命门的重要性,就是"主不明则十二官危",再次强调了命门的重要性。

【原文】

或又问曰:如上所言,心为无用之物耶?古之圣贤,未有不以正心、养心、尽心为训，而先生独欲外心以言道，恐心外之道，非至道也。余曰：子细玩经文，自得之矣。经曰：神明出焉。则所系亦重矣，岂为无用哉？盍不观之朝廷乎？皇极殿，是王者向明出治之所也。乾清宫，是王者向晦晏息之所也。指皇极殿而即谓之君身可乎？盖元阳君主之所以为应事接物之用者，皆从心上起经纶，故以心为主。至于栖真养息，而为生生化化之根者，独藏于两肾之中，故尤重于肾。其实非肾而亦非心也。

【讲解】

"或又问曰：如上所言"，他说又有的人问，就是如你上面讲的这些东西。"心为无用之物耶？"这个心不就成了没用的了吗？命门是主，心不就没用了吗？。"古之圣贤，未有不以正心、养心、尽心为训"，古代的圣贤都一直以要正心、养心、尽心来教化人。"先生"指的是谁？就是指的赵献可，"独欲外心以言道"，你想离开心来讲"道"。"恐心外之道，非至道也"，我担心你讲的这个心外之道，可能是不对的。赵献可说："子细玩经文"，子是谁？是指提问的人，是尊称，我们称呼孔子、老子，就是对我们要尊敬的人的一个称呼，说"子细玩经文"，注意这可不是玩，这是仔细品味的意思，不是玩耍，而是玩味。"自得之矣"，如果你仔细去体会、研究、思考《黄帝内经》里边讲的经文，你就明白我前面讲的是对的了。

"神明出焉。则所系亦重矣"，即心主神明，心是表现神明的脏器，"所系亦重矣"，心也是非常重要的。"岂为无用哉"，怎么能说心是没有用的呢。"盍不观之朝廷乎"，观看一下朝廷就明白了。"皇极殿，是王者向明出治之所也"，皇帝在皇极殿这个地方颁布各种命令，指挥外边千军万马，指挥全国。那么乾清宫是干什么的？"乾清宫，是王者向晦晏息之所也"，就是天黑了，该休息了，不对外发布了，乾清宫是皇帝休息的地方，皇极殿是往外发指令的地方。"指皇极殿而即谓之君身可乎"，意思就是你能把皇极殿就当成是皇帝吗？当成皇帝的身体吗？不可以的。也就是进一步在说心还是有用的，但是真正的"主"是命门，不是心本身。皇极殿相当于前面讲的心，是神明化出的地方，真正的主是命门。

"盖元阳君主"，元阳君主就是命门，"之所以为应事接物之用者，皆从心上起经纶"，是告诉我们，命门要发挥作用，还需要通过心来实现。好比皇帝（命门）天天到皇极殿（心）来上班，通过皇极殿（心）这个地方发挥皇帝的作用，颁布各种法令。由于皇极殿是一个"向明出治"的地方，所以说皇极殿表现出来的作用都是来自皇帝的。"故以心为主"，也就是它的表现形式是主，错误认为皇极殿就是主，实际上最根本的还是里边那个皇帝，那个皇帝就是命门。

"至于栖真养息,而为生生化化之根者,独藏于两肾之中,故尤重于肾",栖真养息就是保养我们人身,实际上就是保健养生的意思。"而为生生化化之根者",就是生长化收藏的根本。"独藏于两肾之中"是独藏于两肾之中间的"命门"。"故尤重于肾",是讲命门比肾还要重要。"其实非肾而亦非心也",是讲这个生命的根本既不是肾也不是心,而是命门。

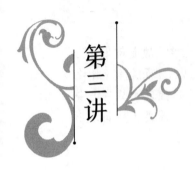

卷之一·玄元肤论·阴阳论（上）

前面两讲讲的是《内经十二官论》，很重要，实际上讲的是命门，讲的是太极。那么太极再分，就是阴阳了。讲完命门，后边就讲阴阳的规律，然后再讲五行，讲变化的形式，所以说这本书编排得非常好，可以作为很好的中医教材。

下面我们就讲《阴阳论》，它主要是把我们传统思想里的阴阳和医学的关系讲得非常详细，虽然他说"不可尽述"，但是他讲的还是挺详细的。下面我们讲阴阳的变化规律。

【原文】

阴阳之理，变化无穷，不可尽述，姑举其要者言之。夫言阴阳者，或指天地，或指气血，或指乾坤，此对待之体。其实阳统乎阴，天包乎地，血随乎气。故圣人作《易》，于乾则曰大哉乾元，乃统天。于坤则曰至哉坤元，乃顺承天。古人善体《易》义，治血必先理气，血脱益气，故有补血不用四物汤之论。

【讲解】

"阴阳之理，变化无穷"，无穷就是太多了。"不可尽述"，讲也讲不完。这就是告诉你太多了，所以说"姑举其要者言之"，那么我们就只把里边那些最关键的东西来说一说，这叫"举其要者言之"。"夫言阴阳者"就是所说的阴阳，"或指天地，或指气血，或指乾坤"，乾坤就是天地。"此对待之体。其实阳统乎阴"，前面讲的都是相对的，天地是相对的，气血是相对的，乾坤是相对的，这就叫对待，各自站在各自的对立面叫对待。"其实阳统乎阴"，他说实际上阳是主要的，阳管阴，就像前面讲的命门之火，先有火，然后才有了水一样。"天包乎地"，是指天大包着地。还有"血随乎气"，是指气行则血行。

"故圣人作《易》"，注意这"易"是《周易》的易，也就是《易经》。圣人写《易经》。"于乾则曰大哉乾元",就是在谈到乾卦的时候他说,《系辞》里面讲的就是"大哉乾元","乾""元"就是最大的,就是非常大。"乃统天",可以统治天下。"于坤则曰至哉坤元","大",讲的是天,讲这个坤的时候,他就不讲大了,他讲"至"。"大"和"至"可能还是有区别的,我们有的时候认为至和大是一样的,实际上有时不一样。"乃顺承天",乾是"统天",坤是"承天",说的是"阳统乎阴"。"古人善体《易》义",就是善于去体会《易经》讲的乾坤的原理。"治血必先理气",如果是要治血病,首先要理气。"血脱益气",如果血脱了,是先补气。"故有补血不用四物之论",我们都知道四物汤是养血的,但是他说"治血必先理气,血脱益气",所以出血严重的情况,不用四物汤,这个在方剂学里边都讲过,大家也知道。

【原文】

如血虚发热,立补血汤一方,以黄芪一两为君,当归四钱为臣,气药多而血药少,使阳生阴长。又如失血暴甚欲绝者,以独参汤一两顿煎服,纯用气药。斯时也,有形之血,不能速生,几微之气,所当急固,使无形生出有形。

盖阴阳之妙,原根于无也。故曰:无,名天地之始,生死消长,阴阳之常度,岂人所能损益哉!圣人裁成天地之化,辅相天地之宜。每寓扶阳抑阴之微权,方复而先忧七日之来,未济而预有衣絮之备,防未然而治未病也。

【讲解】

"如血虚发热",如果是血虚发热,"立补血汤一方",补血汤就是当归补血汤。"以黄芪一两为君",黄芪为主,"当归四钱为臣",明明是血虚,他重用补气药物,这都是遵循了阳统阴这一理论。如此气要多,血要少,使阳生阴长,也就是有了阳才能有阴,阳生长的时候阴才能跟着长。

又举个例子,"又如失血暴甚欲绝者",遇见出血非常严重,奄奄一息了,快要死了,"以独参汤一两顿煎服",纯用气药,就只用了一个补气的药。"斯时也,有形之血,不能速生",出血出到很严重的时候,说有形的血不能够迅速地长出来,"几微之气,所当急固",什么叫"几微",就是接近于很弱的气,非常虚弱的气,应当赶紧地把它坚固,不能够让它再少了。"使无形生出有形",也就是补气以生新血。

"盖阴阳之妙,原根于无也。故曰:无,名天地之始。"这是《道德经》里面讲的"无,名天地之始"。所以"阴阳之妙",它的"根"在哪里?是根于"无"。"无"是什么?无就是无极。无极才分出了阴阳,所以说它的根是"无"。那么"无,名天地之始",万物我们能看到的,这叫有形了,有形的东西都是后天的,都是可以看到的,而无形的是先天的,"根于无",所以说无中生有。古人的想法,就是原来什么都没有,然后分别形成有的东西,所以说这叫无中生有。"生死消长,阴阳之常度",这个东西产生了又没了,这叫生死消长,是"阴阳之常度",也就是阴阳天天都是这么变化的,随时都是这么变化的,这叫"常度",也是一种常态。"岂人所能损益哉",阴阳天天这么变化,人怎么可以让阳多点,阴少点,这不是人能办到的,他讲的就是这个道理。既然不能损益,那我们怎么样治病呢?

后边他讲这些道理,"圣人裁成天地之化",实际上顺应自然界的变化,并不是说他能让阴多一点,阳少一点,它是能利用自然界的阴阳。"辅相天地之宜",还要顺应自然界的阴阳的变化,用自然界的东西来使人更适合于自然界的规律。我们换句话说就是人不能够创造物质,物质是不灭的,物质只有相互转化,我们人所能做的就是尊重客观规律,按客观规律办事。"每寓扶阳抑阴之微权",就是所有的这些,"裁成天地之化",这里边都蕴含"扶阳抑阴",就是调整阴阳。"扶阳抑阴""扶阴抑阳",我们把它理解为调整阴阳就可以了。"之微权",注意这个"微权"。也就是说你可以做,但是你不能使他再生,权力很小,影响很微弱,这就是微权。权是什么?我们讲权衡,衡就是那个秤杆,戥子,权就是秤砣。那么"微权",你只有一个小小的作用,不会有太大的作用。

"方复而先忧七日之来,未济而预有衣絮之备,防未然而治未病也","方复"实际上指的就是自然界,我们讲五运六气的时候不是有"报复"吗?也就是现在天热了,一定会有很冷的空气要过来。就像我们知道今天这么闷热,明天一定有雨。"而先忧七日之来",实际上就是说你现在遇到了一个事情,你预感到后边要发生什么,"未济而预有衣絮之备",还没到,还没有调和,你就要准备好衣物,不要受了凉,也不要受了热,你都要有所准备,"防未然而治未病也"。这就是强调我们要遵循自然规律,我们只有这一点本事。"方复而先忧","未济而预有",只能是这么做,这就叫防未然,还没有发生,让它将来不发生疾病。这里边就讲的是这个。

【原文】

然生而老,老而病,病而死,人所不能免。但其间有寿夭长短之差,此岐黄之道所由始。神农尝药,按阴阳而分寒热温凉,辛甘酸苦咸之辨。凡辛甘者属阳,温热者属阳。寒凉者属阴,酸苦者属阴。阳主生,阴主杀。司命者,欲人远杀而就生。

【讲解】

我们再往下看,"然生而老,老而病,病而死,人所不能免。但其间有寿夭长短之差,此岐黄之道所由始",由生到老,老的过程中生病,病了以后人死,谁都不能免,"人所不能免",谁也逃脱不了。"但其间有寿夭长短之差",我们的寿命,我们的体相是有差异的。正因为是这样,"此岐黄之道所由始","岐黄",岐伯、黄帝干的是什么?就是在解决这一点事,这就是医学的事。"神农尝药,按阴阳而分寒热温凉,辛甘酸苦咸之辨。凡辛甘者属阳,温热者属阳。寒凉者属阴,酸苦者属阴。阳主生,阴主杀。司命者,欲人远杀而就生",这一段就是神农尝百草,尝各种药,然后就按照阴阳来分了"寒热温凉",这是四气,又辨别出"辛甘酸苦咸",这是各种味道。味道又分阴阳,"辛甘者属阳,温热者属阳",这是温热,本来就是属阳的,阳是一个分类的依据,"寒凉者属阴,酸苦者属阴",这都属于阴。阳,是主升的,阳气是主生发、生长的;阴是主杀的,阴就是使它收敛的,使它不长的。"司命者",当然这指的就是医生了,医生是给人家治病的。"欲人远杀而就生",就是让人避免疾病,远离死亡,健康生活。

【原文】

甘温者用之,辛热者用之,使共跻乎春风生长之域。一应苦寒者,俱不用。不特苦寒不用,至于凉者亦少用。盖凉者秋气也,万物逢秋风不长矣。或时当夏令,暑邪侵入,或过食炙煿辛热而成疾者,暂以苦寒一用,中病即止,终非济生之品。世之惯用寒凉者,闻余言而怪矣!幸思而试之,其利溥哉!

【讲解】

"甘温者用之,辛热者用之",这都是阳,"使共跻乎春风生长之域",用甘温的、辛热的药,就使人进入到"春风生长之域",也就是你只要用甘温的就是生机勃勃,就是这个意思。"一应苦寒者,俱不用",只要是苦寒的,尽量不要去用它。实际上这正好反映了赵献可以温补为主的学术思想,是以补肾、补命门之火为主的。"不特苦寒不用,至于凉者亦少用",就不仅是苦寒的药物不用,凉药也要用得少,因为这是以消杀为主的。"盖凉者秋气也,万物逢秋风不长矣",凉者,属于秋气,到秋天万物都不长了,所以说我们用药也尽量不去用凉药。"或时当夏令,暑邪侵入,或过食炙煿辛热而成疾者,暂以苦寒一用",夏天受了暑热,或吃辛热炙煿的东西多了,生病了也是暂时用一点苦寒的,"中病即止",只要病一好,立即停药,也就是凉药不能久用。"终非济生之品",凉药,终究不是让人体生机勃勃的,保持生命健康的,所以不要用。"世之惯用寒凉者",世上习惯使用寒凉药的医生,"闻余言而怪矣",听了我这些话,肯定要责怪我,说我说得不对。"幸思而试之",如果思

考一下,然后再照我的方法去用一用,你就知道了,"其利溥哉",受益就大多了,溥就是大的意思。

【原文】

若夫尊生之士,不须服食、不须导引、不须吐纳,能大明生死,几于道矣。生之门,死之户,不生则不死。上根顿悟无生,其次莫若寡欲,未必长生,亦可却病。反而求之,人之死,由于生,人之病,由于欲。上工治未病,下工治已病。已病矣,绎其致病之根,由于不谨。急远房帏,绝嗜欲,庶几得之。世人服食以图长生,惑矣,甚者日服补药,以资纵欲,则惑之甚也。

【讲解】

"若夫尊生之士",什么叫"尊生",就是把生当成至高无上追求的人,这就叫"尊生之士",实际上就是注意养生的人。"不须服食",即他不须服食就是不必要。"服食",不是吃饭。古代有一种养生,吃灵丹妙药,叫服食养生,而尊生之士,真正会养生的人,根本就不需要这些东西,也不需要做"导引",不需要做"吐纳",这些都必要性不大。"能大明生死,几于道矣",真正彻底地明白生死是怎么回事,也就是你知道生,离道就近了。这就叫尊生的人始终关注的是生,始终用的是辛温、温热药物,远离寒凉药。

"生之门,死之户,不生则不死。上根顿悟无生,其次莫若寡欲,未必长生,亦可却病","生之门,死之户",就是生死之门户,不生则不死,如果是不生就没有死了,但是总是有生死的,不生不死是不可能的。"上根顿悟无生",实际上顿悟无生,应该悟到在自然界中我们不能够增加什么东西。当知道这些的时候,实际上也是一种认命,也就是一种顺其自然的选择,然后不去杀生,不去损害我们的生命。"其次莫若寡欲",人不但要知道生这个事,不要去破坏它,也不要有过多的欲望,即使把这些都做得很好,也未必长生。虽不能长生,但是可以"却病",是可以不生病,少生病的。

"反而求之,人之死,由于生,人之病,由于欲","反而求之",实际上就是你反过来再去思考它,再去研究它,人之所以是死,是因为有生,人之所以有病是因为有欲望。那么,我们医生是治病的。生死不归医生管,但是病归医生管。病又从哪来的,是病人的欲望来的。医生就要告诉病人要寡欲,然后再给他一定的帮助。

"上工治未病,下工治已病","上工治未病",上等的尊生之士,他在防病,让身体不生病,我们现在说的保健养生,让身体不生病,这叫上工。"下工治已病",下工就是我们当医生的,生病后给予治疗。

"已病矣,绎其致病之根",就是推测,推演分析致病的根源在哪里?"由于不谨",由于不谨慎,对冷暖不太注意,再一个就是"急远房帏",指的是两性之事。"绝嗜欲",特别爱吃寒凉的,特别爱吃辣的,特别想吃什么,把这些断绝了。"庶几得之",差不多就好了。

"世人服食以图长生,惑矣",现在这些俗人服食以养生,就像我们现在认为吃什么能防病,吃什么能健康,这就是批评我们现在的食疗养生。"以图长生",当然服食是指的吃灵丹妙药,以图长生。"惑矣",就是太糊涂了,一点也不明白怎么回事。"甚者日服补药",更严重的,天天吃补药,吃补药干什么?"以资纵欲,则惑之甚也",这根本就是远离养生法则的。

【原文】

天上地下,阴阳之定位。然地之气每交于上,天之气每交于下,故地天为泰,天地为否。圣人参赞天地,有转否为泰之道。如阳气下陷者,用味薄气轻之品,若柴胡、升麻之类,举而扬之,使地道左旋,而升于九天之上。阴气不降者,用感秋气肃杀为主,若瞿麦、萹蓄之类,抑而降之,使天道右迁而入于九地之下。此东垣补中益气汤,万世无穷之利,不必降也,升清浊自降矣。

【讲解】

"天上地下,阴阳之定位",这是什么意思?天是阳,地是阴,这是确定的,这就是阴阳之定位。"然地之气每交于上",地气往上走;"天之气每交于下",天气必须往下走。"故地天为泰",注意,这是什么意思?泰卦就是上边是坤,下边是乾。这样的话地气往下,天气往上,这叫泰。如果反过来天在上地在下,不交通了,这说什么呢?"天地为否",这里"否"念 pǐ,天在上地在下就是不好了。"圣人参赞天地,有转否为泰之道",圣人看到天地之间的这种变化,当他遇到否的状态的时候,天地之气不相交,阴阳之气不相交,成了分离状态的时候,他能够转否为泰,使气交通起来。就像我们一瓶凉水,一瓶热水,现在喝凉水觉得凉,喝热水觉得烫怎么办,兑一起一搅和,这个搅和就是圣人的做法。会把它弄一起搅和搅和,兑一兑,这就是转否为泰之道。

"如阳气下陷者,用味薄气轻之品",阳气下陷,不往上升,就用味薄气轻的这些药,"若柴胡、升麻之类",是升举清阳的,"举而扬之",这我不展开讲了,也不评了。"使地道左旋",往哪转?咱们讲天道地道是从左升,到右降,对不对?从东到西,什么是这么走的?天是这么走的,地正好就是反着的,所以说地道左旋,实际上是天道右旋。"而升于九天之上。阴气不降者,用感秋气肃杀为主,若瞿麦、萹蓄之类,抑而降之",这部分实际上都是李东垣

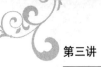
的思想,易水学派的思想,赵献可在这里把它拿过来讲天地之气,包括这些药都有什么作用。

"天道右迁而入于九地之下",实际上就是天地阴阳一个充分的协调。"此东垣补中益气汤,万世无穷之利,不必降也,升清浊自降",李东垣创立的补中益气汤,给我们的后世带来了无穷之利,这个方子确实是好,历代都在用它,解决了很多疑难的问题。不必用降药,因为李东垣里边没有用瞿麦、萹蓄,他是用的是柴胡、升麻,赵献可讲的,用扶阳的,不用凉药,和这个指导思想有关。"升清浊自降",只要清气升了,浊气自然就降了。所以说好多便秘的病人,用补中益气汤效果也挺好的。

【原文】

春秋昼夜,阴阳之门户。一岁春夏为阳,秋冬为阴。一月朔后为阳,望后为阴。一日昼为阳,夜为阴。又按十二时而分五脏之阴阳,医者全凭此,以明得病之根原,而施治疗之方术。

春夏秋冬,非今行夏之时,当依周正建子。冬至一阳生,夏至一阴生,此二至最为紧要。至者极也,阴极生阳,绝处逢生,自无而有。阳极生阴,从有而无,阳变阴化之不同也。若春分秋分,不过从其中平分之耳。然其尤重者,独在冬至。故《易》曰:先王以至日闭关。闭关二字,须看得广。观《月令》云:是月斋戒掩身,以待阴阳之所定,则不止关市之门矣。

【讲解】

"春秋昼夜,阴阳之门户",它实际上讲的是春秋是阴阳之门户,昼夜也是阴阳之门户,就是一个是早,一个是晚。也是个门,从这出来,春天;从那下去,就到秋天了,这是从一年中天体运行上理解。昼夜,太阳出来是昼,太阳下去是夜,这都是阴阳划分的门户。也就是说白天为阳,夜间为阴。春夏为阳,秋冬为阴,讲阴阳如何划分的。"一岁春夏为阳,秋冬为阴",从四季来看,"一月"指的是这一个月之内,"朔后为阳,望后为阴",朔是初一,朔后为阳,实际上就是月牙刚刚出来,那叫朔后为阳,就是这一月里边的阳气开始长的时候;望后就月满了,月满以后就为阴了。为何如此? 因为满了就必然变成不满,它往下走的就为阴。在一天中昼为阳夜为阴。"又按十二时而分五脏之阴阳",因为五脏在十二时辰也是有匹配的,又可以分五脏之阴阳。"医者全凭此,以明得病之根原,而施治疗之方术",医生全部都是根据这个来明白病是如何产生的,然后再去治疗。这实际上在讲阴阳的重要性,医生要分析一年四季的阴阳,一月中的阴阳,一天中的阴阳,五脏的阴阳。这也就是《黄帝内经》所讲的"察色按脉,先别阴阳"。

"春夏秋冬",这讲的是四季,"非今行夏之时",这句话什么意思?他讲不是用的夏朝时候的夏历来描述自然界的这种变化的。夏朝时候的春节和现在讲的是不一样的,这里边讲的春夏秋冬应当依据什么呢?"周正建子",指周朝成立的时候,重新订的周历,按照周朝的来。具体该是怎么回事?是"冬至一阳生",也就是它讲的冬至这一天阳气开始生长。这就已经是春天了。到夏至的时候,白天最长的这一天,一阴开始生,因为最长一天过去以后,就是一天一天变短,阴气就生了。"此二至最为紧要",夏至、冬至是最为紧要的。我们中药里边有一个方子叫二至丸,二至丸中,一个药是冬至日采,一个是夏至日采,所以说这个二至是最重要的两个时节。"至者极也",极,极端的意思,一个白天最短,一个白天最长,"阴极生阳",这是冬至,"绝处逢生",死里逃生,"自无而有",无中生有,"阳极生阴",这里边都是讲的阴阳的变化规律。"从有而无",有了它又变没了,"阳变阴化之不同也",这都是讲阴阳变化。

"若春分秋分",这两个节气,春分秋分日夜平分,白天黑夜是一样的。"不过从其中平分之耳",就是从日夜里边分了一个黑夜、白天一样长的日子。"然其尤重者",尤其重要者,"独在冬至",他特别强调最重要的节气就是冬至。因为冬至阳气生,这还是赵献可的命门之火的指导,"故《易》曰",《易经》里边讲,"先王以至日闭关",先王这里边是不是指的周公我们不知道,但是先王把"闭关二字,须看得广",这闭关是什么意思?佛教里边的闭关就是不与外界接触了,关起门来,要专心致志的去修行,去学习,叫闭关。那么先王以至日为闭关,说闭关二字须看得广。"观《月令》云:是月斋戒掩身",斋戒掩身,实际上就是不吃荤了,也不与外界接触了。这个《月令》应该是一本书或者一篇文章里边讲的,因为没有标点的时候,有时候就不知道说的是什么,在某一个月里边什么时候应该斋戒。"以待阴阳之所定",以待阴阳相对稳定,"则不止关市之门矣",现在还不知道这个关市之门是讲什么,他既然说须看得广,就不仅仅是关门停止不干别的,特指的应是待阴阳之所定,不管到什么时候,遇到这种极端的天气,应该采取措施等待阴阳的平衡,它这个意思可以理解。

【原文】

或问:冬至一阳生,当渐向暖和,何为腊月大寒,冰雪反盛?夏至一阴生,当渐向清凉,何为三伏溽暑,酷热反炽?亦有说乎?曰:此将来者进,成功者退。隐微之际,未易以明也。盖阳复于下,逼阴于上。井水气蒸,而坚冰至也。阴盛于下,逼阳于上。井水寒,而雷电合也。今人病面红口渴,烦躁喘咳者,谁不曰火盛之极,抑孰知其为肾中阴寒所逼乎?以寒凉之药进而毙者,吾不知其几矣!冤哉,冤哉!

　　朔望分阴阳者,初一日为死魄,阴极阳生。初三日而朏,十三日而几望,十五则盈矣。渐至二十已后,月廓空虚,海水东流,人身气血亦随之。女人之经水,期月而满,满则溢,阴极而少阳生,始能受孕,故望以前属阳。

【讲解】

　　"或问:冬至一阳生,当渐向暖和",有的人问,说冬至后阳气渐生,天气也暖和了,"何为腊月大寒",既然阳气生了,怎么阳气生以后,反而冷得厉害呢?这就是我们一直讲的,三伏天是在夏至之后,那么三九天是在冬至之后阳气生了,为什么腊月反而是更冷,冰雪反而更多呢。"夏至一阴生,当渐向清凉,何为三伏溽暑,酷热反炽",夏至后又潮湿又闷热,酷热反而厉害,"亦有说乎",也有一个说法。"曰:此将来者进,成功者退",将来要面对的事情在继续往前走,成功者退就是已经到顶峰的时候,就往后退。"隐微之际",在变小的时候,"未易以明也",还不好看出来。"盖阳复于下,逼阴于上",阳气恢复到下边,就是阳气往下走,然后把阴气逼到上面来了。赵献可举了个例子,"井水气蒸",如果你看到井里面冒白气,就是水汽,见到这个时候肯定井水是热的,因为这是"阳复于下"。那么"逼阴于上",就是把水汽,把这个阴逼到上面了,所以"坚冰至也",这时候你看到的到处都是冻的冰。"阴盛于下,逼阳于上",这是在夏至的时候,"井水寒",一般夏天的时候井水是凉的,"而雷电合也",在夏季的时候雷电最旺盛,其实这时候井里边水最寒,是因为阴生于下,逼阳以上,也就是自然界的地里边的阳气反而上去了,他就是讲这个。

　　后边就讲治病,这个是我们从医最关注的地方,"今人病面红口渴,烦躁喘咳者",一看热象,"谁不曰火盛之极",有谁不说这是火盛太厉害呢。"抑孰知其为肾中阴寒所逼乎",谁知道这是肾中的阴寒,把火给逼出来了。"以寒凉之药进而毙者,吾不知其几矣",见到这种情况,用大量的寒凉药,然后病人死了的,我不知道有多少人了。"冤哉,冤哉",这是提醒我们当医生容易犯错误的地方。一看一派热象,不用凉药用什么呢?如何选择用药?赵献可后边讲到了这些问题。

　　"朔望分阴阳者",一个月中月亮刚刚出来和最满的时候。"初一日为死魄",初一什么也没有,没有月牙,也没有圆月,他说是"死魄"。"阴极阳生",这就是阴气,一点阳气也没了。那么这时候阳气就开始生了。"初三日而朏",你看这个朏字,人家就写得很好,你不会念也知道表示月亮出来了,原来没有,现在有了。朏,这个字念 fěi;"十三日而几望",到十三的时候,几望,就是接近圆月了。"十五则盈矣",十五月亮就满了,就盈。"渐至二十已后",就是过了二十以后,"月廓空虚",月亮又开始变小了,"海水东流",潮水也开始往下落,"人身气血亦随之",人身的气血与月亮周期也是相关的。"女人之经水",就是月经,"期月而满",月亮满了,它也就该来了,"满则溢",这时候月经就来了。"阴极而少阳生,始能受孕",月经来了,还不能够怀孕,必须等到阴极,也就是到月亮快没的时候,人体内的气血也比较少,阳气比较弱的时候,刚刚要开始的时候,才可以受孕,正好半个月再过去排卵期,所以说就可以受孕了。"故望以前属阳",在满月之前属阳,满月之后,半个月才排卵,也就是在阴气足,阳气刚刚生的时候,才能怀孕。当然还没有统计过女性月经来,是不是在满月的时候最多,应该是这样的,古人应该统计过,但是现在肯定乱了,避孕药等的滥用,肯定把月经规律打乱了。

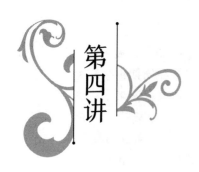

卷之一·玄元肤论·阴阳论（下）

【原文】

阳病则昼重而夜轻，阳气与病气交旺也。阴病则昼轻而夜重，阴气与病气交旺也。若夫阳虚病则昼轻。阴虚病则夜轻，阴阳各归其分也。治之者既定其时，以证其病。若未发之时，当迎而夺之。如孙子之用兵，在山谷则塞渊泉，在水陆则把渡口。若正发之时，当避其锐锋。若势已杀，当击其惰归，恐旷日迟久，反生他患也。至于或昼或夜，时作时止，不时而动，是纯虚之证。又不拘于昼夜之定候，当广服补药，以养其正。如在平川广漠，当清野千里。又以十二时，分配五脏六腑，自子至午，行阳之分；自午至亥，行阴之分。仲景云：少阴之病欲解时，从子至寅。乘此阳道方亨之时而投之，药易以入。故仲景《伤寒论》中，逐时分治，不可不考。

【讲解】

"阳病则昼重而夜轻"，阳病，这指的是一个实证，这是阳实证的病，就是外感热邪的病。它的表现特点是白天重，晚上轻，这是阳病。"阳气与病气交旺也"，什么叫"交旺"，两者都比较旺，也就是正气实，阳气也盛，这就是病气邪气交旺，所以说阳病就是昼重夜轻，因为阳邪再加上白天的阳气比较盛。阴病是感受阴邪，也是实邪，感受外寒，"则昼轻而夜重"，白天轻，夜间重，是阴气与病气交旺。

"若夫阳虚病"，如果是阳气虚而导致的疾病，"则昼轻。阴虚病则夜轻，阴阳各归其分也"，阳虚的病人借助于白天自然界的阳气，他的病情表现出来就比较轻，因为自然界的阳气也是正气；阴虚借助于自然界的阴气，夜间病情就比较轻，这叫"阴阳各归其分"。"治之者既定其时，以证其病"，如果治疗这一类病时已经知道了它的发作特点，通过它的临床表现已经知道，那么就应该在"未发之时，当迎而夺之"，在病还没有表现出明显的特点的时候，"迎而夺之"，赶紧就把它拦住，就不要让它进展，这叫"迎而夺之"。

　　"如孙子之用兵",就像《孙子兵法》里边讲了,"在山谷则塞渊泉",如果说敌军是在山谷里边,你就在狭窄的地方,渊泉一般都是比较窄的地方,把它给堵住就行了。"在水陆则把渡口",如果要在水陆交界的地方打仗,你把这个渡口控制住就行了,这样这个病就不容易发了,如果没有这样早点治,等到"正发之时",如果等到了病正好要发作,应该怎么办?"当避其锐锋",因为打仗时,这个时候敌人士气是最旺的,你就应该避开。"若势已杀",如果这势头已经减了,"当击其惰归",敌人已经一鼓作气,再而衰,三而竭。如果进入到再而衰,三而竭的时候,他就已经疲惫了。"恐旷日迟久,反生他患",在这个时候势已经弱了,就要在他逃跑的时候赶紧打他,不能拖得太久,就是这个意思。整个这一段讲阴病阳病发作有时,可以选择一个时间点来对它用药。

　　"至于或昼或夜,时作时止,不时而动,是纯虚之证",这句话是在讲白天或者夜间,有时候就发作了,有时候就停止了,这是一个纯虚证。也就是见到这个病,它发作毫无规律,就是一个虚证。那么在治疗这类病的时候,就"又不拘于昼夜之定候"。"当广服补药",就是要给他用各种补药来治疗,"以养其正"。他又打了个比方,"如在平川广漠",如果是在一马平川的地方要打仗,"当清野千里",要把敌人要一扫光。后边又是一些时间特点了,"又以十二时",十二时指的是子丑寅卯辰巳午未申酉戌亥,十二时,"分配五脏六腑",十二时辰和脏腑是匹配的。我记得以前咱们讲过,"自子至午,行阳之分",从子时夜里十一点到午时下午一点,这是阳之分,"行阳之分",阳气是上升的。那么"自午至亥,行阴之分",阴气是逐渐加重的。

　　"仲景云",在《伤寒论》里边,张仲景讲过,"少阴之病欲解时",就是少阴病,快要好的时候,一般在哪个时辰呢?"从子至寅",就是子、丑、寅,这三个时辰是少阴病要好的时候。"乘此阳道方亨之时而投之,药易以入",在阳气刚要生机勃勃的时候,这时候给药就容易起效。"故仲景《伤寒论》中,逐时分治,不可不考",在《伤寒论》里边以后咱们还要讲,每一个病在哪个时间段容易好,讲得非常详细。

【原文】

　　年月日时,皆当各分阴阳,此其大略也。独甲子运气,《内经》虽备言之,往往不验。当时大挠作甲子,即以本年、本月、本日、本时为始,统纪其数如此,未必能直推至上古。甲子年、甲子月、日时为历元也。《内经》特明气运有如许之异,民病亦有如许之别如此。读《内经》者,不可执泥。譬如大明统历,选择已定,可信乎?不可信乎?

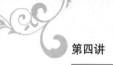

【讲解】

"年月日时,皆当各分阴阳",在时间上来讲,无论是年、月、日、时,都可以分阴阳的。"此其大略也",他前面讲的这些,是一个大概。"独甲子运气,《内经》虽备言之,往往不验",这个甲子,甲乙丙丁……十天干,子丑寅卯……十二地支它们相配,一个甲子是六十个。从甲子计时,作为一个开始,来记时间的。从这个时候来推演,气候的变化就是运气,"《内经》虽备言之",《内经》里边虽然讲得非常详细,但是"往往不验",在临床中往往不应验,不是这样。这个存疑,有人说应验,有人说不应验。但是赵献可认为是不应验,他的理由是什么? 说"当时大挠作甲子","大挠"是什么? 是古代黄帝的一个史官,记载历史的。他把他自己开始记录的时候作为甲子,这是他的一个甲子,但是不是自然界的开始,这个都不一定。所以说,当他在记录的时候,做起始的推算的时候,"即以本年、本月、本日、本时为始,统纪其数如此,未必能直推至上古",他说的甲子从那一年、那一月、那一日、那一时开始的,然后这么推下来的,但是未必能直推至上古,就是反推、往回推,他就不一定是那回事了。

"甲子年、甲子月、日时为历元也",什么是"历元",就是日历的第一天,就是开始的第一个时辰,日历历法的起始的点叫"历元"。"《内经》特明气运有如许之异,民病亦有如许之别如此",《内经》里边谈的"气运"的变化有这么多,民病也有这么多,《内经》里边在"七篇大论"里边确实讲了很多。"读《内经》者,不可执泥",读《内经》的人不可执着里边讲的是怎么回事,只是知道随着气候的变化,会有不同的病就够了,不要太拘泥于它。"譬如大明统历",大明是明朝,因为赵献可是明代的,"选择已定,可信乎? 不可信乎",明朝日历一旦定下来,有关的推论可信,还是不可信? 他没做表态。因为他毕竟是在明代,所以说他不能够有一个很明确的一个表态。实际上他就是说这些东西不要太拘泥。

【原文】

阳一而实,阴二而虚。盖阴之二,从阳一所分。故日秉全体,月有盈亏。人之初生,纯阳无阴,赖其母厥阴乳哺,而阴始生。是以男子至二八,而精始通,六十四而精已绝。女子至二七,而经始行,四十九而经已绝。人身之阴,止供三十年之受用,可见阳常有余,阴常不足。况嗜欲者多,节欲者少,故自幼至老,补阴之功,一日不可缺。此阴字指阴精而言,不是泛言阴血。今之以四物汤补阴者误也。王节斋云:水虚成病者,十之八九;火虚成病者,十之一二,微得其意矣。褚侍中云:男子阴已耗,而思色以降其精,则精不出而内败,小便道涩如淋,阳已痿而复竭之,则大小便牵痛,愈痛则愈便,愈便则愈痛。玩褚王二公之言,阴中有水有火,水虚者固多,火衰者亦不少。未有精泄已虚,而元阳能独全者。况阴阳互为其根,议补阴者,须以阳为主,盖无阳则阴无以生也。

【讲解】

下边这些不好懂,得好好讲:"阳一而实,阴二而虚",什么意思?"阳一而实",实际上这又是在讲阴爻、阳爻,八卦里边的学问。阳爻是一,阴爻是两个短的,这就是一阴一阳。"阴二为虚",就指的是这两个中间断开了,这叫虚。"盖阴之二,从阳一所分",阴二实际上是阳一分开的,断开的。"故日秉全体,月有盈亏",因为日为阳,所以说它是永远都是圆的,月亮是阴,所以说它的变化有满月,有非满月,这就是盈亏。

"人之初生,纯阳无阴,赖其母厥阴乳哺,而阴始生",人一生下来,是一个纯阳之体,依赖于母亲的阴,因为是无阴,阴阳相配才能够生长,所以说只有吃母乳,而阴始生,这时候才有了阴,阴阳共同的作用才有了人的生长。注意这一段,实际上已经在开始讲他的学术思想了,就是人从一生下来就有阳,但是无阴。再看后边,"是以男子至二八,而精始通",男子十六岁的时候有精液了,"六十四而精已绝",这是指的精气绝了。"女子至二七,而经始行",女子十四岁月经就来了,"四十九而经已绝",到了四十九岁就绝经了。这是讲的从出生到经绝,"人身之阴,止供三十年之受用,可见阳常有余,阴常不足",这是他的学术观点,突出在这。一生下来就有阳,但是阴是后来才有的。那么等男子八八,女子七七的时候,阴已经绝了,阴精不足了,这时候往后还有阳,因为人还活着。所以他就说这个阴是不足的,阳是有余的,人的一生阴阳情况就是这样的。"况嗜欲者多,节欲者少,故自幼至老,补阴之功,一日不可缺",讲本身阴不足,又不知节欲,会更损伤阴。既然是阴不足,阴阳互根的,就得用补阴的办法,一天都不可缺,所以他是强调补阴。"此阴字指阴精而言",他指的阴,是指的精气、阴精,"不是泛言阴血",他讲的阴是精,不是血。要明白这个意思,他实际上就是补阴精的。"今之以四物汤补阴者误也",也就是说,虽然是阳常有余,阴常不足,要补阴的话,是不是应该用养血的四物汤?他说不是的。

下边我们再看:"王节斋云",这是一个医家,他说"水虚成病者,十之八九",水虚实际上讲的就是阴精不足,由阴精不足导致的病,占了十之八九,也就是百分之八九十是由于阴虚导致的。"火虚成病者,十之一二",由于阳虚导致的疾病也只占百分之一二十,"微得其意矣",赵献可说王节斋讲的这个话,已经知道了"阳常有余,阴常不足了"。"褚侍中云:男子阴已耗,而思色以降其精"，阴精已经不足了，嗜欲无度，"则精不出而内败"，没有精液出来。这时候就出现"小便道涩如淋"，这就是老年男性出现前列腺问题的原因，前列腺增生肥大，前列腺炎，这就是因为"阴已耗，而思色以降其精"。"阳已痿"，阳气已经痿弱了，"而复竭之"，还要再伤阳，"则大小便牵痛"，这就是排尿的时候疼痛，排尿不畅了，"愈痛则愈便"，越疼越想尿，"愈便则愈痛"，越用劲尿越疼，这就是一个前列腺疾病了。

"玩褚王二公之言"，褚王二公是谁呢，褚就是褚侍中，王就是王节斋，仔细体味他们所说的话，"阴中有水有火"，也就是阴当中是有水有火的。"水虚者固多，火衰者亦不少，未有精泄已虚，而元阳能独全者。况阴阳互为其根，议补阴者，须以阳为主，盖无阳则阴无以生也"，这段他重点在讲阴阳的互根，说阴中有水有火，水虚、阴虚是占多数的，但是火衰的也不少，就是阳虚的也多，但是没有阴虚的多。"未有精泄已虚，而元阳能独全者"，什么意思？就是阴精不足了，元阳很快也就没了。阴阳又互为其根，阴生阳，阳生阴，是互根的。所以说要"议补阴者，须以阳为主"，也就是说你在补阴的同时还要补阳。"盖无阳则阴无以生也"，就是想让阴足，必须得阳足，注意这里边的阴，不要泛指阴，就是阴精和阳精，这两个是互生的。古代在讲阴阳的时候，有时候你的理解如果要跟不上，就容易把自己给搞糊涂了。其实在每一个具体的地方都是有特指的。

【原文】

男子抱阳而负阴，女子抱阴而负阳，人身劈中分阴阳左右，男子右属火而为气，左属水而为血。女子右属水，而左属火。凡人半肢风者，男子多患左，女子多患右，岂非水不能营耶？

【讲解】

这段说"男子抱阳而负阴，女子抱阴而负阳"，实际上是《道德经》里边讲的"万物负阴而抱阳"，咱们讲过。这是《医贯》作者的意见，没有其他的出处，但是我觉得我们还是以《道德经》讲的为准，他之所以要这么讲，是讲另外一个理。

"人身劈中分阴阳左右"，人从中间劈开，分左右阴阳。"男子右属火而为气"，男子右边属火，为气，"左属水而为血"，左边属于水，属于阴为血。"女子右属水，而左属火"，正好男女是反着的，这就是他讲的抱阳负阴，抱阴负阳，正好是反着的。他说"凡人半肢风者"，"半肢风"就是半身不遂，一边中风了，这叫半肢风。"男子多患左，女子多患右"，男子大多数是左侧半身不遂，女子大多数是右侧半身不遂，在临床上似乎是这样。"岂非水不能营耶",说明是阴虚,阴精不足,他这一段实际上在讲这个。但是在临床中,男子右侧半身不遂的也很多,女子左侧半身不遂也很多,不能够作为"阳常有余,阴常不足"以及"阴精不足"的一个依据,我觉得从临床实际来讲,这个不是那么可信。

【原文】

此皆泛言阴阳之理,有根阴根阳之妙。不穷其根,阴阳或几乎息矣。谈阴阳者,俱曰:气血是矣。讵知火为阳气之根,水为阴血之根。盍观之天地间,日为火之精,故气随之;月为水之精,故潮随之。然此阴阳水火,又同出一根,朝朝禀行,夜夜复命,周流而不息,相偶而不离。惟其同出一根,而不相离也。故阴阳又各互为其根,阳根于阴,阴根于阳,无阳则阴无以生,无阴则阳无以化。从阳而引阴,从阴而引阳,各求其属而穷其根也。世人但知气血为阴阳,而不知水火为阴阳之根。能知水火为阴阳,而误认心肾为水火之真,此道之所以不明不行也。试观之天上,金木水火土五星见在,而日月二曜,所以照临于天地间者,非真阴真阳乎?人身心肝脾肺肾五行俱存,而所以运行于五脏六腑之间者,何物乎?有无形之相火行阳二十五度,无形之肾水行阴二十五度,而其根则原于先天太极之真,此所以为真也。一属有形,俱为后天,而非真矣,非根矣。谓之根,如木之根,而枝叶所由以生者也。

【讲解】

"此皆泛言阴阳之理",前面讲的就是泛泛地谈阴阳的道理,"有根阴根阳之妙",根阴根阳,阴阳互根,"不穷其根,阴阳或几乎息矣",如果不追求阴阳互根,那么阴阳就没有了,就不能够互生了,所以就停止了。"谈阴阳者,俱曰:气血是矣",一般说谈阴阳的时候,很多人都谈气血。

"讵知火为阳气之根,水为阴血之根",不知道火是阳气的根,水是阴血的根。大家注意了,他逐渐在明确一个问题,明确水火的问题,说火是阳气之根,水是阴血之根,阴阳不是指的气血,更主要是指的是水火。"盍观之天地间,日为火之精",太阳是火之精,而"故气随之",也就是因为有火,气才随之。"月为水之精",月亮是水之精,"故潮随之",海水涨潮,它是受月亮影响的。"然此阴阳水火,又同出一根",阴阳和水火同出于一个根,也就是说本来水火都是在一起了。那么阴阳水火同出一根以后,它是"朝朝禀行",表现出来的是水火和阴阳,它天天禀命而行,也就是身体内让它干什么去,它就干什么去,这叫"朝朝禀行";"夜夜复命",什么叫夜夜复命?天天听话地出去,早晨出去干活去了,到晚上就又回来汇报,这是在讲阴阳水火同出一根,它们之间的关系,这叫"朝朝禀行,夜夜复命"。"周流而不息",

也就是一直是这样，阴阳总是这么一个变化。"相偶而不离"，阴和阳必须同时出去办事，这叫"相偶而不离"。"惟其同出一根"，主要因为它们是同出一根，根本就不能分开。"故阴阳又各互为其根"，阴阳既然不能分，它就是互为其根，"阳根于阴，阴根于阳"，大家都知道了。"无阳则阴无以生，无阴则阳无以化"，这个不难理解。"从阳而引阴，从阴而引阳，各求其属而穷其根也"，从阳引阴，就是从补阳来养阴；从阴引阳，从阴里边来化生阳气。这就是"各求其属而穷其根"，属就是联系的意思，实际上联系它、根于它这叫属，"求其属"，阴根于阳，阳根于阴，所以说也是"穷其根"，追到根上去。这就是讲阴阳的关系。

"世人但知气血为阴阳"，我们现在的医生或者是现在的人只知道气血是阴阳，"而不知水火为阴阳之根"。这又再强调，阴阳是怎么化生的？是水火化生的，所以说水火为阴阳之根。"能知水火为阴阳，而误认心肾为水火之真，此道之所以不明不行也"，知道水火为阴阳，这算你已经明白了，但是如果误认为心肾为水火之真，心为火，肾为水，如果是这么认识的，"此道之所以不明不行也"，这还不行，还不能把心就等同火，肾等同于水。可是我们现在中医是不是一直在讲，心为火，肾为水，心肾是水火既济的关系，是不是一直在这么讲？但是赵献可说这也是错的，所以"不明不行"。"试观之天上，金木水火土五星见在"，在太阳系里边，你可以看到金星木星水星火星土星，"而日月二曜，所以照临于天地间者，非真阴真阳乎"，他说你看看日、月，它能够在天地之间照耀，这不是真阴、真阳是什么？赵献可就说，自然界的真阴真阳是日月。"人身心肝脾肺肾五行俱存，而所以运行于五脏六腑之间者，何物乎"，金木水火土五脏，运行于五脏之间的又是什么东西？"有无形之相火行阳二十五度，无形之肾水行阴二十五度"，这里边就提出来一个相火，一个肾水，相火属于阳，就像太阳一样，"行阳二十五度"，在阳分要走二十五度，就是一半；水、阴也是管二十五度。"而其根则原于先天太极之真"，又讲回来了，我们说了水火、阴阳同出一处，这一处是哪里？指的就是太极。"此所以为真也"，这才是真阴阳水火的一切的根本。"一属有形，俱为后天，而非真矣"，一旦真变成了有形的东西，那就成后天的了，一旦它变成了后天有形的了，它就已经不是真了，成什么了？成了水火阴阳了，就不是根了。"谓之根，如木之根"，木之根就是树之根，"而枝叶所由以生者也"，根是什么呢？（能使树木）长枝叶的，才是根。那么真气、真阴、真阳，这才是人的根本。所以说人体的健康必须以真精充足为根本，这一段在讲这个。

【原文】

既有真阴真阳，何谓假阴假阳？曰：此似是而非，多以误人，不可不知。

如人大热发躁，口渴舌燥，非阳证乎？余视其面色赤，此戴阳也。切其脉，尺弱而无力，寸关豁大而无伦，此系阴盛于下，逼阳于上，假阳之证。余以假寒之药，从其性而折之，顷刻平矣。如人恶寒，身不离复衣，手足厥冷，非阴证乎？余视其面色滞，切其脉涩，按之细数而有力。此系假寒之证，寒在皮肤，热在骨髓。余以辛凉之剂，温而行之，一汗而愈。凡此皆因真气之不固，故假者得以乱其真。假阳者，不足而示之有余也。假阴者，有余而示之不足也。既已识其假矣，而无术以投其所欲，彼亦捍格而不入。经曰：伏其所主，而先其所因。其始则异，其终则同，可使去邪，而归于正矣。

【讲解】

你看转了半天，最后又转到上面来了，又跟他一开始讲的是一样了。"既有真阴真阳，何谓假阴假阳"，假阳说既然已经有了，那么真阴真阳加起来，这是一个太极。

那么何谓假阴、假阳？既然有真的就有假的，但是在临床上我们可以看到假象，实际上假也不是假的，也仍然是真实的。只不过在判断阴阳属性上来讲，有时候容易判断错，我们看看。"曰：此似是而非，多以误人，不可不知"，这就是指的假阴假阳似是而非，容易搞错，但是你不得不知道，下边就讲，在临床上"如人大热发躁，口渴舌燥"，发热，这用的躁动的"躁"，因为后边有口舌干燥了，大热烦躁，然后口渴舌燥就是口渴，"非阳证乎"，说这些不是阳证吗？"余视其面色赤，此戴阳也"，余是指的赵献可本人，看他面色红赤、发热、烦躁、口渴、舌燥、面色红，赵献可说是戴阳，但是对于我们一般医生来讲，判断这肯定是一个实热证、真热证，对不对？那他怎么给人家判断"戴阳"呢？这是他的依据，说"切其脉"，以脉为准，"尺弱而无力"，如果尺脉特别弱，没有劲，"寸关豁大而无伦"，寸脉关脉特别大，但是尺脉非常弱。"此系阴盛于下，逼阳于上，假阳之证"，这就是他的判断依据，这就是高明的人见到这些的时候，他怎么来判断？就是通过尺脉和寸关之间的一个相对情况来判断。"余以假寒之药"，假寒之药是什么药？还是热药。"从其性而折之"，用热药来治他，"顷刻平矣"，这些症状迅速就没了。他就认为一般都是假阳证，就是《伤寒论》里边讲的戴阳证。

"如人恶寒"，如果这个人是怕冷，"身不离复衣"，总是要盖被子穿衣服，"手足厥冷"，四肢凉，"非阴证乎"，表现出来的全是阴寒，但他说这不是阴证。"余视其面色滞"，就是面色不光亮的意思。"切其脉涩"，脉是涩脉，"按之细数"，这一看脉细、数、涩，这也是像阴证，但是"而有力"就这一个有力，就确定了这是一个假寒证。"此系假寒之证，寒在皮肤，热在骨髓"，依据就是脉数而有力，他就根据这个就定了这是热证。"余以辛凉之剂，温而行之,"一汗而愈",我予以辛凉的药温服,一出汗就好了,一剂就好了。所以这里边讲到寒热真假的临床辨别的时候,就一个尺脉弱而无力是阳虚;脉数而有力,是寒在皮肤,热在骨髓,他就以这个为准。以前我们讲过脉的价值,它就是判断全身的寒热虚实最可靠的一个临床信息。

"凡此皆因真气之不固",以上这些都是由于真气虚的原因,真气不足。"故假者得以乱其真",以假乱真。"假阳者,不足而示之有余也",假阳证本来是不足,但表现出来的是阳气有余,这叫"不足而示之有余"。"假阴者,有余而示之不足也",本来是实证,但表现出来的是虚寒的征象,是寒象。"既已识其假矣,而无术以投其所欲,彼亦捍格而不入",即便说你识别出来真假了,如果你的方法不对,那这个药也起不上作用,叫"捍格而不入"。假热证的时候用假热药,假寒证的时候用假寒药,所以刚才讲他用凉药一剂汗出而愈。这就是《内经》里边讲的这一段话,我在好多情况下都讲过。

"经曰:伏其所主,而先其所因。其始则异,其终则同,可使去邪,而归于正矣",什么叫"伏其所主",就是先降伏病邪,"而先其所因",应该先找到它的原因,然后先把它主要的给制服。那怎么来制服?后边讲的是具体的方法,"其始则异,其终则同","其始则异"指的是什么?假热证表现出来热象用热药;假寒证用的是寒药,那么这跟他的本质上是相异的,这叫表面上是相同的,本质上是不同的。那么"其终则同",结果都把病治好了,这样的话,邪气就去掉了。包括在用药的时候,凉药热服、热药凉服也是这个意思,我们在用药方法上也是这样。

【原文】

有偏阴偏阳者,此气禀也。太阳之人,虽冬月身不须绵,口常饮水,色欲无度,大便数日一行,芩连栀柏大黄芒硝,恬不知怪。太阴之人,虽暑月不离复衣,食饮稍凉,便觉腹痛泄泻,参术姜桂,时不绝口,一有欲事,呻吟不已。此两等人者,各禀阴阳之一偏者也。与之谈医,各执其性之一偏,而目为全体,常试而漫为之。虽与之言,必不见信。是则偏之为害,而误人多矣。今之为医者,鉴其偏之弊,而制为不寒不热之方,举世宗之,以为医中王道。岂知人之受病,以偏得之。感于寒则偏于寒,感于热则偏于热,以不寒不热之剂投之,何以补其偏而救其弊哉!故以寒治热,以热治寒,此方士之绳墨也。然而苦寒频进,而积热弥炽。辛热比年,而沉寒益滋者,何耶?此不知阴阳之属也。经曰:诸寒之而热者取之阴,诸热之而寒者取之阳,所谓求其属也。斯理也,惟王太仆能穷之,注云:寒之不寒,是无水也。热之不热,是无火也。无水者,壮水之主,以镇阳光。无火者,益火之原,以消阴翳。启玄达至理于绳墨之外,而开万世医学之源也。

【讲解】

后面就比较容易理解了。"有偏阴偏阳者,此气禀也",这指的是人体,有偏阴偏阳,是先天禀赋的不同。"太阳之人",阳气非常旺盛的人,"虽冬月身不须绵",虽然在冬季都不需要穿棉衣服,"口常饮水",喝水多,"色欲无度,大便数日一行",性欲旺,大便好几天一次,"芩连栀柏大黄芒硝,恬不知怪",用上这些凉药,他都觉得没什么事,都不觉得难受,恬,就是安然不动的意思。"太阴之人",阴气最盛的人,"虽暑月不离复衣","食饮稍凉,便觉腹痛泄泻",就稍微吃点凉的,便觉腹痛泄泻,"参术姜桂,时不绝口,一有欲事,呻吟不已",用人参、白术、生姜、肉桂天天吃,"一有欲事,呻吟不已",也是力不从心,干什么都不行。

"此两等人者,各禀阴阳之一偏者也",这两类人就也是由于阴阳禀赋不同而表现不同。"与之谈医,各执其性之一偏,而目为全体,常试而漫为之。虽与之言,必不见信",像这两类人,如果看医生,就出现两种医学的观点了,一种会说不能用凉药,另一种说不能用热药,就会出现这种情况。"各执其性之一偏,而目为全体"。"常试而漫为之",把他的观点一直那么去用,"虽与之言,必不见信",你就给他讲说,用芩连知柏没事儿,他也不信,太阴之人也不信,"是则偏之为害,而误人多矣。"

其实在医学史上,不同的医家都有一偏,是因为不同时期的人不一样。战乱时期饥荒时期,那就是饥饿是主要的,虚弱是多的,所以李东垣在《脾胃论》讲的东西就非常适合调虚。《伤寒论》主要是战乱时期,出现的瘟疫比较多,比较适合那个时候的人。

"今之为医者,鉴其偏之弊,而制为不寒不热之方",现在的医生,"鉴其偏之弊",前面偏寒偏热都有弊病,他采取了一个折中的办法,"而制为不寒不热之方",就弄了个方子,既不热也不寒,"举世宗之",所有的人都用他这个方子,"以为医中王道",以为不寒不热的这方子平和是王道,所以说王道要持平。"岂知人之受病,以偏得之",赵献可说怎么知道人得病是因为出现了偏差才得的,"感于寒则偏于寒",受了凉就容易得寒证;"感于热则偏于热",受了热邪则得热证。"以不寒不热之剂投之,何以补其偏而救其弊哉",本来你该很明确地治疗,你这么暧昧,不寒不热的全都用上,怎么治得好病呢?"故以寒治热,以热治寒,此方士之绳墨也",用寒药治热证,用热药治寒证,这是医生的规矩。"然而苦寒频进,而积热弥炽",如果是苦寒药一直在喝,然后热还越来越旺,火还越来越大。"辛热比年",比年是年年的意思,辛热药一年一年地用,"而沉寒益滋者",寒证也老不好。"何耶",为什么?"此不知阴阳之属也",就是不知道阴阳互根。

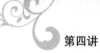

"经曰：诸寒之而热者取之阴，诸热之而寒者取之阳，所谓求其属也"，如果用寒凉药，热不退，你就应该用补阴的办法；如果用热药，寒证不去，你就应该用补阳的办法，求助阳，这叫"求其属"，就是求其根，阴阳互根。"斯理也"，讲的就是这个道理，"惟王太仆能穷之"，第一家注解《内经》的作者王冰，他把这个理讲得非常明白。在他的这个书里边，他说："寒之不寒，是无水也"，也就是阴虚，阴水不足，"热之不热，是无火也"，用热药，他还不热，其实是因为没有火。"无水者，壮水之主"，如果是没有水，那应该治什么呢？他说"壮水之主"，水之主是阳。"壮水之主，以镇阳光"，阳光是指的表现出来的热，只有通过补阳来补水，才能够祛除虚火。"无火者，益火之原"，如果是火不足，就要"益火之原"，就要补火，它的原是什么？就是水，水火是互根的，"以消阴翳"，通过补水，反而能够治疗它的阴寒证。听起来就更绕了，更觉得不可理解。王冰注的这一段话，"启玄达至理于绳墨之外"，绳墨之外指的什么？"以寒治热，以热治寒"，那是方士之绳墨，这儿正好就反了，又超出一节，所以说"启玄达至理于绳墨之外，而开万世医学之源也"，这就是又把疾病的治疗往前深推一步，到他的根本上去了。

其实"以热治寒，以寒治热"，主要是针对外邪的。那么针对内在阴阳的失调的时候，要从阴阳互根的角度来进行调理，不能说单纯补阳，单纯补阴，不能这么来治疗。

【原文】

阴阳者虚名也，水火者实体也。寒热者，天下之淫气也。水火者，人之真元也。淫气凑疾，可以寒热药施之。真元致病，即以水火之真调之。然不求其属，投之不入。先天水火，原属同宫，火以水为主，水以火为原。故取之阴者，火中求水，其精不竭。取之阳者，水中寻火，其明不熄。斯大寒大热之病，得其平矣。偏寒偏热之士，不可与言也。至于高世立言之士，犹误认水火为心肾，无怪乎后人之惛惛也。

【讲解】

"阴阳者虚名也"，说阴阳是个虚名，它不是一个真实的，它只是分类的一种方式。"水火者实体也"，水火是真实存在的。"寒热者，天下之淫气也"，寒热，是阴阳水火过度，过度了，超出我们的承受了，这就是淫，淫就是过度的意思。那么过度以后它就作为致病因素了，"水火者，人之真元"，这个水火也就是我们人体真正的元气。"淫气凑疾"，如果是过度了，形成了疾病，"可以寒热药施之"，可以用寒药、热药这么来治疗。"真元致病"，如果是真元，就是水火病了，"即以水火之真调之"，也就是调水火。"然不求其属，投之不入",如果你不从阴阳互根的角度去着眼的话,怎么用药也不灵。"先天水火,原属同宫,火以水为主,水以火为原",这就是讲的阴阳互根。先天的水火在哪里?"原属同宫",都是住在一起的。住在哪里?就是他讲的命门那个地方。火以水为根,水以火为根,主和原,其实讲的都是它们是互为根的,互为本源。"故取之阴者,火中求水",如果是要补阴也要在补阳中补水,"其精不竭"。"取之阳者,水中寻火",如果要补阳,也必须先补水,这样阳气才能充足,"其明不熄"。这就又好像前面打的一个比方,如果油灯不亮,你要想让它亮,不是给它加火,而是给它加油。实际上就是从它的根上去治疗,使"其明不熄"。"斯大寒大热之病,得其平矣",知道这个道理了,那种大寒大热的病,就知道怎么治,就能把他治好了。"偏寒偏热之士,不可与言",也就是那些只是单纯用凉药或者热药的人,"不可与言也",你给他讲这些道理,他就听不明白了。"至于高世立言之士",高世是前世的意思,以前写书的人,"犹误认水火为心肾",之前的人那么写,其实我们现在的书也这么讲。"无怪乎后人之懵懵也",懵到我们现在都还是把心肾当水火。实际上他就在讲命门,最后都同根,与水火同聚于命门,然后才有了其他的。有些病治不好,是因为没有认识到这一点。

这是《玄元肤论·阴阳论》,其实这一篇是非常重要的,因为阴阳不明,气血不明,水火不明,命门不明,真阴真阳不明,这些你不明白的话,治病的时候你就不知道该怎么治。光知道祛邪不行,还要知道扶正,扶正的根,还是命门强壮才可以。

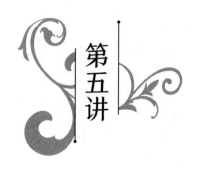

卷之一·玄元肤论·五行论

咱们今天开始接着讲,《医贯》的第一卷《玄元肤论》的第三篇。这一篇听起来可能会觉得更绕,更难听懂,但是我们还是要讲一遍,如果当时消化不了,回去以后慢慢消化,这又是一个不能绕开的必须要讲的内容。其实赵献可在讲五行的时候,他也只是举了个例子,他没有全展开讲。这一篇听完了,只是让你知道其中的道理就够了,不要把问题简单化,下面我们就开始讲五行论。我们讲得稍微快一点,不展开了细讲,因为这篇内容相对多一些。

【原文】

以木火土金水,配心肝脾肺肾,相生相克,素知之矣。诸书有云:五行唯一,独火有二,此言似是而非。论五行俱各有二,奚独一火哉? 若论其至。五行各有五,五五二十五,五行各具一太极,此所以成变化而行鬼神也。

【讲解】

"以木火土金水,配心肝脾肺肾,相生相克,素知之矣",这句话就是说,木火土金水和五脏相配,它们之间的相生相克的关系,大家平常都已经很清楚了。"诸书有云",好多书里边都有这么一个说法,"五行唯一,独火有二,此言似是而非",说五行木火土金水各有一个,但是他说"独火有二",是什么意思? 其实在他的书里边前后也不好说,因为这个"诸书",不知道赵献可说的是哪个书,没法去考证。但是我想他之所以讲"独火有二",可能跟前面的火有阴火、阳火是有关系的,"此言似是而非"。

"论五行俱各有二",五行里边实际上都有两个,就是木也有两个木,火也有两个火,"奚独一火哉",怎么就一个火? 实际上里边都是两个,意思是五行都有阴阳,有阴木阳木、阴火阳火、阴土阳土、阴金阳金、阴水阳水。这是里面都有二,也就是每个五行里边都含有阴阳。"若论其至。五行各有五,五五二十五,五行各具一太极,此所以成变化而行鬼神也","若论其至",

如果要分得再细,分到极致,那么五行各有五,也就是说木里边有木火土金水,火里边也有木火土金水,土里边也有木火土金水,这句话"五行各有五",就是讲这个意思,五五就二十五,这二十五合起来才是一个完整的,所以说"各具一太极",就像阴阳合起来是个太极一样。在这样的情况下,正因为如此变化,所有的变化才能够发生。"行鬼神",是说自然界的这些神秘的变化,对我们人有益的就叫神,有害的就叫鬼。这些看不见的变化,他用了一个"鬼神"来表示。其实《黄帝内经》里边也是这个意思,不要当成我们一般讲的"鬼"和"神"。它是有害的、看不见的变化和有益的、看不见的变化,指的是这两种。

【原文】

今以五行之阴阳生死言之:木有甲木属阳,乙木属阴。人身之胆是甲木,属足少阳。肝是乙木,属足厥阴。甲木生于亥而死于午,乙木生于午而死于亥;火有丙火属阳,丁火属阴。人身之相火属手少阳,心火属手少阴。丙火生于寅而死于酉,丁火生于酉而死于寅;水有壬水属阳,癸水属阴。人身之肾水属足少阴,膀胱属足太阳。壬水生于申而死于卯,癸水生于卯而死于申。

【讲解】

"今以五行之阴阳生死言之",五行再分阴阳,然后谈生死,实际上就是谈由出现到消灭这么一个过程。"木有甲木属阳,乙木属阴",天干和五行配起来的,甲木就属于阳,乙木就属于阴。这一段比较好理解,"人身之胆是甲木,属足少阳",胆配的是甲木,属足少阳。"肝是乙木,属足厥阴",也是一阴一阳,木里边分阴阳,具体到人体,肝胆都属木。"甲木生于亥而死于午",甲木是从亥时开始有了生机,然后午时,它就不再有生机了。"乙木生于午而死于亥",什么意思?刚才咱们说了是从开始生机勃勃到这就停止。那么到甲木是死于午了,但是乙木就接上了。夜里边阴气从亥开始衰退,阳气逐渐是往上升,所以说是配胆是甲木。但是到中午的时候,太阳逐渐往下落,阴气开始升,阳气开始衰败,所以到子夜这个时候,阴木就终止了,又开始进行阳木了,这就是说单纯谈木的话,是这样运行的。

那么后边的火和前边类似了:"火有丙火属阳",就是丙火是属阳的,"丁火属阴"的。"人身之相火属手少阳,心火属手少阴",手少阳三焦经,手少阴心经,这又是一阴一阳,丙火是"生于寅时而死于酉时",也就是在寅时开始旺盛,一直到酉时开始衰退,丁火是"生于酉时",从这开始,然后"死于寅时",这就是脏腑。每一个都是 24 小时的节律这么来算的。古人把天干和

五行相配合,每一个日子都是配在一起的,如果有时间、有兴趣,我们还可以把那一部分再专门讲,也是很有规律,好像用处不是太大,但是我们要了解一下这个道理。

在前面讲火,水也是有"壬水属阳,癸水属阴。人身之肾水属足少阴,膀胱属足太阳",壬水是"生于申而死于卯",癸水是"生于卯而死于申",不展开讲了,和前面意思都一样,主要是明白阴阳五行它们的划分、相对性,以及它们互相的包含。

【原文】

土有戊土属阳,己土属阴。人身之胃土属足阳明,脾土属足太阴。戊土生于寅而死于酉,己土生于酉而死于寅;金有庚金属阳,辛金属阴。人身之肺金属手太阴,大肠金属手阳明。庚金生于巳而死于子,辛金生于子而死于巳。欲察病情者,专以时日之生旺休囚,而验其阴阳之属。如胆火旺,则寅卯旺而午未衰。肝火旺,则午未甚而亥子衰。五行各以其类推之。

【讲解】

"土有戊土属阳,己土属阴。人身之胃土属足阳明,脾土属足太阴。戊土生于寅死于酉,己土生于酉而死于寅。"我们在看古书的时候,有时候会看到什么叫戊土丸、己土丸,方子名都是这么起的。看到那个的时候,你只要一看到这是跟胃关联的,看到这个跟脾相关联的,就知道它是治什么病的,古代有一些方名就是这么命名的。"金有庚金属阳,辛金属阴。人身之肺金属手太阴,大肠金属手阳明。庚金生于巳而死于子,辛金生于子而死于巳",前面讲的都是一个意思,只是具体配的内容不一样而已。

"欲察病情者",想观察分析病情,"专以时日之生旺休囚,而验其阴阳之属"。这是在五行里边讲五行的变化的时候用的,就是刚才说的,生于哪,就是生;死于哪,就是囚。旺就是由生到旺,实际上是生、长、收、藏。生旺休囚是生长收藏的另外一种说法。

"如胆火旺,则寅卯旺",我一直觉得书上这一段是写错的,因为和前面内容不一样。"午未衰。肝火旺,则午未甚而亥子衰"。这应该是亥子旺。我觉得这一段文字是有错误的。"五行各以其类推之",都按照这个去推,你就知道在哪一个时间什么旺,应该怎么去判断病情,怎么样选药治疗,五脏和时辰之间是有密切关系的。

【原文】

独土金随母寄生,故欲补土金者,从寄生处而补其母。是以东垣有隔二之治,是从母也。有隔三之治,又从母之外家也。土金惟寄生,故其死为真死,惟水火从真生,故其死不死,绝处逢生矣。归库者,绝其生气而收藏也。返魂者,续其死气而变化也。况水火随处有生机,钻木可取,击石可取,圆珠可取。方诸取水,掘地取水,承露取水。若金死不救,土死不救,木死不救,是以余于五行中,独重水火。而其生克之妙用,又从先天之根,而与世论不同。

【讲解】

后边更是不好理解了。"独土金随母寄生",他实际上是在讲,木火土金水这里边,土和金,都必须和母配合在一起才能够存在。就像胎儿寄生在母体内,因为胎儿是独立的。我们说寄生的植物就是一个东西长在这上面,其实它是独立的,但是它是靠宿主去提供营养的。胎儿也是寄生的,属于寄生在母体内的。这就是土和金,单独的不能够生长,它必须寄生才能生长,这句话就是这个意思,就是"土金随母寄生"。"欲补土金者",如果想补土、补金,怎么补? 就要像想让胎儿好,就得从母体调理,所以要想是土金旺盛,"从寄生处而补其母",它寄生在哪里,你就补哪里,一会儿就知道它寄生在哪里了。"是以东垣有隔二之治,是从母也。有隔三之治,又从母之外家也。"这个话的意思是什么?"隔二治之",比如木生火,火生土,要想补土的话,往前补火,再往前补木,这叫隔二、隔三,总而言之是补它前面的。就像我想要秋天有收成,那我就得春天好好种,夏天好好管,秋天才能有收成,意思是一样的。如果是直接关系,就是母,间接关系呢,就是"母之外家",是母之母。

"土金惟寄生,故其死为真死,惟水火从真生,故其死不死,绝处逢生矣。"这句话的意思是什么? 就是土和金只有寄生才能生,所以它要是死就是真死了。比如一个植物上边有一个寄生的东西,如果寄生的东西死了,那就是真死了。"惟水火从真生",水火是根本的,这就是前面讲的所有的木火土金水五行里边,最后都是寄生于水火。咱们前面讲的真阴真阳,真水真火都是寄生在命门里边,由它来维持全身的生命。赵献可又归到这里,水火死了,但是不是真死,它只是转变了,就像物质不灭一样,最后落实到物质层面,落实到终极,终极是不死的。就像我们说自然界有一百多种元素,不会因为植物死了,某个元素就死了。人体最基本的元素是水火,在赵献可的理论里边是这么认为的。所以"惟水火从真生",水火是不生不死的,"其死不死,绝处逢生",它遇到一个新的条件,它就又存在了,实际上它本来也没有灭。但是金土木都是寄生的,像植物死就死了,元素还在。前面这一段理解这个意思就行了,所有万物的变化有一个根本,所见的每一个具体的东西都

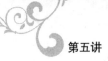

是寄生在根本上的。

"归库者,绝其生气而收藏也",这都是一些古代讲五行用的词。"归库",实际上就是收藏的意思,像植物长成种子,然后没了,落叶子了,这就是藏,这就叫"归库"。"返魂者,续其死气而变化也",返魂,死了又活了,就像种子发芽,这就叫"返魂"。"续其死气而变化",种子似乎没有生机,但是只要一返魂,它就又生机勃勃,这是"归库"和"返魂"的意思。"况水火随处有生机",水火在任何地方都能表现出它的生机来。当然他举的这个例子还是比较牵强,但是他只是为了讲明这个道理,说"钻木可取,击石可取",我不知道你们有没有过击石取火的经验,我们小的时候弄火石打,钻木取火,那是古人发现的,击石也可以取火,"圆珠可取",我不知道这个圆珠,没玩过这东西,反正这也是一种取火的方法。"水火随处有生机",哪里都有火,木头里面能钻出火,石头相碰也能出火,这些都是随处有生,随处都有火。

同样,随处都有水,他说"方诸取水,掘地取水",挖地下的水,"承露取水"就是接露水,这都是取水的办法。"方诸"是什么?其实方诸取水和承露取水基本上是类似的,"方诸"是一个东西,专门接露水的,空气中的水到这凝结以后,就把水收集起来了,这就是"方诸取水"。赵献可这句话在讲,水火是不生不死的,它死也不死,能够存在于万物当中,所以说水火处处有生机。

"若金死不救,土死不救,木死不救,是以余于五行中,独重水火",他说如果是金死,不能到处都有金了;土死也没有办法,也不是到处都有土;木死也是这样,这些都没法救。"是以",因此赵献可在五行当中"独重水火",也就是五行当中,赵献可最看重的就是水火。"其生克之妙用",水火的生克妙用,"又从先天之根,而与世论不同",水火它之所以有妙用,还要从先天之根。先天之根是什么?咱们前面已经讲了,就是太极。"而与世论不同",这就是赵献可自己的观点,他的思想和前人讲的很多都不一样。

【原文】

近世人皆曰:水克火。而余独曰:水养火。世人皆曰:金生水。而余独曰:水生金。世人皆曰:土克水。而余独于水中补土。世人皆曰:木克土。而余独升木以培土。若此之论,颠倒拂常,谁则信之。讵知君相二火,以肾为宫。水克火者,后天有形之水火也;水养火者,先天无形之水火也。海中之金,未出沙土,不经锻炼,不畏火,不克木。此黄钟根本,人之声音,出自肺金,清浊轻重,丹田所系。不求其原,徒事于肺,抑末也。

【讲解】

"近世人皆曰:水克火",只要学过点传统的东西的都知道水克火。"而余独曰:水养火",完全颠倒了。"世人皆曰:金生水。而余独曰:水生金",赵献可又给它颠倒了。"世人皆曰:土克水。而余独于水中补土。世人皆曰:木克土。而余独升木以培土",又颠倒了。"若此之论,颠倒拂常,谁则信之",赵献可的观点是违背常理的,跟大家讲的都不一样。"讵知君相二火,以肾为宫",不知道君相二火,都是在肾里边。"水克火者,后天有形之水火也",这什么意思? 这个"水克火"讲的是后天的,先天是水生火,后天是水克火。打个比方,这个油和灯捻点着以后的火,假如说这是先天的火,是水生火,对不对。但是生出来这个火要想灭它,用水浇,就把它给灭了,所以说他讲的后天有形的水火是水克火,但是先天的就是水养火。他这个意思是这么讲的,当然他水火的概念实际上是有混乱的。"水养火者,先天无形之水火",所谓的水养火,指的是先天的。"海中之金,未出沙土,不经锻炼,不畏火,不克木",海里边的金子,没有从沙土里边出来,也没有经过煅烧,因为有水在,所以它不怕火,也不会克木。"此黄钟根本",我不知道"黄钟根本"是什么,他的意思就是说黄钟的根本就是金,因为具体到黄钟所指,我这方面的知识还是有所欠缺,我也没顾上去研究它。"人之声音,出自肺金",人说话的声音是由肺来的,"清浊轻重,丹田所系",人的声音我们一般都说是通过肺形成的,我也是这么认为的。直到李少波老师在教我"六字诀"治病的时候,我才切实地体会到,我们的声音不仅仅是从肺出来的,它确实是在全身各处的。"丹田所系",这个声音的根还在丹田,所以说肺和肾的关系是肾主纳气,肺主呼气,他们是配合的,一个是纳,一个是呼,一个是进气,再一个是出气,它们之间一个是根,一个是外表,所以不能够仅仅从看到的,就认为只与肺有关。"不求其原,徒事于肺,抑末也",如果不去追求它的根源在哪里,治病只是在肺上做文章,就只是在表面做文章,没有治到根上去。他这个观点其实还真的是很重要,形成这种学说,指导临床还是很有用的。像有些肺病治不好,到最后就得补肾,它还就是有效。

【原文】

今之言补肺者,人参黄芪。清肺者,黄芩麦冬。敛肺者,五味诃子。泻肺者,葶苈枳壳。病之轻者,岂无一效。若本源亏损,毫不相干。盖人肺金之气,夜卧则归藏于肾水之中,丹家谓之母藏子宫,子隐母胎。此一脏名曰娇脏,畏热畏寒,肾中有火,则金畏火刑而不敢归。肾中无火,则水冷金寒而不敢归,或为喘胀,或为咳哕,或为不寐,或为不食,如丧家之狗。斯时也,欲补土母以益子,喘胀愈甚,清之泻之,肺气日消,死期迫矣。惟收敛者,仅似有理,然不得其门从何而入?

【讲解】

"今之言补肺者,人参黄芪",补肺用人参黄芪。"清肺者,黄芩麦冬。敛肺者,五味诃子。泻肺者,葶苈枳壳。病之轻者,岂无一效",就是如果病情轻,你这么来用药都会有效的。"若本源亏损,毫不相干",如果是本源亏损,也就是肾虚了,你用上面这些药,根本就治不好肺的毛病。"盖人肺金之气,夜卧则归藏于肾水之中",肺气到夜里,睡觉的时候,它就进入到肾,肾主纳气,它就进去了。"丹家谓之母藏子宫,子隐母胎",炼丹的丹家,在古代有外丹和内丹,炼外丹实际上都是现在的化学家,内丹是真正的道家练内功的。为什么叫丹?一个是少,一个是精华,用水银这些,都是很稀有的,它炼出来的东西就认为是精华。人体内也有精华,你练出这种精华就叫炼丹,内丹。"丹家谓之母藏子宫",实际上儿子是孕育在母体内的,"子隐母胎"还是这个意思,孩子是在母体内的。"此一脏名曰娇脏",肺脏娇嫩,既怕热又怕冷,"畏热畏寒"。"肾中有火,则金畏火刑而不敢归",如果肾里边的火旺了,金怕火,它就不敢回来了,也就是不敢到肾里边来了,夜卧就回不来了。"肾中无火,则水冷金寒而不敢归",这个比较形象,热了,它不敢回来,凉了它不愿意回来,这在讲肺的根本是在肾,它是跟肾相关的。"或为喘胀",喘、胸闷,"或为咳哕",咳嗽、呃逆,"或为不寐",不睡觉,"或为不食",不想吃,这指的也都是肺的一些毛病,"如丧家之狗",肺找不到它回去的地方。"斯时也,欲补土母以益子",如果在这个时候想补土生金,这叫"补土母益子",健脾补肺,用这种办法治疗肺虚,不但没效,反而更厉害。"清之泻之",用清泻的方法,肺气更虚,这离死就越来越近了。"惟收敛者,仅似有理",用敛肺气的办法好像还有点道理,"然不得其门从何而入",光知道肺气耗散应该收回来,但是又不知道怎么收,他这是在举例子讲五行的关系。

【原文】

《仁斋直指》云:肺出气也,肾纳气也。肺为气之主,肾为气之本。凡气从脐下逆奔而上者,此肾虚不能纳气归元也。毋徒从事于肺,或壮水之主,或益火之原,火向水中生矣。

若夫土者,随火寄生,即当随火而补。然而补火,有至妙之理。阳明胃土,随少阴心火而生,故补胃土者,补心火。而归脾汤一方,又从火之外家而补之。俾木生火,火生土也。太阴脾土,随少阳相火而生,故补脾土者,补相火。而八味丸一方，合水火既济而蒸腐之，此一理也至理也。人所不知，人所不信，余持申言之。

【讲解】

《仁斋直指》这本书里边说"肺出气也"，肺主呼气，"肾纳气也"，肾主纳气。"肺为气之主，肾为气之本"，大家都很熟，不用展开讲。"凡气从脐下逆奔而上者"，觉得气从下往上冲的，"此肾虚不能纳气归元也"，也就是总觉得气吸不下去，老往上跑，这都是由于肾虚。"毋徒从事于肺"，就是不要单纯去治疗肺，"或壮水之主，或益火之原，火向水中生矣"，或者是补肾水，或者是补肾火，"火向水中生矣"，如果是火不足、阳虚，阴阳并补就可以了。实际上赵献可最终是落实到哪里呢？是肾气丸。

"若夫土者，随火寄生"，没火，就不能有土。所以五行里边说火生土。"即当随火而补"，要想补土也得补火，"然而补火，有至妙之理"，补火才是从根本上来治疗的。"阳明胃土，随少阴心火而生，故补胃土者，补心火"，如果要补胃，就应该补心火。比如桂枝汤里面用桂枝，桂枝补心阳，温通心阳。大家思考一下，小建中汤是干什么的？就是这个道理，赵献可是这么讲的。"而归脾汤一方，又从火之外家而补之"，什么叫"火之外家"，是火生土，那么土的"其母之母"就是木。归脾汤补土，是通过补木来的。这就是"又从火之外家而补之"。"俾木生火，火生土也"，这样把木补足了，火就足了，火足了土就多了。"太阴脾土，随少阳相火而生，故补脾土者，补相火"，如果要是补脾，就应该补少阳相火。"而八味丸一方，合水火既济而蒸腐之"，水火既济的有机配合来化生，"而蒸腐之"，有了水火以后，木火土金水，除了水火以外，其他的就都化生出来了，也都可以把它给蒸腐掉。"此一理也至理也。人所不知，人所不信，余持申言之"，大家都不知道，我秉持这个观点来反复来讲。你看他最后讲到八味丸，后边还要专门讲，里面有专篇在讲八味丸。真正学完赵献可的东西以后，你就会用八味丸了。

【原文】

盖混沌之初，一气而已，何尝有土？自天一生水，而水之凝成处始为土，此后天卦位。艮土居坎水之次也，其坚者为石，而最坚者为金。可见水土金，先天之一原也。又有补子之义，盖肺为土之子，先补其子，使子不食母之乳，其母不衰，亦见金生土之义，又有化生之妙，不可不知。甲木戊土所畏，畏其所胜。不得已以己妹嫁之，配为夫妇，后归外氏成家。此甲己化土，其间遇龙则化，不遇龙则不化。

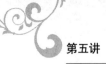

【讲解】

"盖混沌之初,一气而已",自然界没有形成天地之前,是混沌状态,也就是万事万物全都是均匀的一种东西。"何尝有土",那时候哪有土,没有土。"自天一生水,而水之凝成处始为土",什么叫天一生水?本来根本上是一气,然后一凝结就变成土了。也就是它逐渐分了阴阳以后,就又有了土了,首先分了阴阳,就是水火。由一气太极,从不分到分出水火、阴阳,然后有了水,这一气再汇聚,凝结成土了。"此后天卦位",前面讲的这就是先天的混沌一气,后天就形成了各种东西了。

后边讲的这些都已经跟八卦相关了:"艮土居坎水之次",先有了坎,就是一气生了水火,有了水,然后就生了土了,是这个顺序。"其坚者为石",形成比较坚硬的凝聚成的就是石头,"最坚者为金",更坚硬的就是金,金不要理解成黄金,它是指非常坚硬的这一类东西,就叫金,当然主要是指金属。"可见水土金,先天之一原也",水也好,土也好,金也好,都源于先天之一气,它是一原。"又有补子之义,盖肺为土之子,先补其子,使子不食母之乳,其母不衰,亦见金生土之义",本来是土生金,这又讲了金生土什么意思?就是先补其子,比如哺乳期的母亲和孩子,如果孩子很好,很健壮,吃得足足的,他就不吃母乳了,不吃母乳,母亲身体就壮了,所以说这金生土,它就返回来了。"又有化生之妙,不可不知",虽然我们都讲的是母养子,实际上子返回来也养母,就是子要强壮。和我们生活当中一样,你没能力的时候,母亲养你;等你有能力,母亲不用养你,母亲自己就强壮了,如果你能再给母亲东西,母亲就更强大了。

"甲木戊土所畏,畏其所胜",这是讲木克土,土害怕木来克,"不得已以己妹嫁之,配为夫妇,后归外氏成家",这里边又讲了一个关系,就是说虽然土怕木,但是土要把它妹妹嫁给木,这里边讲的完全是亲缘关系了,然后又可以"甲己化土,其间遇龙则化,不遇龙则不化",这里边就又涉及一个条件,遇到哪一个条件就有益,不遇到就不好。知道有这么一个说法就算了,不用细抠它,我们往下看。赵献可不再把各种关系弄成谁统领于谁,而是说几乎都是平等的,但是在平等当中,水火为根。

【原文】

凡化物以龙为主,张仲景立建中汤,以健脾土。木曰曲直,曲直作酸,芍药味酸属甲木。土曰稼穑,稼穑作甘,甘草味甘属己土。酸甘相合,甲己化土。又加肉桂,盖桂属龙火,使助其化也。仲景立方之妙类如此,又以见木生土之义。盖土无定位,旺于四季,四季俱有生理故及之。至于木也者,以其克土,举世欲伐之。余意以为,木借土生,岂有反克之理? 惟木郁于下,故其根下克,盖木气者,乃生生之气,始于东方。

【讲解】

"凡化物以龙为主",所有的事物的生成以龙为主,这个龙是个什么? 龙,实际上在他这里讲的是火。"张仲景立建中汤,以健脾土",刚才咱们说建中汤健土用的是桂枝补心。"木曰曲直,曲直作酸,芍药味酸属甲木",这里边拐了好多弯,我就不展开讲了,这要讲得把五行重新讲一遍,哪天我们专门就"五行"主题讲一次。"土曰稼穑,稼穑作甘,甘草味甘属己土。酸甘相合,甲己化土",前面他讲的以己妹配外家,给她成亲的意思,然后再举了个例子。"又加肉桂,盖桂属龙火,使助其化也",这是在用他的五行的观点来解建中汤的方义。说"仲景立方之妙类如此",其实仲景立方也未必是这样,我们还要客观地去评价。虽然赵献可是我们非常尊敬的,非常有成就的一位医家,但是他评价张仲景立方原意的时候也是难免出错,只是猜测而已。

"又以见木生土之义。盖土无定位,旺于四季",大家知道,一年四季其实都是有土的。"四季俱有生理故及之。至于木也者,以其克土,举世欲伐之",都知道木克土,所以说有了病,都是要一直治木,"举世欲伐之",所有医生都是这么做的。"余意以为",我认为,"木借土生,岂有反克之理?"赵献可的意思就是说木是从土长出来的,它怎么可能反克土呢?"惟木郁于下,故其根下克",什么意思? 木郁在地下长不出来,它才会去影响土,已经把五行庸俗化了,五行的本意不是这样的,到时候我们再讲。"盖木气者,乃生生之气,始于东方",木气,讲的是生生之气,木气一年四季是从东方开始的,也就是从春天开始,阳气开始生长的时候。

【原文】

盍不观之为政者,首重农事。先祀芒神,芒神者木气也,春升之气也,阳气也、元气也、胃气也,同出而异名也。我知种树而已,雨以润之,风以散之,日以暄之,使得遂其发生长养之天耳。及其发达既久,生意已竭,又当敛其生生之气,而归于水土之中,以为来春发生之本,焉有伐之之理? 此东垣《脾胃论》中用升柴以疏木气,谆谆言之详也。但未及雨润风散,与夫归根复命之理,余于木郁论中备言之。总之申明五行之妙用,专重水火耳。

【讲解】

"盍不观之为政者,首重农事",古人搞行政的,就注重农业,所以说农业

社会开始是社会发展的一个特征,那么在医学发展上也是先有了《脾胃论》才后有《医贯》的。"先祀芒神",就是先祭祀芒神,长刺的谷物叫芒,像麦子,那么管这个就叫芒神。"芒神者木气也",木气是管升发的。"春升之气也,阳气也、元气也、胃气也",芒神还包括了这么多:春生的气,阳气、元气和胃气,"同出而异名也"。

"我知种树而已,雨以润之",种树就是要下雨使它保持湿润,"风以散之",使它摇动,"日以暄之",太阳照射给它温暖。"使得遂其发生长养之天耳",雨、风、日,让它发生长养,这些都是自然的因素。"及其发达既久,生意已竭,又当敛其生生之气,而归于水土之中,以为来春发生之本",它长的时间长了,意思是春天给它风、雨、日照,让它生长,然后长到一定程度,不能再生了,那么就开始收敛,也就是到秋天最终藏于土中,为了来年春天再次生长,树、草木都是这样。"焉有伐之之理",你怎么可以去伐木呢?意思就是我们在治脾胃病的时候,不要老想着伐肝而要调肝。李东垣用升麻、柴胡,他不是在伐肝,他是在升、疏,木主疏泄条达。"但未及雨润风散,与夫归根复命之理,余于木郁论中备言之",《脾胃论》里边没有说到"雨润风散",也没有说到"归根复命"的道理。这个"归根复命",上次咱们讲了。前面说了这么多,五行变化用于解释自然界的这些现象,最重要的是在水火这两行上面。

这里理解他的意思就行了,不需要把它死记住,因为这一部分赵献可也只是举例子,讲了一个理,每一篇最后都是到水火这来,一直在强调。下边这一篇就是论"五行各有五"。

【原文】

论五行各有五:以火言之,有阳火、有阴火、有水中之火、有土中之火、有金中之火、有木中之火。阳火者,天上日月之火,生于寅而死于酉。阴火者,炳烛之火,生于酉而死于寅,此对待之火也,水中火者,霹雳火也。即龙雷之火,无形而有声,不焚草木,得雨而益炽,见于季春而伏于季秋。原夫龙雷之见者,以五月一阴生,水底冷而天上热。龙为阳物,故随阳而上升。至冬一阳来复,故龙亦随阳下伏,雷亦收声。

【讲解】

"以火言之,有阳火、有阴火、有水中之火、有土中之火、有金中之火、有木中之火",也就是一个火,就分了这么多,阴火、阳火、水中火、土中火、金中火、木中火。阳火是指的天上日月之火,"生于寅而死于酉",早上出来,晚上就没了。那么阴火是什么?"阴火者,炳烛之火,生于酉而死于寅",阴火是指晚上我们点的火把,这一类人造的火叫阴火,是指的夜里边这种火。这两种火是相对而言的。"水中火者,霹雳火也",水里边的火是什么?就是雷电,霹雳火,"即龙雷之火",就是水中之火,指的雷电,"无形而有声",它没有具体的形态,但是可以听到雷的声音,它不会把草木给烧了,因为下着雨,其实火太大了也烧。"得雨而益炽",越是雨大,龙雷之火就越大,闪电就越多,"见于季春而伏于季秋",春雷是在春天的最后一个月,到秋天的最后一个月雷就没了。"原夫龙雷之见者,以五月一阴生,水底冷而天上热",就是到五月的时候,赵献可说阴气比较重,阴气也开始往上涨,但是他讲的是地下。"水底冷",但是"天上热"了,天上热,这个火就物以类聚、同气相求,哪里热去哪里。"至冬一阳来复",到天冷的时候,阳气反而就回去了,"故龙亦随阳下伏",也就潜下去了,"雷亦收声",也没有雷了。他这是讲的地下的一阴一阳,这是古人对雷的一个理解。

【原文】

人身肾中相火,亦犹是也。平日不能节欲,以致命门火衰,肾中阴盛,龙火无藏身之位,故游于上而不归。是以上焦烦热咳嗽等证,善治者,以温肾之药,从其性而引之归原,使行秋冬阳伏之令,而龙归大海,此至理也。奈何今之治阴虚火衰者,以黄柏知母为君,而愈寒其肾,益速其毙,良可悲哉!若有阴虚火旺者,此肾水干枯而火偏盛,宜补水以配火,亦不宜苦寒之品以灭火。壮水之主,以镇阳光,正谓此也。

【讲解】

然后他具体到人身上,"人身肾中相火,亦犹是也",肾中的相火就相当于龙雷之火,水中之火。"平日不能节欲,以致命门火衰",导致命门火衰,"肾中阴盛,龙火无藏身之位,故游于上而不归",里边肾水不足了,火就跑了,龙雷之火就跑了。"是以上焦烦热咳嗽等证",就出现了这一系列症状,"善治者,以温肾之药,从其性而引之归原",用温性的药补肾中的火,浮越的龙雷之火就回来了,"使行秋冬阳伏之令,而龙归大海,此至理也"。刚才前面讲一阳生的时候,龙雷之火就回来了,就潜藏起来了,你补肾的时候,这个虚火就回来了。我们在临床上遇到的尤其是更年期综合征的病人,绝经了,实际上肾水已经不足了,但是她表现出来是一阵一阵热,一阵一阵出汗,是不是这样,那么治疗应该怎么治?除了补肾精,更重要的是要补肾阳,所以说用巴戟天这些补肾阳的药,二仙汤、仙茅、淫羊藿、巴戟天这些药一用,虚火就没了。实际上,用他的理论来指导更年期综合征的治疗,是非常合适的。那种火老清清不下去,一温肾它(火)就潜回来了。

"奈何今之治阴虚火衰者,以黄柏知母为君,而愈寒其肾,益速其毙,良可悲哉",这指的火衰是肾中火衰,如果用知母、黄柏来治疗虚热,"愈寒其肾",使肾中的阳气更加不足,"益速其毙",死得更快,实在是可悲!"若有阴虚火旺者,此肾水干枯而火偏盛,宜补水以配火,亦不宜苦寒之品以灭火。壮水之主,以镇阳光,正谓此也",如果是肾水不足导致的这种阴虚火旺,这就是肾水干枯,火偏盛,这会儿就补水。通过这一段,我们就知道了,无论是肾水不足,还是肾火不足,都会出现火的表现。一个是龙雷之火,一个是阴虚火旺之火。所以说在临床上我们要善于识别到底是什么火,是不是能用清的办法。另外他这里边讲的全部都是先天的,因为肾是储藏先天之精的地方。所以肾精不足的时候,无论是阴虚还是阳虚,都可以表现出热来。

【原文】

如灯烛火,亦阴火也,须以膏油养之,不得杂一滴寒水,得水即灭矣。独有天上火入于人身,如河间所论六气暑热之病,及伤暑中暑之疾,可以凉水沃之,可以苦寒解之。其余炉中火者,乃灰土中无焰之火,得木则烟,见湿则灭,须以炭培,实以温烬。人身脾土中火,以甘温养其火,而火自退。经曰:劳者温之,损者温之,甘能除大热,温能除大热,此之谓也。

【讲解】

"如灯烛火,亦阴火也",这些是阴火,刚才前面讲到了。"须以膏油养之",这个火你要想让它旺盛,就得有油脂养它,"不得杂一滴寒水",如果你用点寒水,这个火就灭了。"得水即灭矣。独有天上火入于人身,如河间所论六气暑热之病,及伤暑中暑之疾,可以凉水沃之,可以苦寒解之",天上火实际上就是外界的病邪侵犯到人身,这就是刘河间在他的书里边讲的,六气暑热之病,这些病才能够用"凉水沃之"的办法,就是用凉水灌,用苦寒的办法来治疗。"其余炉中火者,乃灰土中无焰之火,得木则烟,见湿则灭,须以炭培,实以温烬","其余炉中火者"指的是什么?这种火快给灭完了,还剩一点,这就是剩下的炉中火者。"乃灰土中无焰之火",柴烧完了以后,外边都成灰了,里边还是有火的,是指的这种火。"得木则烟",只要你给它放点柴草,它就开始冒烟,你加点水它就灭了,也就是这个火很微弱。得木,它不着火,它只是冒烟,但是见点湿它就灭了。"须以炭培",需要用炭来养这种火。我不知道你们有没有这个经历,我记得我小的时候,他们说在这种情况下往里边放木炭,一放木炭,火就容易延续下来。"实以温烬",再加上点热灰,那个火就能保住。"炉中火"还不是火邪的意思,其实指的是体内的一点阳气。"人身脾土中火",脾胃当中的火,也就是脾阳,"以甘温养其火",就跟前面用温烬一样,要用甘温的办法来养火,"而火自退",注意这个"火"指的是外邪,外边的火,里边的火旺了,外边火就退了。另外《内经》里边讲的"劳者温之",如果是劳伤就用温补的办法,"损者温之",如果是劳损也是用温的办法。就像特别瘦的人,怎么样让他健康,得让他温暖一点,穿厚一点,保持他的阳气。"甘能除大热,温能除大热,此之谓也",这就是甘温除热,治疗劳损性脾阳不足的,用甘温除热的方法,实际上是在讲李东垣的学术思想。

【原文】

空中之火,附于木中,以常有坎水滋养,故火不外见。惟干柴生火,燎原不可止遏,力穷方止。人身肝火内炽,郁闷烦躁,须以辛凉之品发达之。经曰:木郁则达之,火郁则发之,使之得遂其炎上之性。若以寒药下之,则愈郁矣。热药投之,则愈炽矣。

【讲解】

"空中之火,附于木中",这讲的什么? 在大气当中的火在哪儿? 你看的是没火,实际上有火,在哪里? 在木里边。"以常有坎水滋养",因为有水的滋养,"故火不外见",也就是湿润、潮湿的,点不着火,所以看不见火。"惟干柴生火,燎原不可止遏,力穷方止",如果是干的它非烧完了不行,所以说这里边看上去没火,实际上里边有火。因为有水,所以它没有表现出来火。"人身肝火内炽,郁闷烦躁,须以辛凉之品发达之",用辛凉之品,肝火就给散了。"经曰:木郁则达之",如果是木气郁滞,就要用条达的办法,辛凉、散的办法,"火郁则发之",火重也要用散的办法。"使之得遂其炎上之性",木性本来都是升发的,火性是炎上的,就是要随它的性。"若以寒药下之,则愈郁矣",所以说当人肝火旺的时候,总用清凉的药它反而更瘀滞,它没有调达。"热药投之,则愈炽矣",如果用了热药,它就更旺,所以说要用这种辛凉的办法,既要散又要凉。这是举例子,讲五行之中又有五行,这是讲空中之火是木中之火。

【原文】

金中火者,凡山中有金银之矿,或五金埋瘗之处,夜必有火光。此金郁土中而不得越,故有光辉发见于外。人身皮毛空窍中,自觉针刺蚊咬,及巅顶如火炎者,此肺金气虚,火乘虚而现,肺主皮毛也故也。经曰:东方木实,因西方金虚也。补北方之水,即所以泻南方之火。虽曰治金中之火,而通治五行之火,无余蕴矣。

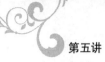
【讲解】

"金中火",金里边也藏着火,"凡山中有金银之矿,或五金埋瘗之处,夜必有火光",某些金属可以埋在地下,但是它可以自然发光,可能是讲这个。"此金郁土中而不得越,故有光辉发见于外",就是表现在外边。"人身皮毛孔窍中,自觉针刺蚊咬",我们的皮毛,觉得特别刺痒,有的病人是这种表现,"及巅顶如火炎者",头上觉得发热,"此肺金气虚,火乘虚而现",这都是肺虚的原因。"肺主皮毛也故也。经曰:东方木实,因西方金虚也",因为肺虚,木气又比较旺,它要往外长又长不出来,这时候就表现出这个症状,这就要补肺。后面讲的这句话是一个重点,说"补北方之水,即所以泻南方之火",就是水火的关系,补水泻火,实际上水足了,火就没那么旺了。"虽曰治金中之火",虽然这是在讲金中之火,"而通治五行之火,无余蕴矣",补肾中水火就治所有的火,整个这一段归到这来讲,就是通治五行之火的。尤其是我们在临床上遇到疑难病,怎么治都不行的时候,有这个思想指导就有了办法了,可以试一试。

【原文】

以水言之,有阳水、有阴水、有火中之水、有土中之水、有金中之水、有木中之水。阳水者,坎水也,气也。希夷先生《阴阳消息》论曰:坎以一阳陷于二阴,水气潜行地中,为万物受命根本。盖润液也,气之液也。《月令》于仲秋云:杀气浸盛,阳气日衰水始涸,是水之涸,地之死也。于仲冬云:水泉动,是月一阳生,是水之动地之生也。谓之火中之水可也,谓之土中之水可也。阴水者,兑泽也,形也。一阴上彻于二阳之上,以有形之水,普施万物,下降为资生之利泽。在上即可谓雨露之水,在下即为大溪之水。

【讲解】

"以水言之,有阳水、有阴水、有火中之水、有土中之水、有金中之水、有木中之水。阳水者,坎水也,气也。希夷先生《阴阳消息》论曰:坎以一阳陷于二阴",这又是八卦了,"一阳陷于二阴之中",这是坎卦。表面上看出来是阴,但里面是有阳的,这就是坎卦,一阳陷于二阴。"水气潜行地中,为万物受命根本。盖润液也,气之液也",也就是说万物的生长是以水的滋润为根本的。"《月令》于仲秋云",这应该是一篇文章,仲秋是哪个秋?一季是三个月,伯仲叔季,仲就是第二个月,秋天的第二个月。"杀气浸盛,阳气日衰水始涸,是水之涸,地之死也",秋天燥了,没水了,万物就不长了,所以说它生机就不旺了。"于仲冬云:水泉动,是月一阳生,是水之动地之生也",虽然是冬天,但是这里边生机已经开始孕育了。"谓之火中之水可也,谓之土中之水可也",把这个叫成"土中之水"也行,"火中之水"也行。"阴水者,兑泽也",兑卦呢,下边他有解释,泽像现在说的沼泽地一样,可以看到的。"以有形之水,普施万物,下降为资生之利泽",这个表现出来的是水汽。这个"兑",表现出来是真正的水,上面是水,下边是阳。"以有形之水,普施万物",还是用水来滋润。"在上即可谓雨露之水,在下即为大溪之水",在上即可谓雨露之水,就是能看得见的,在下即为大溪之水,就是河流里边的水,这是讲"兑卦",阴水。

【原文】

人之饮食入胃,命门之火,蒸腐水谷,水谷之气,上熏于肺,肺通百脉,水精四布,五经并行,上达皮毛,为汗为涕为唾为津,下濡膀胱,为便为液。至于血亦水也,以其随相火而行,故其色独红,周而复始,滚滚不竭。在上即可为天河水,在下即为长流水,始于西北天门,终于东南地户。正所谓黄河之水天上来,奔流到海不复回。故黄河海水,皆同色也。

【讲解】

下边就联系到人身上了,这一段很重要。"人之饮食入胃",我们吃的东西进了胃,"命门之火,蒸腐水谷",也就是我们之所以胃能消化,实际上全赖命门之火,只有命门之火才能蒸腐水谷,我们一般都说脾胃阳气,实际上它的根本是命门之火。"水谷之气,上熏于肺,肺通百脉,水精四布,五经并行,上达皮毛",我们吃的东西进去以后,在胃里边腐熟,靠的还是命门之火,把它消化以后的叫水谷之气,往上输布到肺,通过肺布散到全身,这是他讲的机制,饮食怎么去影响全身的。通过肺以后"为汗为涕为唾为津",涕唾汗津,都是水谷在命门之火的作用下形成的。我们在治病的时候,在临床上经常会遇到一些自身免疫性的疾病,像干燥综合征,这类病人单纯养阴不行,一定要补肾的,所以说我们在临床上经常要用这些补肾的药。"下濡膀胱,为便为液",就是形成小便。"至于血亦水也",他说血也是水,"以其随相火而行",因为这种水是随相火的,"故其色独红",所以这种水是红色的,"周而复始,滚滚不竭",在体内一直是周而复始的。"在上即可为天河水",在天上那是天河水,"在下即为长流水",长流水就是地上的长江、黄河。"始于西北天门,终于东南地户",从西北方向流下来,流到东南。"正所谓黄河之水天上来,奔流到海不复回",他讲的水是怎么来的,血液、水、津液都是在命门之火的作用下产生的。举了个例子,"故黄河海水,皆同色也",黄河的水和海水是同一个颜色。我觉得赵献可可能指的是黄海的水和黄河是一个颜

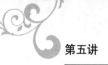

色,离开黄海,海水和黄河水不能是一色了。

【原文】

金中之水,矿中之水银是也。在人身为骨中之髓,至精至贵,人之宝也。木中水者,巽木入于坎水而上出,其水即木中之脂膏。人身足下有涌泉穴,肩上有肩井穴,此暗水潜行之道。凡津液润布于皮肤之内者,皆井泉水也。夫水有如许之不同,总之归于大海,天地之水,以海为宗。人身之水,以肾为源,而其所以能昼夜不息者,以其有一元之乾气为太极耳!此水中之五行也,明此水火之五行,而土木金可例推矣。经曰:纪于水火,余气可知。

【讲解】

"金中之水,矿中之水银是也",他说金中水就是指的水银。"在人身为骨中之髓",就是骨髓,"至精至贵,人之宝也",他这都是打比方。"木中水者,巽木入于坎水而上出",巽又是一个卦。木头放到水里边,上边出来的东西是木中之水,木头要放水里边,上边会出什么? 会出油,对不对? 所以说"其水即木中之脂膏",木头里边的脂膏,它是能漂上来的。又联系到人了,"人身足下有涌泉",脚底下是不是有个涌泉穴,肩上是不是有一个肩井穴,"此暗水潜行之道",就是人体内水是上边有井,下边有泉,实际上它们是相连的,也就是人体上下相连的。"凡津液润布于皮肤之内者,皆井泉水也",皮肤之所以润,是因为有潜行之水,有涌泉、有肩井,这也是一个比方,这个穴位名可能就是这么来的。"夫水有如许之不同",水有这么多的不同,"总之归于大海,天地之水,以海为宗",天地的水,都要到大海里边去。"人身之水,以肾为源",最终又讲回来了,人身之水是以肾为源,"而其所以能昼夜不息者,以其有一元之乾气为太极耳","一元之乾气"是混沌一气,就是太极。"此水中之五行也",前面讲的都是五行在水中都有,都是能够体现出来的。

"明此水火之五行",这就是水火变化出来的五行,"而土木金可例推矣",其他的你就去推算吧。土里边也有金木水火土,木里边也有,金里边也有,按照这个去推就完了。"经曰:纪于水火,余气可知",只要以水火为纲,其他的你都能推演出来,就这个意思。所以说他讲了这么多,需要背吗? 不需要。只要知道万物之中都是你中有我,我中有你,是一个互相的,但是它们的根本都是根于水火。在人身是真水、真火,是基于命门的,最后还是归到这来。

"玄元肤论"我们就讲完了,前面讲了这么多,实际上是在讲思想,还不是讲具体怎么治病。但是里边已经讲了一些疾病的症状,以及怎么理解,怎么去治疗。

　　从卷二开始讲具体病的治疗,其中也有基于《玄元肤论》的一些理论的指导,以后我们就开始讲赵献可是怎么来论述这些病的。这些病实际上也不完全是他自己的经验,而是在继承前人的基础上,把前人的东西又进行了一个归类,这样的话你看上去还是很舒畅的,难度相对就小了。

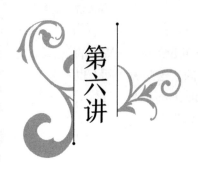

卷之二·主客辨疑·中风论(上)

　　之所以给大家选《医贯》这本书,因为我认为赵献可实在是个高人。他这一小本书,你要真正能掌握了以后,就能够把病看得入木三分,所以我们选了这本书。而且这位老先生很长寿。只有认识深刻,他才能够把这些医理写得那么透彻,只有认识深刻,他才能活得长寿。《医贯》第二卷是《主客辨疑》,赵献可讲医理时,这个"主客",主是什么? 客是什么? 他分别论述。第二卷分为《中风论》《伤寒论》《温病论》《气郁论》,作者抓住这四个中医中主要的内容分别论述,而且中风讲的内容最多,我们先讲《中风论》。

　　《中风论》中,赵献可引用了好多前人的论述,后边也夹杂他自己的论述。原书中夹杂有吕留良医家的评注,在这里我们就不讲了。

【原文】

　　王安道《中风辨》:

　　人有卒暴僵仆,或偏枯,或四肢不举,或不知人,或死或不死者,世以中风呼之,而方书以中风治之。余考诸《内经》则曰:风之伤人也,或为寒热,或为热中,或为寒中,或为疠风,或为偏枯,或为风也。其卒暴僵仆,不知人,四肢不举者,并无所论,止有偏枯一论而已。

【讲解】

　　王安道《中风辨》中谈到"人有卒暴僵仆",卒暴就是突然的,僵仆就是抽搐昏迷,"或偏枯",偏枯是半身不遂,"或四肢不举",也就是四肢瘫痪,"或不知人",不知人就是昏迷。"或死或不死者",有的死了,有的死不了。"世以中风呼之",一般都是把这些病叫中风,"而方书以中风治之",医书中也都当中风来治疗。他提到的中风的症状只有卒暴僵仆、偏枯、四肢不举、或不知人这四种情况。"余考诸《内经》",意思是我从《内经》里边去考证它,《内经》里边说"风之伤人也,或为寒热",就是风伤人以后,或者是出现恶寒发热,"或为热中",或是风热导致的疾病,"或为寒中",或是风寒导致的疾病,"或为疠风",这就是那种单纯的风邪导致的比较严重的疾病,"或为偏枯,或为风也"。风邪伤人以后,会出现很多情况,所以中医里边讲"风为百病之长",也就是各种病邪都可以和风邪一起来致病。"其卒暴僵仆,不知人,四肢不举者,并无所论",这几种情况在《黄帝内经》里边根本就没谈,"止有偏枯一论而已",也就是在《黄帝内经》里边只提到了偏枯,没有提到其他几种情况。其实《黄帝内经》里是有的,只是叫法上不一样,王安道可能逐字查找的时候没有找到。

【原文】

及观《千金方》则引岐伯曰:中风大法有四:一曰偏枯、二曰风痱、三曰风懿、四曰风痹。《金匮要略》中风篇云:寸口脉浮而紧,紧则为寒,浮则为虚。寒虚相搏,邪在皮肤,浮者血虚,络脉空虚。贼邪不泻,或左或右,邪气反缓,正气即急。正气引邪,喎僻不遂。邪在于络,肌肤不仁。邪在于经,即重不胜。邪入于腑,即不识人。邪入于脏,舌即难言,口吐涎沫。

【讲解】

"及观《千金方》则引岐伯曰",在孙思邈《千金方》里引用岐伯的话"中风大法有四",也就是大体上来讲有四种情况,"一曰偏枯",偏枯即半身不遂,临床我们见得很多。"二曰风痱",风痱就是刚才提到的"四肢不用",指的就是急性多发性神经根性神经炎,出现四肢瘫痪;"三曰风懿",风懿是什么?突然的昏迷失语、不能说话,这叫风懿;"四曰风痹",风痹是指的四肢关节的疼痛。这里讲了中风有这四种情况。

《金匮要略》中风篇提到"寸口脉浮而紧,紧则为寒,浮则为虚。寒虚相搏,邪在皮肤,浮者血虚,络脉空虚。贼邪不泻,或左或右,邪气反缓,正气即急。正气引邪,喎僻不遂。邪在于络,肌肤不仁。邪在于经,即重不胜。邪入于腑,即不识人。邪入于脏,舌即难言,口吐涎沫。"这是《金匮要略》中风篇有关中风程度的论述。在解释这一段古文时分歧较多,和我们现代临床怎么来联系?本来我们该在讲《金匮要略》中风篇的时候详细讲,这里简单给大家聊一下。这个寸口脉就是指寸关尺的寸口脉,"浮而紧",寸口脉一摸就摸到,而且很有力,这就是浮而紧。我们在临床上,高血压的病人常见到这样脉象。什么叫"紧则为寒","寒主收引",脉是紧的,这是从中医的角度来讲。那从我们现代临床看,这类病人往往存在外周微小血管痉挛,表现出来"寒象"即四肢凉。寸口脉,也就是中等大小的血管,反而血容量多,表现出来就是又大又有力。"浮则为虚",因为大,所以说它能够感觉到是浮。为什么说虚?寸口脉浮,但是外周供血相对不足,这就是外边虚了。注意这里边讲的虚和寒,传统中医理解上都是有误的,古人讲的很多虚字,按我们现在理解成虚实的虚,容易理解成这样。我们如果要当成虚的话,也只是外周的虚,外边虚,看上去凉,就是"浮紧"的这种脉象。"寒虚相搏"什么意思? 就是说既有寒,又有虚,这两种情况同时出现的时候,交互存在的时候,"寒虚相搏,邪在皮肤",讲的是受了寒又由于体质虚,寒邪首先是侵入皮肤,即从表入里。"浮者血虚,络脉空虚",络脉空虚,所以外邪就容易进来。"贼邪不泻",外来的邪气不能够消失的话,"或左或右",或者是中了左边或者中了右边,邪气所中的那边叫"邪气反缓,正气即急"。缓和急是什么意思? 缓是肌肉松弛,急是肌肉紧张。"邪气反缓"就是邪气伤了的一面,肌肉是松弛的,在临床上我们最容易见到,比如面神经炎的病人。邪伤这侧瘫痪了,另一面正气足,就把面肌拉过去了,这就是"邪气反缓,正气即急"。"正气引邪,喝僻不遂",一边病一边没病,病的这一边瘫痪了,没病的那一边反而显得挺有力,两边不均衡。"邪在于络",这是邪在皮肤,比较浅的,我们看到的可能就是面瘫这一类的,当然也包括中枢性的面瘫,古人没有分这么细。"邪在于络,肌肤不仁",如果邪气再往里边深入时,我们的感觉就会异常。注意这个"肌肤不仁",就是感觉异常,或者感觉到麻木,或者感觉到热,或者感觉到凉,这都叫"不仁",总而言之就是一个感觉偏离了正常轨道,这就叫"不仁"。"邪在于经",进一步深入,由小入深,"即重不胜",这会影响到肌肉了,浅的只是体表的感觉,重了影响到肌肉以后,抬不动,没劲,或是不能运动了。如果再重,就是"邪入于腑",邪入到脏腑,那比肌肉就要再深一步,就出现意识丧失、昏迷。"邪入于脏"就是更深入到脏,你看这个简体"脏"字,不能理解本义,如果写繁体字"臟",就容易理解了。进入到最深层时,"舌即难言",也就是说出现失语,口吐涎沫,整个五脏六腑的功能都不行了。

这个描述,实际是西医学中不同程度的脑卒中、脑出血症状,包括腔隙性脑梗死,小灶出血,甚至比较严重的出血,就是一步一步这么来的,并不是真正有什么邪气,落在哪个部位。古人是这么认识疾病的,这种认识不一定对,但是他描述的过程,病情轻重的演变过程是符合临床实际的。

【原文】

由是观之,知卒暴僵仆、不知人、偏枯、四肢不举等证,固为因风而致者矣,故用大小续命、西州续命、排风、八风等诸汤散治之。及近代刘河间、李东垣、朱彦修三子者出,所论始与昔人异矣。河间主乎火,东垣主乎气,彦修主乎湿,反以风为虚象,而大异于昔人矣。以予观之,昔人三子之论,皆不可偏废。但三子以相类中风之病,视为中风而立论,故使后人狐疑而不能决。

殊不知因于风者,真中风。因于火、因于气、因于湿者,类中风而非中风也。三子之所论者,自是因火、因气、因湿,而为暴病暴死之证,与风何相干哉!

【讲解】

　　"由是观之,知卒暴僵仆、不知人、偏枯、四肢不举等证,固为因风而致者矣",由上边古人的论述,就知道了"卒暴僵仆、不知人",这些都是因风而导致的,所以说"用大小续命、西州续命、排风、八风等诸汤散治之",古人治疗中风的方子有大续命汤、小续命汤、西州续命汤,我暂时没有研究清楚西州指的是哪位医家的续命汤,还有排风汤、八风汤等,现在我们在读大学的时也很少讲这些方子,除了小续命汤在《金匮要略》里边讲过外,其他都很少见到。

　　前面是讲的张仲景时代的,后面"近代刘河间、李东垣、朱彦修三子者出,所论始与昔人异矣",这个近代指的是离赵献可比较近的时代,不是我们现在的近代。有河间的刘完素,有同为河北名医的李东垣,著有《脾胃论》。朱彦修即朱丹溪,"三子"就是指的这三个人,都属于金元四大家。注意,古人用"子"来称呼那些值得尊敬的人。比如孔子、孙子、老子、墨子。"所论始与昔人异矣",昔人指的谁? 是前面讲过的,《黄帝内经》的作者、张仲景等前人。这三位医家关于中风的论述与前人不同。此三人中,"河间主乎火",刘河间说出现这些中风的表现是因为"火"邪;李东垣认为是由于"气",指的主要是气虚;朱丹溪(朱彦修)认为是"湿"邪。"反以风为虚象",这些医家反而认为风只是一个表象,"虚"是表面的意思,不是真受"风"邪。"而大异于昔人矣",这三个人讲的与前人的认识有非常大的差别。"以予观之","予"是王安道。"昔人三子之论,皆不可偏废",这三个医家讲的还是有道理的,虽然他们讲的不一样,但是不能偏废。"但三子以相类中风之病,视为中风而立论,故使后人狐疑而不能决",本来大家一直都认为是风,结果他们把类中风的病当成中风来讨论,导致后人分辨不清中风的病因到底是以"火、气、湿"哪个原因为主。所以当认识得越深刻、越全面的时候,学起来反而越容易乱。

　　"殊不知因于风者,真中风",真正感受风邪导致的疾病叫"真中风",即实实在在的中风。"因于火、因于气、因于湿",就是由于火、湿和气导致的,"类中风而非中风",这些疾病是类中风,与中风类似。"三子之所论者,自是因火、因气、因湿,而为暴病暴死之证,与风何相干哉",这三个医家所论述的,因为风、因为气、因为湿而导致的暴病暴死,与风不相干。实际我们在临床上没法这么分。比如病人来了,出现半身不遂,怎么分辨是真中风还是类中风? 所以这种辩论,单纯只在概念上分开了,但是在临床实际中是很难分开的。

【原文】

如《内经》所谓三阴三阳发病,为偏枯痿易,四肢不举,亦未尝必因于风而后然也。夫风火气湿之殊,望闻问切之间,岂无所辨乎？辨之为风,则从昔人以治之;辨之为火气湿,则从三子以治之。如此庶乎析理明,而用法当矣,惟其以因火、因气、因湿之证,强引风而合论之,所以真伪不分,而名实相紊。若以因火、因气、因湿证分出之,则真中风病彰矣。

【讲解】

"如《内经》所谓三阴三阳发病,为偏枯痿易,四肢不举,亦未尝必因于风而后然也",《黄帝内经》里边谈到的三阴三阳发病以后,也可以出现"偏枯痿易","偏枯"就是半身不遂,"痿易"就是肌肉萎缩,是痿证,"四肢不举",四肢抬不起来,也就是风痱。"亦未尝必因于风而后然也",《黄帝内经》里提到的三阴三阳有病也可以导致这些症状,不是说《黄帝内经》里边就讲单纯风邪致病。后边这三个医家谈的,其实《黄帝内经》里边也谈过,但是很多人都认为病因只是风,这是对《黄帝内经》的误读。"夫风火气湿之殊",风火气湿的差异,怎么知道？"望闻问切之间,岂无所辨乎?"我们通过望闻问切,难道不能把它们分辨出来吗？是可以的。"辨之为风,则从昔人以治之",如果辨证是受风,比如病人睡觉开窗受风,就断定是受风起病,就可以参照古人治风的办法用大、小续命汤等治疗。"辨之为火气湿,则从三子以治之",如果你辨证是火邪致病,就从刘河间;辨出气虚致病,就从李东垣;辨证以湿为主,就从朱丹溪。这样讲是很公允的,不是倾向于谁对谁不对。"如此庶乎析理明,而用法当矣",只有这样,你才能把道理分析得明确,用的治疗方法恰当。"惟其以因火、因气、因湿之证,强引风而合论之,所以真伪不分,而名实相紊",如果因火、因气、因湿,这些症状很明显,非要用风来讨论这个事情,就是真伪不分。"名实相紊",就是中风的名,和它的病因之实,认识上是混乱的,这叫"名实相紊"。"若以因火、因气、因湿证分出之,则真中风病彰矣",就是把这些都分出来以后,剩下的就是真中风,实际上这是排除法。

【原文】

东垣云:有中风者,卒然昏愦,不省人事,痰涎壅盛,语言謇涩等证。此非外来风邪,乃本气自病也。凡人年逾四旬,气衰之际,或忧喜忿怒伤其气者,多有此证。壮岁之时无有也。若肥盛者,则间而有之,亦是形盛气衰而如此耳。

【讲解】

这里赵献可开始讲三位医家的学术主张。"东垣云：有中风者，卒然昏愦"，突然不省人事，"痰涎壅盛，语言謇涩等证。此非外来风邪"，他说这不是外来风邪，"乃本气自病也"，是本身气血、阴阳、脏腑功能失调导致的，他的依据是什么？"凡人年逾四旬"，也就是 40 岁以后，"气衰之际"，人体就开始走下坡路。所谓"气衰之际"，分水岭就是四旬。"或忧喜忿怒伤其气者"，七情伤气，多有此证，我们在临床上看到的中风病人很多是这样，大多数都是年龄偏大的人。"壮岁之时无有也"，在二三十岁时很少见到，但现在也不少。李东垣生活的时代多战乱，温饱都是问题，所以那时不容易"壮岁"出现中风，但是现代不同。我们门诊的瘫痪病人，有二三十岁的。"若肥盛者，则间而有之"，肥胖的人是有的。虽说"壮岁之时无有"，但如果肥胖也会有，我们这个时代这种情况比较多，属于"形盛气衰"，虽然形体肥胖，但正气虚衰才会这样。总而言之，李东垣论中风，认为是气伤所致。

【原文】

河间曰：所谓中风瘫痪者，非为肝木之风实甚，而卒中之，亦非外中于风。良由将息失宜，心火暴甚，肾水虚衰，不能制之，则阴虚阳实，而热气怫郁，心神昏冒，筋骨不用，而卒倒无知也。亦有因喜怒思悲恐，五志有所过极而卒中者。夫五志过极，皆为热甚。俗云风者，言末而忘其本也。

【讲解】

"河间曰"，即刘河间讲，"所谓中风瘫痪者"，他所谓中风瘫痪并不是"肝木之风实甚，而卒中之，亦非外中于风"，他认为"中风瘫痪"既不是"肝木之风"，也不是外受的风。"良由"，确实是，"将息失宜，心火暴甚"，"将息失宜"就是现在的不良生活方式，由此导致"心火暴甚"，心火盛，然后"肾水虚衰"，心火盛同时有肾水衰。"不能制之"，肾水不能制心火，"则阴虚阳实，而热气怫郁"，"热气怫郁"是热气上冲的意思，导致"心神昏冒，筋骨不用，而卒倒无知也"。这是刘河间对中风的立论。"亦有因喜怒思悲恐，五志有所过极而卒中者"，有人因过喜、愤怒、忧思郁结、悲伤恐惧等情绪，突然半身不遂，由此卒中。他说，"夫五志过极，皆为热甚。俗云风者，言末而忘其本也"，"五志过极，皆为热甚"，我们《中医基础理论》讲的"五志皆能化火"，就是来源于刘河间这里讲的。总而言之，刘河间是在强调一个"火"字，认为中风不是"风"而是"火"，古人只是"言末而忘其本"，讲得不对。

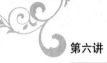

那么古人言"末"是什么？是风的表象。"本"是什么？刘河间认为是火，火之本是肾水不足，这是刘河间对半身不遂，即所谓的中风病机的认识。

【原文】

河间、东垣专治本而不治风，可为至当不易之论，学者必须以阴虚阳虚为主。自后世医书杂出，而使后学狐疑不决。《丹溪纂要》曰：有气虚、有血虚、有湿痰，左手脉不足，及左半身不遂者，以四物汤补血之剂为主，而加以竹沥、姜汁。右手脉不足，及右半身不遂者，以四君子补气之剂，而佐以竹沥、姜汁。如气血两虚，而挟痰盛者，以八物汤为主，而加南星、半夏、竹沥、姜汁之类。丹溪之论，平正通达，宜世之人盛宗之。但持此以治中风，而多不效，或少延而久必毙，何也？盖治气血痰之标，而不治气血痰之本也。人之有是四肢也，如木之有枝干也。

【讲解】

"河间、东垣专治本而不治风，可为至当不易之论"，刘河间、李东垣讲要治本不要治风，这是非常恰当的一个观点。"学者必须以阴虚阳虚为主"，要去分析它的阴阳，到底是哪个虚损。"自后世医书杂出，而使后学狐疑不决"，后世的书有各种观点，如同我们现在一样，就容易使学习的人狐疑不决，不易分辨，不知对错。"《丹溪纂要》曰：有气虚、有血虚、有湿痰"，朱丹溪在《丹溪纂要》中认为中风有的是气虚引起的，有的是血虚引起的，有的是痰湿引起的。"左手脉不足，及左半身不遂者，以四物汤补血之剂为主，而加以竹沥、姜汁"，如果是左手脉不足，左半身不遂，这是血虚，从我们现在对病的认识上来讲这个说法不符合实际。"右手脉不足，及右半身不遂者，以四君子补气之剂，而佐以竹沥、姜汁"，左边半身不遂，用四物汤加减，右边半身不遂，用四君子汤加减。"如气血两虚，而挟痰盛者，以八物汤为主，而加南星、半夏、竹沥、姜汁之类"，如果气血两虚夹有痰湿，就用八物汤加味。这个观点我不认同。

赵献可认为，"丹溪之论，平正通达，宜世之人盛宗之"，朱丹溪的这些看法，真的是很具体，后人学习起来很容易。是不是这样？"但持此以治中风，而多不效"，赵献可验证，丹溪的理论治病不灵，虽然容易学，但"多不效，或少延而久必毙"，即稍微有所缓解，然而还是不行，时间久了就死了。"盖治气血痰之标"，治气、治痰仍然是治标，一般我们讲治气血好像就治本了，其实治气血还不是本，是治标，治痰就更是标了。现在中医治疗中风强调要化痰浊，这个就更不对了。"而不治气血痰之本也"，治气、血、痰，没有治本。"人之有是四肢也，如木之有枝干也"，木是指的是树，有枝、有干，不要理解

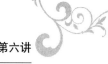

成是死木。有主干,还有分支,人体的躯体是主干,四肢是分支,那么气血痰之本是什么? 这是这一篇文章赵献可要谈的最根本的东西。

【原文】

人之气血,荣养乎四肢也,犹木之浆水,灌溉乎枝叶也。木有枝叶,必有根本,人之气血,岂无根本乎? 人有半身不遂,而迁延不死者,如木之根本未甚枯,而一边之枝干先萎耳。人有形容肥壮,忽然倒仆而即毙者,如木之根本已绝,其枝叶虽滋荣,犹枯杨生华,何可久也? 忽遇大风而摧折矣。观此则根本之论明矣,然所谓气血之根本者何? 盖火为阳气之根,水为阴气之根,而火与水之总根,两肾间动气是也。此五脏六腑之本,十二经之源,呼吸之门,三焦之根,又名守邪之神。

【讲解】

"人之气血,荣养乎四肢也",气血是干什么的呢? 是荣养四肢的,就是给四肢提供营养。"犹木之浆水",就像树中水液一样,"灌溉乎枝叶也",树干里汁液灌溉叶子。"木有枝叶,必有根本,人之气血,岂无根本乎?"枝叶都有根本,人有没有根本呢? 人一定也有根本。"人有半身不遂,而迁延不死者,如木之根本未甚枯,而一边之枝干先萎耳",有些人得半身不遂,但是他不死,就好像树的根有一点坏掉,或是枯萎得不厉害,一边的枝干先枯萎了。"人有形容肥壮,忽然倒仆而即毙者,如木之根本已绝,其枝叶虽滋荣,犹枯杨生华,何可久也? 忽遇大风而摧折矣",有的人看上去形体壮实,"忽然倒仆而即毙者",忽然就病死了,这就如木之根本已绝,树突然倒了,但是叶子还是绿的。"其枝叶虽滋荣",叶子看上去虽然还很好,但是"犹枯杨生华",大家知道杨树被砍倒后放到地上,第二年春天时,它还会长出小枝叶来,我们小的时候见得多了。"何可久也",它长出来也长不久,因为没根,"忽遇大风而摧折矣",根本断了,它就长出一些小的来,迟早也会倒下。"观此则根本之论明矣",看到这个你就知道了这个根本,治病就要找根本,且一定有根本。"然所谓气血之根本者何?"要讲气血的根本是什么了。下边这一句是最最重要的,学完这一篇,其他都可以忘掉,但这句话不能忘。"盖火为阳气之根,水为阴气之根,而火与水之总根,两肾间动气是也",这句话是一定要背下来的。火是阳气的根,水为阴气的根,水火在哪里? 水火合起来就是总根,总根在两肾间动气。"此五脏六腑之本,十二经之源,呼吸之门,三焦之根,又名守邪之神",这个肾间动气,前面我们讲到了有关肾上腺的问题,其实要从这儿来讲,它更应该是腹主动脉。腹主动脉的血是灌溉全身的,与它相关的有心脏、胸主动脉。所以肾间动气本质上应该是腹主动脉。

但是赵献可讲的是不是这个呢？因为古人讲的都是一个概念,难以落实到具体脏器上去,落实之后也难以证明,但是我们可以这么理解。这个"肾间动气",就是从心脏出来的腹主动脉,为全身各脏器提供血液,所以说是"五脏六腑之本"。五脏六腑想活着,都得靠它。"十二经之源",所有的血液都得从主动脉上来分出去。"呼吸之门,三焦之根",也就是全身都这样。"又名守邪之神",我不明白什么叫"守邪之神",这个守邪是什么意思？守是把守,避免外邪侵入,把守正气、抗御邪气叫守邪吗？还真不好讲,但是他应该是这个意思,既给全身提供气血,又避免外邪侵入。

【原文】

经曰:根于中者,命曰神机,神去则机息。根于外者,名曰气立,气止则化绝。今人纵情嗜欲,以致肾气虚衰,根先绝矣。一或内伤劳役,或六淫七情,少有所触,皆能卒中。此阴虚阳暴绝也,须以参附大剂,峻补其阳,继以地黄丸、十补丸之类,填实真阴。又有心火暴甚,肾水虚衰,又兼之五志过极,以致心神昏闷,卒倒无知。其手足牵掣,口眼㖞斜,乃水不能荣,筋急而纵也。俗云风者,乃风淫末疾之假象,风自火出也,须以河间地黄饮子,峻补其阴,继以人参、麦门冬、五味之类,滋其化源,此根阳根阴之至论也。

【讲解】

他这是引用《黄帝内经》的话,"经曰:根于中者,命曰神机,神去则机息。根于外者,名曰气立,气止则化绝。"这句话在我们讲中医的时候,没有给予足够的重视,但是这句话是极为深刻的一句。"根于中者,命曰神机","神""机"一定要分开讲,"神"是看不见的一种内在的变化,比如身体里边正在发生化学反应,其实没看到对不对？但是反应在哪里？它的关键是什么？这个"机"又是什么？机就是促进它,引发反应的东西。"神机"就是能够让它发生变化的存在,在人体最核心的地方。最核心的是什么？在细胞里核心就是细胞核。细胞核决定了整个细胞的代谢。那么我们人呢,就是我们的基因,我们最中间的核心决定了外在整个生命变化的特征,生命活动叫"神"。完成变化的叫"机"。我们的 DNA、蛋白质、RNA 间互相的作用,这个结构叫"机",所产生能量、物质的代谢叫"神"。这些变化都在身体里面,不能显现出来,这是"根于中者,命曰神机"。"神去则机息",没有反应发生,这个机器不工作了。什么叫"根于外者,名曰气立"？就相当于一个培养皿,里面要想有反应,必须有原料加进去,也就是对外的,叫什么？叫"气立"。对一个细胞来讲,细胞膜是"气立"。对我们人来讲,我们的体表和整个的呼吸、消化系统,就是我们的内胚层结构和外胚层结构是"气立"。

"气止则化绝",一旦给中间提供原料和排出废物的结构停止活动了,里边的变化也就没了。这说明什么? 生命是靠"神机"和"气立"来维持的,也就是有出入,这叫"气立",有内在的变化,叫"神机"。这句话很重要,结合现在生物学讲解大家就明白了。

"今人纵情嗜欲,以致肾气虚衰,根先绝矣",现在的人纵情恣欲,导致肾气衰竭,根就耗竭了。"一或内伤劳役,或六淫七情,少有所触,皆能卒中",就如同树根已经坏掉。这时外界稍微有风吹动,树就一定倒下。人也是这样,肾先衰,根先绝了,就容易出现中风。"此阴虚阳暴绝也,须以参附大剂,峻补其阳",如果遇到这种"阴虚阳暴绝",首先是肾水不足,阳气暴绝,就要用大量参附峻补其阳。"继以地黄丸、十补丸之类,填实真阴",先用参附,再用地黄丸或者十补丸,目的就是使真阴恢复,"又有心火暴甚,肾水虚衰,又兼之五志过极,以致心神昏闷,卒倒无知。"有的是心火暴甚,人的欲望非常强烈,什么东西都要占先机,必须是要得胜,再遇到肾水虚衰,或者再加上五志过急,很容易出现中风,就"卒倒无知"了。"其手足牵掣",实际上手脚不利索,"口眼㖞斜",注意念 wāi,有人念 wō 是不对的。"乃水不能荣,筋急而纵也",就是一边抽一边瘫,这叫"筋急而纵也"。"俗云风者,乃风淫末疾之假象",把这些都叫成风,实际上是一个假象,好像风伤了人体的四肢一样。"风自火出也",这种假象的风,实际上是因为心火暴盛导致的。这时就要用刘河间的地黄饮子"峻补其阴",再用"人参、麦门冬、五味之类,滋其化源",实际上地黄饮子是阴阳并补的。"此根阳根阴之至论也",这讲的是"至论",即最正确的论述。前面我们讲那么多,最后就是要归到真火、真水、肾间动气。这是赵献可想告诉我们的。

【原文】

若夫所谓痰者,凡人将死之时,必有痰,何独中风为然? 要之痰从何处来? 痰者水也,其原出于肾。张仲景曰:气虚痰泛,以肾气丸补而逐之。观此凡治中风者,既以前法治其根本,则痰者不治而自去矣。若初时痰涎壅盛,汤药不入,少用稀涎散之类,使喉咽疏通,能进汤液即止。若欲必尽攻其痰,顷刻立毙矣,戒之哉! 戒之哉!

【讲解】

"若夫所谓痰者",他提到的有关痰导致的中风,"凡人将死之时,必有痰,何独中风为然",人快要死的时候,必然有痰。我们在临床上经常会见到昏迷末期病人出现喉中痰鸣,显然赵献可是一个临床家,"要之痰从何处来",更重要的是痰是怎么来的。"痰者水也",痰是由水变来的,实际上指的

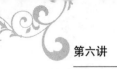

是津液,"其原出于肾",是从肾水转化来的。"张仲景曰:气虚痰泛,以肾气丸补而逐之",张仲景气虚痰泛用肾气丸补而逐之,我查找原著中没有记载。"观此凡治中风者,既以前法治其根本,则痰者不治而自去矣",我们按照前面讲的从根本论治,痰自然就没了。病人意识清楚,吞咽很好,哪还能听出痰?能咳的咳出来了,能咽的咽下去了,痰不会有的。"若初时痰涎壅盛",如果中风开始时,"痰涎壅盛,汤药不入",喝不进去,"少用稀涎散之类",把痰变稀了,实际上促进痰涎分泌,防止黏痰不容易咳出来,可以用稀涎散,方中有皂角,可以刺激咽喉分泌增多。"使喉咽疏通,能进汤液即止",即使要用,只用到病人能喝汤药就行。"若欲必尽攻其痰",如果想大剂药物把痰去掉,"顷刻立毙矣",如果单纯治痰,这个人很快就死掉。试想用大量稀涎散,咽部分泌物增多,吸进呼吸道就会窒息而死。所以说赵献可所讲内容,应该都是从临床上总结的,这也是我认可赵献可《医贯》的原因。"戒之哉!戒之哉!"切记不能够单纯从痰论治。

【原文】

或问:人有半肢风者,必须以左半身属血,右半身属气,岂复有他说乎?曰:未必然。人身劈中分阴阳水火。男子左属水,右属火。女子左属火,右属水。男子半肢风者多患左,女子半肢风者多患右。即此观之,可见以阴虚为主。又有一等人,身半以上俱无恙如平人,身半以下,软弱麻痹,小便或涩或自遗,果属气乎?属血乎?此亦足三阴之虚证也,不可不知。

【讲解】

"或问:人有半肢风者,必须以左半身属血,右半身属气,岂复有他说乎?曰:未必然",就是说朱丹溪讲的这些不一定是这样。"人身劈中分阴阳水火。男子左属水,右属火。女子左属火,右属水。男子半肢风者多患左,女子半肢风者多患右",这就是男左女右,左瘫右痪。"即此观之,可见以阴虚为主",这就是前面讲的,这里我不展开讲了,这是古人的一个认识,在我们临床实际中没有多大价值。"又有一等人,身半以上俱无恙如平人",上半身没事,"身半以下,软弱麻痹,小便或涩或自遗,果属气乎?属血乎?"这种情况到底是属气?还是属血?是气病了还是血病了?"此亦足三阴之虚证也,不可不知",这种情况,下边不能动是足三阴病变,这也是这个赵献可的一个观点。我认为在临床中未必是这样。

【原文】

经曰:胃脉沉鼓涩,胃外鼓大,心脉小坚急,皆得偏枯,男子发左,女子发右。不喑舌转可治,三十日起。其从者喑,三岁起,年不满二十者,三岁死。盖胃与脾为表里,阴阳异位,更实更虚,更逆更从,或从内,或从外,是故胃阳虚,则内从于脾。内从于脾,则脾之阴盛,故胃脉沉鼓涩也。涩为多血少气,胃之阳盛,则脾之阴虚。虚则不得与阳主内,反从其胃,越出于部分之外。故胃脉鼓大于臂外也,大为多气少血。心者,元阳君主宅之,生血生脉,因元阳不足,阴寒乘之,故心脉小坚急。小者阳不足也,坚急者阴寒之邪也。

夫如是心胃脾三脉,凡有其一,即为偏枯者,何也?盖心是天真神机开发之本,胃是谷气充大真气之标。标本相得,则胸膈间之膻中气海,所留宗气盈溢,分布四脏三焦,上下中外,无不周遍。若标本相失,则不能致其气于气海,而宗气散矣。故分布不周于经脉,则偏枯。不周于五脏则喑。即此言之,是一条可为后之诸言偏枯者纲领也,未有不因真气不周而病者也。

【讲解】

上边这第一段我不讲了,因为这段按纯中医的理论可以去解释,但是和我们现在的临床实际又对不上,所以这一块我们就先不讲。

第二段是说中风病,涉及中医的脏腑有心、胃、脾,这里"凡有其一,即为偏枯","盖心是天真神机开发之本,胃是谷气充大真气之标。标本相得,则胸膈间之膻中气海,所留宗气盈溢,分布四脏三焦,上下中外,无不周遍。若标本相失,则不能致其气于气海,而宗气散矣"。这段是能够和我们的临床实际连起来的。"心是天真"指的是自然的状态,"神机开发之本",也就是说我们人体的生命活动都是从心往外发布的,这就是"神机开发",注意"开发",是条达、往外布散的意思,不能理解成现在我们做某种开发。心是本,也就是"心为五脏六腑之大主",全身的神机变化都根于心。胃是谷气之本,水谷之气都要到消化系统来,然后它"充大真气",就是先天之气需要水谷精微之气来补充,"标本相得"也就是它们能够配合得很好。"则胸膈间之膻中气海",气海实际上是指的什么?我们现在讲,气海应该是肺加心,这才是气海,肺本质上是包在心中的,但是我们看到是心包在肺中。从右心室到左心房,中间是肺,也就是从右心室到左心房中间是整个的肺,所以说本质上是心把肺包在其中,那么膻中气海指的是一体化的心和肺,膻中指的就是胸中。全身之气都是由胸中宗气,即心肺功能正常,宗气盈溢才能够分布四脏三焦,也就是这里边气血充足全身才能有供应。上下中外无不周遍,哪里都可以到,所以说人死了,我们说断气了,说心跳停了,现在西医认为循环、呼吸衰竭,人就死了。

实际上这一段讲的就是,"若标本相失,则不能致其气于气海,而宗气散矣",如果标本相失,饮食不能够满足真气的供应,就出现这种情况。"故分布不周于经脉,则偏枯。不周于五脏则喑",全身经脉不能布散到哪里,哪里就出现不能运动,如果不能布散到五脏则喑,"喑"就是失语,当然古人是这样理解,其实我们不这么去认识,不是说肾缺血就不能"吹",肝缺血就不能"嘘"了,但是古人是这么认识的。"即此言之,是一条可为后之诸言偏枯者纲领也",这讲了,一个是心一个是肾,它们之间的关系出现问题,就会出现中风。"未有不因真气不周而病者也",就是没有哪个病不是因为真气布散全身异常而导致的,也就是说所有的病都是这样。

【原文】

《乾坤生气》云:凡人有手足渐觉不遂,或臂膊及髀股指节麻痹不仁;或口眼㖞斜,语言謇涩;或胸膈迷闷,吐痰相续;或六脉弦滑而虚软无力,虽未至于倒仆,其中风晕厥之候,可指日而决矣,须预防之。愚谓预防之理,当节饮食,戒七情,远房事,此至要者也。如欲服饵预防,须察其脉证之虚实。如两尺虚衰者,以六味地黄、八味地黄,培补肝肾。如寸关虚弱者,以六君子、十全大补之类,急补脾肺,才有补益。若以搜风顺气,及清气化痰等药,适所以招风取中也,不可不知。

【讲解】

这一段是在讲中风的预防,其实还是很重要的。《乾坤生气》这是一篇文章,里边说:"凡人有手足渐觉不遂",慢慢认为不听使唤。"或臂膊及髀股指节麻痹不仁",整个腿、手臂、指关节等麻痹不仁,感觉异常。"或口眼㖞斜,语言謇涩",说话不流利。"或胸膈迷闷",所谓"胸膈迷闷"实际上是指头脑不清楚、头昏。"吐痰相续"就是痰多。"或六脉弦滑而虚软无力,虽未至于倒仆",出现了上面这些症状,虽没有出现突然昏倒,"其中风晕厥之候,可指日而决矣,须预防之",这就讲中风之先兆。真正出现倒仆才叫中风,其他的都是中风先兆。"愚谓预防之理",怎么预防?这三个:"当节饮食",少吃;"戒七情",不要过度喜怒哀乐;"远房事",性生活要少。"此至要者也",这三个是最重要的。"如欲服饵预防",如果吃一些药膳之类来预防,"须察其脉证之虚实",就要根据体质虚实来确定服用。"如两尺虚衰者",如果两个尺脉比较弱,就用六味、八味地黄培补肝肾。"如寸关虚弱者,以六君子、十全大补之类,急补脾肺,才有补益",要预防中风,除了节饮食、戒七情、远房事,还要根据辨证,或是用六味地黄、八味来补肝肾,或是用六君子、十全大补来补脾肺,这是预防的办法。"若以搜风顺气,及清气化痰等药,适所以招风取中也",如果说用清气化痰、搜风顺气的办法来预防,反而是"招风取中",也就是正好得病,"不可不知"。这就是中风预防的办法。当然这是赵献可的观点,现在西医临床用那些降脂的、化痰浊的方法,正好是赵献可所不认可的。

【原文】

岐伯谓中风大法有四:一曰偏枯,谓半身不遂而痛也。如木之根本未甚枯,而一边枝干先萎者是也。言不变,志不乱,病在分腠之间,巨针取之,益其不足,损其有余,乃可复也。二曰风痱,谓身无疼痛,四肢不收也,如瘫痪是也。瘫者坦也,筋脉弛纵,坦然而不举也。痪者涣也,血气涣散而无用也。志乱不甚,其言微知可治,甚则不能言,不可治也。三曰风懿,谓奄然忽不知人也,咽中塞窒,舌强不能言,则是急中风。而其候也,发汗身软者生;若汗不出,身硬唇干者死。视其鼻、人中左右上下白者可治,一黑一赤吐沫者死。四曰风痹,谓诸痹类风状也。经曰:风寒湿三气,合而成痹。曰痛痹,筋骨掣痛。曰著痹,著而不行。曰行痹,走注疼痛。曰周痹,身疼痛。又曰行痹属风,痛痹属寒,著痹属湿。如正气不足之证,只补正气,不必祛邪。如邪气有余,若痹证之类,虽以扶正气为主,不可不少用祛邪之法,如易老天麻丸之类。

【讲解】

"岐伯谓中风大法有四",中风大体上分为四种,"一曰偏枯,谓半身不遂而痛也",即半身不遂伴随疼痛,叫偏枯。"如木之根本未甚枯,而一边枝干先萎者是也",这就好像树的根本还没有枯竭很厉害,就一边先枯萎。"言不变,志不乱,病在分腠之间,巨针取之,益其不足,损其有余,乃可复也",偏枯的治疗,若除了有半身不遂,疼痛以外,语言流利,神志清楚,"病在分腠之间",也就是比较轻,用巨针、大针来治疗。"二曰风痱",风痱是什么?"身无疼痛,四肢不收也,如瘫痪是也。瘫者坦也,筋脉弛纵,坦然而不举也。痪者涣也,血气涣散而无用也。志乱不甚,其言微知可治,甚则不能言,不可治也","风痱"指的是"身无疼痛",感觉不到疼,它表现的是"四肢不收",四肢瘫痪,"瘫者坦也,筋脉弛纵",筋脉不能收缩,"坦然而不举也",坦然就是不能动。痪是涣散,气血涣散也不能动,表现的是"志不乱",有四肢瘫痪,轻微意识障碍,说话声音比较微弱的,这种"风痱"可以治疗,还能治好;"甚则不能言",如果四肢瘫痪还不能说话,就很难治。这种四肢瘫痪的症状表现,除我们讲到的多发性神经根性神经炎,即吉兰-巴雷综合征以外,还有脑干梗死或者出血。"三曰风懿",前面讲过风懿。"奄然忽不知人也",突然不认识人了。"咽中塞窒",嗓子咽不下去东西,堵得慌。"舌强不能言",舌头僵硬,说不出话来,而且是急中风。"而其候也,发汗身软者生",如果遇到

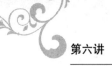

这种情况，出汗、身体柔软还是可以救治的。"若不汗出"，如果出现失语，吞咽困难，汗不出，"身硬唇干者死"，这种情况比较危重。"视其鼻、人中左右上下白者可治"，口鼻周围颜色发白是可以治的。"一黑一赤吐沫者死"，如果出现人中左右上下红黑并现，且吐涎沫，意识不清，吞咽困难，最后吐出涎沫，那就会死。在临床上我没太注意过，中风病人到这种程度，是不是在口鼻周围白色的预后好一些，我估计这是对的，因为赵献可还是个临床医生，但若是颜色发黑，预后肯定差。"四曰风痹"，这是风痹，"风痹，谓诸痹类风状也"，实际就是各种痹证，痛处走窜不定。"经曰：风寒湿三气，合而成痹"，痹证就是风寒湿三气都有，只不过轻重不同，形成了不同的痹证。"曰痛痹"，是"筋骨掣痛"；"曰著痹"，是"著而不行"，固定的，一个是以疼为主的，一个是以部位固定为主的。"曰行痹"，是以"走注疼痛"为主，到处转着疼，地方不定；"曰周痹"是"身疼痛"，注意身疼痛是指全身疼痛，"周"是全身的意思。"又曰行痹属风"，若风邪重就是行痹，寒邪重是痛痹，痹湿邪重是著痹，"如正气不足之证，只补正气，不必祛邪"，这段讲得非常重要，这是一个治疗原则。若是因虚而致病，又受了邪，你只需要补正气即可，不必祛邪，也就是这里其实邪气不重，容易误判成受邪。"如邪气有余"，如果邪气确实存在，"若痹证之类，虽以扶正气为主，不可不少用祛邪之法"，痹证都是风寒湿三气合而为痹，是有邪气的，但是它的根本还是正气不足。所以在用药时要少加一些祛邪药，"如易老天麻丸之类"，易老是谁？即河北易水的李东垣。这里边的核心，那个"本"是什么？以及后边这些治疗原则要清楚。赵献可虽是讲了这么多，但他前面是有铺垫的，他会写出以往的认识是什么样的。我们学完这个关键不是了解张仲景怎么讲，李东垣怎么讲，而是学到其中很关键的几句话，用以指导临床。

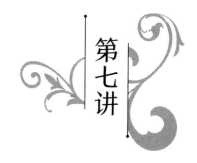

卷之二·主客辨疑·中风论（下）

【原文】

《灵枢》言足阳明之筋，其病颊筋有寒，则急引颊移口。热则筋弛，纵缓不能收，故僻。是左寒右热，则左急而右缓；右寒左热，则右急而左缓。故偏于左者，左寒而右热；偏于右者，右寒而左热也。夫寒不可径用辛热之剂。盖左中寒，则逼热于右。右中寒，则迫热于左。阳气不得宣行故也。

【讲解】

上次我们已经把中风讲了，这一篇与之相关的还有一个口眼㖞斜和厥证。首先讲一下口眼㖞斜。

《灵枢经》里边提到"足阳明之筋"，"筋"指的是什么？就是指的肌肉。足阳明胃经在面部，从面颊部嘴边经耳前上去，如果面颊部的肌肉中了寒邪，"则急引颊移口"，寒主收引，面颊部肌肉收缩就把嘴给拉歪了，如果是热，面颊部肌肉就松弛、瘫软。"纵缓不能收"，"不能收"就是不能够收缩，"故僻"，也就是肌肉瘫痪，往一边歪。这是《灵枢经》讲有关口眼㖞斜的机制，就是哪边受寒哪边紧，哪边受热哪边弛缓。"是左寒右热，则左急而右缓；右寒左热，则右急而左缓"，脸往哪边歪，取决于寒在哪边，就往哪边歪。"故偏于左者，左寒而右热；偏于右者，右寒而左热"，通过观察脸往哪边歪，我们来判断哪边有寒、哪边有热。其实这只是古人关于口眼㖞斜的一种解释，正确不正确不用去管它，按照我们现在的观点，实际上抽的那一边是健康的，并不是因为有寒，而是另一侧受邪所致，这是应该纠正的。但是这句话是要关注的是，"不可径用辛热之剂"，也就是当你见到面瘫时，不要随便去用辛热之剂，这应该是古人的经验之谈，一定要记住的。当然他的理由是说，"盖左中寒，则逼热于右。右中寒，则迫热于左。阳气不得宣行故也"，这种解释按我们现在的理解，不需要去记它。整段我们只需要记住"不可径用辛热之剂"这句就行，这是重点。

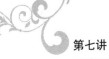

【原文】

惟外中风邪者,方有㖞斜等证。若夫热则生风者,不可谓尽得病于窗隙之风。纵有㖞斜等证,乃假象也,亦不甚。盖火胜则金衰,金衰则木盛,木盛则生风。惟润燥则风自息,不必用前灸法。

【讲解】

"惟外中风邪者,方有㖞斜等证",只有中了风邪才会有口眼㖞斜。"若夫热则生风者,不可谓尽得病于窗隙之风。纵有㖞斜等证,乃假象也,亦不甚",我们一般说口眼㖞斜,是睡觉受了风,这可能还真是一个诱因,但不是主要原因,有人整天躺在风口上也不一定会有这种情况,所以极可能是一个巧合,不能完全把风邪归结为受风。但是,前面提到不能用热药,因为风为阳邪,所以用热药治疗效果不好,这个是肯定的。"盖火胜则金衰,金衰则木盛,木盛则生风",这是用五行生克的道理来解释发病原因,我们现在临床上不需要拐这个弯去分析。"惟润燥则风自息,不必用前灸法",这个灸法指的是原书吕留良注里提到过的灸法。这一段我们只作大概了解,对我们临床的指导价值不大。

【原文】

《素问》曰:诸风掉眩,支痛强直筋缩,为厥阴风木之气。自大寒至小满,风木君火二气之位。风主动,善行数变。木旺生火,风火属阳,多为兼化。且阳明燥金,主于紧敛缩劲,风木为病,反见燥金之化。由亢则害,承乃制,谓己极过,则反似胜己之化,故木极似金。况风能胜湿而为燥,风病势甚而成筋缩,燥之甚也。此等证候,正所谓风淫所胜,治以清凉者也,不宜用桂附。

【讲解】

"《素问》曰:诸风掉眩,支痛强(强,发 jiāng 音)直筋缩,为厥阴风木之气",在临床上见到了风、掉、眩、支痛、强直、筋缩,都是厥阴风木之气,都与肝风相关。在自然界,从大寒开始阳气逐渐开始回升,直至小满。小满是什么时候呢? 就是小麦充盈饱满的时候。"风木君火二气之位",风和火管的是这一段时间,也就是这一段时间表现出来的是风、火之象。"风主动,善行数变。木旺生火,风火属阳",夏天之前这一段,整个阳气是回升的。"多为兼化",这里面要知道,什么叫"兼化"? 也就是风和火往往两个同时存在,或是一前一后,所以说风邪为病的时候往往会出现火象,火邪有病的时候也会有风象。"且阳明燥金,主于紧敛缩劲",紧敛是收缩的意思,缩也是收缩的意思,劲是刚劲有力的意思,这是秋燥时的气候特点。"风木为病,反见燥金之化",当风气重的时候表现出来的不光有热,还有燥象。"由亢则害,承乃制,谓己极过,则反似胜己之化,故木极似金",前面讲亢害承制五行之间的关系时,说到极点的时候就会寒极生热,热极生寒,也就是出现一种真热假寒,这个就表现出一个相反的特点,叫"木极似金",风盛了反而有燥象。"况风能胜湿而为燥,风病势甚而成筋缩",风气重了就成了痉挛、收缩、抽搐,"燥之甚也",是燥气太重。"此等证候,正所谓风淫所胜,治以清凉者也,不宜用桂附",风邪过胜,这叫风淫,风邪过胜过强导致的疾病用清凉的办法,实际上就是用五行里边金克木的办法来抑制木,清凉按五行来划分的话,正好是金气之象,不应用桂附。前面也提到,口眼喎斜的时候不用辛热药。

这些我们只是串讲一下,除了这句:"不可径用辛热之剂",里边没有太多特别值得关注的知识点。

【原文】

或问曰:当此之时,小续命汤可用乎?曰:未必然。小续命汤,此仲景《金匮要略》治冬月直中风寒之的方,即麻黄桂枝汤之变方也。其间随六经之形证,逐一加减,未便可按方统用其全方也。如太阳无汗,于本方中倍麻黄、杏仁、防风;如有汗恶风,于本方中倍桂枝、芍药、杏仁;如阳明无汗身热不恶风,于本方中加石膏、知母、甘草;有汗身热不恶风,于本方中加葛根、桂枝、黄芩;如太阳无汗身凉,于本方中加附子、干姜、甘草;少阴经中有汗无热,于本方中加桂枝、附子、甘草。凡中风无此四证,六经混淆,系于少阳、厥阴,或肢节挛痛,或麻木不仁,每续命八两,加羌活四两、连翘六两。此系六经有余之表证,须从汗解。如有便溺阻隔,宜三化汤,或《局方》麻仁丸通利之。虽然,邪之所凑,其气必虚。世间内伤者多,外感者间而有之,此方终不可轻用也。

【讲解】

"或问曰:当此之时,小续命汤可用乎",小续命汤在《金匮要略》里边提到过,实际上最早应该是在《千金方》里,后来补到《金匮要略》里边去了。中风、偏瘫,口眼喎斜,能不能用?"曰:未必然",他说不一定,"小续命汤,此仲景《金匮要略》治冬月直中风寒之的方",也就是冬天受了风寒导致的疾病,用小续命汤就是非常好的,"的方"就是最准确的、最好的方子。"麻黄桂枝汤之变方",实际上它还是来源于麻黄汤、桂枝汤。"其间随六经之形证"，六经即三阴三阳，随着三阴三阳症状的出现，"逐一加减"。也就是说这是一个风寒的基本方，可以根据三阴三阳出现的情况来进行加减，但不一定完全照搬全方使用。"如太阳无汗，于本方中倍麻黄、杏仁、防风"，也就是把辛散药重用；如果有汗怕风，那就用小续命汤，里边"倍桂枝、芍药、杏仁"；这就是告诉你具体怎么来加减。"如阳明无汗身热不恶风"，加"石膏、知母、甘草"；如果是"有汗身热不恶风"，方中就加"葛根、桂枝、黄芩"；"如太阳无汗身凉"，如果是太阳病的表现，"无汗、身凉"就加"附子、干姜、甘草"；如果是"少阴经中有汗无热，于本方中加桂枝、附子、甘草"，这就是小续命汤怎么加减来使用，讲得还是比较具体的。我认为这一段应该给予关注，想用好小续命汤，就要把这段话记住。

"凡中风无此四证"，刚才上面提到的四种加减的情况，"无此四证""六经混淆"，也就是三阴三阳分不出来到底是太阳、阳明、少阳、太阴、少阴、厥阴。"系于少阳、厥阴，或肢节挛痛，或麻木不仁"，如果是这样，"每续命八两"，就是用续命汤原方八两，再"加羌活四两、连翘六两"。这讲的还是中风的治疗，"小续命汤"是古人最早治疗中风的一个基本方，后边提了"连翘、羌活"，非常值得重视。我们读书要读出味道来，尤其是病人出现中风、半身不遂的时候，古人认为有了"风"就加"羌活"。我们从中西医结合角度来讲，中风就是脑血管有病了，这种情况下用羌活，提示我们什么？首先它能够改善脑部血管的病变，对梗死性的中风是有效的，那对于脑动脉硬化有没有效？实际上都已经研究得非常清楚了，有医家已经证明羌活是一个治疗脑动脉硬化、脑缺血非常有效的药。我忘了是哪位医家，他专门就用羌活改善脑供血。在温病学里讲到"头不痛者去羌活"，反过来就是：羌活是治头痛的。脑部缺血缺氧的时候才会痛，所以不管他理讲得对不对，但是他这么讲就说明这个方子、药是有效的。至于我们现在怎么去理解，那是我们解读能力的事。再一个加连翘，现在一说中风，谁去加连翘？但是如果考虑到它是感染引起的，由于感染引起血管的病变，进一步导致梗死，或者是出血，这时治疗感染本身就可以改善疾病。所以可以这么来理解、解读。总而言之，这些经验才是真正需要记住的。"此系六经有余之表证，须从汗解"，这上面讲的这些症状分不清时，就可以这么来用。"如有便溺阻隔，宜三化汤"，"便溺阻隔"就是大便下不来，尿出不来，用三化汤、续命汤，这方子书后边都有。"或《局方》麻仁丸"，这都是通利二便的药。"虽然，邪之所凑，其气必虚"，上面所讲都是祛邪的办法，但是毕竟是"邪之所凑"，其气是必虚的，所以"世间内伤者多，外感者间而有之，此方终不可轻用也"，很多的病都是在气血阴阳虚弱的基础上，然后受的邪，而此方完全是祛邪的方，不能够轻易地去用，除非是虚不重可以用这个方子,这是作者的观点。

【原文】

许学士云:气中者,因七情所伤。

经曰:神伤于思虑则肉脱,意伤于忧愁则肢废,魂伤于悲哀则筋挛,魄伤于喜乐则衰槁,志伤于盛怒则腰脊重,难俯仰也。又曰:暴怒伤阴,暴喜伤阳。故忧愁不已,气多厥逆,牙关紧急。若作中风误治,杀人多矣。盖中风者,身温且多痰涎。中气者,身凉而无痰涎,宜苏合香丸灌之,即苏。经曰:无故而喑,脉不至者,虽不治自已。谓气暴逆气,气复自愈。

【讲解】

下边他引用了许学士说的话,许学士是谁? 应该是许叔微。"气中者,因七情所伤",什么叫气中? 寒中、热中、风中,气中就是生气,原因就是七情所伤。"经曰:神伤于思虑则肉脱",也就是伤神,即思虑过度就会消瘦。"意伤于忧愁则肢废",四肢不能动。"魂伤于悲哀则筋挛",四肢伸不开了,"魄伤于喜乐则衰槁,志伤于盛怒则腰脊重,难俯仰也。"这一段讲七情所伤造成的中风,我们在临床上经常会遇到这种情况,生气着急、过度高兴出现问题,至于说哪种情志的损伤一定和"痉挛""肉脱"等相联系,我认为这种对应必要性不大,这是一个纯理论的讲法。"又曰:暴怒伤阴,暴喜伤阳。忧愁不已,气多厥逆",这些情志的变化往往迅速导致气机的逆乱,它不走寻常道,往往走向它的反面,导致"牙关紧急。若作中风误治,杀人多矣"。注意这儿讲的"中风"指的是感受外邪,不是表现出来半身不遂的这种中风,所以不能按这个治。"盖中风者,身温且多痰涎",注意《医贯》里边讲到的中风,始终在强调中风是有"身温"的特点,"中风"显然就是感受外邪,然后体温是要偏高的,这是"身温",而且"多痰涎"。我们现在说痰多,往往也都是因为有炎症、有感染。"中气者,身凉而无痰涎",这就区分开来了。同样出现"牙关紧急",若"中风",身体是不凉的,如果是气厥导致的,就会身凉且无痰,这是纯精神性的。"宜苏合香丸灌之",要用"苏合香丸"治疗中气。"经曰:无故而喑,脉不至者,虽不治自已。谓气暴逆气,气复自愈"。"经曰"应该是《黄帝内经》里边讲的,"无故而喑",没有任何原因,突然发不出声音。还有一个"脉不至",脉摸不着了,"虽不治自已",不给治,病人一会儿自己就好了。这叫"气暴逆",由于气突然逆乱导致的,"气复自愈"。在临床上这是什么病? 我们读古书一定要和临床联系起来,不然白读。其他医家给解释,往往和临床联系不起来。原因不明,突然不会说话,脉也摸不着,首先从"脉不至"来判断,脉不跳了,一定是一个心源性的。然后突然不能说话,病人应该还伴随有意识的丧失,就是一个心源性的脑缺血,是不是这样?这肯定是个心律失常,比如传导阻滞,脉摸不着了,时间很长,然后脑子缺血,肯定不会说话了。"虽不治自已",为什么?因为一会儿心律恢复正常,各种症状就都好了。心跳间歇较长,会出现这种情况,人有时会在生气时出现这种情况,有可能是心律失常。

【原文】

王节斋云:饮食过伤,变为异常急暴之病,人所不识。多有饮食醉饱之后,或感风寒,或著气恼,食填太阴胃气不行,须臾厥逆,昏迷不省。若误作中风、中气治之立毙。惟以阴阳淡盐汤探吐之,食出即愈。经曰:上部有脉,下部无脉,法当吐,不吐则死。详见《格致余论》木郁则达之条下。已上二条论,当与厥门互看。

有一等形体肥胖,平素善饮,忽一日舌本硬强,语言不清,口眼㖞斜,痰气上涌,肢体不遂。此肥人多中,以气盛于外而歉于内也,兼之酒饮湿热之证,须用六君子,加煨葛根、山栀、神曲而治之。

【讲解】

"王节斋云:饮食过伤,变为异常急暴之病",大家注意这句话,我们在临床上并不少见,由于吃得太多,饮食过伤,出现急暴之病,"人所不识",有的病因为吃得多,突然出现急性的发作,"多有饮食醉饱之后",尤其是喝酒、吃太多的时候。"或感风寒,或著气恼",就是生气。"食填太阴胃气不行,须臾厥逆,昏迷不省",我们在临床上会见到,饮食过多,突发昏迷不醒。"若误作中风、中气治之立毙",如果当成中风,或者是七情致病,按这个来治疗就会死亡。"惟以阴阳淡盐汤探吐之",遇到这种情况怎么办?"探吐",让他吐出来,"食出即愈"。其实这种情况也不能完全用探吐的办法,如果确确实实是因为吃得太多,把它吐出来可以改善,但是有的是因为饱食以后,诱发其他疾病,比如心肌梗死,像这种情况探吐就不行。探吐只是对确确实实吃的东西不干净,或者是吃得太多,迷走神经兴奋性增强,反射性地引起心率减慢,然后出现这种急暴之病,昏迷不醒。这实际上还是心源性脑缺血,但原因是过量饮食,急性胃扩张引起的迷走神经张力增高,那么吐出后就能够改善,如果不是这种情况就不能用探吐的办法。

"经曰:上部有脉,下部无脉,法当吐",什么叫"上部有脉,下部无脉,法当吐,不吐则死"? 这个有不同的解释,一种说是"上部有脉",是有寸口脉,"下部无脉"是趺阳脉无,这是一种解释,这种解释往往没道理,如果说寸口脉能摸着,脚上摸不着,与吃饭一点关系都没有,肯定是下边血管有闭塞,对不对？那应该是什么？应该是寸关尺里边，寸部有脉，尺部无脉，这有可能。寸部有脉，能摸得着，尺部脉太弱，这是可以的。如果遇到这种情况，我们中医一般认为是邪在上，所以应该用吐法，如果不用吐法病人就会死亡，尤其是过量饮食后出现这种情况，更应该用吐法。"详见《格致余论》木郁则达之条下"，《格致余论》这本书里，"木郁则达之"这一篇里有论述。"已上二条论，当与厥门互看"，意思是"饮食醉饱"和脉象这两条要互相参照。

"有一等形体肥胖"，就是有一类人，形体肥胖，"平素善饮"，平常又爱喝酒，"忽"，突然有一天，"舌本硬强"，舌僵硬，"语言不清，口眼㖞斜，痰气上涌，肢体不遂"，这就是一个急性中风的病人。"此肥人多中，以气盛于外而歉于内也，兼之酒饮湿热之证"，这种病的机制是什么？"气盛于外"，外边看起来形盛，"而歉于内"，内在的气又不足，再加上湿热，酒助湿热，由此致病。怎么治疗？"须用六君子，加煨葛根、山栀、神曲而治之"。我们现在很少这用，但是赵献可讲要这么用的，他认为内虚，所以要用六君子来补气，健脾和胃，再加上有湿热，所以用葛根解酒，因为这人是平素肥胖善饮，"酒饮湿热之证"，所以用了葛根，然后加了栀子去湿热，加神曲消导。这是他治疗肥胖中风病人的治疗思路。

我们再看下面，这就是举例了。

【原文】

有一人久病滞下，忽一日昏仆，目上视，溲注而汗泄，脉无伦。丹溪先生曰：此阴虚阳暴绝也。得之病后而酒阻内，急治人参膏，而促灸其气海。顷之手动，又顷之唇动，参膏成三饮之而苏，后服尽数斤而愈。予观此，凡人大病后及妇人产后，多有此证，不可不知。

按丹田气海与肾脉相通。人于有生之初，先生命门，胞系在脐。故气海丹田，实为生气之源，十二经之根本也，故灸而效。

华佗救阳脱方，用附子一个，重一两，切作八片，白术、干姜各五钱，木香二钱，为末，煎。先用葱白一握炒熟，熨脐下，次候药冷，灌服，须臾又进一服。

【讲解】

"有一人久病滞下"，"滞下"是什么？就是慢性痢疾，拉得不顺畅，里急后重，这是"滞下"。"忽一日昏仆"，突然有一天昏迷。"目上视"，两目上视，"溲注而汗泄"，"溲注"就是小便失禁，"汗泄"就是出汗，拉肚子。大小便失禁，且汗又多，这就比较危重。"脉无伦"，伦是规矩、顺序。"脉无伦"，就是脉跳得毫无规律，乱七八糟。这是一个什么病？假如说病人来就诊，我们该如何考虑？这个病人应该是一个脑栓塞，房颤、栓子脱落。平时又有"滞下"，什么意思？他又有感染，胃肠黏膜破坏了，有害物质就进入血液，破坏血管；或是病原微生物进入血液形成菌栓，突然掉下来堵住脑部血管。前一段时间我们就有这么一个病人。症状多少和梗死面积大小有关。

"丹溪先生曰：此阴虚阳暴绝也。得之病后而酒阻内"，其实我们刚才分析得很清楚了，治疗消化系统的问题，防止血栓形成就可以。但是朱丹溪说阴阳虚都很严重。也确实是，当体质非常差的时候，久病的时候会有体虚。有原发病又加上饮酒，容易使病情加重。这个病人治疗效果非常好，"急治人参膏"，"治"不是治病，是熬制人参膏。在熬人参膏的时候，病人该怎么治？"促灸其气海"，即边熬人参膏，边给他灸气海。"顷之手动"，一会儿手能动了，又一会儿，口唇能动了。等这些能动了，这人参膏也熬成了。"参膏成三饮之而苏"，人参膏熬好喝了三次，一会儿病人也苏醒了，"后服尽数斤而愈"。其实这个医案给我们一个很好的启发，就是慢性消化道感染的病人又兼有房颤，出现了脑栓塞，怎么治疗？要灸气海，吃人参。当然不是一次就好，他说"服尽数斤"，显然是服用很长一段时间才能好，不是短时间内就能好的。此处给我们启发最大的当是人参。现在栓塞性疾病的治疗我们常用抗凝药，防止梗死面积加大，一味人参也能解决这个问题。显然人参具有很好的抗栓、溶栓的作用。人参为何有这个作用？大补元气只是一个说法。《贾海忠中医体悟》中讲过，服用人参易上火，上火的表现就是出血，出血意味着什么？出血就是活血化瘀，就容易使溶血、纤溶功能亢进，使血小板免于聚集。而且人参本身是治疗消化道疾病的基本药，比如四君子汤。它既能保证胃肠黏膜功能又能够防止血液的凝固，是非常好的。所以说这个案例如果我们能读到这个份上，那在临床应用的时候就敢放胆去用人参。而且这种治疗极其简单，一味人参就治好了。所以如果学完这篇文章，能把这一段读懂算没白读。

"予观此，凡人大病后及妇人产后，多有此证"，大病、产后这种情况比较多见，"不可不知"，就更证明这一类病是栓塞性疾病。大病会卧床，卧床过久静脉系统会形成血栓。稍微一动，栓子脱落，若到心房里边就顺着动脉走，可以引起肺梗死。既然人参有这个作用，肺梗死能不能用？我们从这里引申出来，肺梗死病人要大量地、赶紧地用人参！

这篇文章我们读完了，尤其是这一段，我认为极有启发，因为这是个真实的案例，这样我们能从中学到真正治疗这一类病的方法。

这里边举了"华佗救阳脱方"，"用附子一个，重一两，切作八片"。我没见过大附子有多大，没有去考察过。"重一两，切作八片，用白术、干姜各五钱，木香二钱，为末，煎。先用葱白一握炒熟，熨脐下，次候药冷，灌服，须臾又进一服"。注意,这里是分两次的,一个是先用葱白捣烂后炒熟敷在肚脐底下。"次候药冷",就是药熬好后放凉,然后给他灌进去。停一会儿,再给喝一次。这个须臾是多长时间?我们古代都是有记载的,须臾是48分钟。那我们现在就清楚了,这个药就是50分钟左右再灌一次。

【原文】

有一妇人先胸胁胀痛,后四肢不收,自汗如雨,小便自遗,大便不实,口紧目瞤,饮食颇进。十余日,或以为中脏甚忧,请薛立斋先生视之。曰:非也。若风既中脏,真气既脱,恶证既见,祸在反掌,焉能延至十日?乃候其色,面目俱赤而或青,诊其脉左三部洪数,惟肝尤甚。乃知胸乳胀痛,肝经血虚,肝气否塞也。四肢不收,肝经血虚不能养筋也。自汗不止,肝经血热,津液妄泄也。小便自遗,肝经热甚,阴挺失职也。大便不实,肝木炽盛,克脾土也。遂用犀角散四剂,诸证顿愈。又用加味逍遥散调理而安。后因郁怒,前证复作,兼发热呕吐,饮食少思,月经不止。此木盛克土,而脾不能摄血也。用加味归脾为主,佐以逍遥散而愈。后每遇怒,或睡中手足搐搦,复用前药即愈。

【讲解】

这个又是案例,我现在越来越认为案例教学最好了。把里边的真东西拿出来,那就是实战过的经验。这个案例,"有一妇人先胸胁胀痛",就是整个胸胁的胀痛,"后四肢不收",四肢没力,"自汗如雨",就是大汗淋漓,"小便自遗,大便不实,口紧目瞤(瞤,发"顺"音),饮食颇进。十余日",我们分析一下这是什么病?"胸胁胀痛",如果考虑是胸部病变的话,那么应该有咳、喘、心悸、胸闷,这些症状不明显,也就是和心肺的关系不大。这个案例和心肺关系不大,但是为什么胸部又难受?因为膈肌受影响,胸部就会不舒服。"四肢不收",只能理解成四肢无力,不要理解成四肢瘫痪,"自汗如雨",就是大汗淋漓,小便失禁、大便稀,"目瞤"指的是眼一直颤动。"饮食颇进",这个"颇"是当什么讲呢?能吃,但仅是还能吃点,实际是饮食减少,所以要理解"颇进"并不是过度,而是稍稍的意思,只能少量进食。如此病程有十多天。我们现在看这些症状,大小便失禁、大汗、口唇紧、眼睛老动、不安,吃得少,津液丢失太多,然后是生风了,从中医角度可以这么去理解。我们从现在西医临床来看,这个病人应该是消化道疾病,大便不实,一直拉稀,伴随大量出汗,津液大量丢失,然后出现低钙,就表现为口紧,眼也在动,也就是肌肉兴奋性增强,饮食吃得少,这都是把它定位在消化系统上,严重后会出现意识障碍、小便失禁,这样我们就把病位定了。

"或以为中脏甚忧,请薛立斋先生视之",有人认为这是一个"中脏"的病,请薛立斋来治疗。薛立斋也是一个古代名医,这是薛立斋看的病例,赵献可引用了。"曰:非也",就是说这不是中脏,"若风既中脏,真气既脱,恶证既见,祸在反掌,焉能延至十日",如果是中脏,那就严重了,生死就在反掌之间,怎么会拖延十几日? 也就是说这个病还不是中脏,没那么重,虽然看上去还挺厉害。"乃候其色,面目俱赤而或青",整个面部是偏红或者是偏青,就是青、红交织的状态。"诊其脉左三部洪数,惟肝尤甚",左脉是洪数脉,显然邪气较重的。"乃知胸乳胀痛,肝经血虚,肝气否塞也",他根据这个来判断胸胁胀痛是肝经病变,按我们中医理解起来没有任何障碍,但是从西医角度来讲,就不那么好理解。"四肢不收",肝经血虚不能养筋,也可理解为肝主筋。其实按我们现在的理解,就是因为严重的消化道疾病,营养不良而出现慢惊风。"自汗不止,肝经血热,津液妄泄也。小便自遗,肝经热甚",因为肝的经脉是过前阴的,"阴挺失职",在中医里边有病名叫"阴挺",即子宫脱垂,但这显然不是子宫脱垂,可能是肝热甚、肝阴不足的意思。体阴用阳,肝体不足不能够履行它正常的功能,表现出来一派热象。"大便不实,肝木炽盛,克脾土也",这是从五行来分析的,"遂用犀角散四剂,诸证顿愈",犀角散,清热凉血,清肝火,凉血热,用四剂以后就很好了。"又用加味逍遥散调理而安",用了犀角散四剂以后,又用了加味逍遥散调理。"后因郁怒,前证复作,兼发热呕吐",现在疾病越来越集中在消化系统症状上了,又因为生气出现发热、呕吐,"饮食少思",这就比前面"饮食颇进"更严重一点,原来只是饮食减少,现在干脆就不想吃了,而且还"月经不止"。

"此木盛克土,而脾不能摄血也",这是从肝脾关系上来分析这些症状。所以又用"加味归脾为主,佐以逍遥散而愈"。实际上古人讲的治疗以后的"愈",并不是我们现在讲的病愈,只是说这两天没症状了,不认为那么难受,就叫"愈"。与我们现在说的治愈还不太一样。再看后边就知道了,"后每遇怒",只要她生气,"或睡中手足搐搦",或者有时夜里边手足抽搐,然后用前药即愈,就还用逍遥散就好。实际上这是什么病? 我们现在来看就是一个慢性的、难治性的胃肠道疾病,由此导致的营养不良,然后出现了一派消化道症状。那么逍遥散是主要药物,严重的火盛用犀角散(现代临床犀角用水牛角代),脾虚的就用归脾汤。后边又讲了几个案例。

【原文】

唐柳太后病风不能言,脉沉欲脱,群医束手相视,许胤宗曰:是饵阳药无及矣。即以黄芪、防风煮汤数十斛,置床下,气腾腾如雾熏薄之。是夕语,更药之而起。

卢州王守道风噤不能语。王克明令炽炭烧地,上洒以药,置病者于其上,须臾小苏。

已上二法,病至垂绝,汤液不及,亦治法之变者也。

有人平居无疾苦,忽如死人,身不动摇,默默不知人,目闭不能开,口噤不能言,或微知人,恶闻人声,但如眩冒,移时方寤。此由出汗过多,血少气并于血,阳独上而不下,气壅塞而不行,故身如死。气过血还,阴阳复通,故移时方寤,名曰郁冒,亦名血厥。妇人多有之,宜白薇汤、仓公散。

【讲解】

"唐柳太后病风不能言",就是得中风了,不会说话了,"脉沉欲脱",脉很弱。"群医束手相视","许胤宗曰:是饵阳药无及矣",吃补阳药也解决不了这个问题。"即以黄芪、防风煮汤数十斛,置床下,气腾腾如雾熏薄之。是夕语,更药之而起",得了中风,前面讲的都是吃药,这个病人给不了药,不能说话肯定就张不开嘴,喝不了药怎么办? 大夫就用黄芪、防风,煮了以后让她躺在那里熏疗,熏了一天好了。"是夕语",到傍晚时候能说话了,"更药之",换药,然后她就好了。这就告诉我们中风不光是吃药,还可以用熏疗的办法。

"卢州王守道风噤不能语",也是不能说话,嘴张不开。王克明医生"令炽炭烧地",用炭烧地,在烧热的地上面再撒上药,"置病者于其上",把病人放在上边,与熏疗也差不多。"须臾小苏",过了一会儿他就清醒些了,原来是不能语,实际上是昏迷,现在好了。"已上二法,病至垂绝,汤液不及,亦治法之变者也",做医生的不能只知道开汤药,其他方法也要学习,赵献可告诉大家,还是要多学点办法。

"有人平居无疾苦,忽如死人,身不动摇,默默不知人,目闭不能开,口噤不能言,或微知人,恶闻人声,但如眩冒,移时方寤",前面讲的这些症状,"平居无疾苦"就是指平常没病,忽然就像死人一样出现了这些症状,"移时方寤",过一段时间,就醒过来。原因是什么? 后边讲的是机制,是由于"出汗过多,血少气并于血,阳独上而不下,气壅塞而不行,故身如死。气过血还,阴阳复通,故移时方寤"。那么这个病叫什么? 叫"郁冒"。"郁冒"是一个什么病? "郁"就是气机不畅,"冒"是头昏,头脑不清楚。实际上这个"郁冒"就是头部不清楚的一个严重的症状表现,甚至严重到昏不知人,"亦名血厥",妇人多有。《金匮要略》产后三病里边就有郁冒,为什么说产后多? 因为产后易失血过多,导致血容量少。这讲的是出汗过多,出汗过多血容量也是减少。当血容量减少的时候,脑子供血供氧就不够,就会出现相当于休克的表现。所以结合现在临床解读一点也不难,至于"血少气并于血,阳独上而不下"，我认为可以不去这样理解，因为血容量少了，神经的调节功能差，没血供调节，就出现了气血、阴阳不相顺，就是指的是这种状态。

【原文】

此厥与伤寒二厥不同，不可不知分辨。

阳气衰乏者，阴必凑之，令人五指至膝上皆寒，名曰寒厥，是寒逆于下也，宜六物附子汤主之。阴退则阳进，故阴气衰于下，则阳往凑之，故令人足下热也。热甚则循三阴而上逆，谓之热厥，宜六味地黄丸主之。肝藏血而主怒，怒则火起于肝，载血上行，故令血菀于上。是血气乱于胸中，相薄而厥逆也，谓之薄厥，宜蒲黄汤主之。诸动属阳，故烦劳而扰乎阳，而阳气张大。阳气张大，则劳火亢矣。火炎则水干，故令精绝。

【讲解】

前面他是在讲口眼㖞斜的时候又讲了这么多，那么后边讲的是"厥"。这一点比较容易理解。

"此厥与伤寒二厥不同"，这讲的"厥"和伤寒里边的"二厥"不同，"不可不知分辨"，一定要把它区分开来。"阳气衰乏者，阴必凑之"，阳气不足了，阴就要往这儿来凑，"令人五指至膝上皆寒"，从五个脚趾至膝上都寒，"名曰寒厥"，他这讲的是单纯的下肢的"寒厥"，实际上我们在临床上会见到四肢的。"宜六物附子汤"，六物附子汤后边有复方，我们就不展开讲了，它有附子、肉桂、四君这些。如果是"阴退则阳进，故阴气衰于下，则阳往凑之"，和上面正好反着，"令人足下热"，他讲的厥只是讲的下肢的，不包括上肢，这也是赵献可在这提出来"此厥与伤寒二厥"不同的原因，伤寒二厥指的是手脚都厥。这里边讲的一个是"寒厥于下"，一个是"热厥于下"，脚底下认为热得不行，这也是厥。"热甚则循三阴而上逆，谓之热厥"，"热厥"用什么方治？用"六味地黄丸主之"。"肝藏血而主怒，怒则火起于肝，载血上行，故令血菀于上。是血气乱于胸中，相薄而厥逆也，谓之薄厥"。薄厥用什么方子？用"蒲黄汤主之"。《黄帝内经》里边提到过薄厥，但是没有方子。薄厥的机制就是气血乱于胸中，实际上是神经血管、脏腑功能调节乱了。蒲黄活血化瘀，用来调理气血。在这我们重点讲一下"厥"到底是什么？在《黄帝内经》里边有《厥论》这篇文章，我们一般在讲厥的时候，要不就是神志不清，要不就是四肢厥冷，其实在《黄帝内经》讲的不仅仅是这个，比如热厥就不冷，是不是？

这个"薄厥"也没冷，所以说"厥"是什么？"厥"就是指方向急剧改变的一个状态。就是说往上走的，突然往下，往下的突然往上，往前的突然往后,调头的那个时候叫"厥"。"厥"特指与常道相违背。大家注意"厥"字里边,只要带这个"屰"都是逆的意思,所以我们经常说厥逆,就是反着。我们再看古人造字的时候,牲口尥蹶子、驴尥蹶子,那个蹶肯定是往上,不是往下,往下叫跺脚,叫踩,往上才叫蹶,对不对? 这是尥蹶子。厥我们加个金字边是镢,镢头镢的是什么? 从下往上刨。所以说厥就是这样,加木字边,一个木橛子,木橛子是插在地上,尖朝上,这就是木橛子,它虽然是往下打,但是它有反过来的意思。所以理解了"厥"字以后,再去看这些就不认为乱了。我们讲的是四肢厥冷,要不就是突然意识丧失,感觉这两个症状又互不相干,实际是因为不知道"厥"字是什么意思。像厥阴病,厥阴病是个什么病? 厥阴病就是阴到头以后要往回变了。历代没有人把"厥"给讲得很清楚,我们因为今天讲到这,所以先把它补进来。这里比较好的是,"薄厥"有了蒲黄汤这个方子,这是我们应该学习的点,要记住。

"诸动属阳,故烦劳而扰乎阳,而阳气张大。阳气张大,则劳火亢矣。火炎则水干,故令精绝","诸动属阳",就是所有动向明显的都是阳的表现,都是和阳相关的。"烦劳而扰乎阳",人烦劳过度反过来也是耗人阳气的。"阳气张大",阳气耗散。"张"是扩张的意思,就是往外散,"大"只有张才能大,"阳气张大,则劳火亢矣",表现出来的全是一派热象。热得厉害,水就容易干,"水干""精绝",因为中医讲的精还是属于阴,阳气过度的时候,耗伤的是阴精,所以说"精绝"。

【原文】

是以迁延辟积至于夏月,内外皆热,水益亏而火益亢,孤阳厥逆,如煎如熬,故曰煎厥,宜人参固本丸主之。五尸之气,暴注于人,乱人阴阳气血,上有绝阳之络,下有破阴之纽。形气相离,不相顺接,故令暴厥如死,名曰尸厥,宜二十四味流气饮、苏合香丸主之。寒痰迷闷,四肢逆冷,名曰痰厥,宜姜附汤主之。胃寒即吐蛔虫,名曰蛔厥,宜乌梅丸加理中汤主之。气为人身之阳,一有拂郁,则阳气不能四达,故令手足厥冷,与中风相似,但中风身温,中气身冷耳,名曰气厥,宜八味顺气散主之。

【讲解】

"是以迁延辟积至于夏月,内外皆热,水益亏而火益亢,孤阳厥逆,如煎如熬,故曰煎厥","煎厥"比"热厥"就更厉害。"迁延"就是逐渐的,"辟积"是什么意思? "辟积"在《黄帝内经》里边也出现过,"积"逐渐增加的意思,就叫"积"。辟就是隔离的意思,所以下边加一个土,就是墙壁的壁。再去看其他的涉及"辟"字的,加个走之边是避开,避开是什么意思? 还是要隔开。"辟积"是指在一个小范围内一直增加;或是指内外不沟通。所以辟积于夏,在一个范围内一直是有阳气的积聚,到夏天就"内外皆热",里边有热,内外又不沟通,这时候"水益亏而火益亢",就容易理解了,这叫"如煎如熬"。这种病叫"煎厥"。"煎厥"用什么? 用"人参固本丸主之","人参固本丸"是补益人体元气的,元气足这个火就容易去,这也是在李东垣的书里说的"火与元气不两立,一胜则一负",所以还是要用补气的办法来解决这一种热。

我们看"五尸之气,暴注于人,乱人阴阳气血,上有绝阳之络,下有破阴之纽。形气相离,不相顺接,故令暴厥如死,名曰尸厥,宜二十四味流气饮、苏合香丸主之"。这个"五尸"到底是什么? 一般来讲,古人的书里边写得还是比较明确的,只不过这里没有展开讲。古时候讲"五尸"就与现在说一个时髦的词一样,都理解,但是我们不知道。首先看这个"尸",就是置人于死地的、比较严重的病邪。那么为什么又是"五尸"? 指的是青赤黄白黑。人死的时候,会有各种各样的状态。也就是不同性质的邪气会导致人有不同的死亡方式,"五尸之气"的"五",你可以当虚词去对待,也可以理解成五行,五行就是整个都有了。这些病邪"暴注于人",病邪突然过度伤了人,导致人的阴阳气血乱了。上边伤阳,"绝阳之络",络是把各处连起来叫络,"绝阳之络"就是把它给切断了。"下有破阴之纽",纽带还是把各处拴起来的意思,和络是一个意思,把"纽"也打破了,这时候就出现形气相离。也就是气和形之"纽""络"都被打破,机体不相顺接,不能够协调一致。"故令暴厥如死,名曰尸厥",这都是从外感受到的、伤人迅速、置人死地的邪气。用什么办法?"二十四味流气饮、苏合香丸",芳香避秽。到某一个地方,中了山岚瘴气,人突然就不行了,指的就是这一类。既然二十四味流气饮也可以治疗"尸厥",那么我们就可以把它作为一个随身携带的保健品,去野外时备用。就像带藿香正气水一样。看看组成大家也能知道。

"寒痰迷闷,四肢逆冷,名曰痰厥",如果是痰比较多,就叫痰厥,是四肢凉,叫"痰厥",用"姜附汤主之",后边都有方子。"胃寒即吐蛔虫,名曰蛔厥",用"乌梅丸加理中汤主之",这个大家也比较熟,在《金匮要略》里边专门讲过。"气为人身之阳,一有拂郁,则阳气不能四达,故令手足厥冷,与中风相似",那怎么区分? 前面讲过了,中风身体是不凉的,中气是身冷的,这个叫"气厥",用"八味顺气散主之"。"气为人身之阳,一有拂郁",什么叫"拂"?"拂"就是逆,反方向就叫拂。"郁"是不能布散。当有气机的逆乱阳气不能布散的时,"阳气不能四达",就出现了"手足厥冷"。所以说在临床上见到的手足厥冷,原因各种各样。有的一紧张就冷。

【原文】

余按常病阳厥补阴,壮水之主。阴厥补阳,益火之源。此阴厥阳厥,与伤寒之阴阳二厥不同。伤寒阳厥,用推陈致新之法。阴厥,则用附子理中。冰炭殊途,死生反掌。慎之哉! 慎之哉!

【讲解】

最后这一段,赵献可又回到他的学术观点上来,说"余按常病","常病"是什么病,不是刚才讲到的这些。第一个是"阳厥补阴,壮水之主"。第二个是"阴厥补阳,益火之源"。他把厥证分成两个,阴厥和阳厥。除了前面前人的划分和相应的治疗以外,说"阳厥"应该用补阴的办法,"壮水之主"。我认为他前面讲的只要属于阳性的"热厥",都算是"阳厥",用养阴的办法来治疗,这与前面提到的道理是一样的。"阴厥"就补阳,"益火之源","阴厥"就是凉,就要壮阳、补阳。此阴厥、阳厥与伤寒阴阳二厥不同。他之所以归到这儿来,是因为他讲的"阳之根为火,阴之根为水",水火是命门,最终还是回到他的学术观点上来讲肾间动气。那么阴厥、阳厥按这来划分,用这两个原则来指导,与伤寒怎么区别? 伤寒的阳厥,"用推陈致新之法","阴厥,则用附子理中"。这是伤寒里边的两厥,也是分阴厥、阳厥,伤寒的"阳厥"就用推陈致新,如大承气汤,四肢厥冷要用泻下的方法,因为是阳气郁闭在里,所以要推陈致新。"阴厥"是中寒,所以用附子理中来治疗。"冰炭殊途",也就是阴厥、阳厥是完全不同的两种情况。"死生反掌",如果搞不清楚,很容易治错,把病人治死。所以说"慎之哉! 慎之哉!"

最后还是归结到我们《黄帝内经》里边讲的诊断,首先要"察色按脉,先别阴阳",大方向不要错,然后有具体的治疗方法,更细致的就是前面提到的。中风这一篇内容比较多的,因风为百病之长,所以它导致的病比较多,尤其是有一些类似风的疾病,又合在一起比较,内容非常丰富。赵献可把具有代表性的这些医家的观点,以及自己的观点总结形成了这篇文章。

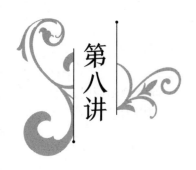

第八讲

卷之二·主客辨疑·伤寒论

【原文】

伤寒专祖仲景。凡读仲景书,须将伤寒与中寒分为两门,始易以通晓。为因年久残缺,补遗注释者,又多失次错误,幸历代考正者渐明。逮陶节庵《六书》、吴绶《蕴要》二书刊行,而伤寒之理始著。余于至理,未暇详辨,先将伤寒、中寒,逐一辨明,庶不使阴阳二证混乱。夫伤寒治之,得其纲领不难也,若求之多歧,则支离矣。先以阳证言之:夫既云伤寒,则寒邪自外入内而伤之也。其入则有浅深次第,自表达里,先皮毛,次肌肉,又次筋骨、肠胃,此其渐入之势然也。

【讲解】

这是第二卷里边的第二篇。前面讲了中风,第二卷里从病因上来讲,讲了中风、伤寒、温病和郁病。他是从这几个角度来讲他的认识体会,有些内容是引用前人的。有关伤寒论不是张仲景的《伤寒论》,实际上是他的"论伤寒"。"伤寒专祖仲景",就是一谈到伤寒治病,都是以张仲景做鼻祖的,因为张仲景写了《伤寒论》,这叫专祖仲景。"凡读仲景书,须将伤寒与中寒分为两门,始易以通晓",读张仲景的书,必须将伤寒、中寒分开来。实际上在《伤寒论》里边都学过,什么直中、伤寒,要把它分清楚,心里才明白。"因年久残缺,补遗注释者,又多失次错误",这句话什么意思?就是由于年代久远,书籍里边很多东西有残缺,以前书都是竹简的,都是在竹板上刻字,时间长了腐烂掉字,竹简都是用线穿起来,有时又会颠倒弄错。年久残缺后边就会有人补遗注释,就是哪里缺什么了,后人就给补上,哪里讲得不明白,不理解,就需要有注释。因为有这些,所以"多失次错误",出现次序紊乱,错误百出,以致我们读张仲景的书,有时不易读明白他讲的是什么。

"幸历代考正者渐明",由于有考证的学者,就逐渐把《伤寒论》的面貌保存下来,还比较清楚。"逮陶节庵《六书》、吴绶《蕴要》",就是陶节庵的《伤寒六书》和吴绶的《伤寒蕴要全书》二书刊行,"而伤寒之理始著",就是因为《伤寒六书》和《伤寒蕴要全书》这两本书,伤寒的理才能逐渐地被大家看到。"余于至理,未暇详辨,先将伤寒、中寒,逐一辨明,庶不使阴阳二证混乱",赵献可认为自己没有时间去把其中的高深道理讲那么详细。于是先将伤寒、中寒一个一个辨明,这样"不使阴阳二证混乱",就是使阴证、阳证不至于辨不清楚。"夫伤寒治之,得其纲领不难也",如果是治疗伤寒,得到要领就不难了。"若求之多歧,则支离矣",如果说没有得到纲领,老是去看小分支,就像了解中国一样,不看长江、黄河,只去讲小的支流,最后会认为很乱。实际上就是告诉我们,要把伤寒、中寒这些要领性的东西要掌握好,形成知识体系,不要迷失在支离破碎的细节中。"先以阳证言之:夫既云伤寒,则寒邪自外入内而伤之也",阳证是什么?就是寒邪从外向里侵入,伤害了人体,这就是阳证。"其入则有浅深次第,自表达里,先皮毛,次肌肉,又次筋骨、肠胃,此其渐入之势然也",也就是寒邪侵入的浅深次第是什么?从表到里,首先是风寒伤皮毛,传入到肌肉,进一步又伤到筋骨,然后传到肠胃。"此其渐入之势然也",外邪来了以后,传入顺序是皮毛、肌肉、筋骨、肠胃。

【原文】

若夫风寒之初入,必先太阳寒水之经,便有恶风、恶寒、头痛、脊痛之证。寒郁皮毛,是为表证。若在他经,则无此证矣。脉若浮紧、无汗为伤寒,以麻黄汤发之,得汗为解。浮缓、有汗为伤风,用桂枝汤散邪,汗止为解。若无头疼、恶寒,脉又不浮,此为表证罢而在中。中者何?表里之间也。乃阳明、少阳之分,脉不浮不沉,在乎肌肉之间,谓皮肤之下也。然有二焉:若微洪而长,即阳明脉也。外证鼻干、不眠,用葛根汤以解肌。脉弦而数,少阳脉也。其证胁痛、耳聋、寒热往来而口苦,以小柴胡汤和之。

【讲解】

"若夫风寒之初入",就是刚刚侵入人体的时候,"必先太阳寒水之经",首先它侵犯的是太阳经,因为太阳是一身之表。侵犯太阳经以后,便会出现恶风、恶寒、头痛、脊痛,因为太阳经分布在人体的背部,所以表现出来的就是头痛,背痛,怕冷。"寒郁皮毛,是为表证",寒邪还在皮毛,还没进去,是最表浅的,所以叫表证。"若在他经,则无此证矣",如果已经进一步深入到其他的经,就没有上边这些表现。"脉若浮紧、无汗为伤寒",也就是伤寒辨证的标准,一个是脉浮紧,一个是无汗,只要抓住这两个,就知道有寒邪在表。

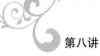

用麻黄汤发之,这个"发之"就是推邪外出的意思,不要把它理解成发汗,因为邪从肌表而入,一定是先把它推出去,这叫"发之"。我们现在的讲法有很多错误,以为寒邪从汗而解,这是错的,实际上是把寒邪给消灭掉,它的表现形式是有汗,一定不能颠倒,光发汗它是好不了的。"得汗为解",这是伴随的一个现象。这是《伤寒论》里边讲的。"浮缓",脉是浮缓的。"有汗为伤风,用桂枝汤散邪",这就明明告诉我们是散邪,不是调和营卫。"汗止为解",用麻黄汤治伤寒是有汗,病就好了;用桂枝汤散邪,它的结果是"汗止为解",汗不出了,就说明好了。

我们在学伤寒的时候,其实大家都知道伤寒、中风的区别有汗无汗。我们怎么来解读古人讲的这个东西? 实际上我是这么解读的,就是有一类病邪,它是类似于我们中医讲的所谓风邪,它侵入到人体以后,表现出有汗的形式,另一类病邪侵入到人体后不引起出汗。实际上是代表两类不同的病邪侵犯到体表以后初期的症状,如果我们这样来理解,中医理论和西医学之间就不会产生矛盾,就不会认为汗出是虚。所以伤寒、伤风是两类不同的病邪,这样理解,再去读《伤寒论》时,心里就很亮堂。

"若无头疼、恶寒,脉又不浮,此为表证罢而在中",如果没有头疼,也不怕冷,脉也不浮,表证没了,见不到外邪侵入到人体初期的症状时,说明它已经入"里"了,这个"中"实际上是"里",就是在往里边走了。就像进了门,没到二楼,现在到一楼了。"中者何? 表里之间也",中在表里之间。"乃阳明、少阳之分,脉不浮不沉,在乎肌肉之间,谓皮肤之下也",也就是侵入到阳明、少阳。脉是不浮不沉,病变部位涉及的是肌肉,"谓皮肤之下",皮肤就是表。"然有二焉:若微洪而长,即阳明脉也",脉如果开始洪大而长,说明外邪已经侵入到阳明。侵入到阳明以后,除了脉洪而长,"外证"就表现出来了,注意这个"外证"不是表证里证,而是表现出来的证据,是什么呢? 是"鼻干、不眠",就是鼻子开始发干,睡觉也睡不好。这会儿用什么治疗? "用葛根汤以解肌",之所以叫解肌,是因为病邪侵犯到了这个层面,所以用葛根汤来处理。

如果是"脉弦而数",说明是少阳脉,是往里走侵入到少阳。"其证",这个证和外证实际上是等同的,表现出来的是胁痛耳聋、寒热往来、口苦。到少阳以后,"脉弦而数","胁痛、耳聋、寒热往来而口苦",用什么呢? "以小柴胡汤和之",这会儿就要用小柴胡汤来治疗。实际上大家仔细看一看这个过程,因为以前我们上学的时候,老师给我们讲伤寒的时候,我们都是在死记,什么情况下是太阳伤寒? 什么是中风? 什么是少阳? 什么是阳明? 现在正值流感爆发,大家想一想,一开始的时候,伤寒也好,伤风也好,进一步嗓子干、鼻子干。然后睡觉也不好,得病后睡觉也不安稳。然后再进一步发展,出现胁痛、耳聋。尤其是耳聋,上呼吸道感染侵犯到咽鼓管有炎症时,就容易出现耳朵闷疼。用嘴呼吸,所以嘴干、苦,这就是病原微生物侵犯到不同的部位,不同阶段的表现。就像一个人进来了,过门的是他,进到中间还是他,到里边还是他。其实是在讲一个病邪在不同阶段,影响到不同组织时,应该用什么方法治疗。讲的内容连续性很好。

【原文】

盖阳明、少阳,不从标本,从乎中治也。若有一毫恶寒,尚在表,虽入中,还当兼散邪。过此为邪入里,为实热,脉不浮不沉,沉则按之筋骨之间方是,若脉沉实有力,外证不恶风寒而反恶热,谵语大渴,六七日不大便,明其热入里而肠胃燥实也。轻则大柴胡汤,重则三承气汤,大便通而热愈矣。以阴证言之:若初起便怕寒,手足厥冷,或战栗、蜷卧、不渴,兼之腹痛、呕吐、泄泻,或口出涎沫,面如刀刮,不发热,而脉沉迟无力,此为阴证。不从阳经传入热证治例,更当看外证如何。轻则理中汤,重则姜附汤、四逆汤以温之。由此观之,可见伤寒者,由皮毛而后入脏腑,初虽恶寒发热,而终为热证,其人必素有火者。中寒者,直入脏腑,始终恶寒,而并无发热等证,其人必无火者。一则发表攻里,一则温中散寒。两门判然明白,何至混杂于中,而使后人疑误耶?

【讲解】

"盖阳明、少阳,不从标本,从乎中治也",什么意思?就是病邪侵犯到少阳、阳明的时候,不从标本,本在哪里?实际上在这里,本就是太阳之表。标指的是树梢,本指的是树根。现在病邪是在哪呢?它是在树梢,这是树干,树干下边是树根,因为病邪到树干了,那我们就要治树干,要着眼在这个地方治疗。"若有一毫恶寒",若他还有恶寒的话,"尚在表",那也就是说病邪没有完全到树干上去。"虽入中",虽然已经侵犯到中间了,"还当兼散邪",还要配合着散邪的办法,也就是表、中同治。"过此为邪入里",如果再往下到根上去了,那就是入里。"为实热,脉不浮不沉,沉则按之筋骨之间方是,若脉沉实有力,外证不恶风寒而反恶热,谵语大渴,六七日不大便,明其热入里而肠胃燥实也",这就是由表到中,又到肠胃这个里了。"轻则大柴胡汤",一开始在中的时候是用柴胡,如果已经侵犯到里了,这时候可以用大柴胡,如果更严重,那就用什么?用"三承气汤,大便通而热愈矣",就是大便通畅,邪就有出路,所以说病就容易好了。

前面讲的全是阳热证,下边讲的都是阴证。"以阴证言之:若初起便怕寒,手足厥冷,或战栗、蜷卧、不渴,兼之腹痛、呕吐、泄泻,或口吐涎沫,面如刀刮,不发热,而脉沉迟无力,此为阴证。"阴证一开始的表现是怕冷。大家有没有体会? 在胃肠道感染初期,仅仅感觉到稍微有点不舒服,但是不明确的时候,首先感觉到的是什么? 往往会认为这天是不是变冷了? 有没有这种感觉? 再往下看,"手足厥冷",四肢是凉的,或者出现战栗,寒战了,"蜷卧",就是缩着,"不渴",不想喝水,一般胃肠道感染的时候是不想喝水的。"兼之腹痛",这就更告诉你是胃肠道感染了,然后有呕吐、泄泻,就更明确。严重的也可以吐涎沫。"面如刀刮",实际上是脸疼,但是又不发热。一摸脉沉迟无力,胃肠道感染后吸收不好,整个身体处于阴证的状态,就会出现这个脉象。

到这里我们就知道,《伤寒论》里的方子分两类,一类是阳证,由麻黄汤、桂枝汤到小柴胡汤、大柴胡汤到三承气汤,它是一个系列。但是仔细分析这些症状,所谓的阳证表现,实际上我把它叫成什么? 叫非消化道源感染。也就是这些感染部位不在消化道,是这一类感染都是阳证。下边阴证这些是什么? 这是消化道源性感染,也就是从消化道感染开始的。阳证是从消化道之外感染开始的。这就是在所谓的太阳病里,他既讲一派热象,也讲了胃肠道症状。但是分类方式是按三阴三阳那么去划分,按临床实际以及西医学知识,我认为这样更容易理解,不用死记硬背,而是直接和临床实际关联起来。在遇到这些病的时候,想到这是非消化道源性感染,我应该去选哪类方子。那么消化道源性感染选什么呢? 我们看后边。

"此为阴证。不从阳经传入热证治例",也就不能按照阳经传入而形成的热证来治疗。"更当看外证如何",还是要看临床表现。"轻则理中汤",理中汤是治疗胃肠道感染泄泻的,然后"重则姜附汤、四逆汤以温之",大家学习一下四逆汤,全都是治疗脉微欲绝、下利清水这些胃肠道疾病的。比如说肺炎是不会出现这种情况的,除非滥用抗生素。所以消化道源性感染的疾病可以这么治疗。"由此观之,可见伤寒者,由皮毛而后入脏腑",伤寒指的是非消化道源性的疾病。注意,这用的是伤寒,外邪是从皮毛入脏腑。"初虽恶寒发热,而终为热证,其人必素有火者",热性体质的人才容易得伤寒,就是外边受凉后生病,但不是胃肠道感染性疾病。那么中寒者是什么呢? 直入脏腑,直接侵犯到胃肠道,"始终恶寒",一直怕冷,只要拉肚子的人,都是怕冷的,"并无发热等证",他说并无发热也不对,实际上怕冷、呕吐、泄泻的人,他只是自己不认为发热,体温还是有轻微升高的。"其人必无火者",指的是阳虚的人体质很弱,就不容易发热。"一则发表攻里",发表攻里这是指的是阳证的部分,就是非消化道源性感染性疾病的治疗方法。"一则温中散寒",温中散寒是指消化道源性感染性疾病的治疗方法。"两门判然明白,何至混杂于中,而使后人疑误耶?"如果能把这些看清楚,后人学习时也不会糊涂。但是《伤寒论》的编排一定不是原著的状态,所以后边出现分歧是很正常的。

【原文】

寒伤荣,风伤卫。卫阳也,风亦阳也。阳从阳之类,故风能伤卫。血阴也,寒亦阴也,阴从阴之类,故寒能伤荣。辛甘发散为阳,风宜辛散,寒宜甘发。桂枝辛而热者,故能发散卫中之风邪;麻黄甘而热者,故能发散血中之寒邪。又桂枝、麻黄,气味俱轻,阳中之阳,故能入太阳经,散皮肤间之风寒也。此二方者,乃治冬月正伤寒之之方。霜降后至春分前,此时太阳寒水用事,房劳辛苦之人,其太阳寒水之气,乘虚而客入于太阳经,同气相求,故易以伤也。

【讲解】

我们再来看这个,"寒伤荣",荣实际上是营,古代营和荣通用。"风伤卫",卫是指卫气,荣是指营气。古人认为寒邪伤的是营气,风邪伤的是卫气,有这个固定的说法。"卫阳也,风亦阳也。阳从阳之类,故风能伤卫",同类的东西容易聚在一起,但我认为这个解释比较牵强,所以我不赞同这个解释。"血阴也,寒亦阴也,阴从阴之类,故寒能伤荣"。前面讲的是同气相求,以后我再专门讲什么叫"同气相求"。我认为用到这来解释病因,病理不合适。"辛甘发散为阳",辛、甘味的药有发邪散邪的作用,它们都属于阳性的药物。"风宜辛散,寒宜甘发",如果伤风,就用辛散的办法,如果伤寒,就用甘发的办法,也就是甘味药又能除邪的,这叫甘发,大家可能还第一次听到。"桂枝辛而热者,故能发散卫中之风邪",桂枝是辛热药,能够发散卫中风邪,就是伤卫的风邪,实际上就是非消化道源性感染性疾病的初期,桂枝有很好的治疗作用。我记得前几年流行病出现的时候,有报道说从肉桂里提取的东西具有很好的预防传染病的作用。实际上张仲景讲的桂枝就是肉桂,所以说对于外邪它是有杀灭作用的。

"麻黄甘而热",麻黄是甘热药,能发散血中之寒邪。这个"血中"我们也不要理解成血液,而是说病邪在进一步侵入时可以用麻黄来治疗,指的是这类无汗的邪气。"桂枝、麻黄,气味俱轻,阳中之阳,故能入太阳经,散皮肤间之风寒也",所以疾病初期就麻黄、桂枝并用。"此二方者",就是桂枝汤、麻黄汤,"乃治冬月正伤寒之之方",冬天患真正的伤寒,即正伤寒,这两首方子对正伤寒的疗效非常肯定。"霜降后至春分前,此时太阳寒水用事,房劳辛苦之人,其太阳寒水之气,乘虚而客入于太阳经,同气相求,故易以伤也。"霜降后春分前,刚进入大雪,这段时间太阳寒水用事,是自然界最寒冷的时候。"房劳辛苦之人",房劳就是房事过度,辛苦就是劳作过度,都是容易出汗,这时就容易受寒邪入侵,然后出现伤寒。这是讲在这个节气是最容易得伤寒的。事实上也是如此,我们现在这段时间,正好是流感是高发季节。

【原文】

仲景特以杀气最重,故详言之。其余时月则无伤寒,则二方不可用也。今人医牌上多书:治四时伤寒。名不正则言不顺矣。《活人》言头痛如破者,连须葱白汤。不可便与升麻葛根汤,恐太阳流入阳明,是太阳邪气引入阳明,不能解也。未至少阳者,不可便与柴胡汤。如有恶寒证,本方加麻黄。恶风,加桂枝。如正阳明腑病,不恶寒有汗而渴,当用白虎汤。

【讲解】

"仲景特以杀气最重,故详言之",所谓的杀气就是对人有害的,即自然界寒邪,所以仲景讲得比较详细。我们想,张仲景为什么把他的书叫《伤寒杂病论》。我记得以前与大家聊过,人最舒适的气温是多少?是环境温度26℃,低于26℃的时候,就感觉到寒冷,很容易受凉。比如睡觉晚上一般都在26℃以下,白天稍微一热还会贪凉,所以我们很容易受寒邪伤害。也是因为这类病太多,所以说张仲景的书就叫《伤寒杂病论》。"其余时月则无伤寒,则二方不可用也",其他的时候,除了刚才讲的从霜降以后的这段时间外,其他时候说无伤寒,这个无伤寒指的是从自然界来讲的。实际上,我们现在任何时候都可以伤寒,南方那么热的天,在空调房里面会不会伤寒?也一样会。我们虽在北方,但是我们现在流行感冒的特点和古代一定是不一样的,因为古代屋里没这么暖和。所以说为什么冬天我们用那些清热解毒药仍然有效,因为我们所处的环境和古人不一样。"今人医牌上多书:治四时伤寒。名不正则言不顺矣",赵献可时代,医生的诊所门口会挂个牌,就像现在是专治什么病一样,说"治四时伤寒",就是我治一年四季所患伤寒,说明这是一个治伤寒的医生。

"名不正则言不顺",为什么说名不正言不顺?因为赵献可认为只有霜降以后有伤寒,其他时候没有。所以他认为人家名不正言不顺,这是赵献可的观点。当然我认为赵献可把伤寒局限成只是霜降后所患疾病叫伤寒。"《活人》言头痛如破",《活人书》是本医书,记载头痛要胀开,用"连须葱白汤",就是葱白带根须,叫连须葱白,煮汤。"不可便与升麻葛根汤,恐太阳流入阳明,是太阳邪气引入阳明,不能解也",不可以直接给升麻葛根汤,因为这都是凉药。"恐太阳流入阳明",恐怕用上这些凉药以后,病邪就迅速地从太阳侵入到阳明,这是赵献可的观点。但是我认为,我们在治病时,不能只考虑一个太阳、阳明、少阳,我们更要重视到邪气性质。因为他在讲太阳、少阳、阳明的时候,没有谈邪气的性质,只是在谈一个部位。如果是热邪,在不同的部位,我们也可用升麻、葛根这些药,因为赵献可讲的是正伤寒,所以这里说正伤寒就不要用升麻葛根汤这个方了。"未至少阳者,不可便与柴胡汤",病邪还没有传入少阳,这时候就不要用小柴胡汤。"如有恶寒证,本方加麻黄",如果有怕冷症状,还要在这基础上加麻黄。"恶风,加桂枝。如正阳明腑病,不恶寒有汗而渴,当用白虎汤",只要汗出而渴,这时候是高热,可以用白虎汤。这是说到哪个阶段用哪个方子。

【原文】

太阳经表之表也,行身之背。阳明经表之里也,行身之前。少阳经半表半里也,行乎两胁之旁。过此,则少阴、太阴、厥阴,俱入脏而为里。

大凡伤寒邪热传里结实,须看热气浅深用药。今之医,不分当急下可少与宜微和胃气之论,一概用大黄、芒硝,乱投汤剂下之,因兹枉死者多矣。余谓伤寒之邪,传来非一,治之则殊耳。病有三焦俱伤者,则痞、满、燥、实、坚俱全,宜大承气汤。厚朴苦温以去痞,枳实苦寒以泄满,芒硝咸寒以润燥软坚,大黄苦寒以泄实去热,病斯愈矣。

【讲解】

这一段在讲经脉循行部位和症状之间的关系。"太阳经表之表也,行身之背",太阳经在人体的后边,是表中之表。阳明经是"表之里也,行身之前",就是在人体的前部。少阳经是半表半里,"行乎两胁之旁",这是讲的三阳经循行部位。"过此,则少阴、太阴、厥阴,俱入脏而为里",除了这些以外都是少阴、太阴、厥阴的病。"大凡伤寒邪热传里结实",非消化道感染性疾病进一步发展,就会导致里实证,具体表现就是痞满燥实坚。这些病人的感染部位根本就不在消化道。我认为有这个认识以后,以后再遇到这些病,也知道去做针对性检查,X线片,血常规等,不用去考虑做便常规,与那个没关的。"大凡伤寒邪热传里结实,须看热气浅深用药",按热气的深浅来用药。"今之医,不分当急下可少与宜微和胃气之论,一概用大黄、芒硝,乱投汤剂下之,因兹枉死者多矣"。这段话讲语句没那么顺,但是整个意思是什么?现在的医生不分该不该用下法,通通给用下法,即使应该用微和胃气的办法,也一概用大黄、芒硝急下,这是乱投药,"因兹枉死者多矣"。

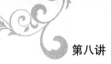

这儿我要多说两句,我认为如果按照赵献可讲的和我们临床是有一些不符合的地方的,当有里热的时候,是可以放心地用大黄的。比如升降散中用大黄。不管有没有便秘,都是可以的。因为大黄从现代药理学来看,它对很多病毒细菌都有很好的治疗作用,所以说大黄可以。但是芒硝就不能乱用,芒硝是一个渗透性的泻药。不能够把大黄和芒硝等同起来,要分开来谈。"余谓伤寒之邪,传来非一,治之则殊耳",同样是伤寒,邪气也不一样,都是在寒的条件下产生的病因,就像我们现在流感是三种病毒同时存在,但是各种病毒的特点又不一样,所以说"传来非一",那么治疗也应该不同。注意,下边这一段特别有意思,我们解读一下,大家读起来就更实用。

"三焦俱伤者,则痞、满、燥、实、坚俱全",如果你热伤到三焦,它表现出来的痞、满、燥、实、坚都有,只要是三焦病变,表现出的症状就是这么全,这时候用什么?用大承气汤。我们在学校的时候老师讲,一般都是大便干才能用大承气,对不对?如果不是这样,肺部病变能不能用大承气汤,很少会有人说能。但是改变我的看法的是有一次史载祥老师查房,当时有一个气胸的病人,特别瘦,史老师就给他用大承气汤,结果两三天以后,气胸就没了,就吸收完了。为什么?当时我不理解,只认为釜底抽薪,可能泄了火那就好了。但是我看到赵献可讲的这一段的时候,我一下子就明白了,因为大承气汤可以治疗痞,而且可以治疗三焦的病变,"三焦俱伤者",我明白为什么可以用大承气汤了。更重要的是有关大承气汤的方解,我们方剂书上讲的很多东西对我们有误导。"厚朴苦温以去痞",你看用厚朴干什么?人家说的是去痞才用厚朴,痞是什么?实际上是胸脘部的胀满。治疗"喘家作,桂枝汤加厚朴杏子主之",一定要加厚朴、杏仁。也就是说厚朴是治肺的一个药。现在药理研究证明它能够促进胃肠蠕动,其实厚朴是治疗肺的一个很好的药。我们往下看,就更能看出来。"枳实苦寒以泄满",枳实才是一个真正的促进胃肠动力药,它促进胃肠道蠕动,所以它能够除满胀满。厚朴就是去痞,去堵得慌的这种感觉。大承气汤之所以能治疗肺的病变,是因为有厚朴、枳实。另外枳实虽然是能够泄满实,促进胃肠道蠕动,降逆气。但是它是一个很好的开胸药,所以枳实还有一个名字叫开胸锤,就是胸闷憋气的时候,只要用枳实,就像锤子"哐"一敲,就不憋了,所以它叫开胸锤。枳实、厚朴配起来治疗肺部的病变非常好,治疗心脏病也非常好。治疗心衰的枳术汤,效果很好。治疗胸痹的方里边也用枳实,所以说它是治疗心肺疾病很好的药。如果有三焦俱热,厚朴、枳实是不应该去掉的。下面我们再看,说芒硝"咸寒以润燥软坚",这个软坚指的是什么?指的是大便干结,因为芒硝是一个渗透性的药,它能把水吸收到肠道,使坚硬的大便化开,用上芒硝以后,大便就容易下了,所以说它咸寒软坚。大黄"苦寒以泄实去热,病斯愈矣",既有枳实、厚朴的通降作用,又有芒硝的软坚作用,这时候再配上大黄的推动、祛邪作用,病就好了。那么大黄是一个极好的祛邪药,一定不要把它仅仅当成一个通便药。你想想临床上如果遇到一个发烧的病人,你给他喝点泻药,他能好病吗?他不能,但是用大黄给他泻完,他就能好。所以大黄的功效不要仅仅理解成是通便,它是很好的祛邪药。

【原文】

邪在中焦,则有燥、实、坚三证,故用调胃承气汤,以甘草和中,芒硝润燥,大黄泄实。不用枳实、厚朴,恐伤上焦元气,调胃之名,由此立矣。上焦受伤,则痞而实,用小承气汤。枳实、厚朴之能除痞,大黄之泄实,去芒硝不伤下焦真阴,谓不伐其根本也。若夫大柴胡汤,则有表证尚未除,而里证又急,不得不下者,只得以此汤通表里而缓治之。尤有老弱及血气两虚之人,亦宜用此。

【讲解】

我们再往下看,还有好东西。"邪在中焦,则有燥、实、坚三证",邪在中、下焦时就有"燥、实、坚",不仅仅是中焦,因为在肠道。在大肠的时候,表现出来的燥,是大便干,实就是肚胀,坚就是大便干硬,故用调胃承气汤。"以甘草和中,芒硝润燥,大黄泄实"。调胃承气汤是干什么?肺没问题只有胃肠道有问题时,就用调胃承气汤。这个不难理解,"不用枳实、厚朴,恐伤上焦元气",这句话是我见到的明确讲枳实、厚朴是补上焦元气的一个出处,其他的我没有考证过。但是我读的书里边说枳实厚朴补上焦元气,是不伤上焦元气的,我只从这儿见到,显然枳实、厚朴对心肺疾病很好。"上焦受伤,则痞而实",如果肺有病,就会出现胸闷、腹胀。我们见的肺部感染、肺心病病人,肚子都是胀胀的,大便不畅。肺部感染,又合并大便干肚子胀的时候,用小承气汤,"枳实、厚朴之能除痞,大黄之泄实"。"去芒硝不伤下焦真阴",这句话又是点睛之笔。不用芒硝,是因为芒硝能伤下焦真阴,"谓不伐其根本也",不用它就不伤真阴,不伤根本,因为它对人造成的是津液的丢失,可导致脱水。这里把三个承气汤里的四五个药讲得非常的到位,我认为这比方剂学讲得深刻得多。"若夫大柴胡汤,则有表证尚未除,而里证又急,不得不下者,只得以此汤通表里而缓治之",大柴胡汤治疗半表半里,它虽还没进入到里,但已经涉及了,这时就用大柴胡汤。"尤有老弱及血气两虚之人,亦宜用此",若虚弱的人,仍然可以用大柴胡汤。这是全一篇里我认为最精彩

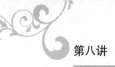

的一句话。这一段把我们学习中的很多困惑,点得非常到位。但是如果没有丰富的临床经历,还真欣赏不了赵献可刚才讲的这句话,如果一直做临床,你会发现这讲的都是在临床实际中发生的情况。

【原文】

故经云:转药孰紧,有芒硝者紧也。大承气最紧,小承气次之,柴胡又次之。其大柴胡加芒硝,方得转药,盖为病轻者设也。仲景云:荡涤伤寒热积,皆用汤药,切不宜用丸药,不可不知。如欲用此三方,须以手按病人,自胸至小腹,果有硬处,手不可近,方敢下手。然其至妙处,尤须辨舌之燥滑若何。此《金镜录》三十六舌,不可不细玩也。

【讲解】

"故经云:转药孰紧,有芒硝者紧也。大承气最紧,小承气次之,柴胡又次之。其大柴胡加芒硝,方得转药,盖为病轻者设也。"什么叫转药?这是《医贯》里我第一次见到,这个转是什么?就是转移,转动、活动起来的意思,实际上是转移。那么在转药里什么最重要?哪个药是最重要的?"芒硝者紧也",就是在转药里边,芒硝最重要,最能促进胃肠道的推动作用。我们吃下芒硝,马上就会口渴、胃胀,为什么?因为大量的水都跑到胃中,这时候就要往下排,所以说它是一个转药。那么再配上其他药以后,推转、转移的作用就更强。那就是大承气最"紧",小承气就差一点,柴胡剂又差一点。"大柴胡加芒硝,方得转药",如果大柴胡不加芒硝,转动、推动的作用比较轻。所以这一段关键知道什么是转药,转药里边最要紧的是芒硝。不加它泻下作用就不强。"仲景云:荡涤伤寒热积,皆用汤药,切不宜用丸药,不可不知",祛外感热邪急剧时,一定要用汤药,不要用丸药,丸药作用太弱。"如欲用此三方,须以手按病人",一定要用触诊,"自胸至小腹,果有硬处,手不可近,方敢下手",一摸肚子,从胸到小腹,"果有硬处",摸上去里边某一个区域挺硬,"手不可近",一摸它就疼得受不了,这时候你才要用大承气、小承气、调胃承气等方。"然其至妙处,尤须辨舌之燥滑若何",除了这个以外再看舌象,如果舌燥,就应该用承气汤,若苔滑,还不一定。具体怎么看舌,有一本书叫《伤寒金镜录》,有三十六舌,"不可不细玩",里边是手绘的舌象,讲得非常细致。

【原文】

初病无热,便四肢厥冷,或胸腹中满,或呕吐腹满痛下利,脉细无力。此自阴证受寒,即真阴证,非从阳经传来,便宜温之,不宜少缓。经云:发热恶寒者,发于阳也。无热恶寒者,发于阴也。治宜四逆汤。腹满腹痛,皆是阴症,只有微甚不同,治难一概。腹痛不大便,桂枝芍药汤。腹痛甚,桂枝大黄汤。若自利腹痛,小便清白,宜温中理中,四逆看微甚用。轻者五积散,重者四逆汤,无脉者通脉四逆汤,使阴退而阳复也。

【讲解】

"初病无热,便四肢厥冷,或胸腹中满,或呕吐腹满痛下利,脉细无力。此自阴证受寒,即真阴证,非从阳经传来,便宜温之,不宜少缓。"刚才咱们讲阴证,也就是消化道源性感染性疾病的特点。"经云:发热恶寒者,发于阳也。无热恶寒者,发于阴也",这个条文大家已经背得很熟了,"发热恶寒者,发于阳也",我们换个说法,叫"发热恶寒者,发于非消化道之处也,无热恶寒者,发于消化道之处也",如果这么来理解,伤寒就容易学了。"治宜四逆汤",如果是消化道源性感染性疾病,即所谓的伤寒阴证叫"中寒",就用四逆汤。"腹满腹痛,皆是阴症,只有微甚不同,治难一概",腹满、腹痛,这些都是阴证,只有症状严重程度不同。不管严重程度怎样,只要性质一样,部位一样,治疗的方向就是一样的。但"治难一概",一概是什么呢? 就是统统是一个样子。"治难一概",还是要根据微甚不同来进行治疗。"腹痛不大便",怎么治? 用桂枝芍药汤。腹痛厉害,用桂枝大黄汤。"若自利腹痛,小便清白,宜温中理中,四逆看微甚用",是讲腹泻、腹痛、小便清白宜用温中的理中汤,如有四肢厥逆,根据轻重选择不同的四逆汤类方。"轻者五积散,重者四逆汤",轻者可以用五积散,重者用四逆汤。五积散是《太平惠民和剂局方》里边的一个方子,一派热证,风寒湿及痰有集聚的可用五积散。"无脉者用通脉四逆汤",若腹痛,脉弱,就用通脉四逆汤,"使阴退而阳复也"。使阴寒之邪退出去,阳气就恢复了。注意这里退的阴不是人体的阴,而是阴邪。

【原文】

阴毒病,手足指甲皆青,脉沉细而急者,四逆汤;无脉者,通脉四逆汤、阴毒甘草汤,脐中葱熨,气海、关元著艾,可灸二三百壮。乃用温和补气之药,通其内外,以复阳气。若俱不效,死证也。

【讲解】

比阴证更重的叫阴毒病。一般讲到毒,就说明病邪严重。"手足指甲皆青",这就很严重了,手脚都发青了,实际上就是说什么? 微循环障碍非常严重。"脉沉细而急",脉沉细摸不着,跳得还挺快。这是休克早期的症状。用什么呢？用四逆汤。如果严重到连脉都摸不着了，就要用通脉四逆汤、阴毒甘草汤，因为我没有去核实这具体是什么病，但最起码知道无脉，就用通脉四逆就可以。"脐中葱熨"，就是把葱捣烂，放在肚脐里上边加热，这就是葱熨（wei）。"气海、关元著艾"，艾灸气海、关元，可灸二三百壮，要求灸的时间较长，要有耐心，治疗上要有时间保证，就像我们现在用药要有持续性。"乃用温和补气之药，通其内外，以复阳气"，这时要用温和、补益的药。"若俱不效，死证也"，如果这个还不好，就是死证了。这是所谓的阴毒病，实际上是消化道源性的感染性休克。

【原文】

以上皆真阴证，人皆知之，至于反常，则不易晓。有发热面赤，烦躁揭去衣被，饮冷脉大，误为阳证，投寒药，死者多矣。必须凭脉下药，不问浮沉大小，但指下无力，按至筋骨，全无力者，必有伏阴，不可与凉药。若已曾服过凉药，脉必鼓指而有力，脉又难凭矣。若一应茶汤，及寒热药俱吐者，此阴盛格阳，急用白通汤，加人尿、胆汁，以通拒格之寒。所以仲景《伤寒论》中，传经与直中并论者，正谓有阳证似阴，阴证似阳，所宜详辨。

【讲解】

"以上皆真阴证，人皆知之，至于反常，则不易晓"，上面讲的都是阴证，大家都知道，如果不符合一般规律，就不容易明白了。哪些让人们不易明白？"有发热面赤"，发热、面红，看上去像热证。"烦躁揭去衣被"，烦躁，不穿衣物、不盖被子。"饮冷脉大"，喜欢吃凉的，脉还挺大。"误为阳证，投寒药，死者多矣"。作为一般的临床医生来讲，肯定是用寒药。但如果了解病史，前有腹痛、腹泻、呕吐，再见到这种情况，还真不能够投寒药，必须投热药。这是我们临床一般没有的功夫，不容易把它识别出来。"必须凭脉下药，不问浮沉大小，但指下无力，按至筋骨，全无力者，必有伏阴，不可与凉药"，虽是一派热象，但脉没劲儿，使劲儿按，很沉很无力，这里一定是有伏阴，就是阴邪比较重，不可与凉药。"若已曾服过凉药，脉必鼓指而有力，脉又难凭矣"，如果是这种情况，用了凉药脉反而更有力。所以单纯凭脉，也不容易治疗。那如何治疗？还是从他的病史来分析，如果是消化道源性的感染，基本上都是阴证。

知道了这个就好办了，不管其他表现出的是什么。这个是很重要的，在其他书上都没有谈到，就赵献可在这谈到了。"若一应茶汤，及寒热药俱吐者，此阴盛格阳，急用白通汤，加人尿、胆汁，以通拒格之寒"，这实际上告诉我们病变部位在哪，假如出现的是上面这些症状，但只要一吃东西就吐，显然极有可能是急性胃部感染。这时候是阴盛格阳,用白通汤治疗,还是用热药,但是要加人尿、胆汁。这个方子在伤寒课、方剂课都讲过的,我不细讲。但是我想讲他为什么加人尿、加胆汁。细菌侵入到胃肠道以后,第一步想把它灭掉,就必须有足够的胃酸,如果细菌能抵抗胃酸对它的消化,第二关是胆汁把它给灭掉。给他加胆汁,实际就是增加病人自身对病邪的杀灭作用,所以加胆汁是有道理的。我们不知道古人是怎么引用过来的,但是从理上讲我认为是非常高明的。大家往往认为人尿是一个很脏的东西,泌尿科的大夫说尿是非常干净的,里边没细菌。我们可以这么来理解,尿是人体所有代谢的终产物,为什么中医认为人尿具有养阴去火的作用?因为人尿是所有代谢的终产物,我们在给病人时,实际上是让整个人体从高的代谢状态进入低代谢状态,这对身体能起到调节作用,表现出来的就是养阴去火。所以道理不懂时,认为中医用粪便等来治病的不科学,其实西医现在从人尿提取尿激酶,用于静脉、皮下注射。胆汁现在西医不怎么用,但是粪便西医也用,对于严重的菌群失调,直接用童便灌肠能够促进肠道菌群的重建。所以这些都是在治疗危重病时,可以建立功勋的药。"所以仲景《伤寒论》中,传经与直中并论","传经"就是指的非消化道源性感染性疾病表现出来的病变过程。"直中"是消化道源性感染性疾病。"传经"与"直中"并论,正谓有"阳证似阴",就是前面讲的这些阳证,它有时像阴证,阴证有时像阳证,所以赵献可把它们放在一起来讲。"所宜详辨",放在一起,告诉我们有这两种情况,应该详细地去辨别。

【原文】

但年久散乱,后人误相补集,致使不明。如太阳证头痛发热,当脉浮而反沉,又似少阴矣,故用麻黄附子细辛汤。如少阴证脉沉,应无热而反发热者,又似太阳矣,须用干姜附子甘草汤。如阴证四肢厥逆,而阳证亦有厥逆者,此四逆汤与四逆散不同。又如阴证下利,而阳证又有漏底者,此理中汤与黄龙汤不同。若此之类,疑似难明,幸《陶节庵六书》,已明分矣。

【讲解】

"但年久散乱",《伤寒论》年久散乱。"后人误相补集",什么叫误相补集呢?就是后人错误的相互来补充,把相关的资料补在一起,本来想讲明白结果却"致使不明",就是内容更乱了。

"如太阳证头痛发热,当脉浮而反沉,又似少阴矣",太阳病,头痛发热,一般来讲是脉浮,但可以见到脉沉,往往在阴、阳证之间,会出现容易让人错乱的表现。"又似少阴矣",脉沉是少阴证的特征。所以在这种情况下,要用麻黄附子细辛汤。我们在临床上也经常会遇到，既有呼吸道感染，又有消化道感染，两种情况可不可以同时存在？也是可以的。在这种情况下都选哪类方子呢？就是后边讲的麻黄附子细辛汤，"如少阴证脉沉，应无热而反发热者，又似太阳矣"，就又像是外来的。"须用干姜附子甘草汤"，就是要用四逆汤来治疗。"如阴证四肢厥逆，而阳证亦有厥逆者，此四逆汤与四逆散不同。"阴证的四肢厥逆就是胃肠道感染后出现的四肢冷，这是一类。还有不是胃肠道感染引起的疾病，也可以出现厥逆，这就是四逆散证。实际上四逆散这个方子是既可以治疗消化道源性感染，又可以治疗非消化道源性感染。在《伤寒杂病论》里，处方下边谈加减最多的，一个是小柴胡汤，一个是四逆散。为什么这两方子加减那么多，其他的方子谈加减少？就是因为这两张方子既可用于消化道源性感染性疾病，又可用于非消化道源性感染性疾病，所以在这两个方子里的加减最多。以前所有的注解里没有这么讲，这是我通过临床，然后再读古人的书，发现这样解释是合理的。

"又如阴证下利，而阳证又有漏底者"，胃肠道感染属阴证，以下利腹泻多见，但阳证也有漏底者，漏底是下利的意思，此"理中汤与黄龙汤不同"。理中汤是治阴证下利，黄龙汤是治虚实错杂，既有外感，又有阳证表现，后来又出现了便秘，这时候它可能出现大便失禁，可用黄龙汤来治疗。"若此之类，疑似难明，幸《陶节庵六书》，已明分矣"，这些错综复杂的事难以搞明白，幸亏在陶节庵的《伤寒六书》里已经讲明白，大家可以去看这个书。

【原文】

予又有说焉，若读伤寒书，而不读东垣书，则内伤不明，而杀人多矣；读东垣书，而不读丹溪书，则阴虚不明，而杀人多矣；读丹溪书，而不读薛氏书，则真阴真阳不明，而杀人亦多矣。东垣曰：邪之所凑，其气必虚。世间内伤者多，外感者间而有之。此一"间"字当作五百年间出之间，甚言其无外感也。东垣《脾胃论》与夫《内伤外感辨》，深明饥饱、劳逸、发热等证，俱是内伤，悉类伤寒，切戒汗下。

【讲解】

"予又有说焉"，就是我还有话要讲。"若读伤寒书，而不读东垣书，则内伤不明"，如果你仅仅读伤寒，不读李东垣的书，那么内伤病就不明白。比如这个阴证、阳证是从感染的部位来讲的，讲的都是外邪，内伤没有讲到。如果想把这块理解清楚，就得读东垣的书。这也是我们为什么第二部分讲《脾胃论》，先从正气讲起，读了东垣的书，就知道内伤了。如果不这样，"杀人多矣",也就是光知道外感病不行。"读东垣书,而不读丹溪书",如果不读朱丹溪的书,就不知道阴虚怎么辨证。只知补气也不行,"杀人多矣",如果读丹溪书,不读薛氏书,"则真阴真阳不明,而杀人亦多矣"。薛是谁?薛立斋。就是不读薛立斋的书不知道真阴真阳,这时候也会治死好多人。赵献可讲这个的意思,就是说我们读书时,这些书都要读,才能够把外感、内伤、阴虚、阳虚、内在的气虚血虚,才能够全面掌握,这时候才能治好那么多的病,要不然就会把人给治死。"东垣曰:邪之所凑,其气必虚。世间内伤者多,外感者间而有之",李东垣说:"邪之所凑,其气必虚",之所以你招惹邪气,是因为正气虚。人世间内伤的多,他认为内伤的是多数。"外感者间而有之",外感是少数,正气不足是主要的。赵献可说:"此一'间'字当作五百年间出之间,甚言其无外感也。"什么意思?这是赵献可的解释。"间而有之"这个间,是这五百年间,是以气虚为主的,他是这么一个解释。实际上李东垣不是这个意思,李东垣认为外感的少,内伤的多。但是他把这个"间",把时间区间说成五百年,我认为没什么意义,不用去追究它。"东垣《脾胃论》与夫《内伤外感辨》,深明饥饱、劳逸、发热等证,俱是内伤",在这两本书里边,他认为饥饱、劳逸、发热都是内伤性疾病。"悉类伤寒,切戒汗下",这些都像伤寒,但是不能用汗、下的办法。所谓的汗、下,指的是祛邪,我们在理解汗、吐、下时,一定要理解成是祛邪的办法。前段时间有个甲状腺癌术后高热不退的病人,按照外感辨证疗效就不好,后来选了李东垣的升阳散火汤,症状迅速就改善了。所以说李东垣的书还真是一定要好好读,好好用。这也是赵献可谈的这一段,我认为可以作为一个医生读书的指导原则,谁听谁受益。医生受益,病人就受益。

【原文】

以为内伤多,外感少,只须温补,不必发散。外感多而内伤少,温补中少加发散,以补中益气汤一方为主,加减出入。如内伤兼伤寒者,以本方加麻黄;兼伤风者,本方加桂枝;兼伤暑者,本方加黄连;兼伤湿者,本方加羌活。实万世无穷之利,东垣特发明阳虚发热之一门也。然世间真阴虚而发热者十之六七,亦与伤寒无异,反不及论何哉?

【讲解】

这是李东垣的观点。"只须温补,不必发散。外感多而内伤少,温补中少加发散,以补中益气汤一方为主,加减出入",这里就讲了外感病和内伤病各占比重大小。如果是内伤多,外感占的比例很少的话,这时只需要温补,不需要散邪。如果是外感的成分多,内伤的成分少,这时候在温补当中,稍

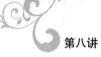

微加发散,仍然是以补中为主,这就用补中益气汤加减。下边加减的内容咱们都讲过了。"如内伤兼伤寒者,以本方",指的是什么? 就是补中益气汤。正虚又感受外寒,加麻黄。如果兼伤风,用补中益气汤加桂枝。如果伤暑,补中益汤加黄连。如果伤湿,用补中益气汤加羌活。"实万世无穷之利,东垣特发明阳虚发热之一门也",指的是李东垣的功劳太大了,有万事无穷之利,就是说我们学《脾胃论》,学完补中益气汤不会灵活运用就白学了。"然世间真阴虚而发热者十之六七,亦与伤寒无异,反不及论何哉",世间真阴虚导致的发热,占十分之六七,也就是百分之六七十,与伤寒有时候也很难区分。"反不及论何哉",李东垣反而没有讨论,为什么?

【原文】

今之人一见发热,则曰伤寒,须用发散。发散而毙,则曰:伤寒之书法已穷,奈何? 岂知丹溪发明之外,尚有不尽之旨乎? 予尝于阴虚发热者,见其大热面赤口渴烦躁,与六味地黄大剂,一服即愈。如见下部恶寒足冷,上部渴甚燥极,或欲饮而反吐,即以六味汤中加肉桂、五味。甚则加附子冷饮,下咽即愈。予尝以此活人多矣! 敢以私秘乎? 因制《补天要论》一卷,以补前人之不逮。所望于高明者,再加裁夺,幸甚幸甚。

【讲解】

"今之人一见发热,则曰伤寒",因为有教条,就说发热都是伤寒导致的,人们以为所有的疾病都是伤寒。一见发热,就认为是伤寒,就用发散的方法,实际上这是不对的。"发散而毙",只要用这种办法,人就死掉了。"则曰:伤寒之书法已穷,奈何?"那就是说伤寒书里的办法都用尽,怎么办呢? "岂知丹溪发明之外,尚有不尽之旨乎?"是讲朱丹溪书里讲的理论和方法也不完备。"予尝于阴虚发热者",赵献可对阴虚发热的病人,看见"其大热面赤口渴烦躁,与六味地黄大剂,一服即愈",我们在临床上很少会去这么用药,见到这个以后用大剂六味地黄汤,病好了。但是人家赵献可就是这么讲的,就是这么治疗的。所以这是值得我们重视的,也就是说我们遇到发热病人,别光想着其他的,六味地黄汤都可以治好一定是阴虚发热。如果见到"下部恶寒足冷",脚腿凉,"上部渴甚燥极",上边口渴、烦躁,"或欲饮而反吐",或是想饮水,又要吐,"即以六味汤中加肉桂、五味",再严重的,"甚则加附子冷饮",加上去以后怎么服用? 凉着喝,"下咽即愈",上热下寒,甚至喝水就想吐,就用六味加上肉桂、五味子、附子,下咽即愈。我在临床上没遇到过这样的老师,那只能以赵献可为师,因为赵献可告诉我们,遇到这种情况这么处理。"尝以此活人多矣",这就告诉你,我这不是理论的推演,是实践出来的方法,我用这个方法,救好的人多了。"敢以私秘乎?"我哪能只是藏在我这,不传给别人,不敢私密。"因制《补天要论》一卷",《补天要论》后边咱们要讲的,那里边是赵献可创新的东西。"以补前人之不迨",所以我们学完赵献可的《医贯》后千万不要说不知道里边有一个《补天要论》,这个内容非常重要,是"补前人之不迨",前人没有讲到的。"所望于高明者,再加裁夺,幸甚幸甚",期望以后遇到更高明的人,再去把它完善,那就是太幸运了。

【原文】

且举伤寒口渴一证言之:邪热入于胃腑,消耗津液故渴。恐胃汁干,急下之,以存津液。其次者,但云欲饮水者,不可不与,不可多与,并无治法。纵有治者,徒知以芩、连、知、柏、麦冬、五味、天花粉,甚则石膏、知母以止渴。此皆有形之水,以沃无形之火,安能滋肾中之真阴乎?若以六味地黄大剂服之,其渴立愈,何至传至少阴,而成燥实坚之证乎?既成燥实坚之证,仲景不得已而以承气汤下之,此权宜之伯术。

【讲解】

"且举伤寒口渴一证言之",举伤寒口渴这个症状来谈一谈。"邪热入于胃腑,消耗津液故渴",热邪侵犯到胃腑以后,消耗津液就出现口渴。"恐胃汁干,急下之,以存津液",怕胃液干了,所以赶紧用下法存阴。注意这个"下",不要仅仅理解成通便,而是赶紧把热邪给祛除。但是怎么治邪?承气汤,它表现出来的是有泻下通便的作用,这是叫"急下存阴"。"其次者,但欲饮水者,不可不与,不可多与,并无治法",其次对于想喝水的人来讲,不可不与,就是要给他喝水,"不可多与",但也不能让他喝太多。"并无治法",还没有一个具体的治疗方法。即便有治疗思路,"也徒以芩、连、知、柏、麦冬、五味、天花粉,甚则石膏、知母以止渴",即便说有治疗思路,也就是前人提到的用芩、连、知、柏等苦寒药,以及养阴生津的麦冬、五味子、天花粉,还有用石膏、知母等清热药来止渴。"此皆有形之水,以沃无形之火,安能滋肾中之真阴乎?"上边这些凉药能够生津,这叫"有形之水","以沃无形之火",想把无形之火灭掉。"安能滋肾中之真阴乎?"用这种方法治疗真阴不足的虚火,怎么能治得了呢?就是你治疗思路不对,因为这样不能滋肾中真阴。"若以六味地黄大剂服之,其可立愈",遇到这种情况可以用六味地黄汤,大剂量服用,"其渴立愈"。在临床上有时方子对了病没好,往往是因为量不够,量不够就好不了病,不能说辨证错了。"何至传至少阴",如果这么治疗,它就不至于传到少阴,"而成燥实坚之证",就是大便干结等症状。所以赵献可强调六味地黄汤很好，但必须是真阴不足的。"既成燥实坚之证，仲景不得已而以承气汤下之，此权宜之伯术"，因为在张仲景时代没有认识到真阴不足，所以说在这个时候口渴，胃中津液不足，他就用承气汤赶紧把火泄掉，这是权宜之计，就是临时缓解一下。"伯术"，伯、仲、叔、季，也是最重要的一个方法，也就是治疗津液不足口渴的第一要术，这是在张仲景书里记载的，如果让赵献可来治疗，他就用六味地黄汤大剂服之。六味地黄汤治疗这种口渴疗效极好，我们在学六味地黄的时候，说"地八山山四苓泽丹各三"，这是个比例，要这么用，甚至给每一个药都有一个解释，大家可以看一看《神农本草经》每一味药功效的记载，泽泻我们说有利水功效，《神农本草经》泽泻就是主消渴的。方剂学中纯粹理论上的解释，根本就违背了药味本来药效的事实，只是一个说法而已。所以我们在学习的时候不能满足于教材以及某一家的解释，一定要和那些经典名著参照着看。

【原文】

然谆谆有虚人、老弱人之禁，故以大柴胡代之，陶氏以六乙顺气汤代之。岂以二汤为平易乎？代之而愈，所丧亦多矣。况不愈者，十之八九哉。当时，若多用六味、地黄饮子大剂服之，取效虽缓，其益无穷。况阴虚发热者，小便必少，大便必实，其上证口渴烦躁，与伤寒无异。彼之承气者，不过因亢则害，下之以承真阴之气也。予今直探其真阴之源而补之，如亢旱而甘霖一施，土木皆濡，顷刻为清凉世界矣。何不可哉！况肾水既虚矣，复经一下之后，万无可生之理。慎之慎之。吾为此惧，故于《补天要论》中详言之。

【讲解】

"然谆谆有虚人、老弱人之禁"，虽然用大承气，但是对于虚、老弱之人不能随便用。"故以大柴胡代之"，可以换成大柴胡汤。"陶氏以六乙顺气汤代之"，遇到这种情况，陶节庵用"六乙顺气汤"，这个方子我们用得少。"岂以二汤为平易乎？代之而愈，所丧亦多矣"，不要认为大柴胡汤，六乙顺气汤就是很平和的方子，用这个治疗以后，死的人也很多。"况不愈者，十之八九"，即便这么用了，百分之八九十还是治不好。"当时，若多用六味、地黄饮子"，六味就是六味地黄汤，"大剂服之，取效虽缓，其益无穷"，虽取效慢，但有很大受益，因为是用对症了。

"阴虚发热者，小便必少，大便必实，其上证口渴烦躁，与伤寒无异"，阴虚发热，尿少、大便干、口渴、烦躁，这些和伤寒相似。"彼之承气者，不过因亢则害，下之以承真阴之气也"，用承气汤也只不过是亢导致的害，用承气把它压下去后才能保住真阴,就是祛邪,保住了真阴。"今直探其真阴之源而补之",赵献可直接探寻到真阴之源来补充它。"如亢旱而甘霖一施,土木皆濡,顷刻为清凉世界矣",用补肾阴的办法从源头来治疗,就好像抗旱,遇到严重的干旱,"甘霖一施",下一场透雨,所有干燥的东西都变成湿润的,这些口渴、便秘就都没了。"顷刻为清凉世界",火就没了。"况肾水既虚矣,复经一下之后",如果是肾气已经虚弱,再经过攻下,"万无可生之理",想把病人救活都难了。"慎之慎之。吾为此惧",看到这种治疗方法我心里边都害怕,所以我们一定要谨慎,在后面《补天要论》里边,我会详细讲的。赵献可书中更精彩的东西还在后面。

【原文】

陶节庵亦悟此理,有云:自气而至血,血而复之气者,大承气汤下之。自血而之气,气而复之血者,生地黄黄连汤主之。二者俱不大便,此是承气汤对子,又与三黄石膏汤相表里,是皆三焦胞络虚火之用也。病既危急,只得以此汤,降血中之火耳。陶以血为阴,故有此论。惜乎其不识真阴真阳之至理也。

合而言之,真知其为阳虚也,则用补中益气汤。真知其为阳虚直中也,则用附子理中汤。真知其为阴虚也,则用六味肾气汤。真知其为阴虚尤火也,则用八味肾气汤。其间有似阴似阳之假证也,则用寒因热用之法从之,不可少误。惟以补正为主,不可攻邪。正气得力,自然推出寒邪,汗出而愈。攻之一字,仁人之所恶也。百战百胜,战之善者也。不战而屈人之兵,善之善者也,故曰善战者服上刑。

【讲解】

"陶节庵亦悟此理",就是陶节庵,他也悟出了这个道理。"有云:自气而至血,血而复之气者,大承气汤下之",实际上在气血的层面不虚,就用大承气汤攻下。"自血而之气,气而复之血",因为自气而血是由表入里,又由里出表,这时用大承气汤。自血而气就是在里到表,又从表到里,就用生地黄黄连汤,这就是两种方法。前面我们讲的纯粹是阳热证的,由于阴虚导致的就要一方面用地黄来养阴,一方面用黄连来去火。"二者俱不大便",这两个都不大便,"此是承气汤对子"。这是与承气汤是相对应的,只不过是两种,一种是阳热证,一个是阴血不足。"又与三黄石膏汤相表里,是皆三焦胞络虚火之用也","三焦包络虚火"实际上就是上、中、下三焦都有火,有关"三焦包络",在中医基础理论中认识分歧比较多,我认为把它理解成血络,可能比较恰当一些。因为我们在临床运用时,如果要清血分热的时候,生地、黄连、大黄，这些都是非常好用的，所以我认为"包络虚火"还是要落到临床实际中来，应该是指的血络中的火。"病既危急，只得以此汤，降血中之火"，可以直接用这个方子，也可以用这个方子加减化裁，这样就可去血中之火。血中之火往往会出现瘀，所以我们讲瘀热，实际上就是血中之火。我在临床上经常用两个方子，一个是四妙勇安汤，一个是茵陈蒿汤，茵陈、栀子、大黄。但是一般医生很少知道茵陈蒿汤和四妙勇安汤有异曲同工之妙。其实《伤寒论》里讲得非常清楚，说黄疸是由于瘀热导致的，所以它的主方是茵陈蒿汤，显然它治瘀热、治血中之热没有问题，而四妙勇安汤也有这个功效。所以中医学活以后，会发现没有这个药，我用别的替代，关键是得和临床实际联起来，不要天天在那里空想，这个是阴虚，那个是阳虚，落不到实处，就困在语言的辩论上了。真正落到实际中来，你就会发现古人的这些东西真好。"陶以血为阴"，就是陶节庵讲的血，实际上就是赵献可讲的阴。"故有此论。惜乎其不识真阴真阳之至理也"，可惜他还不知道真阴、真阳，赵献可最终是讲真阴真阳的，阴阳之源头。前面我们讲过了，大家还知道赵献可讲的真阳之根，真阴之根，都是根于什么？真阳之根是火，真阴之根是水，是水火。

"合而言之，真知其为阳虚也，则用补中益气汤"，整合起来讲，如果确实诊断成阳虚，那就应该用补中益气汤来治疗。"真知其为阳虚直中也，则用附子理中汤"，阳虚又为寒邪直中，要用附子理中汤。"真知其为阴虚也，则用六味肾气汤"，实际上就是六味地黄汤。"真知其为阴虚无火也，则用八味肾气汤。其间有似阴似阳之假证也，则用寒因热用之法从之，不可少误"，真寒假热的时候，寒热就要配合着使用，也就是反佐的办法。"惟以补正为主，不可攻邪"，到这个时候就只能用补正气的办法，不可以去攻邪。"正气得力，自然推出寒邪，汗出而愈"，所以赵献可是非常注重内伤的，李东垣注重内伤注重到气血，而赵献可直接就注重到真阴真阳，这是他们的差异。"攻之一字，仁人之所恶也"，用攻的方法治病，仁人是所恶的。什么叫仁人？不偏不倚的叫仁人，很多都解释成"有爱之人"，这是不对的，不偏不倚谓之仁，中正才是真正的仁。这个"仁"字困惑了我几十年，后来我终于明白了。我们说"麻木不仁"就是感觉迟钝，什么都感觉不到了，只有你中正的时候，你才什么都能感觉出来，这是冷、这是热、这是酸、这是苦，所以说仁就是中正的意思。"百战百胜，战之善者也"仁人不喜欢攻，所以他能百战百胜，这是善战者。"不战而屈人之兵，善之善者也，故曰善战者服上刑。"善战的人还是要以仁为主。

我认为这一篇真的是很精彩，把这篇内容和临床实际结合起来，大家听完了一定受益，尤其是我们把这个感染性疾病，胃肠源性疾病、非胃肠源性疾病和伤寒、中寒之间联系起来之后,再把这些方子一归类,这样心里边一定是很清晰的,照这个用,那心里边就是明明白白治病,效果肯定会好。赵献可最后把它引到了真阴真阳,他列出了治疗方法,但是真正的学术思想会在《补天要论》里面讲,我们后面再讲《补天要论》。

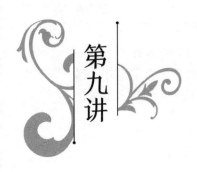

第九讲

卷之二·主客辨疑·温病论

这两篇的内容其实还是很重要的,前面我们把伤寒已经说了,下边是温病和郁病,这两个讲完了以后,后边就讲一个血证,血证也是在临床上非常常见的。今天咱们就讲温病,其实赵献可的这个书,他是把整个中医基本上扼要地讲了。

【原文】

夫伤寒二字,盖冬时严寒而成杀厉之气,触冒之而实时病者,乃名伤寒。不即发者,寒毒藏于肌肤,至春变为温,至夏变为暑病。暑病者,热极重于温也。既变为温,则不得复言其为寒。不恶寒而渴者是也,此仲景经文也。其麻黄、桂枝,为即病之伤寒设,与温热何与,受病之源虽同,所发之时则异,仲景治之,当别有方。缘皆遗失而无征,是以各家议论纷纷,至今未明也。刘守真谓欲用麻黄桂枝,必加凉药于其中,以免发黄之病。张子和六神通解散,以石膏寒药中,加麻黄、苍术,皆非也。盖麻黄、桂枝辛热,乃冬月表散寒邪所宜之药,不宜用于春夏之时。陶氏欲以九味羌活汤,谓一方可代三方,亦非也。羌活汤易老所制之方,乃治感四时不正之气,如春宜温而反寒,夏宜热而反温,秋宜凉而反热,冬宜寒而反温。

【讲解】

"夫伤寒二字,盖冬时严寒而成杀厉之气,触冒之而实时病者,乃名伤寒",什么叫伤寒,就是冬天严寒时候,杀气较重,寒冷以后所有的东西都不长,这就是"杀厉之气"比较重,如果"触冒之",也就是受了寒,"实时病",就在这个时候刚受寒立即就病了,这叫伤寒。如果"不即发者",没有马上犯病,"寒毒藏于肌肤,至春变为温",也就是,"冬伤于寒,春必病温",这是《黄帝内经》里边讲的,就是冬天伤了寒,寒毒藏在肌肤里。到春天发病,这叫温病,到夏天发病叫暑病。"暑病者,热极重于温也",暑病比温病更厉害一些。"既变为温,则不得复言其为寒",已经变成温病了,就不能再说这是受寒了,即不能再说它是寒邪导致的疾病。

这一段内容我是不太同意的,我们古人讲的是"冬伤于寒,春必病温",邪气伤了人以后,病邪是什么性质就是什么性质。比如感染了某个病毒,不能说它在体内时间久了,就不是这个病毒了,它原来是寒毒现在变为热毒了,一定不是的。所以说病邪侵入人体后,它不会随着时间的变化而变化,但是人的体质会变化。所以感受到寒邪也可能表现出热证,因为与体质是相关的。所以是不是即时发病,发病以后是什么状况,还取决于体质,整个病情状态实际上就取决于病邪和体质两个方面。

成为温病后就"不恶寒而渴者是也",温病、暑病的特点是什么?不怕冷、口渴,这就是它的特点,"此仲景经文也",前面讲的这些是《伤寒杂病论》里边的。"其麻黄、桂枝,为即病之伤寒设",现在受寒后即刻发病,用麻黄汤、桂枝汤。"与温热何与,受病之源虽同,所发之时则异,仲景治之,当别有方",前面麻黄、桂枝治疗的是当下受寒就生病的这种伤寒。"与温热何与",如果春天、夏天发病,受病之源虽同,但是所发之时不同。那么"仲景治之",张仲景药治疗这类温病、暑病,应当还有其他方子。为什么没见到,他说"缘皆遗失而无征,是以各家议论纷纷,至今未明也",他就想,张仲景既然讲了伤寒,当下的伤寒有方子,那么温病、暑病没有方子,是因为找不到了。所以后来各家议论纷纷,到现在也不明白。

"刘守真谓欲用麻黄桂枝,必加凉药于其中,以免发黄之病",刘守真,就是刘河间,他是主张用寒凉药来治疗这种热病。他说在麻黄、桂枝这些方子里边加上凉药,就可以了,"以免发黄",这类发热性疾病,伴有口渴,如果不加凉药,病人可能发黄。发黄是什么?就是黄疸。实际上刘守真讲的是有道理的,感染肝炎病毒后,不一定马上就有表现,但是等有表现的时候,要是不用凉药,肝病加重,病人可能真的就出现黄疸,所以这是符合实际的。"张子和六神通解散,以石膏寒药中,加麻黄、苍术,皆非也",金元四大家中张子和是善用吐、下的方法来治病的攻邪派。他用六神通解散,在他的书里边可以看到,用石膏这些寒药,再加上麻黄、苍术,"皆非也",赵献可认为他这种治疗方法也不妥当。

"盖麻黄、桂枝辛热,乃冬月表散寒邪所宜之药",麻黄、桂枝这些辛热的药,适合用在冬天受寒以后,不宜用于春夏之时。这就是赵献可说,麻黄、桂枝在温病、暑病里尽量就是不要用了。"陶氏"即陶坚,"陶氏欲以九味羌活汤,谓一方可代三方,亦非也",陶氏有张方子叫九味羌活汤,在方剂里边还作为一个重点方剂,应该是让大家背过。为什么说"一方可代三方",这一个方子可以治疗三阳合病,太阳、少阳、阳明三阳合病,受寒以后入里化热,用一个九味羌活汤就够了,不用选麻黄、桂枝、柴胡等,这个方子就足够。赵献可说,"亦非也",也不对。"羌活汤易老所制之方,乃治感四时不正之气",易老应该是张元素,它治疗什么?"四时不正之气",什么叫四时不正之气?冬天大寒节气时认为冷,这叫四时不正之气吗?不叫。这是四时应当有的气。春天应该是温而反寒,这就是四时不正之气,该暖和了不暖和反而冷,这就叫四时不正之气;"夏宜热而反温",夏天应该很热,气候却不是很热;秋天应该凉反而是热;冬天应该寒,反而是暖冬。这都叫"四时不正之气",羌活汤就是治疗这些疾病的。

这一段讲的温病的治法,前人的一些论述以及赵献可的观点。

【原文】

又有春夏秋三时,为暴寒所折,虽有恶寒发之证,不若冬时肃杀之气为甚,故不必麻黄、桂枝以散寒,惟宜辛凉之药,通内外而解之,况此方须按六经加减之法,不可全用也,不若逍遥散为尤妙,真可一方代三方也。然则欲治温病者,将如何?余有一法,请申而明之。经曰:不恶寒而渴者是也。不恶寒,则知其表无寒邪矣。曰渴,则知肾水干枯矣。盖缘其人素有火者,冬时触冒寒气,虽伤而亦不甚,惟其有火在内,寒亦不能深入,所以不即发。而寒气伏藏于肌肤。自冬至三四月,历时既久,火为寒郁,中藏亦久,将肾水熬煎枯竭。盖甲木阳木也,借癸水而生。肾水既枯,至此时强木旺,无以为发生滋润之本,故发热而渴,非有所感冒也。海藏谓新邪唤出旧邪,非也。若复有所感,表又当恶寒矣。余以六味地黄滋其水,以柴胡辛凉之药,舒其木郁,随手而应。

【讲解】

"又有春夏秋三时,为暴寒所折",就是春天夏天秋天,"暴寒"就是突然受寒。"虽有恶寒发之证",没有冬天寒得那么厉害,所以也不需要用麻黄、桂枝来散寒,用辛凉之药,因为有辛味的药能够散就可以了。"通内外而解之,况此方须按六经加减之法,不可全用",用上麻黄、桂枝,也要按六经的特点来进行加减,也不是全部都用上,但是不如用逍遥散好。也就是说你用麻黄、桂枝加减,不如选逍遥散,到后边讲郁病的时候,他尤其强调。"真可一方代三方也",用逍遥散后,麻黄、桂枝、柴胡这些方子就都可以代替了。

"然则欲治温病者,将如何?余有一法,请申而明之",如何治疗温病,我有一法,给大家讲一讲。"经曰:不恶寒而渴者是也",温病,春温、暑温等会有口渴症状。"不恶寒,则知其表无寒邪矣",不怕冷,就说明表无寒邪,也就是没有感受外寒。"曰渴",为什么出现口渴?"则知肾水干枯矣",赵献可最终还是要归到肾,说是肾水干枯才出现了渴。"盖缘其人素有火者,冬时触冒寒气",这就说明什么？这个人平素就是个热性体质,就是咱们老百姓说的"火底子",如果"冬时触冒寒气",感受寒邪,"虽伤而亦不甚",虽然伤了寒也不会很厉害。"惟其有火在内,寒亦不能深入",是因为体内阳热比较盛,所以说寒邪进得不深,"所以不即发",不会一受寒邪马上发病。"而寒气伏藏于肌肤",没有马上发病,又没出来,那是到哪了？是"伏藏于肌肤",这是古人讲的,把肌肤理解成什么？不要理解成皮肤和肌肉,只是病变比较表浅轻微,它还没有到能够引起非常严重疾病的程度。

"自冬至三四月,历时既久",病邪潜伏在体内三到五个月的时间,时间长了。"火为寒郁",外有寒邪,内有火热,这就叫"火为寒郁"。"中藏亦久",在体内藏的时间长了,"将肾水熬煎枯竭",也就是体内的火郁在里边,反而把肾水给煎熬枯竭了。他在讲为什么出现所谓的"温病"的原理。

"盖甲木阳木也,借癸水而生",水生木,因为火都把水给耗竭了,"肾水既枯,至此时强木旺,无以为发生滋润之本",木要长的话,要有水的滋润,内郁的火把肾水给耗竭了,它不能够滋润木的生长,就出现"发热而渴"的表现。"非有所感冒也",这个感冒和现在说的感冒不一样,不是感受了什么样的热邪或者是寒邪,不是新感,而是原来肾水被耗竭了。"海藏",这是医家王海藏,"谓新邪唤出旧邪,非也",这句话是什么意思呢？王海藏说,这个时候的温病,是因为新感受外邪,把里边的邪又唤醒了。"若复有所感,表又当恶寒矣",赵献可就说了,如果确实是"复有所感",又外感了邪气,那么又应该出现恶寒,可是前面说了口渴无恶寒,所以说它不是有新感。"余以六味地黄滋其水,以柴胡辛凉之药,舒其木郁,随手而应",赵献可遇到这种情况就用六味地黄先养肾水,因为说郁在体内的火把肾水给耗竭了,他就用六味地黄滋肾水,然后"以柴胡辛凉之药,舒其木郁,随手而应",实际上就是柴胡六味地黄。当遇到温病,春温、暑温的时候,与其用麻黄、桂枝加凉药,不如用六味地黄加柴胡,上面整个内容讲的就是这个,而且他讲效果是随手而应,一般医生可是不敢这样讲话的。

他既然这么讲了,我认为我们应该予以重视,在临床上我也没有经验,没有用六味地黄去治疗温病。但是我认为赵献可讲的还是可信的,以后我们遇到了温病,如果是热性体质,一派热象的出现,不恶寒反而口渴的,我们不妨这么一用。而且用的时候,这个我们临床经验我们是有的,柴胡的量一定要用足,用到 30g,那么这个热就很容易退掉。因为有六味地黄,渴也会解决得好。

【原文】

此方活人者多矣,予又因此而推展之。凡冬时伤寒者,亦是郁火证。若其人无火,则为直中矣。惟其有火,故由皮毛而肌肉,肌肉而腑脏。今人皆曰寒邪传里,寒变为热,既曰寒邪,何故入内而反为热,又何为而能变热耶?不知即是本身中之火,为寒所郁而不得泄,一步反归一步,日久则纯热而无寒矣。所以用三黄解毒,解其火也。升麻葛根,即火郁发之也。三承气,即土郁则夺之。小柴胡汤,木郁达之也。其理甚简而易,只多了传经六经诸语,支离多歧。

【讲解】

这个方子到底有没有效果?赵献可讲了,这是他的体会,"此方活人者多矣",就是说我用这个办法治好的病太多了,"予又因此而推展之",我又在这个基础上把它扩展开来,用于更多的疾病。"凡冬时伤寒者,亦是郁火证",他说冬天伤寒其实也是郁火。"若其人无火,则为直中矣",如果体内要是没有火的话,那他一定是直中,什么是直中?上次咱们讲的,直接是胃肠道感染,导致的拉肚子。如果体内没有火的话,不会表现为伤寒,它会是直中。"惟其有火,故由皮毛而肌肉,肌肉而腑脏",上次咱们讲过了,是由表及里,由浅入深这样传变。"今人皆曰寒邪传里,寒变为热,既曰寒邪,何故入内而反为热,又何为而能变热耶",这句话我认为非常好,很多人都说寒邪入里化热,实际上寒邪不能够变为热,"寒邪,何故入内而反为热",他就说寒邪进体内应该是寒性,怎么能表现出热来呢?所以他认为热是内生的。"又何为而能变热耶",寒邪怎么能变热的?"不知即是本身中之火,为寒所郁而不得泄,一步反归一步,日久则纯热而无寒矣",本来体内有热,如果受了寒,那就是我们所谓的"伤寒",这个伤寒的人本身内部有热。"所以用三黄解毒,解其火也。升麻葛根,即火郁发之也。三承气,即土郁则夺之。小柴胡汤,木郁达之也。其理甚简而易,只多了传经六经诸语,支离多歧",既然是内热,就用三黄解毒,升麻、葛根、三承气,就可以把火去掉,小柴胡汤也是木郁达之,这里边道理都很简单,只是因为有了那么多传经的说法,结果出现那么多的分歧,大家争论很多。赵献可能把这个事情,连伤寒本身都当成是"内有郁热,外受寒邪"这么来理解,这篇讲完了,他后边正好要引导到他下一篇文章《郁论》里边去了。

【原文】

凡杂证有发热者,皆有头疼、项强、目痛、鼻干、胁痛、口苦等证,何必拘为伤寒?局伤寒方以治之也?余于冬月正伤寒,独麻黄桂枝二方,作寒郁治,其余俱不恶寒者,作郁火治,此不佞之创论也。闻之者孰不骇然吐舌,及阅虞天民《医学正传·伤寒篇》云:有至人传曰:传经伤寒,是郁病。余见之,不觉窃喜,以为先得我心之同然。及考之《内经》,帝曰:人伤于寒,而传为热何也? 岐伯曰:寒气外凝内郁之理,腠理坚致,玄府闭密,则气不宣通,湿气内结,中外相薄,寒盛热生,故人伤于寒,转而为热。汗之则愈。则外凝内郁之理可知。观此,而余以伤寒为郁火者,不为无据矣,故特著郁论一篇。

【讲解】

"凡杂证有发热者,皆有头疼、项强、目痛、鼻干、胁痛、口苦等证,何必拘为伤寒",也就是我们一般的内伤杂病,也有发热的,可以出现这么多的症状:头痛、脖子痛、眼睛痛、鼻子干、胁痛、口苦,"何必拘为伤寒",为什么都要把它们当成伤寒去对待。"局伤寒方以治之也",局限在伤寒方里边来论治这些病。

"余于冬月正伤寒,独麻黄桂枝二方,作寒郁治,其余俱不恶寒者,作郁火治,此不佞之创论也。"只有冬天真正的伤寒,用麻黄、桂枝两方。"作寒郁治",就是治疗寒邪郁闭的方子,其他不恶寒的都当作郁火来治疗。"此不佞之创论也",什么叫不佞,高中学古文都学过的,不佞是一个谦卑的说法,指的是自己,即这是我的创论,这是我提出来的新的见解。"闻之者孰不骇然吐舌",听到以后,大家很惊讶,怎么能是这样呢? "及阅虞天民《医学正传·伤寒篇》云",等读到虞天民《医学正传·伤寒篇》说,"至人传曰:传经伤寒,是郁病。余见之,不觉窃喜,以为先得我心之同然",在虞天民的《医学正传》里边,"有至人传曰",高人说过,"传经伤寒",所谓的伤寒传经,实际上是郁病,赵献可看到《医学正传》里边讲的这句话,"不觉窃喜",就是暗暗高兴,"以为先得我心之同然",原来人家书里边就已经与赵献可的观点一致了。

"及考之《内经》,帝曰:人伤于寒,而传为热何也? 岐伯曰:寒气外凝内郁之理,腠理坚致,玄府闭密,则气不宣通,湿气内结,中外相薄,寒盛热生,故人伤于寒,转而为热。汗之则愈。"从《黄帝内经》里边去考证,"人伤于寒,转而为热"是怎么回事? 黄帝问是怎么回事? 岐伯,就是与黄帝问答的名医,说"寒气外凝",寒气从外伤及到人,然后导致内郁,内在的阳气郁闭。"腠理坚致",皮肤比较致密,"玄府闭密",也不出汗,皮肤抵抗力还好。"则气不宣通",气郁闭在里了。湿气也出不来,就"湿气内结"。那么"中外相薄",就是正气和外邪相搏斗时,"寒盛热生"既怕冷,又发热。"故人伤于寒,转而为热",就是说虽然是受寒,但表现出的是热。"汗之则愈",用麻黄、桂枝这些药一发汗就好了。"则外凝内郁之理可知",寒邪外凝在肌肤,阳气内郁在里,这你就知道了,原来《黄帝内经》里边也是这么讲的。"观此,而余以伤寒为郁火者,不为无据矣",看到这个后就知道,我说的伤寒是郁火,不是臆想出来的,《黄帝内经》里面讲过,《医学正传》里边也讲过,只是后来这些书没把这个事讲明白。"故特著郁论一篇",就是专门下一篇我们要讲的郁论。

【原文】

论阳毒阴毒

《金匮要略》云:阳毒之为病,面赤斑斑如锦纹,咽喉痛,唾脓血,五日可治,七日不可治。阴毒之为病,面目青,身痛如被杖,咽喉痛,死生如阳毒,升麻鳖甲汤并主之。《千金》云:阳毒汤治伤寒一二日,变成阳毒,或服药吐下后,变成阳毒,身重腰脊背痛,烦闷不安,狂言或走,或见鬼神,或吐血下利,其脉浮。

【讲解】

在温病里边,他又讲,"论阳毒阴毒",《金匮要略》里边说,"阳毒之为病,面赤斑斑如锦纹,咽喉痛,唾脓血,五日可治,七日不可治",这是《金匮要略》里边讲的阳毒病。阴毒病,"阴毒之为病,面目青,身痛如被杖,咽喉痛,死生如阳毒",这不是《金匮要略》原文,我记得这是用升麻鳖甲汤加减,引用比较简略。"《千金》云:阳毒汤治伤寒一二日,变成阳毒,或服药吐下后,变成阳毒,身重腰脊背痛,烦闷不安,狂言或走,或见鬼神,或吐血下利,其脉浮",这是讲阳毒更严重的。

阳毒之为病说"面赤斑斑如锦纹",有的大黄叫锦纹大黄,是吧,什么是锦纹?就是织的缎子,我印象中苏锦,有各种颜色的。锦纹大黄花纹好像与绣的一样,我们叫"锦上添花"。它本身就是个花布,然后再加上花不就更漂亮,"面赤斑斑如锦纹",就是脸上就像绣的花一样,首先是红的,然后是一片一片的,像绣上去的,这是阳毒病的一个特点。而且还有咽喉痛,唾脓血,这显然是咽喉部的化脓性感染。这种感染有急性化脓性扁桃体炎、咽炎,还见于猩红热。那阴毒呢,面目青而不红,身痛得厉害,就像"被杖",就是被打过了,身痛剧烈,咽喉痛。

这两种病实际上就是两种体质,一种是阳盛体质的化脓性感染,一种是阳气不足的化脓性感染。阳气不足表现出来就是疼得厉害,体内的热比较重的就"面赤斑斑如锦纹"。但不管体质状态怎样,感染的病邪是一样的,所以都用"升麻鳖甲汤并主之",也就是这两种病都能用升麻鳖甲汤。

这就提醒我们升麻鳖甲汤是干什么的,是针对病因的,是针对病原微生物的。在温病里边,用升麻都很多。李东垣也是柴胡、葛根、升麻这么用,就是对于这种外来的热毒,升麻有很好的治疗作用。

下边说是"伤寒一二日，变成阳毒"，或吃药以后变成阳毒，这实际上也是一种推测。本来他就感染了，然后表现出阳毒导致的身重、腰脊背痛及中枢神经系统感染导致的烦躁不安、狂妄、或见鬼神，这就是谵语，还可以见到消化道感染的吐血下利。

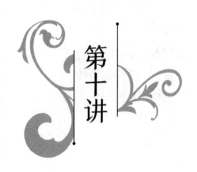

卷之二·主客辨疑·郁病论

我们下面讲《医贯》的郁病。前面刚才讲温病的时候,赵献可已经引到这里来了,所以他专门写了《郁病论》,那我们学习一下。

【原文】

《内经》曰:木郁则达之,火郁则发之,土郁则夺之,金郁则泄之,水郁则折之。然调其气,过者折之,以其畏也,所谓泻也。注《内经》者,谓达之,吐之也,令其条达也。发之,汗之也,令其疏散也。夺之,下之也,令其无壅凝也。泄之,谓渗泄解表,利小便也。折之,谓制其冲逆也。予谓凡病之起,多由于郁。郁者,抑而不通之义,《内经》五法,为因五运之气所乘而致郁,不必作忧郁之郁。忧,乃七情之病,但忧亦在其中。丹溪先生云:气血冲和,百病不生,一有怫郁,诸病生焉。又制为六郁之论,立越鞠丸以治郁。曰气、曰湿、曰热、曰痰、曰血、曰食,而以香附、抚芎、苍术,开郁利气为主,谓气郁而湿滞,湿滞而成热,热郁而成痰,痰滞而血不行,血滞而食不消化,此六者相因为病者也。此说出而《内经》之旨始晦。《内经》之旨,又因释注之误,而复晦。

【讲解】

他首先引用了《黄帝内经》里面的原文:"木郁则达之,火郁则发之,土郁则夺之,金郁则泄之,水郁则折之",这是《黄帝内经》里边针对五郁,分别采用的治疗方法:达、发、夺、泄、折。那么既然讲郁,只知道木火土金水,要是不知道是郁,那就不知道什么叫木郁等五郁。我们来看这个郁字,这个一定要解明白,要不然都不知道五郁是什么意思。这个"郁"字我们一般认为是抑郁了,精力不旺盛了,一般是这么来讲郁,其实正好是相反。郁是什么?打个比方,这个树它非要往外长,你非要让它不长,形成的这种状态就叫郁。那么木不能长,是木郁;土不能往外伸展,就是土郁;水不能往外发散,就是水郁;火不能往外发散,就是火郁;金被郁闭,就是金郁。总而言之散不出去,这就叫郁。所以说我们在讲郁的时候,很多人认为是虚是不对的,所有的郁都是实。所以成语中形容树木茂密长不开的时候用什么? 郁郁葱葱。实际上郁指的是想往外发散,却被困住不让发散,里边生长能力很旺,外边还压抑它,这就是郁。那么郁病,由于五郁在体内产生了各种的郁病。一旦出现木郁用达的方法,火郁用发的方法,土郁用夺的方法,金用泻的方法,水用折的方法,这是什么意思? 我们先不讲,一会儿后边要讲到。

"然调其气,过者折之,以其畏也",这句话要讲一讲。要调其气才能解郁,首先是调气。那么怎么调呢? "过者折之",什么是折? 折就是减的意思,就是让他少了一点。怎么来折,"以其畏",也就是用它所畏惧的东西来折之。比如说金克木,要折木,就用金来折木,这就是以其畏来折。"所谓泻之",也就是说用泻的办法让它减少。既然是泻,如果说到我们临床中讲的话,正气能泻吗? 不能泻,就是泻邪气,把邪气给泄掉。折就是泻,这里边的达、发、夺、泻、折,实际上通通都是祛邪,应该这么来理解。

"注《内经》者",注解《黄帝内经》的人怎么解释达呢? "谓达之,吐之也",说达就是吐,用吐的办法,木郁了怎么办,用催吐的办法治疗,对不对? 说用吐的办法是"令其条达",这解不对,赵献可也不认。"发之,汗之也",说火郁发之就是发汗,"令其疏散也",也就是使热能散走,听起来都对。"夺之,下之也",就是用泻下的方法,"令其无壅凝也"。"泄之,谓渗泄解表,利小便也,折之,谓制其冲逆也",也就是气往上冲,使其不能往上冲,这叫折。这是注《黄帝内经》的人,这么来解它,具体是谁,不必去考证。赵献可说,"凡病之起,多由于郁",所有的病都是由郁导致的,不舒展导致的。"郁者,抑而不通之义",郁是什么,就是压制它,让它不通畅。所以说我们经常说郁闷,郁了才能闷,对不对? 那么"《内经》五法,为因五运之气所乘而致郁",指的上面这五种方法,什么叫所乘,木火土金水五种运行的变化,所乘导致的,只有强才能够"乘",不强的就被侮的。所以说都是五气过旺,但是又伸展不开,又不能够表现出来,这时候就成郁了。"不必作忧郁之郁",不能够把它当成忧郁之郁,就是心情不愉快。五郁不是忧郁的郁。

"忧,乃七情之病,但忧亦在其中",也就是忧郁,是七情之病,忧是主要的。"丹溪先生云:气血冲和,百病不生,一有怫郁,诸病生焉。又制为六郁之论,立越鞠丸以治郁。"朱丹溪说什么叫气血冲和? 什么叫冲? 冲有弱小的意思,我们经常讲水小就叫冲,所以我们手上中冲穴在哪里? 它就相当于水刚刚流出来,才叫冲。气血冲和是指的什么? 就是气血一直是在一种很温和的状态下,保持一个协调,这就叫"气血冲和"。不是剧烈的,那就不叫冲和了。那么气血冲和就是气血调和的意思,那就"百病不生"。"一有怫郁,诸病生焉",什么叫怫郁? 逆着我们的心性的时候,就叫怫郁。一旦有了与它相反的作用的时候，就形成郁了，各种病就出现了，因为他要发散而不能发散，这就叫怫郁。"又制为六郁之论"，他又创立了六郁，他的六郁和《黄帝内经》里边的五郁是不一样的。他用越鞠丸治郁，在临床上我们用得很多，越鞠丸确实是一张名方，是非常具有代表性的。这六郁指的是什么？气血痰食湿热，"而以香附、抚芎、苍术，开郁利气为主"，抚芎就是川芎，它能开郁利气，使气机发散。"谓气郁而湿滞"，后边讲为什么理气就行了？他讲其他的郁是怎么来的，说"气郁而湿滞"，湿气就不能化了，"湿滞而成热，热郁而成痰，痰滞而血不行"，就血瘀，"血滞而食不消"，就吃的东西又不消化了，所以所有的事，都是因为气郁。所以在越鞠丸里边主要是用开郁利气药。"此六者相因为病者也"，也就是这六种原因，一个接一个，一环套一环，叫"相因"，这一个是上一个的结果，又是下一个的原因，这就是"相因为病者"。"此说出而《内经》之旨始晦"，他讲出来六郁以后，《黄帝内经》里边讲的，反而大家都不知道了。再加上这些注解的人注解错误，那更显不出来《黄帝内经》里边的五郁是什么意思了。本来《黄帝内经》里面的五郁讲的是非常棒的，不是解错了，而是因为后边有了更好的治郁的理论和方法，所以说《黄帝内经》这些好的内容没有给表现出来。下边赵献可就是把《黄帝内经》的郁，整个讲出来了。

【原文】

此郁病之不明于世久矣。苟能神而明之，扩而充之，其于天下之病，思过半矣。且以注《内经》之误言之，其曰达之谓吐之，吐中有发散之义。盖凡木郁，乃少阳胆经半表半里之病，多呕酸吞酸证，虽吐亦有发散之益，但谓无害耳。焉可便以吐字该达字耶。达者，畅茂调达之义。王安道曰：肝性急怒气逆，肢胁或胀，火时上炎，治以苦寒辛散而不愈者，则用升发之药，加以厥阴报使而从治之。又如久风入中为飧泄，及不因外风之入，而清气在下为飧泄，则以轻扬之剂举而散之。

【讲解】

"此郁病之不明于世久矣"，《黄帝内经》里边讲的郁，大家不知道已经很久了。"苟能神而明之，扩而充之，其于天下之病，思过半矣"，如果能仔细地去研究它，又把它讲明白，"扩而充之"，就是使他再演绎、扩展，"其于天下之病"，对于天下的病来讲，一大半病，就会治了。赵献可在强调郁的理论认识有多重要。

"且以注《内经》之误言之，其曰达之谓吐之，吐中有发散之义"，《黄帝内经》错误的注解里边说，达之指的就是吐之，往外吐这是发散。"盖凡木郁,乃少阳胆经半表半里之病,多呕酸吞酸证,虽吐亦有发散之益,但谓无害耳。焉可便以吐字该达字耶",虽然它会有烧心、吐酸水,说用吐法是有发散的作用,但对病也没有多少危害,不能因此用"吐"字来解释"达"字的意思。达是什么?"达者,畅茂调达之义",达就是顺畅,就像这个树似的,要是想往哪长有空间,不必拐弯,这就叫畅达、畅茂,总而言之很茂盛,很舒展。"王安道曰:肝性急怒气逆,肢胁或胀,火时上炎,治以苦寒辛散而不愈者,则用升发之药,加以厥阴报使而从治之。"王安道这个医家,认为发怒时,容易导致气逆,出现胁或胀、上火,这时候用苦寒辛散的药,如果还不好,则用升发之药,加上"厥阴报使而从治之",什么叫报使,就是我们说的引经药。报就是报信,使就是派出去的使者,也就是有来报的,还要派出去的人,这叫报使。就是引导着这些药往哪走,用升发药让它入肝经。"又如久风入中为飧泄",受风时间久可以出现飧泄,就是消化不良、泄泻、完谷不化,这就是飧泄。"及不因外风之入,而清气在下为飧泄",不因外风也可出现完谷不化。"则以轻扬之剂举而散之",要用轻扬升清的药来治疗它。这一段讲肝脾受了风、寒。

【原文】

凡此之类,皆达之之法也。此王氏推展达之之义甚好。火郁则发之,发之汗之也,东垣升阳散火汤是也,使势穷则止,其实发与达不相远。盖火在木中,木郁则火郁相因之理,达之即所以发之,即以达之之药发之,无有不应者,但非汗之谓也。汗固能愈,然火郁于中,未有不蒸蒸汗出,须发之得其术耳。土郁夺之,谓下夺之,如中满腹胀,势甚而不能顿除者,非力轻之剂可愈,则用咸寒峻下之剂,以劫夺其势而使之平,此下夺之义也。愚意谓夺不止下,如胃亦土也,食塞胃中,下部有脉,上部无脉,法当吐,不吐则死。

【讲解】

"凡此之类,皆达之之法也",前面讲的就是升发清扬,这些是"达之之法",不是说吐是"达之之法"。"此王氏推展达之之义甚好",他说王安道讲的达之之意,讲得太好了。

"火郁则发之",前面误解发之就是发汗。"东垣升阳散火汤是也,使势穷则止",如果用发散的方法来治疗郁火的话,用什么方子?就用李东垣的升阳散火汤。"使势穷",使这个火散尽了,郁火就没了,这句话讲的是这个意思,似乎也是对的。"其实发与达不相远",也就是发和达是一个意思,是什么意思?还是祛邪的意思。"不相远",基本上是近义词。"盖火在木中,木郁则火郁相因之理",因为火是藏在木中的,所以说木郁之后,火也郁在里边。"达之即所以发之",所以用发和达,实际上是一个意思,把木郁解决了,火郁也就没了,也就相当于发,所以我们经常会用发达,总而言之是很顺畅。"即以达之之药发之,无有不应者,但非汗之谓也",是说发之不是汗之的意思。"汗固能愈,然火郁于中,未有不蒸蒸汗出,须发之得其术耳",虽然出汗能够退热,然而火郁在里,没有不出汗的,里边热盛外边就容易出汗,"须发之得其术",使得汗出透。发并不等于汗,而是使它顺畅,不要郁在里。

"土郁夺之",那些错误的解释,就是下夺之,就是泻。"谓下夺之,如中满腹胀,势甚而不能顿除者,非力轻之剂可愈,则用咸寒峻下之剂,以劫夺其势而使之平,此下夺之义也。"他们错误的理解,肚子胀,不能够迅速解决,就用咸寒峻下的方法,使胃肠道的郁滞疏通,这是下夺之意。但赵献可不认可,"愚意谓夺不止下",就是夺之,不仅仅是下法。因为"如胃亦土",胃也属于土,"食塞胃中,下部有脉,上部无脉,法当吐,不吐则死",就是胃也属于土,但是如果用泻下的方法的话,就不如用吐法。如果用吐法,就把病人救了,用泻下法可能离好病还差得远,就是说吐也是夺之。所以夺,不仅仅是指的下,而是只要有多余的东西就让它排出去。"其高者,因而越之",《黄帝内经》里边都讲了,就把它吐出来,"在下者引而竭之",就让它泻下去就可以了。实际上刚才讲达、发、夺,都是祛邪、解郁的办法。

【原文】

《内经》所谓高者因而越之,以吐为上夺,而衰其胃土之郁,亦无不可。东垣书引木郁于食填肺分,为金克木,何其牵强。金郁泄之,如肺气膹满,胸凭仰息,非解利肺气之剂,不足以疏通之。只解表二字,足以尽泄金郁之义,不必更渗泄利小便,而渗利自在其中,况利小便是涉水郁之治法矣。独水郁折之,难解,愚意然调其气四句,非总结上文也,乃为"折之"二字,恐人不明,特说此四句,以申明之耳,然犹可也。水之郁而不通者,可调其气而愈。

【讲解】

"《内经》所谓高者因而越之",病邪偏于上在胃,"因而越之",是什么意思?就是顺势而为。高,让病邪从上出来就行了。"以吐为上夺,而衰其胃土之郁",还是解郁,"亦无不可"。赵献可认为,泻也好,吐也好,都叫夺。"东垣书引木郁于食填肺分",木郁的病,"食填肺分,为金克木,何其牵强",木郁在食填肺分,肺属于金,木属于肝,那么金克木,木郁以后影响到肺,在李东垣书里边确实是讲过,赵献可认为这种讲法都非常牵强,义理不顺畅。总的来讲,李东垣的方子和适应证,我认为讲得还是很实在的,但是有些医理,我们确实不能够认同的,我们之前讲过,确实是有牵强的地方。赵献可也是批评李东垣里边有这一部分内容。

"金郁泄之",从五行讲金在人体就是肺,"如肺气膹满,胸凭仰息,非解利肺气之剂,不足以疏通之",胸闷,肺气满、胸部满,"胸凭仰息",只能是伸着脖子才认为呼气顺。"非解利肺气之剂,不足以疏通之",不把肺部的邪气去掉,就不会治疗胸满呼吸困难。"只解表二字,足以尽泄金郁之义",解表两个字就知道了,泄之是什么意思,泄是解的金郁,外邪导致的肺气不宣畅,这就是金郁。"不必更渗泄利小便",很多人解释这个指的是渗泄利小便。肺病不必小便,解表宣肺就够,"而渗利自在其中",只要肺气宣畅,小便自然就通畅,也就是提壶揭盖。肺心病心衰时尿少,但是把肺病治好了,小便自然就多了,不是说利尿,喘就能轻的,尤其是肺部感染引发的喘,不会因利尿而缓解。但是把感染解决,肺没事后小便自然会通利。所以说用解表泄金郁,不利小便,"渗利自在其中"。"况利小便是涉水郁之治法矣",利小便实际上是治疗水郁的,不是金郁的治法。

"独水郁折之,难解",前面五郁里边讲"水郁则折之",这个是比较难解的,"愚意然调其气四句,非总结上文也,乃为'折之'二字,恐人不明,特说此四句,以申明之耳,然犹可也。水之郁而不通者,可调其气而愈",实际上水郁在体内不能够布散,也可用折之的办法。我们看这几个字,发之、折之、夺之、泄之,等等,都是祛邪,只不过是换了一些不同的说法,实际上都是把导致郁的木火土金水这五类的病邪去掉。开头讲"然调其气,过者折之,以其畏也,所谓泻之",实际上他这里讲的是对刚才那四句话重新做一个解释。

【原文】

如经曰:膀胱者州都之官,津液藏焉,气化则能出矣。肺为肾水上源,凡水道不通者,升举肺气,使上窍通则下窍通,若水注之法,自然之理。其过者,淫溢于四肢,四肢浮肿,如水之泛滥,须折之以其畏也。盖水之所畏者,土也。土衰不能制之,而寡于畏,故妄行。兹惟补其脾土,俾能制水,则水道自通。不利之利,即所谓泻之也。如此说,则"折"字与"泻"字,于上文接续,而折之之义益明矣。《内经》五法之注,乃出自张子和之注,非王启玄旧文,故多误。予既改释其误,又推广其义,以一法代五法,神而明之,屡获其效,故表而书之。

【讲解】

"如经曰:膀胱者州都之官,津液藏焉,气化则能出矣",膀胱是州都之官,膀胱里边藏的是津液,什么是气化?就是转化的意思,从一种状态转换到另一种状态,实际上指功能正常,他自然就能够排出来了。"肺为肾水上源,凡水道不通者,升举肺气,使上窍通则下窍通,若水注之法,自然之理",什么叫水注之法?水注就是水往下流的意思。它的道理是什么?只要上边没有封死,水就能下流,上边封死了下边就不能流。也就是说肺部感染的厉害,小便就不能通畅,想要好,就得先把肺部感染治了,提壶揭盖,就像我们倒水一样,这叫水注。这是自然的道理,提壶揭盖才能倒出来水。

"其过者,淫溢于四肢,四肢浮肿,如水之泛滥,须折之以其畏也。""其过者"就是出了问题,水多就"淫溢于四肢",四肢浮肿,如同水泛,"须折之以其畏也",水畏什么?"盖水之所畏者,土也",那是从五行里边来讲,"其畏"是土。怎么来制服水,用其畏,土克水。"土衰不能制之,而寡于畏",就是土虚,它所畏惧的少了就泛滥,"故妄行"。治疗水盛,"兹惟补其脾土,俾能制水,则水道自通。不利之利,即所谓泻之也",只要补脾,水道就通,不用利尿,水肿自然下去。就像水多了,用抽水机把它抽走,脾主运化,把水运走,肿就消了。"如此说,则'折'字与'泻'字,于上文接续,而折之之义益明矣",实际上折就是祛邪的意思,怎么去水?健脾即可。"《内经》五法之注,乃出自张子和之注",吐也好,下也好,是原来张子和注释的,他实际上是在批评张子和的。"非王启玄旧文",王启玄是谁,王冰。说这不是王冰注的《黄帝内经》,"故多误",就是张子和注释错误太多。"予既改释其误",我既要重新解释,说出他的错误,"又推广其义",又把《黄帝内经》原意进一步拓展开来。"以一法代五法,神而明之,屡获其效,故表而书之",用一法,实际上就是祛邪之法,"神而明之",把它研究好、搞明白,然后按这个思路去用,"屡获其效",所以我就把它写出来。

【原文】

盖东方先生木,木者生生之气,即火气。空中之火,附于木中。木郁,则火亦郁于木中矣。不特此也,火郁,则土自郁。土郁,则金亦郁。金郁,则水亦郁。五行相因,自然之理。唯其相因也,予以一方治其木郁,而诸郁皆因而愈,一方者何?逍遥散是也。方中唯柴胡、薄荷二味最妙,盖人身之胆木,乃甲木少阳之气,气尚柔嫩,象草穿地始出而未伸。此时如被寒风一郁,即萎软抑遏,而不能上伸,不上伸则下克脾土,而金水并病矣。唯得温风一吹,郁气即畅达。盖木喜风,风摇则舒畅,寒风则畏。温风者,所谓吹面不寒,杨柳风也,木之所喜。柴胡、薄荷辛而温者,辛也故能发散,温也故入少阳,古人立方之妙如此。

【讲解】

"盖东方先生木",东方首先生木。"木者生生之气",生长很旺盛,天暖和了,这就是生生之气,"即火气"。只有火热之气才能够生长,当然火热之气不要理解成火邪,实际上就是热气,空中之火指的是气候变暖,这叫空中之火。"附于木中。木郁,则火亦郁于木中矣"。空中之火,它附于木中,是太阳光被植物所用,进行光合作用,然后把能量储存起来。"木郁,则火亦郁于木中矣。不特此也,火郁,则土自郁。土郁,则金亦郁。金郁,则水亦郁。五行相因,自然之理",前面我们讲只要是木郁了,火就郁在里边了,也不仅仅如此,然后火郁土也郁,就是相因,一个连着一个都郁了,这是自然之理。他强调五郁里边的关键是木郁。"唯其相因也,予以一方治其木郁",我就用一个方子把五郁都治了。"而诸郁皆因而愈",一解决了木郁,其他的郁就都没了,"一方者何",这一方是什么?"逍遥散是也"。逍遥散是赵献可非常推崇的一个方子,我们现在医家也有一辈子就用逍遥散加减。我知道有位妇科知名医生,一辈子用逍遥散加减,治好很多病,看到赵献可的论述我们就理解了,为什么?因为就是解了木郁,其他所有郁都解了,女性更容易郁,更容易心情不愉快,所以郁病女性最多。始于木郁就用逍遥散。逍遥这两个字还是很有意思的,什么叫逍遥?乍听似乎明白,又讲不出所以然。什么叫逍?什么叫遥?大家知道遥,遥就是远,逍就是近,逍遥散,就是近和远。逍遥就是无论远近全包括。这里边就涉及这字"肖"字,只要有这个字,都是表示近,表示小,细小的小,上面是一个小,底下是一个月,实际上表示是小,小就近。所以遥是远,逍是小。树梢是不是在树里边是最细的,肖加个木字边,是不是?那你加一个水字边,是不是就把它消灭了,就更少了。这边加一个竖刀是个什么?削苹果削木头,是不是越削越细,所以逍是小,然后和遥配在一起,就是近,都有一个走之底,表示与路途、路程有关。这个就是逍遥,就是我一个人无论在什么时候都挺好,这就是逍遥自在,怎么都行。逍遥散就能让你处于一种,对各种情况都能够很好地适应这样一个状态,所以这样再理解这个方子的作用时就不一样了,就会用这个了,实在想不出什么方子来的时候可以逍遥一下。这个病太复杂了怎么办?逍遥散吧,也是一种办法。

"方中唯柴胡、薄荷二味最妙",柴胡、薄荷这两味药是最妙的,最好的,为什么?"盖人身之胆木,乃甲木少阳之气",肝胆都属于木,因为肝胆里边胆为阳,肝为阴,阳就是主升发的。"气尚柔嫩",刚刚开始要长时不是生机勃勃的,所以说它很柔嫩。"象草穿地始出而未伸",就像草刚刚长出来,小嫩芽还没有长得很茂盛。"此时如被寒风一郁",若春天倒春寒来场雪,"即萎软抑遏,而不能上伸",很多苗子是不是就冻死了。"不上伸则下克脾土"不往上长了,赵献可认为就要往下长,我认为不是这样,因为往往不往上长了,也就不往下长了。"而金水并病矣",不长了,土也就出问题了,然后金和

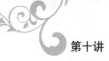

水也就都出问题了。实际上就是胆一有病,然后脾也有问题,肺也有问题,肾也有问题。"唯得温风一吹",温风拂煦,"郁气即畅达",只要气候温和,树木就能长得很好。"盖木喜风",说木喜风,不如说木喜温,"风摇则舒畅",这个风还是很有用的,任何植物如果没有风吹,它会长得高,但是不壮。如果说有风吹的时候,它就壮了。就像一个人,让他天天学习,他能学习很好,长进快,但是一放到社会中就不行,因为没有经过任何挫折,所以只能长个儿不行,还必须经受风雨的考验。"木喜风",既喜风也喜温,这样它长起来才健壮。"寒风则畏。温风者,所谓吹面不寒,杨柳风也",也就是轻轻的、微微的这种风吹到脸上不冷,这是春风。"木之所喜",木最喜欢春风,注意木不是指木头,而是有生命的草木,死了就不叫木,所以木火土金水指的都是有生命的存在。"柴胡、薄荷辛而温者",注意我们都说柴胡、薄荷是辛凉的,唯独赵献可说它是辛温的,不知道他是怎么想的,我们也找不到依据,但是他认为柴胡、薄荷是辛温的。"辛也故能发散,温也故入少阳,古人立方之妙如此",他说的薄荷、柴胡是辛温,所以才能够使木生机勃勃,条畅气郁。唯独这一点和我们现在的理解是不一样的,我们暂时不用去解这个理,只需知道逍遥散是治疗一切郁证的代表方,是赵献可最认可的一个方子就行了。

【原文】

其甚者,方中加左金丸。左金丸止黄连、吴茱萸二味,黄连但治心火,加吴茱萸气燥,肝之气亦燥,同气相求。故入肝以平木,木平则不生心火,火不刑金,而金能制木,不直伐木,而佐金以制木,此左金之所以得名也。此又法之巧者,然犹未也。一服之后,继用六味地黄加柴胡、芍药服之,以滋肾水,俾水能生木。逍遥散者,风以散之也。地黄饮者,雨以润之也。木有不得其天者乎? 此法一立,木火之郁既舒,木不下克脾土,且土亦滋润,无燥熇之病,金水自相生。予谓一法,可通五法者如此。岂惟是哉,推之大之,千之万之,其益无穷。

【讲解】

"其甚者,方中加左金丸",如果郁得厉害,加左金丸,也就是只有黄连、吴茱萸两味药。"黄连但治心火",木郁严重后开始有火郁,就可以用黄连。"加吴茱萸气燥,肝之气亦燥,同气相求",之所以用吴茱萸,实际它是"厥阴报使"之药,即归经的药,这就归到他前面讲的"报使"了。用吴茱萸引黄连,让它入肝去火,这叫同气相求,就是引经。"故入肝以平木,木平则不生心火,火不刑金,而金能制木",如果是木平了,心火也就不生了;心火不生,火不刑金;金能制木,反而能克制木,防止它过盛、亢奋。"不直伐木,而佐金以制木",也就是表现出来的木郁,不直接去泻它,而是佐金制木,通过让火不来伤金,然后达到制木的目的,我认为这拐的弯太多了,也没必要这么理解。他要是讲名字的来源这么理解还可以。古人在用五行的时候,往往这么解。"此左金之所以得名也",左金丸这个名字就是这么来的。

"此又法之巧者,然犹未也。一服之后,继用六味地黄加柴胡、芍药服之,以滋肾水,俾水能生木。"用逍遥散、左金丸还不够,这个办法更巧妙的是,"一服之后",用了逍遥、左金以后,症状轻了,然后接着用什么?用六味地黄加柴胡、芍药,就是柴芍六味地黄。"以滋肾水,俾水能生木",木气比较旺,经过治疗以后,还要使木保持旺盛,不能光用清的办法。"逍遥散者,风以散之也。地黄饮者,雨以润之也",用逍遥散,好像是有微风把郁滞给吹散;用地黄,实际上就是六味地黄,"雨以润之",就像下雨一样,使它保持湿润,滋阴。"木有不得其天者乎",木得水的滋润,就旺了,然后得风之吹,它就更是舒展了,就不存在郁的问题了。"此法一立",就是逍遥、左金、地黄,这算一法了。"木火之郁既舒,木不下克脾土",木也不伤脾土了,"且土亦滋润,无燥熇之病",不会出现火热干燥的病,"金水自相生。予谓一法,可通五法者如此。岂惟是哉,推之大之,千之万之,其益无穷。"这一法可以通五法,这一个就把其他的问题都解决了,我们就可以广泛地用它。这就是赵献可在治疗郁病方面的思路。就用一个逍遥散,通过化裁就能治疗这么多病,而且化裁还不复杂。

【原文】

凡寒热往来,似疟非疟,恶寒发热,呕吐、吞酸嘈杂,胸痛胁痛,小腹胀闷,头晕盗汗,黄疸温疫,疝气飧泄等证,皆对证之方。推而伤风、伤寒、伤湿,除直中外,凡外感者,俱作郁看,以逍遥散加减出入,无不获效。如小柴胡汤、四逆散、羌活汤,大同小异,然不若此方之附应也。神而明之,变而通之,存乎人耳。倘一服即愈,少顷即发,或半日、或一日又发,发之愈频愈甚,此必属下寒上热之假证,此方不宜复投,当改用温补之剂。如阳虚,以四君子汤加温热药。阴虚者,则以六味汤中加温热药。其甚者,尤须寒因热用,少以冷药从之,用热药冷探之法,否则拒格不入,非惟无益,而反害之。病有微甚,治有逆从,玄机之士,不须予赘。

【讲解】

"凡寒热往来,似疟非疟",什么叫寒热往来?恶寒发热反复,就叫寒热往来,往往先恶寒后发热。"恶寒发热,呕吐、吞酸嘈杂",这是什么?急性胃炎,"胸痛胁痛,小腹胀闷,头晕盗汗,黄疸温疫,疝气飧泄等证",都是胃肠道的感染，头晕盗汗不具有定位的特征，它可能是胃肠道感染的伴随症状，胃肠道疼痛可以出汗，这个不具有特异性。黄疸是消化系统的问题，所以说前面讲的发热恶寒头晕盗汗，这是非特异性感染。吞酸嘈杂，小腹胀，黄疸，飧泄，疝气整个都是消化道的问题，也就是消化道感染。"皆对证之方"，也就是上边这个方子，只要你见到这些病，就放心地去用都有效果。如果学医想找窍门，就这么学，不用学那么多，可能还能治好一部分病，不至于说不知道怎么弄了。但我认为还不够细致，还是粗浅。"推而伤风、伤寒、伤湿，除直中内外，凡外感者，俱作郁看"，伤风也好，伤寒也好，伤湿也好，除了直中，即寒邪直中，就是消化道出现泄泻以外，所有的外感病都当郁证看，"以逍遥散加减出入，无不获效"，你看这个方子，除了直中需要用四逆汤、附子理中汤等治疗腹泻以外，通通用逍遥散就行了。"如小柴胡汤、四逆散、羌活汤，大同小异，然不若此方之附应也"，虽然小柴胡、四逆散、羌活汤，大同小异都可以用，但是不如这张方子灵验，"附应"就是灵验。

"神而明之，变而通之"，你仔细去研究它，把它理解清楚，然后再加上变通，"变而通之"。

"存乎人耳。倘一服即愈"，如果吃完药后，"少顷即发"，然后过了一段时间立即就又反复了，"或半日、或一日又发"，或者停了半天，或者停了一天又复发，"发之愈频愈甚，此必属下寒上热之假证"，按照他来讲，一般疾病用逍遥散就够。但是有一部分人一吃管用，很快就反复了，这一类人还越发越重了，那就是辨证有问题了，因为这种情况是有下寒，表现出来的又是上热。"此方不宜复投"，也就是这种情况就别用逍遥散。"改用温补之剂"，就要用温补药。如果有阳虚，用四君子汤加温热药；如果既有阴虚，又有下寒，就用六味地黄再加温热药，首先加的就是附子、肉桂，即金匮肾气丸。"其甚者，尤须寒因热用"，如果更严重的，这时候虽然是下寒，要寒因热用，"少以冷药从之"，就是虽是寒，但是还要用一些凉药，什么叫从之？即反佐。用冷药的时候，容易被接受，能够把病治好。"用热药冷探之法"，药本身是热的，但是吃的是凉的，或者是里边加点凉药，只有这样才能够吃进去。这就是《黄帝内经》里边讲的"起始则同，其终则异"，与间谍一样，先打入内部，必须与它一样，它是寒，然后凉服，就不格拒，不拒绝它。但是后边带的是热药，就把这个寒给摧毁了，这叫"热药冷探"。"否则拒格不入"，如果不这么用的话，用热药去治寒就进不去，起不到这个作用。"非惟无益"，不但没有好处，"反害之"，反而是有害的。白通汤里边要加猪胆汁这些凉药，意思是一样的。这些热药凉服，对于那些特严重的疾病可以用这种办法。"病有微甚，治有逆从，玄机之士，不须予赘"，病有轻有重，治疗有逆有从，逆从都是针对症状的，不是针对辨证的，表现出来是热象，可以用凉药也可以用热药，这要根据具体情况来定的。"玄机之士",能够把这些道理看明白的人,就"不须予赘",就不需要我再讲那么多了。

这就是赵献可的《郁病论》,我们学完《郁病论》,最起码就要知道,郁的根本是木郁。治疗所有的郁,赵献可归到一个方子上,即逍遥散。逍遥散一变通就能治很多的病。如果用上去了又反复,说明还不完全对,如果是没反复,用逍遥散也不能停,还要再用六味地黄。如果症状反复了,可能辨证不对,就不能用六味了,就要用热药了。整个这一篇,我认为赵献可讲的思路是很清晰的。我们学完以后,治病的窍门还是能够掌握一些。

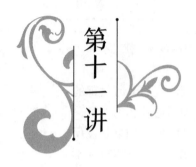

卷之三·绛雪丹书·血证论（上）

这部分是整本书里面最大的篇幅，这个里面还是蛮难的，尤其是里面的一些学术观点，和现在的学术观点分歧还是比较大，正因为这样，读起来的难度比较大。

什么是血证？就是出血性疾病，在中医里面就叫血证。血瘀不是血证，在临床上非常多见，所以，专门有此一篇。

【原文】

客有问于余曰：失血一证，危急骇人，医疗鲜效。或暴来而顷刻即逝，或暂止而终亦必亡。敢问有一定之方，可获万全之利否？余曰：是未可以执一论也。请备言之。

【讲解】

有人问，出血性疾病，"危急骇人"，病情严重，很吓人，医疗很少取效。"或暴来而顷刻即逝"，或者突然出血，一下子人就没有了。有一次值班，我们是心肾科，有一个肝硬化的病人出血呕血，他是喝酒喝到肝硬化，要下三腔二囊管止血，靠药物止不住，做了半天的工作，病人还没同意，等到终于同意的时候还没下管子，人就没了，也就不到半小时。这就是"顷刻即逝"，吐血的时候，一吐一饭盒，你想想有多少血可以这么吐，还有很多在胃里没吐出来呢。这个病人原来就有出血，不让他喝酒，但是好了还喝。有的就是前一天止住了，第二天人还是没了。这就是"暂止而终亦必亡"。"敢问有一定之方，可获万全之利否？"有没有一个确定有效的方子，不管是谁，用了都有效？"是未可以执一论也"，不可能用一个方子就把所有的出血治好，还是要根据具体情况。"请备言之"，我详细地谈谈。

【原文】

凡血证，先分阴阳。有阴虚，有阳虚。阳虚补阳，阴虚补阴。此直治之法,人所共知。又有真阴真阳,阳根于阴,阴根于阳。真阳虚者,从阴引阳。真阴虚者,从阳引阴。复有假阴假阳,似是而非,多以误人。此"真假"二字,旷世之所不讲,举世之所未闻。在杂病不可不知,在血证为尤甚也。汝知之乎?

【讲解】

"凡血证,先分阴阳。有阴虚,有阳虚。阳虚补阳,阴虚补阴。此直治之法,人所共知。"血证我们也要先分阴阳,看是阴证还是阳证,先分出来大方向,你的治疗才不会错。辨别之后,阳虚的补阳,阴虚的补阴,这都是直治之法。这里面只是分阴虚阳虚,没有分虚实,但是实际上在临床上还是要分的,之所以分为阴虚阳虚是与赵献可的整体学术思想相关。随着我们后面讲的大家就明白了。"又有真阴真阳,阳根于阴,阴根于阳。真阳虚者,从阴引阳。真阴虚者,从阳引阴。"在阴虚阳虚里面还要细分,到底是真阴虚还是真阳虚,真阴真阳孕育在哪个脏腑里面?在肾。"真阳虚者,从阴引阳。真阴虚者,从阳引阴",阴阳是互根的,不能分开谈。真阳虚者,从阴引阳,如果是真阳虚,就要阴阳双补。真阴虚要从阳引阴,不能只加养阴的药,也要加温补的药,只不过要分清主次。"复有假阴假阳,似是而非,多以误人。此'真假'二字,旷世之所不讲,举世之所未闻。在杂病不可不知,在血证为尤甚也。汝知之乎?"除了真阴虚,真阳虚,还有假阴假阳。是不是假的呢?后面都有讲,我这里就不展开了。分不清似是而非,"多以误人",出现这样的情况,容易让人出现错误的诊断。表现出来的现象是假的,"此'真假'二字,旷世之所不讲",他表现出来的现象是假的,"旷世之所不讲,举世之所未闻。"这两句话是为了后面讲述的内容埋下了伏笔。"在杂病不可不知",治疗杂病也要知道真假,"在血证为尤甚也",在血证更是这样,"汝知之乎",你知道吗?这句话是问的前面那个客,也就是跟他对话的人。

【原文】

既分阴阳,又须分三因。风、寒、暑、湿、燥、火,外因也。过食生冷,好啖炙煿,醉饱无度,外之内也。喜、怒、忧、思、恐,内因也。劳心好色,内之内也。跌扑闪肭,伤重瘀蓄者,不内外因也。

【讲解】

"既分阴阳",光分阴虚阳虚还不够,"又须分三因",还要进一步地分三因,就是前面的阴阳是体内的变化,这个阴阳就是体外阴阳了,是病邪,病因。"风、寒、暑、湿、燥、火,外因也",这都是外邪,外因。起因是"过食生冷,好啖炙煿,醉饱无度",喜欢吃生冷的,油炸的,喝酒太多,吃得太多。"外之内也",又由外进入的病邪,这个之是向的意思,由外向内,到达人体内的这些病邪,就是外因。"喜、怒、忧、思、恐,内因也",这些就是人内在产生的情绪,实际上也是由外来诱发的,没有外来的怎么可能有喜怒哀乐,所以实际上这些是社会性的病因。外因是自然病因,内因是社会因病。所以我们讲一个人怎么生病的?一方面是社会环境不顺,一方面是自然环境恶劣,这样就生病了,所以社会因素我们就归到内因来了。"劳心好色,内之内也",从内产生的,还是内因,"跌扑闪朒,伤重瘀蓄者,不内外因也",摔着了,导致瘀血的停积,这就是不内外因,说是外因,它不是风寒暑湿燥火,说是内因,它不是喜怒忧思悲恐,古人就把这类叫作不内外因,这就是中医里面的三因学说。

【原文】

既分三因,而必以吾身之阴阳为主,或阴虚而挟内外因也,或阳虚而挟内外因也。盖阴阳虚者,在我之正气虚也。三因者,在外之邪气有余也。邪之所凑,其气必虚。不治其虚,安问其余?

【讲解】

既然分了三因,必须以本身的阴阳为主。人是主,或者由阴虚再加上内外因,或者阳虚,再加上内外因,实际上就是三因。在分析疾病的时候,首先分析其自身的阴阳情况,再从三因来进行分析。"盖阴阳虚者,在我之正气虚也",也就说出现阴虚阳虚,这就叫正气不足。"三因者,在外之邪气有余也",风寒暑湿燥火是自然界里本来就有的,冬天冷,夏天热,但是如果没有导致疾病就不是病邪。只有它过度了,有余,人受不了就得病了,才导致疾病。但是其根本原因还是"邪之所凑,其气必虚",也就是感受了外来的邪气,也不完全是邪气的责任,主要是正气虚的原因。比如现在流感来了,很多人不生病,说明正气还强,那很多人病了,就说明他正气虚,所以不能把原因完全责之于外来的病邪上,还是要在内在的虚上找原因,要从两方面结合考虑。"不治其虚,安问其余",如果你调理自己的虚弱,只问外面的邪气怎么样这是不对的,这就是强调"邪之所凑,其气必虚"。

【原文】

客问曰:吐衄血者,从下炎上之火。暑热燥火,固宜有之,何得有风寒之证?曰:此六淫之气,俱能伤人,暑热者十之一二,火燥者半,风寒者半。而火燥之后,卒又归于虚寒矣。

【讲解】

"吐衄血者,从下炎上之火",吐血衄血,都是火往上走的原因,"暑热燥火,固宜有之,何得有风寒之证?"燥、火都容易往上侵犯人体的上部,"固宜有之",就有这些吐血衄血。"何得有风寒之证",那为什么吐血衄血也有寒证呢?"曰:此六淫之气,俱能伤人",赵献可说六淫之气,风寒暑湿燥火都能伤人,"暑热者十之一二",暑热导致的吐血才占百分之一二十,"火燥者半",火燥引起的占一半,实际上暑热加上火燥基本上也就是一半。"风寒者半",风寒之邪导致的出血又占一半。"而火燥之后,卒又归于虚寒矣",火燥这个季节过去以后,剩下的都跟虚寒有关,也就是不仅仅是热邪导致出血,寒邪也可以。

【原文】

《内经》曰:岁火太过,炎暑流行,肺金受刑,民病血溢血泄。又曰:少阳之复,火气内发,血溢血泄。是火气能使人失血也。而又云:太阳司天,寒淫所胜。血变于中,民病呕血、血泄、衄血、善悲。又太阳在泉,寒淫所胜。民病血见,是寒气能使人失血也。又云:太阴在泉,湿淫所胜。民病血见,是湿气使人失血也。又云:少阴司天之政,水火寒热持于气交。热病生于上,冷病生于下,寒热凌犯,能使人失血者也。太阴司天之政,初之气,风湿相薄。民病血溢,是风湿相搏血溢也。

【讲解】

"《内经》曰:岁火太过,炎暑流行",上面是引用《黄帝内经》的话。"岁火"就是这一年火气太盛,天气非常热,"肺金受刑",容易伤肺。"民病血溢血泄",也就是火气盛、暑热盛,就容易导致出血。"又曰:少阳之复,火气内发,血溢血泄。是火气能使人失血也。而又云:太阳司天,寒淫所胜",这就是寒邪了。"血变于中,民病呕血、血泄、衄血、善悲",寒气盛也可以导致出血,"又太阳在泉,寒淫所胜。民病血见,是寒气能使人失血也",泉就是地,寒气能够使人出血,在解释前面的一段。"又云:太阴在泉,湿淫所胜。民病血见,是湿气使人失血也。又云:少阴司天之政,水火寒热持于气交。热病生于上,冷病生于下,寒热凌犯,能使人失血者也。"少阴司天,上面是寒,下面是热,寒热交错,能使人失血。"太阴司天之政,初之气,风湿相薄",风与湿这两个病邪作用于人。"民病血溢,是风湿相搏血溢也",前面引用《黄帝内经》的话,六淫皆可导致出血。不仅仅是热、火、燥、暑,因为我们一看出血就总觉得是有火。

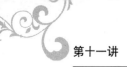

【原文】

又云:岁金太过,燥气流行,民病反侧咳逆,甚而血溢。是燥气亦能使人血溢也。六气俱能使人血溢,何独火乎? 况火有阴火、阳火之不同。日月之火与灯烛之火不同;炉中之火与龙雷之火不同;又有五志过极之火。惊而动血者,火起于心;怒而动血者,火起于肝;忧而动血者,火起于肺;思而动血者,火起于脾;劳而动血者,火起于肾。能明乎火之一字,而于血之理,思过半矣。

【讲解】

"又云:岁金太过,燥气流行,民病反侧咳逆,甚而血溢。是燥气亦能使人血溢也",这里面讲了燥。说燥气厉害的时候,老百姓"反侧咳逆",出现不安咳嗽,咳嗽的时候是卧不安的,严重的咳血,这就是燥气。"六气俱能使人血溢,何独火乎?"六气皆可以使人血溢,怎么会见到出血只想到火呢?"况火有阴火、阳火之不同",同样是火,又有阴火阳火之分,阴火阳火是什么呢? 他后面给了解释,"日月之火与灯烛之火不同;炉中之火与龙雷之火不同",在人体有阴火阳火不同,在自然界,有太阳之火、月亮之火,也有家里蜡烛点燃的灯的火,这些火也不一样,同样都是火,还要分别对待。还有"炉中之火与龙雷之火不同",炉中之火与龙雷之火、雷电也是不一样的。"又有五志过极之火",我们五种情志也都会化火,所以临床上还要区分是什么性质的火。五志中,"惊而动血者"就是由于惊吓、惊恐出现出血的,就是"火起于心",这个火是心火;"怒而动血者,火起于肝",这就是肝火;如果是因为忧虑、焦虑出血的,"火起于肺";如果是因为思虑过度而动血的,"火起于脾",这就是五脏跟情志的关系。"劳而动血者,火起于肾。"注意我们平时讲的是喜怒忧思悲恐惊,但唯独这里讲了"劳",大家注意把它记下来,这很特别,所有的劳最终都归到肾,因为肾是一身之根本。"能明乎火之一字,而于血之理,思过半矣",如果能知道这个火字,那么有关这个血证,出血的道理也就明白一大半了,也就是说火在出血中占有很重要的地位,但是有外因,有内因,只是都是跟火相关,火都是其中的一个环节。后面他讲了一些古代的医家有关血证的论述。

【原文】

刘河间先生,特以五运六气暑火立论,故专用寒凉以治火,而后人宗之。不知河间之论,但欲与仲景《伤寒论》对讲,各发其所未发之旨耳,非通论种种不同之火也。自东垣先生出,而论脾胃之火,必须温养,始禁用寒凉。自丹溪先生出,而立阴虚火动之论,亦发前人所未发。可惜大补阴丸、补阴丸二丸中,俱以黄柏、知母为君,而寒凉之弊又盛行矣。嗟乎!丹溪之书不息,岐黄之道不著。余特撰阴阳五行之论,以申明火不可以水灭,药不可以寒攻也。

【讲解】

刘河间,金元四大家之一。"特以五运六气暑火立论",他用五运六气里面的暑火,"故专用寒凉以治火",刘河间提倡的就是用寒凉药治火,"而后人宗之",后人都以他为宗,用寒凉药来止血。"不知河间之论,但欲与仲景《伤寒论》对讲,各发其所未发之旨耳,非通论种种不同之火也",刘河间讲的火,实际上是跟《伤寒论》是对着讲的,《伤寒论》里面讲得不够的地方,他这里就做了个强调,赵献可是这么认为的。事实上金元四大家刘河间之所以作为一个家,就是他把大多数疾病都归到火字上来,他说《黄帝内经》病机十九条里面那么多条都是在讲火,所以他说疾病大多数都是跟火相关的,所以他是用寒凉药来治病,也是他开始用寒凉药来治疗外感疾病的,后面温病学派的创立很多都是参考了刘河间的观点和经验。

"自东垣先生出,而论脾胃之火",你看《脾胃论》里面讲的第一个方子就是补脾胃泻阴火升阳汤,他认为所有的火都是脾胃虚弱、脾胃功能失调导致的,"脾胃之火,必须温养,始禁用寒凉",也就是到李东垣的时候就是不能随便乱用寒凉药,要用补脾胃的药,"自丹溪先生出,而立阴虚火动之论,亦发前人所未发",到了朱丹溪这里,前面人没讲过阴虚生火,这是他提出来的。"可惜大补阴丸、补阴丸二丸中,俱以黄柏、知母为君,而寒凉之弊又盛行矣。"这个"可惜"实际上就是在说,前人所讲的这些东西都是用寒凉药来治,就是黄柏、知母这一派的寒凉药。"嗟乎!丹溪之书不息,岐黄之道不著。"实际上就是他觉得历代医家都是用寒凉药来止血是不对的,《黄帝内经》里面可不是这样讲的,所以他说"丹溪之书不息",就是朱丹溪的这些书如果还盛行的话,岐黄之道就不能彰显出来,这就叫"岐黄之道不著"。"余特撰阴阳五行之论,以申明火不可以水灭,药不可以寒攻也。"赵献可在阴阳五行这一篇里面非常正式、严肃地讲,说火不可以用水灭,一般我们的常识就是火用水灭,不能用寒凉药来去火。这就完全颠覆了我们大多数人的看法,那么具体为什么是这样?后面越讲就越明确。

【原文】

六淫中虽俱能病血,其中独寒气致病者居多。何也?盖寒伤荣,风伤卫,自然之理。又太阳寒水,少阴肾水,俱易以感寒。一有所感,皮毛先入,

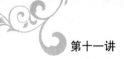

肺主皮毛,水冷金寒,肺经先受。血亦水也,故经中之水与血,一得寒气,皆凝滞而不行。咳嗽带痰而出,问其人必恶寒,切其脉必紧。视其血中间,必有或紫、或黑数点,此皆寒浮之验也。医者不详审其证,便以为阴虚火动,而概用滋阴降火之剂,病日深而死日迫矣。余尝用麻黄桂枝汤而愈者数人,皆一服得微汗而愈。盖汗与血一物也,夺血者无汗,夺汗者无血。余读《兰室秘藏》而得此意,因备记以广其传。

【讲解】

"六淫中虽俱能病血",六淫虽然都能导致出血,"其中独寒气致病者居多",寒气就占了一半,"何也?盖寒伤荣,风伤卫,自然之理",为什么?寒容易伤人的营气,风容易伤人的卫气,这是自然的道理。"又太阳寒水",这是寒,"少阴肾水,俱易以感寒",少阴肾水与太阳寒水都容易感受外来的寒邪。"一有所感,皮毛先入",先从皮毛进入,"肺主皮毛,水冷金寒",寒气进来以后首先导致的就是肺寒,肺经先受。"血亦水也",赵献可是这么讲的,血就是人体之水。"故经中之水与血,一得寒气,皆凝滞而不行",血在受了寒气之后就凝滞不行了。"咳嗽带痰而出",所以说就出现了咳嗽有痰。"问其人必恶寒,切其脉必紧。视其血中间,必有或紫、或黑数点,此皆寒浮之验也。医者不详审其证,便以为阴虚火动,而概用滋阴降火之剂,病日深而死日迫矣。"大家注意这一段话是非常有意义的,他说寒气导致的出血,特点是什么呢?别的书上一般很少有这么讲的,至少我没有看到过,只有在《医贯》里面才讲这么清楚。他说咳出来的血里面,"必有或紫、或黑数点",就是痰中带血丝,但是这个血丝是紫黑的,不是鲜血,这是一个特点,"此皆寒浮之验也",只要你见到这个就是寒。"医者不详审其证,便以为阴虚火动",医生不详细去分析便以为是阴虚火旺,"而概用滋阴降火之剂,病日深而死日迫矣",用滋阴降火之剂止不住,病越来越深,死期将至。

这段我们从中西医结合的角度能有很好的解答,实际上肺部受感染,外邪侵入以后,它侵犯到黏膜,然后破坏的是血管,血管破了出的才是血。但是这个血它容易凝,因为本来血液是没什么问题的,只是血管破了,这个血一出来就迅速凝固了,所以说一凝、一停它就是紫黑的了。如果血不凝固,它就不是紫黑的点了,就不是小血丝、血块了,所以当我们遇到血丝、血块的时候,我们能迅速做出判断这是血管损伤导致的出血。这以后在我们的慈方医学体系内还是要讲的,出血性疾病我们要分为血脉性出血和血液性出血,它们是不一样的,是有规律的,但是我们古人讲的这些血证里面从来都不这么划分,因为我们是这么划分的,所以我一读到这就觉得很有意思。这个之后我们还要更细致地讲,在这里只是提醒大家,这个寒邪导致的出血通常都是血脉性的出血。

"余尝用麻黄桂枝汤而愈者数人,皆一服得微汗而愈",这就更告诉我们血管性出血的时候应该怎么治?我们一提到这个麻黄,会说麻黄是热药能止血吗?麻黄恰恰是止血的一个很好的药,使血管收缩,使血管壁收缩到一起它就不能出血了,这也就证明了这是一种血管出血的疾病,是外邪导致的。"盖汗与血一物也,夺血者无汗,夺汗者无血。余读《兰室秘藏》而得此意,因备记以广其传",本来汗和血是同源的,说汗就是血,是血液里面的津液变成的。这个"夺血者无汗,夺汗者无血"是《黄帝内经》里面讲的,这个历代讲解的分歧非常大,有的说出血的人就不要再发汗了,这个也非常有道理,因为已经出血了,再发汗他的血容量更少了,"夺汗者无血",出汗的太多了,就不要用放血的办法来治疗了,在《黄帝内经》很多都是这么讲的,但是赵献可不是这么讲的,"夺血者无汗,夺汗者无血",他的意思是出血了就没汗了,那用发汗的办法就不出血了,他是反过来讲的,跟《黄帝内经》讲的不一样,但是这也不是他的发明,这是"读《兰室秘藏》而得此意,因备记以广其传",他在读这本书的时候的发现,所以记下来告诉大家。

【原文】

一贫者,冬天居大室中,卧大热炕,得吐血,求治于余。余料此病大虚弱而有火。热在内,上气不足,阳气外虚。当补表之阳气,泻其里之虚热,是其法也。冬天居大室,衣盖单薄,是重虚其阳。表有大寒壅遏,里热火邪不得舒伸,故血出于口。忆张仲景所著《伤寒论》中一证,太阳伤寒当以麻黄汤发汗而不与,遂成衄血,却以麻黄汤,立愈。

【讲解】

这是一个案例。一个贫穷的人,"冬天居大室中",冬天住在大房子里,"卧大热炕",里热外寒,得了吐血病了。"求治于余"就是来找赵献可治,"余料此病大虚弱而有火",他推测这个病是因为大虚,而且又有火,这是他对这个病人的认识。因为穷所以体质比较虚弱,然后因为出血又有火,"热在内,上气不足,阳气外虚",里面有热,下面还热烤着,这个气又虚,"阳气外虚。当补表之阳气,泻其里之虚热,是其法也",就应该这么治疗。然后他就分析说,"冬天居大室,衣盖单薄,是重虚其阳。表有大寒壅遏,里热火邪不得舒伸,故血出于口",里面的热散不出来,外边受寒又比较重,所以说出血。咱们西医学讲的时候可能受他们的影响,说人发热了就要用物理降温,要用凉水,实际上这个是错误的的,因为人是生物的而不是一个物理的东西,物理的东西它通过对流,热传导把热给散掉,但是生物不是这样,生物需要里面的热,不需要散,你硬给他散就跟冬天你越给他脱衣服他越捂得紧一样,不能这样的。如果把人也当作一个物理性的东西来处理,那么非错不可,所以说物理降温能治好病的寥寥无几,我觉得更多的是耽误事。所以说这个也是,里面有火外面有热,那为什么? 他是因为外寒壅遏,里面是郁热的火。"忆张仲景所著《伤寒论》中一证,太阳伤寒当以麻黄汤发汗而不与,遂成衄血,却以麻黄汤,立愈。"按照张仲景《伤寒论》里面讲过的太阳伤寒,如果出现衄血,就用麻黄汤,用上以后立即就好了,这个在《伤寒论》里面是有的,也就是这个病人得用麻黄汤。

【原文】

独有伤暑吐衄者,可用河间法。必审其证,面垢口渴喜饮,干呕腹痛或不痛,发热或不发热,其脉必虚大汗出者,黄连解毒汤主之,甚者白虎汤。

【讲解】

"独有伤暑吐衄者,可用河间法",只有伤暑的人才可以这么治,也就是用刘河间的寒凉法治疗吐血,"必审其证"就是要仔细辨证,是什么样子的才可以呢?"面垢口渴喜饮",就是脸上油乎乎的还想喝水,"干呕腹痛或不痛,发热或不发热",实际上这个可以有干呕,可以有腹痛也可以没有,可以发热也可以不发热,只有哪个是一定的呢? 就是"面垢口渴喜饮",只要是见到这种情况了,你就可以用河间法。"其脉必虚大汗出者",他又加了一个脉是虚大,还要出汗,也就是你在临床上见到面垢、口渴喜饮、脉大、汗出,可以用刘河间的"黄连解毒汤主之,甚者白虎汤",就是用这两个治疗伤暑的吐衄,实际上这个黄连解毒汤和张仲景的三黄泻心汤都很好用。

【原文】

《金匮》方云:心气不足,吐血衄血者,泻心汤主之。大黄二两,黄连、黄芩各一两,水三升,煮取一升,顿服之。此正谓手少阴心经之阴气不足,本经之阳火亢甚无所辅,肺肝俱受其火而病作,以致阴血妄行而飞越。故用大黄泄去亢甚之火,黄芩救肺,黄连救肝,使之和平,则阴血自复而归经矣。

【讲解】

"《金匮》方云:心气不足,吐血衄血者,泻心汤主之",这个就是我们刚才讲的泻心汤,我们在临床上用的很多,这里面就是"大黄二两,黄连、黄芩各一两,水三升,煮取一升,顿服之。此正谓手少阴心经之阴气不足,本经之阳火亢甚无所辅,肺肝俱受其火而病作,以致阴血妄行而飞越。故用大黄泄去亢甚之火,黄芩救肺,黄连救肝,使之和平,则阴血自复而归经矣。"

实际上整个这块不难理解,这就是泻火、凉血止血,说到三黄泻心汤,前两天来了一个月经不止的人,我们都给她用了黄芩、黄连、大黄,因为那个病人火象挺明显的,一看到崩漏不要只想到阿胶、艾叶这些养血止血的药,一定要想起这个方子,这个方子很好用的,这也是我看医案时学习到的,是别人的一个经验。曾经也有一个年轻女性功能失调性子宫出血,量很大,整个人都贫血了,找了好多妇科医生都没看好,后来找了一个比较擅长用《金匮》方的医生,就开了这三味药三天就好了,所以说这个方子一定要记住,不单是治吐血,治疗功能失调性子宫出血属于有火热的这一类病人依旧非常好。历代有关治疗妇科出血,都说黄芩是个主药,止血效果是很好的,实际上更好的是大黄,大黄止血效果极好,而且不光是消化道,呼吸道以及其他部位的出血,比如尿血、妇科的出血都是很好的,所以把这些最重要的药都记住,整体上火下去了,哪里的血都能止住。

【原文】

愚按暑伤心,心气既虚,暑气故乘而入之。心主血,故吐衄。心既虚而不能主血,恐不宜过用寒凉以泻心,须以清暑益气汤中,加丹皮、生地,兼犀角地黄治之。盖暑伤心,亦伤气,其人必无气以动,脉必虚,以参芪助气,使气能摄血,斯无弊也。

【讲解】

"愚按暑伤心,心气既虚,暑气故乘而入之。心主血,故吐衄",这还是讲的刚才的泻心汤,"心既虚而不能主血,恐不宜过用寒凉以泻心,须以清暑益气汤中,加丹皮、生地,兼犀角地黄治之。"张仲景用了泻心汤,赵献可觉得可能用清暑益气汤更好一些,而且加上牡丹皮、生地黄、犀角(已禁用,以水牛角代),因为犀角、生地黄本来就是很好的止血药,清暑益气汤是既补气又泻火,可能会照顾到虚的一面,我觉得这个也可以,但是前面使用泻心汤单纯泻火是从主要病机上来治疗的,有的时候主要病机一解决剩下的问题自动恢复,气不足他自己就恢复了,这个就会更全面一些。"盖暑伤心,亦伤气,其人必无气以动,脉必虚,以参芪助气,使气能摄血,斯无弊也",也就是说,单纯用泻心汤还不够完美。

这里面又引出一个问题,就是从中西医结合角度来看。有的出血是血液性出血,有的出血是血管性出血,在我们中医里面也不这么分,反正都混到一起了,都是血。犀角地黄汤治疗各种出血都有效,像过敏性紫癜,热病的出血有的是影响到血管,生地,牡丹皮等很多药都是治疗血液性出血的。

所以还有很多药在不同的阶段都可以有治疗作用,比如说人参也是治疗血液性出血的。

【原文】

客问曰:既云须分阴阳,则吐衄血者,阴血受病,以四物汤补血是矣。参芪补气,奚为用之,而复有谓阳虚补阳之说,何耶? 曰:子正溺于世俗之浅见也。自王节斋制《本草集要》有云阴虚吐血者,忌人参。服之则阳愈旺,而阴愈消,过服人参者死。自节斋一言,而世之受病治病者,无问阳虚阴虚,而并弃之若砒毒矣,冤哉,冤哉! 盖天地间之理,阳统乎阴,血随乎气,故治血必先理气,血脱必先益气,古人之妙用也。

【讲解】

"客问曰:既云须分阴阳,则吐衄血者,阴血受病,以四物汤补血是矣。"有人说,既然要分阴阳,这个吐衄血的病人是阴血受病,应该用四物汤来治疗才是。"参芪补气,奚为用之,而复有谓阳虚补阳之说,何耶? 曰:子正溺于世俗之浅见也。"我们一般来讲血虚了不就四物汤补血吗?"参芪补气,奚为用之",这也是他的疑问,实际上这里的阳虚就是气虚,在赵献可书里面阳和气都是对等的,所以气虚补气,阳虚补阳来治疗血虚。赵献可回答说,你正在沉溺于一般人肤浅的见解,那么这个肤浅的见解从哪来的呢?"自王节斋制《本草集要》有云阴虚吐血者,忌人参。服之则阳愈旺,而阴愈消,过服人参者死。"也就是前面说用四物汤不用补气的,那么这里面之所以不用补气,是因为古代有个叫王节斋的医家,在阴虚吐血里说忌用人参,服人参就阳气愈旺,阴血就更不足,所以说"过服人参者死"。这一句话应该这么看,王节斋讲的也是一个临床事实,有的人就是不能用人参,用人参死得快,我们经常说人参上火,上火指的是什么? 导致鼻子出血、吐血。如果是这个类型的出血,既有阴虚又有火旺的表现的时候,要用人参尤其是红参就更容易加重出血,所以王节斋讲的这个也是基于事实,但只是对阴虚吐血的忌用。赵献可拿过来是为了批评他,说"自节斋一言,而世之受病治病者,无问阳虚阴虚,而并弃之若砒毒矣,冤哉,冤哉!"王节斋有了这句话以后,只要有出血的人就没人敢用人参了,像砒霜一样,认为人参是出血病人的大忌,不能用,实在是不对的。"盖天地间之理,阳统乎阴,血随乎气",阴阳气血之间是密切相关的。"故治血必先理气",也就是要治血病,首先要调理气。"血脱必先益气,古人之妙用也",我们学内科讲血证的时候经常讲,说血脱必先益气,血脱者养血来不及,补气最快。我们在抢救危重病人出血的时候,尤其是休克早期,他处在 DIC(弥散性血管内凝血)的时候,人参还是一个很好用的药,以前一看见出血就只想着止血,包括西医早期,在治疗 DIC 早期阶段出血的时候他们也还是止血,越止血越止不住,最后人还死了,后来他们就发现用肝素,用抗凝的反而人活了也不出血了。在这个 DIC 状态微血管凝血是处在高凝状态,微循环都堵上了,那你越止它越堵,越堵就必死无疑。后来西医就发现,用肝素竟然能把人救活,实际上这就跟人参一样,我们说吃人参上火容易导致出血,实际上就是使血液循环变得更好,所以说在这种情况下是可以用人参的。

【原文】

凡内伤暴吐血不止,或劳力过度,其血妄行,出如涌泉,口鼻皆流,须臾不救即死。急用人参一两或二两,为细末,入飞罗面一钱,新汲水调如稀糊,不拘时啜服。或用独参汤亦可。古方纯用补气,不入血药何也?盖有形之血,不能速生,无形之气,所当急固。无形自能生有形也。若有真阴失守,虚阳泛上,亦大吐血,又须八味地黄汤,固其真阴,以引火归原,正不宜用人参。及火既引之而归矣,人参又所不禁。阴阳不可不辨,而先后之分,神而明之,存乎人耳。

【讲解】

"凡内伤暴吐血不止,或劳力过度,其血妄行,出如涌泉,口鼻皆流",这是真正的很严重的广泛出血,在休克早期的 DIC 阶段就是一个广泛的出血。"须臾不救即死",如果拖延不治他就会死掉。"急用人参一两或二两,为细末,入飞罗面一钱,新汲水调如稀糊,不拘时啜服。或用独参汤亦可",也就是遇到这种广泛出血的时候,赵献可虽然不知道西医讲的这些,但是我们有这个知识有这个经验,他描述的这个我们一看就知道,这个时候西医现在的治疗就用肝素了,我们就用人参,因为人参是一个很好的抗凝的药,它的副作用就是这个,正好把这个"副作用"用起来就救命了。"古方纯用补气,不入血药何也?"古人在用独参汤的时候只用了补气,我们说人参是大补元气的,没有加任何血药,为什么呢?"盖有形之血,不能速生,无形之气,所当急固。"有形的血不会迅速地造出来,但是无形的气必须赶紧固补,不能脱掉,这是古人的一种解释,事实上它就是能改善病人休克早期弥漫的血管内凝血。"无形自能生有形也",这个无形之气能生有形之血,我不用血药用气药实际上是从根上治的,就是这个意思。"若有真阴失守,虚阳泛上,亦大吐血,又须八味地黄汤,固其真阴,以引火归原,正不宜用人参",在真阴失守,虚阳泛上的这种情况下,就不能用人参了,就要用八味地黄汤,就是金匮肾气丸,桂附地黄丸,"固其真阴,以引火归原,正不宜用人参",就是用六味地黄固其真阴,用桂附引火归原,这时候就不适合用人参,但是你看都是出血为什么就不用人参? 如果是广泛出血的时候用人参,但是单纯吐血的时候就不一定能用人参了,很多用人参的不良反应都是吐血,所以胃肠道的出血恰恰是不能随便用人参的,当然如果说他的病机上是一样的那还可以用,但是一般情况下对于这种大吐血是由于"真阴失守,虚阳泛上"的不能用人参,那"真阴失守,虚阳泛上"的出血特点是什么? 后面有,我们到后面再细讲。"及火既引之而归矣,人参又所不禁",如果用上桂附地黄汤以后,火归了,也就是没有火了,这时候人参又不禁了,也就是用桂附地黄汤把血止住了,这时候又可以用人参了,用人参就是气生血。"阴阳不可不辨,而先后之分,神而明之,存乎人耳",阴阳要分,但是也要分清先怎么办后怎么办,这就是赵献可强调的。他不是一定之方,必须要根据具体情况来用。

【原文】

凡失血之后,必大发热,名曰血虚发热。古方立当归补血汤,用黄芪一两,当归六钱。名曰补血,而以黄芪为主,阳旺能生阴血也。如丹溪于产后发热,用参、芪、归、芎、黑姜以佐之。或问曰:干姜辛热,何以用之? 曰:姜味辛,能引血药入气分,而生新血。神而明之。不明此理,见其大热,六脉洪大,而误用发散之剂,或以其象白虎汤证,而误用白虎,立见危殆,慎之哉!

【讲解】

"凡失血之后,必大发热,名曰血虚发热。古方立当归补血汤,用黄芪一两,当归六钱。名曰补血,而以黄芪为主,阳旺能生阴血也。"血虚发热,当归补血汤本来是要养血的,但偏偏是以补气为主,就是基于气生血这样的一个认识,气能够迅速补上,血只能缓慢补上,所以说要从补气开始补血。"如丹溪于产后发热,用参、芪、归、芎、黑姜以佐之。或问曰:干姜辛热,何以用之?"朱丹溪对于产后发热也是用补气养血的,人参、黄芪、当归、川芎加上姜炭或者炮姜,那就有人问了,干姜辛热为什么还要用? 他回答说:"姜味辛,能引血药入气分,而生新血。"因为产后就是失血太多,他说用姜的辛味可以把入血分的药引入到气分,然后促进它来生新血。血虚了大家觉得补血就很容易理解,一说补气就觉得远了。"不明此理,见其大热,六脉洪大,而误用发散之剂,或以其象白虎汤证,而误用白虎,立见危殆,慎之哉!"如果你看到发大热或者是脉洪大,这有点像白虎汤证,热太重,如果这时候用发散、散热的办法,或者寒凉、清热的办法,"立见危殆",你用上去这个病人迅速地恶化,也就是在这种情况下还是要用补气为主,从气分来入手。

【原文】

客又问曰:阳能统阴,闻命矣。伤寒吐血,亦闻命矣。然除伤寒外,或者寒凉之药,不能不少,加一二以杀其火气。至于辛热之品,以火济火,恐一入口而直冲不止,奈何? 宁和平守中,以免谤怨,何如? 若丹溪产后用干姜者,为有恶露凝留,故用之以化其瘀,未必可为典要也。余见先生治血证,不惟不用寒凉,而反常用大辛热之药,屡以奏功,不已霸乎? 曰:子之言,不读古书,不穷至理,不图活人之命者也。试检古人已验之名言以示之。

【讲解】

"客又问曰:阳能统阴,闻命矣",补气能够治疗血病,补阳能够治疗阴病,赵献可说都已经了解了,"伤寒吐血,亦闻命矣",伤寒的吐血刚才也讲过了。"然除伤寒外,或者寒凉之药,不能不少",寒凉之药还是不能少的,"加一二以杀其火气",稍微加点寒凉药去其火气。"至于辛热之品,以火济火,恐一入口而直冲不止,奈何?"如果用热药的话,就等于以火济火,就是火上浇油,恐怕一吃进去就吐血不止,怎么办呢?"宁和平守中,以免谤怨,何如?"用平和的办法,不用那些热药,以免谤怨。"若丹溪产后用干姜者",产后为什么要用这个干姜,"为有恶露凝留,故用之以化其瘀",用干姜化瘀这也是我见到的第一次,很少有人说干姜能够化瘀。他可能是这么理解的,干姜是温的,温的就能治疗这个血液的凝滞。"未必可为典要也",朱丹溪讲的这些东西,你不用作为一个规范,通通都这么治。"余见先生治血证,不惟不用寒凉",赵献可看到朱丹溪治疗出血性疾病,"不惟不用寒凉,而反常用大辛热之药,屡以奏功,不已霸乎?"他都没用过寒凉药,而且效果还很好。这还不够霸气还不够正确吗?"曰:子之言,不读古书,不穷至理,不图活人之命者也。试检古人已验之名言以示之。"你说的这些话,就是书读得不够多,不是以怎么救活人命为目标的,我们把古人的一些名言拿出来讲一下。

【原文】

《金匮》方云:吐血不止,柏叶汤主之。柏叶、干姜各二两,艾三把,以水五升,取马通一升,合煮取一升,分温再服。

【讲解】

"《金匮》方云:吐血不止",这个在吐血篇里专门讲过,"柏叶汤主之。柏叶、干姜各二两,艾三把,以水五升,取马通一升,合煮取一升,分温再服。"刚才是批评,不要把那个当成固定的一个东西来遵循,这里面讲张仲景是怎么治的,吐血不止用的是柏叶汤,柏叶和干姜各二两,加了艾叶三把,关键这里面还加了一个马通,马通就是马尿,这个药是要用马尿来煎的。

【原文】

凡吐血不已,则气血皆虚,虚则生寒,是故用柏叶。柏叶生而西向,乃禀兑金之气而生,可制肝木。木主升,金主降,取其升降相配,夫妇之道和,则血得以归藏于肝矣,故用是为君;干姜性热,炒黑则止而不走,用补虚寒之血。艾叶之温,能入内而不炎于上,可使阴阳之气,反归于里,以补其寒。用二味为佐。取马通者,为血生于心,心属午,故用午兽之通,主降火消停血,引领而行为使。仲景治吐血准绳,可以触类而长之。

【讲解】

"凡吐血不已,则气血皆虚,虚则生寒,是故用柏叶。"他讲这个吐血,容易导致虚寒,这个时候用的是柏叶,那在他看来这个柏叶是不是个温性药?但是我们一般把他看成寒性药,我们讲过,《医贯》前面有好多,比如柴胡、薄荷,赵献可认为这些是温性药,他很多认识都和我们的常识是反着的。"柏叶生而西向",这可能就是柏叶都是往西长的,这个我也没注意观察过,我们就不去深究它。"乃禀兑金之气而生,可制肝木",因为西方主金的,金盛了就可以制肝木,"木主升,金主降,取其升降相配,夫妇之道和,则血得以归藏于肝矣,故用是为君",柏叶是秉金气而生,柏叶可以克制肝木的旺盛,防止吐血加重,就是这个意思。但是这是他的解释,这个理不一定是对的。"干姜性热,炒黑则止而不走,用补虚寒之血",干姜止血、黑姜止血,这个我觉得不用展开讲了。"艾叶之温,能入内而不炎于上,可使阴阳之气,反归于里,以补其寒",能够收敛阳气。"用二味为佐。取马通者,为血生于心",之所以用马尿,他说心生血,心属午,也就是与十二地支配起来,"故用午兽之通",这些动物属于午的,它们的尿就是午兽之通,马就是其中之一,说它"主降火消停血"。他这个解释实际上我们现在不能接受,用别的行不行,我觉得也可能用任何兽的尿都行,人尿都行,因为古代治疗出血用童便有的是,所以不仅仅是午兽。我们在学古人的东西的时候,也不要完全迷信,最起码每一个东西都不要把它当成一个绝对正确的来看待,还是要动动脑筋,和已有的知识联系起来。"仲景治吐血准绳,可以触类而长之",这是张仲景处理出血的原则,你可以触类旁通。准绳我以前给大家讲过,什么叫"准绳",准星就是以前打枪的星,绳是什么?绳就是以前做木匠活,锯开,弄一个墨斗盒,把一团线染成黑的,然后把它拉开以后一弹,就出现一个黑线是直直的,锯的时候就沿着这个线锯他就是直的,这个绳指的就是"准绳"。

【原文】

《仁斋直指》云：血遇热则宣流，故止血多用凉药。然亦有气虚挟寒，阴阳不相为守，荣气虚散，血亦错行，所谓阳虚阴必走耳，外必有虚冷之状，法当温中，使血自归于经络。可用理中汤加南木香，或干姜甘草汤，其效甚著。又有饮食伤胃，或胃虚不能传化，其气逆上，亦能吐衄，木香理中汤、甘草干姜汤。出血诸证，每以胃药收功。

【讲解】

这一段是临床非常实用的，血遇热就流得快了，所以用凉药就流慢了，就是一个表浅的理解。也有气虚夹寒的，气虚不能固摄的，"阴阳不相为守，荣气虚散，血亦错行"，就导致了这个后果，血错行就是出血。"所谓阳虚阴必走耳"，就是阴阳离决的意思，但是还不是要死。"外必有虚冷之状"，像这种气虚夹寒的出血必有虚冷的表现，"法当温中"，应该用温中的办法而不是用凉药，"使血自归于经络"，用温中的办法使血归于经络。"用理中汤加南木香"，这指的还是吐血，用理中汤。"或干姜甘草汤，其效甚著"，注意这几个字，一般来讲，作者在他的书里面强调这个疗效很好一定是验证过了，而且是反复验证的，所以这恰恰是我们读书的时候要下功夫记的地方。对于气虚夹寒的这种出血、吐血，理中汤就很好用，一般来讲就只想着止血，却没想到在根本上用温中止血，用温补的办法，这是理中汤里面的两味药，一简化就是甘草干姜汤，甘草干姜汤治疗吐血是一个很好的方子。赵献可也讲了"其效甚著"。"又有饮食伤胃，或胃虚不能传化，其气逆上，亦能吐衄，木香理中汤、甘草干姜汤。出血诸证，每以胃药收功。"所有的这些都用理中汤、甘草干姜汤就都可以，这里面实际上有非常深的道理。

【原文】

《曹氏必用方》：吐血，须煎干姜甘草作汤与服，或四物理中汤亦可，如此无不愈者。若服生地黄、藕汁、竹茹，去生便远。

【讲解】

这也是一个医家，他自己当大夫必用的一个方子，"吐血，须煎干姜甘草作汤与服，或四物理中汤亦可"，这个"须"不是需要的意思，是必须，他说吐血一定要喝甘草干姜汤或者四物理中汤，四物理中汤不是四物汤，就是理中汤原方。"如此无不愈者"，你看这话都说得非常肯定，这都是我们要记得。"若服生地黄、藕汁、竹茹，去生便远"，如果你用这些药来治疗吐血的话，离死就近了,离生就远了。但是在临床上如果我们知道甘草干姜或者理中汤很好用,如果有热象加大黄,所以说也不要以为只能用热药,或者只能用凉药,有时候寒热错杂就要都用。

【原文】

《三因》方云:理中汤,能止伤胃吐血,以其方最理中脘,分别阴阳,安定气血。按:患人果身受寒气,口受冷物,邪入血分,血得冷而凝,不归经络而妄行者,其血必黑黯,其色必白而夭,其脉必微迟,其身必清凉。不用姜桂而用凉血之剂,殆矣!临病之工,宜详审焉。

【讲解】

这里又在强调理中汤,"《三因》方云:理中汤,能止伤胃吐血,以其方最理中脘,分别阴阳,安定气血",这本书里面讲的说能止伤胃的吐血,这个方"最理中脘",就是调理脾胃,"分别阴阳,安定气血",什么叫分别阴阳?实际上就是表里上下该怎么配合,能够起到一个很好的调理作用。因为在人体,脾胃是人体的正中,所以只要理中,身体就健康,气血就旺盛,能保持一个正常状态。"按:患人果身受寒气,口受冷物,邪入血分,血得冷而凝,不归经络而妄行者,其血必黑黯。"这里面又跟你说,受冷以后的出血的特点,黑血是因为什么呢?是在胃里面停留时间长,还是血管破裂了,但是血虽然是这样,"其色必白而夭",但是脸色还是很苍白的,煞白煞白的,因为急性出血都这样,慢性出血的病人你会看到脸上没有光泽,但是急性出血的人他脸白还是有光的,所以说是白而夭。我们前面专门讲过这个"夭"字,夭是看起来还是亮的还是不错的,那也就是这个脸是㿠白的,是白而发亮,但是又有出血。"其脉必微迟",脉是偏慢的说明没有热,"其身必清凉",也就是没有发热,"不用姜桂而用凉血之剂,殆矣!"如果不用姜、桂这些热药来治,而用凉药,那就是错了,病情就会加重的。"临病之工,宜详审焉",看病的大夫要把这些东西详细地记下来,给病人能够对得上,要仔细辨证。

【原文】

《褚氏遗书》云:喉有窍咳血伤人,肠有窍便血杀人。便血犹可治,咳血不易医。饮溲溺百不一死,服寒凉百不一生。血虽阴类,运之者其阳和乎?玩阳和二字,褚氏深达阴阳之妙者矣。

【讲解】

"《褚氏遗书》云:喉有窍咳血伤人,肠有窍便血杀人。"这本书里说咳血、便血都能死人的,"便血犹可治,咳血不易医",便血还好治,但是咳血就难治了。"饮溲溺百不一死,服寒凉百不一生",注意这句话又是一个要记住的。这指的是咳血虽然不容易治,但是还是有办法的。"饮溲溺百不一死",也就是尿,尤其是童便的止血作用是非常好的,"服寒凉百不一生",服用寒凉药一个救活的也没有,这个就是强调小便是一个很好的药。以前攻击中医总说中医用粪便治病,其实现在西医也在用,西医从尿里面提取出尿激酶来也是用于临床,只不过是换了一个面貌出现,也用大便直接给人灌肠治疗肠道菌群失调,治疗危重病人、救命,所以说这个古人早认识到这个,只要是有效的我们就要记下来,不能听信那些胡乱攻击中医的人。"血虽阴类,运之者其阳和乎",血虽然属阴,但是使血运行的前提是阳和,"玩阳和二字,褚氏深达阴阳之妙者矣",阳气既不能过也不能少,褚氏对这个"阳和"理解的比较透彻。这里面就要记住,尿是一个很好的药,尤其是治疗咳血。

【原文】

海藏云:胸中聚集之残火,腹里积久之太阴,上下隔绝,脉络部分,阴阳不通。用苦热以定于中,使辛热以行于外。升以甘温,降以辛润,化严肃为春温,变凛冽为和气,汗出而愈也。然余毒土苴,犹有存者,周身阳和,尚未泰然。胸中微燥而思凉饮,因食冷物服凉剂,阳气复消,余阴再作。脉退而小,弦细而迟,激而为衄血、吐血者有之,心肺受邪也。下而为便血、溺血者有之,肾肝受邪也。三焦出血,色紫不鲜,此重沓寒湿化毒,凝泣水谷道路,浸溃而成。若见血证,不详本末,便用凉折,变乃生矣。

【讲解】

"海藏云",海藏是王好古,也是河北的一个名医。"胸中聚集之残火,腹里积久之太阴,上下隔绝,脉络部分,阴阳不通",胸中有火,肚子里面有寒,上下隔绝,阴阳不通了,"脉络部分",这个应该就不懂了,部分实际上就是隔离的意思,部就是一块一块的,分也是隔离的意思,脉络部分就是脉络不畅,所以下面凉上面还有火,就是胸中聚集残火。"用苦热以定于中,使辛热以行于外。升以甘温,降以辛润,化严肃为春温,变凛冽为和气,汗出而愈也。"这个还是蛮有文采的,"用苦热以定于中",因为中是阴寒,所以要用苦热的药来除中寒,用辛热的药来发散,"升以甘温"是用甘温的药来使阳气升发,"降以辛润"是用辛润的药来使气机下降,那么这么配伍药物能产生什么结果呢? 就是"化严肃为春温",这个严肃就是秋凉,秋天就叫严肃,我们说不要那么张扬就叫严肃,春天生机勃勃,就是比较活泼,所以说变严肃为活泼。"变凛冽为和气",凛冽就是冷,要变成一个暖和的状态,汗出而愈,出汗就好了。治这种情况就用这种办法，苦热、辛热、甘温、辛温来组方，就会出现这么一个情况。"然余毒土苴，犹有存者，周身阳和，尚未泰然。胸中微燥而思凉饮，因食冷物服凉剂，阳气复消，余阴再作。脉退而小，弦细而迟，激而为衄血、吐血者有之，心肺受邪也。下而为便血、溺血者有之，肾肝受邪也。"这个苴是什么呢？就是大麻，就是毒品，是对人有害的东西。"余毒土苴"指的就是有害的这些东西，火邪这些导致出血的病邪，"犹有存者"，也就是残火的意思。"周身阳和"，周身阳气虽然正常了，但是还有余毒，虽然是阳气和了但是还没有泰然，也就是这个"和"是一个低水平的"和"，泰是什么意思？泰是稳固的意思，泰山就非常稳固，就是说这个阳气还不稳固。"胸中微燥而思凉饮"，他还是喜欢喝凉饮，毕竟上面有火。"因食冷物服凉剂，阳气复消"，因为又吃了凉的，阳气就又不和了，就又减少了，是复消。"余阴再作"，就是"腹里积久之太阴"，阴邪就重了。"脉退而小，弦细而迟"，脉也变了。"激而为衄血、吐血者有之"，在这种情况下，还可以再出现衄血、吐血，这就是心肺受邪。"下而为便血、溺血者有之，肾肝受邪也"，如果是出现了便血、尿血，就是肝肾又受邪了。"三焦出血，色紫不鲜"，这是三焦出血的特点，色紫不鲜，注意这个三焦出血的特点，实际上还是一个血管性的出血。"此重沓寒湿化毒，凝泣水谷道路，浸溃而成"，三焦出血色紫不鲜的原因是什么呢？是因为寒毒太盛了。"凝泣水谷道路"，三焦都不通畅了，"浸溃而成"，这个溃就是溃破的意思，导致出血，三焦出血就是到处都出血，这也是很严重的了。"若见血证，不详本末，便用凉折，变乃生矣。"你见到血证的时候，不去分析因果，就用凉药，"变乃生矣"，不好的变化就产生了，这就叫变乃生矣。也就是在强调还是不能够过多、过早地用寒凉。

前面讲了这么多，其实都是在讲用热药怎么止血，凉药也讲了古人是怎么来用。但是还没讲到赵献可他怎么来止血，他在逐渐往这方面过渡，后面就是他的核心内容了。

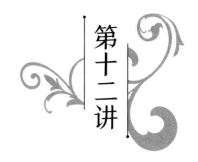

第十二讲

卷之三·绛雪丹书·血证论（下）

【原文】

客又问曰：吐血可用辛热，为扶阳抑阴，始闻命矣。然复有真阴真阳之说，可得闻乎？答曰：世之言阴阳者，气血尽之矣。岂知火为阳气之根，水为阴血之根乎？吾所谓水与火者，又非心与肾之谓。人身五行之外，另有一无形之火，无形之水，流行于五脏六腑之间。惟其无形，故人莫得而知之。试观之天，日为火之精，故气随之。月为水之精，故潮随之。如星家看五行者，必以太阳、太阴为主。然此无形之水火，又有一太极为之主宰，则又微乎微矣。此天地之正气，而人得以生者，是立命之门，谓之元神。无形之火，谓之元气，无形之水，谓之元精，俱寄于两肾中间。故曰五脏之中，惟肾为真，此真水、真火、真阴、真阳之说也。

【讲解】

"客又问曰：吐血可用辛热，为扶阳抑阴，始闻命矣。"吐血的病人用辛热药是扶阳抑阴，这个前面已经讲完了。"然复有真阴真阳之说，可得闻乎？"还有真阴、真阳与出血之间的关系能不能讲一下？"答曰：世之言阴阳者，气血尽之矣。"赵献可说了，一般我们讲的阴阳都是气血，就是把气血和阴阳对等起来了。"岂知火为阳气之根，水为阴血之根乎"，火是阳气的根，也就是火产生阳气，水为阴血之根，就是水化生阴血，大多数人不知道是这么回事。"吾所谓水与火者，又非心与肾之谓"，我们这里讲的水和火，跟别人谈的还不太一样，一说到火就是心，一说到水就是肾。这个水与火是什么呢？"人身五行之外，另有一无形之火，无形之水，流行于五脏六腑之间。"赵献可说在人身上，我们一般讲五行对五脏，但是在五行之外另外有一个无形的火和无形的水，就是游离在它们之间的这么一个东西。"惟其无形，故人莫得而知之。"正因为没有形态，所以人们不知道还有这么一个水火。他后面举了一个例子，"试观之天"，就是你观天就会发现，"日为火之精"，太阳是火之精,因为有太阳才热。"故气随之",这个气不是我们以前讲的所谓的气,这个气指的实际是气的变化,就是节气,是太阳决定了一年二十四节气,这二十四节气实际上是按中国的阳历来的。"月为水之精,故潮随之",天黑了你才能看见月亮,"潮"也就是潮汐,一个月里面的涨潮退潮都是相应的。自然界我们能看到的最大的就是日月,"日为火之精""月为水之精",二十四节气是由太阳决定,潮汐是由月亮决定,也就是一个管水一个管空气。"如星家看五行者,必以太阳、太阴为主",星家就是星象家,观察天象跟人有何联系的就是星家,他看五行的时候都是以太阳、太阴为主的,其他星星都是次要的。"然此无形之水火,又有一太极为之主宰,则又微乎微矣。"自然界太阳是火之精,火是什么样的呢?你看不到,但是却能感受到温度的变化。月亮是水之精,你看不到但是它管着潮汐。谁来管这种无形的水火?就是有一个太极,也就是这种无形的水火它又形成了一个太极,又统一在一起,水火形成之太极还有人管它。"又微乎微矣",这个就更微妙了,你看不见还有人在管它。比如有个圆桌,中间有个圆心,你说圆心多小,但是它把所有的都管了,就跟那个是一样的,极小但是它就管这么多事。"此天地之正气,而人得以生者,是立命之门,谓之元神。"这种水火是天地之正气,是自然界正常情况下就存在的一种东西,人得到这个太极、水火的时候就可以生存、生长,"是立命之门",也就是活着根本就离不开。正因为在天地之间有这么一个正气,人和天地之间只能通过这个来交换,所以人才能活着。到人体内,这个无形的水火就成了元神,那么无形的火叫什么呢?叫元气。无形的水叫什么呢?叫元精。就是元精、元气、元神,在这把它定得很清晰了。其实以前在学习中医的时候,包括我们教材里讲都稀里糊涂的,学完了不清楚,正因为元神是贯穿于自然界的,这里面再分,又有火是元气,水是元精,在人体内"俱寄于两肾中间",也就是元精元气都在两肾中间,那就是命门。"故曰五脏之中,惟肾为真",也就是说在五脏里面,真正能够决定人本质、性命的就是肾了,惟肾为真。"此真水、真火、真阴、真阳之说也",这些东西都在肾里面,都在命门里面,因为他说的两肾之间其实也是无形的。这个观点实际上也再次重复前面讲的,那后面就是怎么用了。

【原文】

又问曰:真阴真阳,与血何干乎?曰:子但知血之为血,而不知血之为水也。人身涕唾、津液、痰、汗、便溺,皆水也。独血之水,随火而行,故其色独红。肾中之真水干,则真火炎,血亦随火而沸腾矣。肾中之真火衰,则真水盛,血亦无附而泛上矣。惟水火奠其位,而气血各顺布焉。故以真阴、真阳为要也。

【讲解】

"又问曰:真阴真阳,与血何干乎?"跟血有什么关系呢?"曰:子但知血之为血,而不知血之为水也",只知道血是血,不知道血实际上就是真水变化来的。"人身涕唾、津液、痰、汗、便溺,皆水也",在人体内除了血以外,这些东西都是水,都是水变化来的。"独血之水,随火而行,故其色独红",水和火并行的时候它就变成了血,实际上就是这个意思。"肾中之真水干",就是肾水不足,元精不足了,"则真火炎",阴不足阳就旺了,就炎上了。"血亦随火而沸腾矣",这时候血就随着火的旺盛而沸腾,也就是血热。"肾中之真火衰,则真水盛,血亦无附而泛上矣",火盛了血沸腾,那么真火衰的时候,真水盛了,没火管它了,它也是泛滥,也就是说无论是真水干,还是真火衰都是可以出现血证,就是出血。"惟水火奠其位,而气血各顺布焉。故以真阴、真阳为要也。"唯有水火各守其位,气血才能正常运行,就是气血不逆乱,该怎么走怎么走,也就是说气血的正常是以真阴真阳为根本的。这就是赵献可刨根问底,问的真阴真阳。结合到我们现在的知识,人体无论高矮胖瘦,疾病情况都是跟遗传相关的,遗传的这些东西都是从个体之外来的,就是真阴真阳,元精、元气,这是最重要的,你看所有的病都有这个特点。今天一个病人来看病,一家子都是自身免疫性疾病,都是甲状腺疾病,都是桥本甲状腺炎,也就是他的真阴真阳跟别人有差异,所以赵献可刨根问底是有深度的。

【原文】

又问曰:既是火之为害,正宜以水治之,而先生独曰火不可水灭,反欲用辛热何耶?曰:子但知火之为火,而不知火有不同也。有天上之火,如暑月伤暑之病是也。方可以井水沃之,可以寒凉折之。若炉中之火,得水则灭。在人身即脾胃之火。脾胃之中无火,将以何者蒸腐水谷,而分温四体耶?至于相火者,龙雷之火,水中之火也。龙雷之炎,得雨而益炽。惟太阳一照,而龙雷自息。及秋冬阳气伏藏,而雷始收声,龙归大海矣。此火不可水灭,而用辛热之义也。当今方书亦知龙雷之火,不可水灭,不可直折。但其注皆曰:黄柏知母之类是也。若是依旧,是水灭直折矣,误天下苍生者,此言也。哀哉!

【讲解】

"又问曰:既是火之为害",既然有的出血是火导致的,"正宜以水治之",正好应该用水来治火。"而先生独曰火不可水灭",注意这句话,赵献可先生说火不能用水灭,而我们的常识就是用水来灭火。"反欲用辛热何耶",

反用辛热的药,等于是用火来灭火,这是为什么呢?"曰:子但知火之为火,而不知火有不同也",只知道火是火,不知道火跟火还是不一样的,不同地方的火处理方式不同。"有天上之火,如暑月伤暑之病是也",夏天中暑了,这就是天上之火,作用于人了。这种火"方可以井水沃之,可以寒凉折之",就是告诉你这种火还是可以用水来灭火,可以用寒凉药来治。"若炉中之火,得水则灭。在人身即脾胃之火",但是炉中的火,用水灭火,炉子就灭了,在人身就是脾胃功能失调的火,用凉药脾胃功能就更差了,这就是李东垣的思路,要补脾胃泻阴火。"脾胃之中无火,将以何者蒸腐水谷",如果脾胃里没有火了,水谷就化不掉了,就像我们锅里的粮食就煮不熟了。"而分温四体耶",那肢体也会凉。"至于相火者,龙雷之火,水中之火也",相火是什么火呢? 叫龙雷之火,前面也讲过了,说是水中之火,这种火就是潜在水中的。"龙雷之炎,得雨而益炽",龙雷之火越是阴雨天就越厉害,就像我们的闪电,只有阴雨天才有,大热天是没有的,这就是龙雷之火。"惟太阳一照,而龙雷自息",太阳一照,阴霾就散了,这种火就没了,我们体内也有这一种火,就是龙雷之火,就是相火。"及秋冬阳气伏藏",到秋冬的时候天气变冷了,阳气就伏藏在地下了。"而雷始收声",这时候就不会响雷了,所以说龙雷之火应该是地中之火上来的。"龙归大海",火就没有了,也就是归到水里面去了,用我们现在的话讲,就像热都储存到水里了,所以就表现不出来了。"此火不可水灭,而用辛热之义也",这种火不能用水灭,而是用辛热,只能用温的办法,这不是说温那个龙雷之火,而是温地下,火就回来了。"当今方书亦知龙雷之火,不可水灭,不可直折",当今的方书也知道龙雷之火不能直接用寒凉药来灭,"但其注皆曰:黄柏知母之类是也",他这个注解说,用黄柏、知母来灭龙雷之火,既说不能用水灭,但是又都用的寒凉药。"若是依旧,是水灭直折矣",如果是用知母、黄柏的话,这依然是用凉药直折。"误天下苍生者,此言也。哀哉!"这个病就治不好了,耽误了天下苍生的性命是一个很悲哀的事情。实际上就是提醒我们医生,注意龙雷之火只能用温药不能用凉药,那么到底该怎么治? 他后面有讲。

【原文】

又问曰:黄柏、知母既所禁用,治之将何如? 若与前所论,理中温中无异法,何必分真阴真阳乎? 曰:温中者,理中焦也,非下焦也。此系下焦两肾中,先天之真气,与心、肺、脾、胃后天有形之体,毫不相干。且干姜、甘草、当归等药,俱入不到肾经,惟仲景八味肾气丸,斯为对证。肾中一水一火,地黄壮水之主,桂附益火之原,水火既济之道。盖阴虚火动者,若肾中寒冷,龙宫无可安之穴宅,不得已而游行于上,故血亦随火而妄行。今用桂、附二味纯阳之火,加于六味纯阴水中,使肾中温暖。如冬月一阳来复于水土之中,龙雷之火,自然归就于原宅。不用寒凉而火自降,不必止血而血自安矣。若阴中水干而火炎者,去桂附而纯用六味,以补水配火,血亦自安,亦不必去火。总之保火为主,此仲景二千余年之玄秘,岂后人可能笔削一字哉!

【讲解】

"又问曰:黄柏、知母既所禁用,治之将何如?"既然不能用它来治疗龙雷之火,那应该怎么办呢?"若与前所论,理中温中无异法,何必分真阴真阳乎?"就是前面讲的不都是理中的办法来治,那分什么真阴真阳呢?"曰:温中者,理中焦也,非下焦也",温中焦来治疗的是脾胃的火,但是不是治的下焦的火,那不是龙雷之火。"此系下焦两肾中,先天之真气,与心、肺、脾、胃后天有形之体",两肾之中的先天真气跟心、脾、胃、肺是毫不相关的。"且干姜、甘草、当归等药,俱入不到肾经",也就是前面这些止血的药都不到肾经,那这怎么治呢?"惟仲景八味肾气丸,斯为对证",只有张仲景的桂附地黄丸是对症的。"肾中一水一火,地黄壮水之主,桂附益火之原",地黄是补水的,桂附是补火的,肾中水火足了,"水火既济之道",水火既济了,这才是合乎自然规律的。"盖阴虚火动者,若肾中寒冷,龙宫无可安之穴宅,不得已而游行于上,故血亦随火而妄行。"阴虚火动,肾中寒冷,阴虚了阳气不足,那么阴盛水盛了,表现出来里面是寒冷,龙宫无可安之穴宅,也就是火不好在里面藏着,只有这里面是温的,它才下来。"不得已而游行于上",它就跑出去了,就像夏天的雷电一样,那么这个时候,就像雨随着雷电上去,出血就随着相火的不安而妄行。"今用桂、附二味纯阳之火,加于六味纯阴水中,使肾中温暖。如冬月一阳来复于水土之中,龙雷之火,自然归就于原宅",加上桂、附以后,就相当于冬天阳气开始回到土中的时候,龙雷之火也就下去了,不再有雷电了。"不用寒凉而火自降,不必止血而血自安矣",不用凉药火就下去了,不用管雨水,雨也不下了,就是用雷电和雨来比方体内的相火和出血的关系。"若阴中水干而火炎者,去桂附而纯用六味",因为他水不足火还旺盛,那就只能补水,纯用六味,这是补纯阴的。把水补足了,就像家里留足吃的了,火就回来了,血也不出了,不必去火。"总之保火为主",永远都是要把火给引回来,不能让它泛滥。"此仲景二千余年之玄秘,岂后人可能笔削一字哉!"这是张仲景两千多年的秘密,你怎么能够去里面修改一个字呢?

【原文】

客又问曰:假寒假热之说何如? 曰:此真病之状,惑者,误以为假也。经曰:少阴司天之政,水火寒热持于气交。热病生于上,冷病生于下,寒热凌犯而争于中,民病血溢血泄。《内经》盖指人之脏腑而言。言少阴司天者,肾经也。凡肾经吐血者,俱是下寒上热,阴盛于下,逼阳于上之假证。世人不识而为其所误者多矣。吾独窥其微,而以假寒治之,所谓假对假也。但此证有二,有一等少阴伤寒之证,寒气自下肾经,而感小腹痛或不痛,或呕或不呕,面赤口渴不能饮水,胸中烦躁。此作少阴经外感伤寒看,须用仲景白通汤之法治之。一服即愈,不再作。

【讲解】

"客又问曰:假寒假热之说何如?"临床上还有假寒假热是怎么回事?"曰:此真病之状",假寒假热也都是真病,就是不管假热还是假寒都是真病,没有假的。"惑者,误以为假也",心里面不明白的人以为是假寒假热。"经曰:少阴司天之政,水火寒热持于气交",少阴火热管天,这时候"水火寒热持于气交",上下沟通叫气交,下面寒上面热,热病就生于上,冷病就生于下,出现"寒热凌犯而争于中",上面热下面寒,在中焦这个气交的部位就出现了寒热交争,这时候容易出现吐血、尿血这些问题。"《内经》盖指人之脏腑而言。言少阴司天者,肾经也",落实到人的脏腑上来讲呢,足少阴肾经为主。"凡肾经吐血者,俱是下寒上热",如果肾经出现病变了,特点就是上热下寒,跟自然界一样。"阴盛于下,逼阳于上之假证",因为底下寒把阳气给逼上去了,就显现出下寒上热的假象,实际上还不是假象。"世人不识而为其所误者多矣",现在的医生不知道这种情况,就是说肾的问题表现为上热下寒,其实真的是很少有书上和老师讲上热下寒大多是因为肾的问题,所以问题太多了。"吾独窥其微",赵献可讲他看到了这个微妙之处,"而以假寒治之",我把下面的寒当成假寒来治疗,"所谓假对假也",我用假的来治疗假的,但是实际上还是辨证论治,从本质上治疗。这个假有两种情况,"但此证有二,有一等少阴伤寒之证",有一类是下寒上热的是一个伤寒,就是感受外邪的。"寒气自下肾经",从肾经来侵入人体,出现的症状就是"而感小腹痛或不痛,或呕或不呕",这就是阴寒的症状。上面表现出来的一派热象,"面赤口渴不能饮水,胸中烦躁",这就是一个下寒加上一个上热。"此作少阴经外感伤寒看,须用仲景白通汤之法治之。一服即愈,不再作",注意这里面的须用就是必须要用,这里面的白通汤是葱白、附子、干姜,三个大热药,就是把下面的寒治了,上面的火也没了,我们平时看到很多面赤口渴、胸中烦躁我们就不敢用热药了,但是这里面强调,必须要用白通汤。那么这里你怎么看出来是假呢,一个肚子疼就是寒?后面还有辨证怎么辨真假。注意口渴、不能饮水,就证明这个热不是真正的热,是一种虚热。

【原文】

又有一等真阴失守,命门火衰,火不归元,水盛而逼其浮游之火于上,上焦咳嗽气喘,恶热面红,呕吐痰涎,出血,此系假阳之证。须用八味地黄,引火归元。兹二方俱用大热之药,倘有方无法,则上焦烦热正甚,复以热药投之,入口即吐矣。须以水探冷,假寒驱之。下嗌之后,冷性既除,热性始发,因而呕哕皆除。此加人尿、猪胆汁于白通汤,下以通拒格之寒也。用八味汤者,亦复如是。倘一服寒凉,顷刻立死。慎之哉!

【讲解】

"又有一等真阴失守",又有一类上热下寒的,真阴失守就是真阴不足,真水不足了,命门火衰,火也不足,在这种情况下出现火不归元。"水盛而逼其浮游之火于上",这跟刚才我们讲的是一样的,表现出来的上热是什么呢?"上焦咳嗽气喘,恶热面红,呕吐痰涎,出血",当然这个出血就是鼻子出血、呕血、咳血,这些都是假阳证,"须用八味地黄,引火归元",这里怎么就又弄出来一个假阳证了,真正的命门火衰的症状又在哪里呢? 一会儿后面会具体讲。"兹二方俱用大热之药,倘有方无法,则上焦烦热正甚,复以热药投之,入口即吐矣",如果有了方子了,你没有具体的实施办法,这叫有方无法,如果你用热药给他服,一喝就吐了,怎么办? 但是这治疗还得这么治,可一喝又吐了,该怎么办?"须以水探冷,假寒驱之",也就是热药凉服,凉着喝他就不格拒了,他就不吐了,实际上这个药口感是凉的,但是里面都是热药,就是假寒,用假寒驱假热。"下嗌之后,冷性既除",只要你咽下去,这个药的凉性就没了,因为下去就暖了。"热性始发",这时候桂、附、白通的热性就表现出来了,而且也不会呕吐。"此加人尿、猪胆汁于白通汤,下以通拒格之寒也。"白通汤加人尿猪胆汁,实际上就又是加了凉药,不光是凉服了,这时候就更不容易出现格拒了,就更容易咽下去。"用八味汤者,亦复如是",这个八味汤就是金匮肾气。"倘一服寒凉,顷刻立死。慎之哉!"如果一用寒药,吃下去就要命。

我觉得一本书的价值就在于它能解决所有人都没有看到的某些问题,赵献可这篇文章的价值就在于,所有人都看这个是热象的时候,他能看出来这个是上热下寒,是一个真正的寒证。

【原文】

客曰:真假之说,至矣精矣。吾何以辨其为假而识之耶? 又何以识其为伤寒与肾虚而辨之耶? 曰:此未可以易言也。将欲望而知之,是但可以神

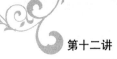

遇，而不可以目遇也。将欲闻而知之，是可以气听，而不可以心符也。将欲问而知之，可以意会，而不可以言传也。将欲切而知之，得之心而应之手，巧则在其人，父不能传之子也。若必欲言之，姑妄言乎？

【讲解】

"客曰：真假之说，至矣精矣"，你刚才谈的寒热真假的事情已经是很精很深很高了。"吾何以辨其为假而识之耶？"那我怎么就知道这是假，怎么来认识呢？"又何以识其为伤寒与肾虚而辨之耶？"就是我怎么知道一个是伤了寒邪，一个是真正的肾虚呢？"曰：此未可以易言也"，他说这个就不好说了，讲起来就比较复杂了，所以就不好讲得那么清楚。"将欲望而知之"，如果你想通过望诊来知道这个寒热的真假，"是但可以神遇，而不可以目遇也"，这个就比较玄了，你想望而知之，光看不行，还要思考，看见一派热象，但是看不透本质，那就要思考。"将欲闻而知之，是可以气听，而不可以心符也"，如果想通过听诊，闻声音来知道他的真假，你听他的气息，但是不能主观地臆断。这个"符"就是跟哪个能对上就叫符，就跟以前的军队，将军派兵打仗要"合符"。不能心里想的哪种就说是这个，你必须以他的气息为依据。"将欲问而知之，可以意会，而不可以言传也"，就是他要用话来跟你讲的话，他讲不出来，但是你能意会到。比如病人说我这特别不舒服，也不是疼，也不是胀，也不是烧心，反正是说不来。如果你有这种经历，你能体会到他这种不适可能就是什么，因为这就是意会，但不能言传，说不明白，但是这又是存在的。"将欲切而知之，得之心而应之手"，用心去体会。"巧则在其人，父不能传之子也"，通过摸脉来判断疾病，就是在你本人，你学习有没有这种悟性、这种感知、这种思想，你的父母都不能告诉你，没法告诉你，你的感受只有你自己知道，切诊只有你自己去思考。神遇、气听、意会，这几种就是用心而已，望闻问切都用心才行。"若必欲言之，姑妄言乎？"如果一定要讲，我就说吧，妄言就是有可能不符合实际。那么怎么辨呢？

【原文】

余辨之舌耳。凡有实热者，舌胎必燥而焦，甚则黑。假热者，舌虽有白胎而必滑，口虽渴而不能饮水，饮水不过一二口，甚者少顷亦吐出。面虽赤而色必娇嫩，身作躁而欲坐卧于泥水中，此为辨也。伤寒者，寒从下受之，女人多有此证。大小便闭，一剂即愈，此暴病也。阴虚者，大小便俱利，吐痰必多。此阴虚火衰之极，不能以一二药愈，男女俱有之。纵使引得火归，又须以参芪补阳兼补阴，岁月调理。倘不节欲，终亦必亡而已。余所传如此，此不过糟粕耳。所望于吾子者，得意而忘言，斯得之矣。

【讲解】

"余辨之舌耳",我通过观察舌象判断,"凡有实热者,舌胎必燥而焦",如果有实热,舌苔就干黄焦干,甚则黑。如果是这样就是实热,但是在临床上要考虑一种情况,就是病人整个鼻子必须是通畅,再加上这个舌苔焦干就是实热。如果一个病人鼻子不通气,他的舌头永远都是干的,因为他是用嘴呼吸,所以说这种情况下即便是这样还是不能肯定他是个实热。"假热者,舌虽有白胎而必滑",假热的是苔白水滑,如果是这样,这就是假热。"口虽渴而不能饮水,饮水不过一二口,甚者少顷亦吐出",虽然是一派热象但是舌苔是白滑,不喝水或者一喝就吐,这个就是假热。

我在治疗乙型脑炎的时候我就发现了这个问题,很多人不敢用附子、干姜、麻黄这些,但是我掌握的原则就是不管你体温多高,只要没汗、舌苔水滑,我连舌苔白不白都不管,我就放心地用附子、麻黄、干姜这些药,体温迅速就下来。如果单纯地用那些清热凉血的药,体温反而不下来。所以这个判断热的真假和寒热错杂的程度还是可靠的,赵献可是一个临床家,他的经验还是基本可靠的。"面虽赤而色必娇嫩",脸虽然红但是不是满脸通红,他可能就是局部的一个红,不是那种绛红。"身作躁而欲坐卧于泥水中,此为辨也",身体烦躁,在病房里就是被子不盖、床单不要、衣服不穿,就是热,这是一种假象,也不是假象,就是另外一种真象。这就是假热的一个表现,前提就是"面虽赤而色必娇嫩",然后是"白胎而必滑,口虽渴而不能饮水",只要有这个,虽然是燥热,但是也可以用大量的热药。我有一次查房的时候有一个病人,秋天的时候连床单都不让盖,十分烦躁,但是他那个烦躁也不是特别厉害,就是觉得热,但是脉象还是沉细,没有明显的热象,舌苔也是比较润的,我说这个病人就用四逆汤,因为他们治了几天一直在用凉药就是不好。第二天我去查房的时候就看到他盖上被子了,不热了,安静了,实际上这就是一个寒热格拒的状态,就是里面热但是没有传出去,还是感觉冷,那么你用热药一温通就好了。"此为辨也",这就是辨这些的依据。"伤寒者,寒从下受之,女人多有此证",他讲的白通汤证,女人多有,特点是"大小便闭",就是大便也不通畅,小便也尿不出来。如果上面又热又出现了这个,这时候就用白通汤,"一剂即愈","此暴病也",所以用白通汤就好了。"阴虚者,大小便俱利,吐痰必多。此阴虚火衰之极,不能以一二药愈,男女俱有之。"如果是真阴不足,大小便是通畅的,但是痰又很多,这是阴虚火衰不能用一两剂药就好,男女都有。"纵使引得火归,又须以参芪补阳兼补阴,岁月调理。"即便你用了金匮肾气丸引火归原了,不烧了,这种情况解决了,也还不行,还必须用人参、黄芪阴阳兼补,用很长时间去调理。"倘不节欲,终亦必亡而已",调理的过程中还要注意节欲,如果不节欲,还会亡。这个节欲还是节"房欲"。"余所传如此,此不过糟粕耳。所望于吾子者,得意而忘言,斯得之矣",我讲的这些还是糟粕,如果想更精进的,我希望我后面的人不要死记我讲的这些东西,一定要知道我讲的真阴真阳病变之后出现的上热下寒这种情况,要知道这种意思,而忘记具体的东西。

【原文】

凡治血证,前后调理,须按三经用药。心主血,脾裹血,肝藏血,归脾汤一方,三经之方也。远志、枣仁补肝以生心火;茯神补心以生脾土,参、芪、甘草补脾以固肺气;木香者,香先入脾,总欲使血归于脾,故曰归脾。有郁怒伤脾、思虑伤脾者,尤宜。火旺者,加山栀、丹皮。火衰者加丹皮、肉桂。又有八味丸,以培先天之根,治无余法矣。

【讲解】

"凡治血证,前后调理,须按三经用药",治血证要按三个经来用药。"心主血,脾裹血,肝藏血",治血证都要从这三个方面考虑。"归脾汤一方,三经之方也",归脾汤这一个方子,心、脾、肝就都在里面了。"远志、枣仁补肝以生心火",他说远志是补肝以生心火,这就是肝和心都有了;"茯神补心以生脾土",这是心脾;"参、芪、甘草补脾以固肺气",这还加了一个肺;"木香者,香先入脾,总欲使血归于脾,故曰归脾",最后落实到脾统血上来,就是让血不再出了。"有郁怒伤脾、思虑伤脾者,尤宜",如果又郁怒思虑伤脾,那么归脾丸就尤其合适。"火旺者,加山栀、丹皮。火衰者加丹皮、肉桂",注意牡丹皮不管是火旺还是火衰都可以用,所不同的是一个配栀子,一个配肉桂,那也就记住了,反正是出血,火旺加牡丹皮,火衰加肉桂。"又有八味丸,以培先天之根,治无余法矣。"除了归脾丸还有八味丸,补阴阳水火,就不需要别的了,就加桂附就行了。所有的血证加上这两个方子就可以。但是后面又讲了一些别人的方子,一些前人的经验,但是这些都在归脾和八味地黄之间。

【原文】

薛立斋遇星士张东谷谈命时,出中庭,吐血一二口,云:久有此证,遇劳即发。余意此劳伤肺气,其血必散。视之果然。与补中益气汤,加门冬、五味、山药、熟地、茯神、远志,服之而愈。翌早请见,云:服四物、黄连、山栀之类,血益多而倦益甚。得公一匕,吐血顿止,精神如故,何也?薛曰:脾统血,肺主气,此劳伤脾肺,致血妄行。故用前药,健脾肺之气,而嘘血归元耳。

【讲解】

"薛立斋遇星士张东谷谈命时",星士就是看星象的这些人,这个叫张东谷,在谈命的时候,张东谷出了中庭就吐血了,还说我这个病时间久了一劳累就犯。"余意此劳伤肺气,其血必散",到底这个余是谁? 不好确定,我觉得应该是赵献可。就是赵献可看到这个以后觉得应该是劳伤肺气,往后一看果然。"与补中益气汤,加门冬、五味、山药、熟地、茯神、远志,服之而愈",用了补中益气汤和这些药,有点八味地黄的意思。"翌早请见,云:服四物、黄连、山栀之类,血益多而倦益甚",过两天赵献可说,用了四物、黄连、山栀结果出血更多,人也越来越没精神,"得公一匕,吐血顿止,精神如故,何也?"吃了你这个药一钱匕,就好了,为什么呢? "薛曰:脾统血,肺主气,此劳伤脾肺,致血妄行。故用前药,健脾肺之气,而嘘血归元耳。"就是通过补益肺脾之气,使气能摄血统血,血不妄行。

【原文】

一男子咳嗽吐血,热渴痰盛,盗汗遗精。用六味地黄料,加门冬、五味治之愈。后因劳怒,忽吐紫血块,先用花蕊石散,化其紫血,又用独参汤渐愈。后劳则咳血一二口,脾肺肾三脉皆洪数,用归脾汤六味丸而全愈。

【讲解】

"一男子咳嗽吐血,热渴痰盛,盗汗遗精",这个很显然,后面已经说了,六味地黄丸证,肾水不足,依然是一个从肾治疗的。"后因劳怒,忽吐紫血块,先用花蕊石散,化其紫血,又用独参汤渐愈",花蕊石散是化瘀血的,后来用独参汤就好了,这个还是补益水火。"后劳则咳血一二口,脾肺肾三脉皆洪数,用归脾汤六味丸而全愈",这还是归脾汤和六味地黄丸化裁。这些例子都是证明治疗血证就那两个方子就行。

【原文】

一童子年十四,发热吐血。余谓宜补中益气,以滋化源。不信。用寒凉降火愈甚,始谓余曰:童子未室,何肾虚之有? 参芪用之奚为? 余述丹溪云:肾主闭藏,肝主疏泄,二脏俱有相火,而其系上属于心,为物所感,则易于动。心动则相火翕然而起,虽不交会,其精已暗耗。又褚氏《精血篇》云:男子精未满而御女,以通其精,则五脏必有不满之处,异日必有难状之疾。遂与补中益气六味地黄而瘥。

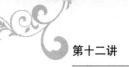

【讲解】

"一童子年十四,发热吐血。余谓宜补中益气,以滋化源。不信",这么治,病人不信,结果用的是寒凉降火,结果越用越重。"始谓余曰:童子未室,何肾虚之有?"于是问说,童子还没成家,哪来的肾虚呢?"参芪用之奚为?"用参芪干什么呢?"述丹溪云:肾主闭藏,肝主疏泄,二脏俱有相火,而其系上属于心,为物所感,则易于动。心动则相火翕然而起,虽不交会,其精已暗耗。"肾是主闭藏,肝是主疏泄的,肝肾都有相火而且跟心都是相关联的。如果心有所动,则相火就动,这时候虽不同房但是肾精已经暗耗。"又褚氏《精血篇》云:男子精未满而御女,以通其精,则五脏必有不满之处",男子还没发育完全就同房,五脏一定有不满的地方,"异日必有难状之疾。遂与补中益气六味地黄而瘥",过一段时间必定有问题,于是用这两个药。

【原文】

客问曰:吐血、衄血,同是上炎之火,一出于口,一出于鼻,何也? 东垣云:衄血出于肺,从鼻中出也;呕血出于胃,吐出成碗成盆。咯唾血者,出于肾,血如红缕,在痰中唾中,咳咯而出也。痰涎血者,出于脾,涎唾中有少血散漫而出也。

【讲解】

"客问曰:吐血、衄血,同是上炎之火,一出于口,一出于鼻,何也?"客人问,从口吐血、从鼻衄血都是上炎之火引起的,其差别在哪里?"东垣云:衄血出于肺,从鼻中出也",这指的是鼻衄。"呕血出于胃,吐出成碗成盆也"是讲吐血一般出血量大。"咯唾血者,出于肾,血如红缕",这是唾血丝。"痰涎血者,出于脾",如果流口水里面带血丝,这就是脾的问题。"涎唾中有少血散漫而出也",痰涎里面有一点点血,这个是脾的,他在讲李东垣说的血和脏腑的关系。

【原文】

东垣论虽如此,然肺不特衄血,亦能咳血唾血。不特胃呕血,肝亦呕血。盖肺主气,肝藏血。肝血不藏,乱气自两胁中,逆而出之。然总之是肾水随相火,炎上之血出。肾主水,水化液为痰、为唾、为血。肾经上入肺,循喉咙,挟舌本,其支者从肺出络心,注胸中,故病则俱病也。但衄血出于经,衄行清道;吐血出于胃,吐行浊道。喉与咽二管不同也。

【讲解】

"东垣论虽如此,然肺不特衄血",李东垣虽然这么讲,但是肺病也不仅仅是出现鼻衄,也可以咳血唾血。"盖肺主气,肝藏血。肝血不藏,乱气自两胁中,逆而出之",肝也可以吐血。"然总之是肾水随相火,炎上之血出",就不管是什么,最后还是肾水随相火炎上导致的出血。"肾主水,水化液为痰、为唾、为血",肾主水,水可以变成这三个。"肾经上入肺,循喉咙,挟舌本,其支者从肺出络心,注胸中,故病则俱病也",他讲的经络肺肾之间的关系,所以说肾一病,肺也就病了。"但衄血出于经,衄行清道",但衄血是处于经脉上的病变,大的血管上的病变,清道实际上就是呼吸道。"吐血出于胃,吐行浊道",浊道就是消化道。"喉与咽二管不同也",他就是告诉你咽喉和食管不是一个。

【原文】

盖经者,走经之血,走而不守,随气而行。火气急,故随经直犯清道而出于鼻。其不出于鼻者,则为咳咯,从肺窍而出于咽也。胃者守营之血,守而不走,存于胃中。胃气虚不能摄血,故令人呕吐,从喉而出于口也。今人一见吐衄,便以犀角地黄为必用之药,然耶否耶?曰:犀角地黄乃是衄血之的方。若阴虚火动,吐血与咳咯者,可以借用成功。若阳虚劳力,及脾胃虚者,俱不宜。盖犀,水兽也,焚犀可以分水,可以通天。鼻衄之血,从任督而至巅顶,入鼻中。惟犀角能下入肾水,由肾脉而上引。地黄滋阴之品,故为对证。

【讲解】

"盖经者,走经之血,走而不守,随气而行",这个经里面大的动脉里的血是一直流动的。"火气急,故随经直犯清道而出于鼻。其不出于鼻者,则为咳咯,从肺窍而出于咽也",火大了,就随经出于清道,鼻子或者咳咯都行。"胃者守营之血",这块讲的按照我们现在的理解是有误的。"守而不走",胃里面的血是不走的,这是不对的,"存于胃中",胃里面也不是一个藏血的地方。"胃气虚不能摄血,故令人呕吐,从喉而出于口也",其实这些描述都有点错乱,喉本来是气管里面的,它不可能从这走。但是这一段的意思是什么?就是胃里面的血也是从这出来的,肺里面的血也是从口鼻这儿出来的,他的表达有问题,但是我们还是能听明白的。"今人一见吐衄,便以犀角地黄为必用之药,然耶否耶?"现在的人一见到吐血、衄血就用犀角地黄,对不对呢?"曰:犀角地黄乃是衄血之的方",就是犀角、地黄这两个药是治疗衄血的一个比较准确有效的方子,就叫"的方"。"若阴虚火动,吐血与咳咯者,可以借用成功",阴虚火动的咳血吐血也可以用犀角、地黄,可以取得成功。"若阳虚劳力,及脾胃虚者,俱不宜",脾胃虚寒,气虚,阳虚的出血都不能用犀角地黄。"盖犀,水兽也,焚犀可以分水,可以通天",这句话我解不了,他说犀是水兽,可能从水火的划分来讲,但是我不知道"焚犀可以分水"是什么意思,这可能是个典故还是宗教仪式我不知道,我没有来得及去深究它。"鼻衄之血,从任督而至巅顶,入鼻中",这个从现代来讲也不太好接受。"惟犀角能下入肾水,由肾脉而上引。地黄滋阴之品,故为对证",犀角能入肾里面之后地黄还能滋阴,把肾水引上来灭这个火,就能止血。这只是一种解释而已,我们不把它看得非常重要。

【原文】

今方书中所载云:如无犀角,以升麻代之。犀角、升麻气味形性,迥不相同,何以代之? 曰:此又有说焉。盖缘任冲二脉,附阳明胃经之脉,亦入鼻中。火郁于阳明而不得泄,因成衄者,故升麻可代,升麻阳明药,非阳明经衄者,不可代。衄亦有阴虚火衰者,其血必点滴不成流,须用壮火之剂,不可概用犀角。有伤寒病五六日,但头汗出,身无汗,剂颈而还,小便自利,渴饮水浆,此瘀血证也。宜犀角地黄汤,桃仁承气汤。看上下虚实,用犀角地黄汤治上,桃仁承气汤治中,抵当汤丸治下也。

【讲解】

"今方书中所载云:如无犀角,以升麻代之",没有犀角用什么药代替呢?用升麻,升麻清热、解毒、凉血的功效可以跟犀角类似。"犀角、升麻气味形性,迥不相同,何以代之?"为什么它可以代呢?"曰:此又有说焉",这又有一个道理在里面。"盖缘任冲二脉,附阳明胃经之脉",任冲两个脉跟阳明胃经的脉是合二为一的,然后也到鼻子里面来。"火郁于阳明而不得泄,因成衄者,故升麻可代",阳明脉也到鼻子,所以说升麻可以治疗这一种衄血。"升麻阳明药,非阳明经衄者,不可代",赵献可又说了它是个阳明药,如果是肺经出血就不能用了。但是在临床上我估计也不是这样,这就是我们的古人基于他的认识不敢突破去验证,我们也不能肯定赵献可讲的是对的。"衄亦有阴虚火衰者,其血必点滴不成流,须用壮火之剂,不可概用犀角。"衄血也有阴虚火衰的,它的特点是点滴不成流,也就是出血不厉害,这种出血要用壮火之剂,不能用犀角。"有伤寒病五六日,但头汗出,身无汗,剂颈而还,小便自利,渴饮水浆,此瘀血证也。宜犀角地黄汤,桃仁承气汤",他说如果是外感热病,头上出汗,身上不出汗,到脖子这儿就不出了,小便通畅、口渴多饮,这都是血热、瘀血证,可以用犀角地黄汤、桃仁承气汤,还要看上下虚实,犀角地黄是治上的,治疗上边的出血,吐血、衄血;桃核承气汤是治中的,是治中间的呕血;抵当汤是治下的,下边的便血、尿血。他是进行了这样一个划分,因瘀热导致的出血,可以用这几个方子。

【原文】

有血从齿缝中,或牙龈中出,名曰齿衄。亦系阳明少阴二经之证。盖肾主骨,齿者骨之标,其龈则属胃土。又上齿止而不动属土,下齿动而不止属水。凡阳明病者,口臭不可近,根肉腐烂,痛不可忍,血出或如涌,而齿不动摇。其人必好饮,或多啖炙煿肥甘豢养所致。内服清胃汤,外敷石膏散,甚者服调胃承气汤,下黑粪而愈。或有胸虚热者,以补中益气加丹皮、黄连亦得。少阴病者,口不臭,但浮动,或脱落出血,或缝中痛而出血,或不痛。此火乘水虚而出,服安肾丸而愈。余尝以水虚有火者,用六味加骨碎补。无火者,八味加骨碎补,随手而应。外以雄鼠骨散敷之,齿动复固。又有齿痛连脑者,此系少阴伤寒,用麻黄附子细辛汤,不可不知。又小儿疳证,出血口臭肉烂者,芦荟丸主之。

【讲解】

他这里是将前人的东西进行了一个汇总。"有血从齿缝中,或牙龈中出,名曰齿衄。亦系阳明少阴二经之证",也是阳明、少阴二经的病。"盖肾主骨,齿者骨之标",骨最表面的可以看到的就是牙齿。"其龈则属胃土",这个我感觉是很好的描述,这是我以前没有见过的。"又上齿止而不动属土,下齿动而不止属水",我们的上牙是止而不动,属土,下齿能动属水,这种划分我感觉临床意义不大。"凡阳明病者,口臭不可近,根肉腐烂,痛不可忍,血出或如涌,而齿不动摇。其人必好饮,或多啖炙煿肥甘豢养所致",如果是阳明热盛的,就是口气特别重,牙龈腐烂很疼,出血量大,但是牙齿不动摇,这种人好喝酒或者爱吃大鱼大肉,炙煿的意思就是烤、煎、炸的这类的食品,豢养就是家里养的动物。"内服清胃汤,外敷石膏散,甚者服调胃承气汤,下黑粪而愈",只要清胃、石膏、承气把他的大便泻下来就好了。"或有胸虚热者,以补中益气加丹皮、黄连亦得",如果觉得里面热,用这个也可以。"少阴病者,口不臭,但浮动",少阴病的牙龈出血口气不重,但是牙是浮动的,"或脱落出血,或缝中痛而出血,或不痛",或者掉牙,或者牙缝里面出血。"此火乘水虚而出,服安肾丸而愈",用补肾的安肾丸就好了。"余尝以水虚有火者,用六味加骨碎补",如果遇上肾虚衄血,他就要用六味地黄加骨碎补,无火的用"八味加骨碎补,随手而应",我们通过这个也可以得出一个结论,就是治疗牙龈的出血,六味、八味都可以,但是一定加骨碎补,骨碎补是治疗

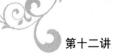

肾虚牙龈出血的专用药。"外以雄鼠骨散敷之,齿动复固",这个是做成了散剂外敷。"又有齿痛连脑者",这个是牙疼,头也疼,"此系少阴伤寒,用麻黄附子细辛汤,不可不知",这是少阴牙痛头痛,代表方就是麻黄附子细辛汤。"又小儿疳证,出血口臭肉烂者,芦荟丸主之",实际上还是胃火,用芦荟丸还是泻火。

【原文】

有怒气伤肝,而成吐衄者,其人必唇青面青脉弦,须用柴胡栀子清肝散。

有郁气伤脾者,须用归脾汤,加丹皮、山栀。推而广之,世人因郁而致血病者多,凡郁皆肝病也。木中有火,郁甚则火不得舒,血不得藏而妄行。但郁之一字,不但怒为郁,忧为郁,怒与忧固其一也。若其人素有阴虚火证,外为风寒暑湿所感,皮毛闭塞即为郁。郁则火不得泄,血随火而妄行。郁于经络,则从鼻而出。郁于胃脘,则从吐而出。凡系郁者,其脉必涩,其人必恶风恶寒。

【讲解】

"有怒气伤肝,而成吐衄者,其人必唇青面青脉弦,须用柴胡栀子清肝散",这个主要是牡丹皮、栀子、柴胡,以这些去火的药为主,加上川芎、牛蒡子等,实际上要按赵献可的还是前面的方子一化裁就行了,这个是古人现成的方子。如果要用,注意这里面的青面、脉弦。"有郁气伤脾者,须用归脾汤,加丹皮、山栀",这个刚才谈过了。"推而广之,世人因郁而致血病者多",现在的人由于郁导致的出血比较多。"凡郁皆肝病也。木中有火,郁甚则火不得舒,血不得藏而妄行",就会导致出血。"但郁之一字,不但怒为郁,忧为郁,怒与忧固其一也",不但愤怒可以产生郁,忧愁也产生郁,怒和忧其实本质上是一样的,你想想这个人忧虑过度,那他为什么怒呢?还不是因为他忧虑过度不如意才怒吗?所以这个怒还是以忧为基础的,本质上是一样的。"若其人素有阴虚火证,外为风寒暑湿所感,皮毛闭塞即为郁",里面有阴虚火旺,外面又受了各种邪气。"郁则火不得泄,血随火而妄行。郁于经络,则从鼻而出。郁于胃脘,则从吐而出。凡系郁者,其脉必涩,其人必恶风恶寒",怎么判断这个郁呢?脉是涩的,不流利;再一个就是怕冷,就是我们看到的,既有热象又有寒象,多半就是有郁,所以我们讲气郁、血郁的共同特点,就是出现矛盾的症状。

【原文】

不知者,便以为虚而温补之,误矣。须视其面色必滞,必喜呕,或口苦,或口酸,审有如是证。必当舒散其郁为主。木郁则达之,火郁则发之是也。其方惟逍遥散为的药,外加丹皮、萸、连,随手而应。血止后,若不用六味地黄,以滋其阴,翌日必发。余于五郁论中,言之详矣。

【讲解】

"不知者,便以为虚而温补之,误矣",不知道这个的就用温补的办法治疗就错了。"须视其面色必滞",脸的颜色不光亮,"必喜呕,或口苦,或口酸,审有如是证。必当舒散其郁为主",只要见到这些了,都可以用疏散瘀滞的办法。"木郁则达之,火郁则发之是也。其方惟逍遥散为的药",用什么方子呢?就是用逍遥散,这个在前面已经讲过了。"外加丹皮、萸、连,随手而应",再加牡丹皮、山萸萸、黄连。"血止后,若不用六味地黄,以滋其阴,翌日必发。余于五郁论中,言之详矣",这个咱们前面专门讲过,这就不用说了。

【原文】

有饮酒过多,伤胃而吐血。从吐后出者,以葛花解醒汤,加丹皮倍黄连,使之上下分消。酒病愈,血亦愈矣。有过啖炙煿辛热等物而得者,上焦壅热,胸腹满痛,血出紫黑成块者,可用桃仁承气汤,从大便导之,此釜底抽薪之法。以上二证,虽属内伤,犹作有余之证,可用前法。

【讲解】

"有饮酒过多,伤胃而吐血",喝酒多导致伤胃吐血,这个在临床上很常见。大学毕业后,有一次我去看一个同学,他喝酒吐血差点要命,就再也不喝酒了。"从吐后出者,以葛花解醒汤,加丹皮倍黄连,使之上下分消。酒病愈,血亦愈矣",葛花解醒汤是李东垣的方子,咱们《脾胃论》也讲过了,这个是解酒的,治疗喝酒过多导致的吐血。"有过啖炙煿辛热等物而得者,上焦壅热,胸腹满痛,血出紫黑成块者,可用桃仁承气汤,从大便导之,此釜底抽薪之法",这个刚才也讲到了,在临床上我们只要用承气汤就一定用大黄,大黄是一个很好的广谱止血药,但是对热证的出血才可以。"以上二证,虽属内伤,犹作有余之证,可用前法",前面讲的都是有余的,实证才可以用这些方法治疗,其实他把这些举出来,还是在讲很多虚证就不能用了。

【原文】

有妇人发热,经水适来适止,谵语昼轻夜重,如见鬼,小便利或不禁,此名热入血室。须用小柴胡汤,加红花、生地、丹皮、官桂、归尾,破血之剂。详见伤寒门。

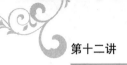

【讲解】

"有妇人发热,经水适来适止,谵语昼轻夜重,如见鬼",什么意思? 就是有的女性在月经刚来的时候发热,或者在刚停的时候发热,总而言之就是在经期前后发热,出现了"谵语昼轻夜重",一般谵语都是昼轻夜重,谵语就是说胡话,自己也不知道说的是什么,实际上就是我们说的感染性的精神异常。"小便利或不禁",小便或者通畅或者失禁。"此名热入血室",这个在《伤寒论》里面叫热入血室,实际上就是一个经期的外感。"须用小柴胡汤,加红花、生地、丹皮、官桂、归尾,破血之剂。详见伤寒门",这个在《伤寒论》里面也提过,等我们后面讲《伤寒论》的时候还会讲这一部分。

【原文】

有坠车坠马,跌扑损折,失血瘀蓄,肿痛发热者,先以桃仁、大黄、川芎、当归、赤芍、丹皮、红花,行血破瘀之剂,折其锐气,而后区别治之,以和血消毒之药。张子和尝以通经散、神祐丸,大下数十行,病去如扫,不致有癃残跛蹙之患。又尝以此法,治杖疮痛肿发热绝者,十余行而肿退热消,真不虚语也。

【讲解】

"有坠车坠马,跌扑损折,失血瘀蓄,肿痛发热者",由这些原因导致的肿痛发热,"先以桃仁、大黄、川芎、当归、赤芍、丹皮、红花,行血破瘀之剂,折其锐气,而后区别治之,以和血消毒之药",这种外伤性的肿痛发热,就要用这种行血破瘀的药来治疗,然后再用别的办法。张子和就是攻下派的代表,他的著作《儒门事亲》,这本书里面他的治法是什么?"通经散、神祐丸,大下数十行,病去如扫",用这些泻药让他泻,这些症状很快就轻了,其实之所以能轻,主要还是里面有大黄。大黄化瘀、消肿、清热、解毒、止血的效果特别好,这么多药物实际上就是让他大量地吃大黄就行了,这么多方子也没什么用,你看这里面讲到的大黄一个就够了,加上我们的经验加上代赭石,那就更好了。"不致有癃残跛蹙之患",不至于有尿不出来、肢体功能障碍这类问题,就是用这些药之后就能把体内的瘀血消散。古人有一个治疗杖刑的方子,就是打完板子怎么治,里面主要成分就有大黄。"又尝以此法,治杖疮痛肿发热绝者,十余行而肿退热消,真不虚语也",杖疮就是打了以后感染,也就是用这个治疗杖疮、跌打损伤这种,拉十几次就好了,疗效是肯定的。这就是说我们在临床上遇到的还有其他的问题,不仅仅是内伤的出血。

【原文】

有产后恶露未尽,儿枕作痛者,须用桃仁、红花、当归、川芎、赤芍、丹皮等,行血破血之药,加姜桂辛热,以行其瘀。又有虚痛无瘀血者,当另行温补,不可概用破血之剂,且以今时之弊言之。夫人之吐衄,非阴虚则阳虚,余备言矣。今人一见血证,以为阴虚者,血虚也。舍四物何法乎?火动者热也,非芩连栀柏何药乎?咳嗽者,火也。非紫菀、百部、知母、贝母何物乎?丹溪、节斋,俱有明训,岂能外之?

【讲解】

"有产后恶露未尽,儿枕作痛者",生产以后,恶露没排完,儿枕作痛就是指的子宫没复原,小肚子疼。"须用桃仁、红花、当归、川芎、赤芍、丹皮等,行血破血之药,加姜桂辛热,以行其瘀",像我们用生化汤,生化汤里面就不光是活血的,还要用上姜桂这些热药。"又有虚痛无瘀血者,当另行温补,不可概用破血之剂",也就是说不能光用破血的,如果恶露不净没有血块就不要用。"夫人之吐衄,非阴虚则阳虚,余备言矣",不是阴虚就是阳虚,前面已经说得很详细了。"今人一见血证,以为阴虚者,血虚也",现在以为阴虚和血虚是一样的,就画等号了。"舍四物何法乎?"如果不用四物用什么呢?"火动者热也,非芩连栀柏何药乎?"不用这些用什么呢?"咳嗽者,火也。非紫菀、百部、知母、贝母何物乎?"不用这些又该用什么呢?"丹溪、节斋,俱有明训,岂能外之?"朱丹溪、王节斋都讲得很明确,怎么能够违背他们讲的这些呢?

【原文】

谁知阴虚之证,大抵上热下寒者多。始而以寒凉进之,上焦非不爽快,医者病者,无不以为道在是矣。稍久则食减,又以为食不化,加神曲、山楂。再久而热愈盛,痰嗽愈多,烦躁愈甚,又以药力欠到,寒凉增进,而泄泻腹胀之证作矣。乃以枳壳、大腹皮、宽中快气之品进矣,至此不毙,将待何时?

【讲解】

当时的人都是用凉药来治疗。"谁知阴虚之证,大抵上热下寒者多",这个就是又归到他一开始讲的血证里面,相当一部分就是上热下寒,"始而以寒凉进之,上焦非不爽快,医者病者,无不以为道在是矣",就是一开始都是用凉药,用完了上面的热就没了,医生、病人都觉得挺好。"稍久则食减,又以为食不化",再用就不想吃饭了,又以为有食积了,所以"加神曲、山楂。再久而热愈盛",再过一阵就热得更厉害了。"痰嗽愈多,烦躁愈甚",痰也多了,咳嗽也厉害了,更加烦躁了,"又以药力欠到,寒凉增进",又觉得前面的药不够,于是又加量了。"而泄泻腹胀之证作矣",又开始拉肚子了。"乃以枳壳、大腹皮、宽中快气之品进矣",又加了一些理气的药,"至此不毙,将待何时?"你治病治到这种程度了,还能不死吗?还能维持多久?也就是你不能一开始就用凉药,看好点了又加量用,各种症状都出来了。就像现在本来病不重,没什么事就住院打抗生素,结果弄得菌群失调、腹泻、肚子胀。这实际上在这个时代就有了过用寒凉的认识,和现在滥用抗生素差不多。

【原文】

故咳嗽吐血,时时发热,未必成瘵也。服四物黄柏知母之类不已,则瘵成矣。胸满膨胀,悒悒不快,未必成胀也,服山楂神曲之药不已,则胀成矣。面浮胕肿,小便秘涩,未必成水也,服渗利之药不已,则水成矣。气滞膈塞,未必成噎也,服青皮、枳壳宽快之药不已,则噎成矣。成则不可复,药及阽于危,乃曰病犯条款,虽对证之药,无可奈何也。

【讲解】

"故咳嗽吐血,时时发热,未必成瘵也",我们古代人说的痨瘵,就是肺结核。咳嗽、吐血、发热是其常见的症状,但是这些不一定能够发展成我们现在说的肺结核。"服四物黄柏知母之类不已,则瘵成矣",就是总用这些泻火药,就容易成肺结核,因为体质变差了,结核杆菌就容易感染了,这时候反而容易得肺结核。"胸满膨胀,悒悒不快,未必成胀也",这个胸满膨胀、不快是一种感觉上的胀,他不一定真的胀,但是如果你用"山楂神曲之药不已,则胀成矣",那就真的胀了。"面浮胕肿",就是面也肿,脚也肿,"小便秘涩,未必成水也",小便量少,还不至于是水肿。"服渗利之药不已,则水成矣",如果老吃利尿药,这个水就肯定消不下去了。

我有个经历,就是我原来在医院工作的时候,有一个人就是肾结石,然后西医让他吃利尿药,氢氯噻嗪,意思是多生成点尿,那个结石就容易排出去,但是吃药也没排出来,就停了吧,结果一停四肢水肿了,为什么?原来是靠着利尿药往外排水,现在不吃了水就停在体内了,所以水肿往往是过度用这些药导致的。一开始见效,过度就不见效了。"气滞膈塞,未必成噎也",觉得里面不痛快,也未必出现吞咽困难,"服青皮、枳壳宽快之药不已,则噎成矣",但是如果老用这些,吞咽困难也就成了。就像现在人们胃胀怎么办?吃西药的各种胃动力药,结果一直吃着,不吃就胀得厉害,其实都一样的。

青皮枳壳都是胃动力药,古人都知道这些你不能久用,"成则不可复",一旦形成就很难恢复。"药及岅于危",吃药吃得接近于悬崖了。"乃曰病犯条款,虽对证之药,无可奈何也",犯条款也就是说犯死症了,也就是得了不治之症了。其实赵献可讲的这些都是医之过,我们就讲完了,后面附了很多方子,这些方子我们就不讲了,理解上没什么难度。

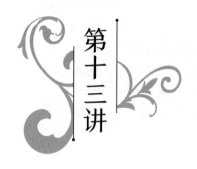

卷之四·先天要论上·八味丸方

【原文】

八味丸治命门火衰,不能生土,以致脾胃虚寒。饮食少思,大便不实,或下元衰惫,脐腹疼痛,夜多溲溺等证。

【讲解】

桂附地黄丸就是八味丸,"八味丸治命门火衰,不能生土",也就是脾肾两虚,而且是阳虚,就是脾肾虚寒。只要有脾肾虚寒的,就可以用桂附地黄丸。我们以前说肾阳不足、肾气虚用八味地黄,赵献可是脾肾虚寒用八味地黄。他的症状是脾阳不足,不想吃饭,大便不实,偏软,它不干。或者是有"下元衰惫,脐腹疼痛,夜多溲溺等证",除了脾胃虚寒的症状以外,还有下元疲惫,其实就是我们讲的肾气不足,表现是脐腹疼痛,就是肚脐周围疼。再一个就是夜尿多,这是金匮肾气丸的适应证,八味丸的适应证。

【原文】

熟地黄八两,用真生怀庆酒洗净,浸一宿,柳木甑,砂锅上蒸半日,晒干,再蒸再晒,九次为度,临用捣膏　山药四两　山茱萸肉四两　丹皮三两　白茯苓三两　泽泻三两　肉桂一两　附子一两

制附子法:附子重一两三四钱,有莲花瓣,头圆底平者佳,备童便五六碗,浸五七日,候透润,揭皮切作四块,仍浸三四日,用粗纸数层包之,浸湿煨灰火中,取出切片,检视有白星者,仍用新瓦上炙热,至无星为度。如急欲用,即切大片,用童便煮三四沸,热瓦上炮熟用之。

【讲解】

药物组成以及炮制我们简单地说一下,"熟地黄八两,用真生怀庆",一定是真正怀庆府的生地,我们说四大怀药,指的是怀地黄,用真的,而且

是生的，用酒洗，用酒泡一宿，然后再把它放砂锅上蒸半日，晒干，然后再蒸，再晒，九次为度，就是要九蒸九晒，把生地变成熟地，这是生地变成熟地的一个最规范的炮制方式，一个经典的炮制法。山药实际上也应该是怀山药，山萸肉、牡丹皮这些都没有特殊的，对生地讲得比较细，一定要用怀地黄。

【原文】

八味丸，乃张仲景所制之方也。《圣惠》云：能伐肾邪，皆君主之药，宜加减用。加减不依易老亦不效。今人有加人参者，人参乃是脾经药，到不得肾经。有加黄柏知母者，有欲减泽泻者，皆不知立方本意也。

六味加五味子，名曰都气丸，述类象形之意也。

钱氏减桂附，名曰六味地黄丸。以治小儿，以小儿纯阳，故减桂附。

杨氏云：常服，去附子加五味，名曰加减八味丸。

【讲解】

"《圣惠》云：能伐肾邪，皆君主之药，宜加减用。加减不依易老亦不效"，在《圣惠方》里边说八味地黄丸，它是伐肾邪的，就是治肾病的，里边的药都是君主之药，也就是他用的这些药，都非常重要不能缺少的，使用的时候宜加减，这都是《圣惠方》里边谈的。而且提到说"加减不依易老亦不效"，什么叫不依易老亦不效？易老是谁？是李东垣的老师，张元素，易水学派。也要根据他们的来加减，要不然效果也不好。"今人有加人参者"，现在有人用八味地黄丸加人参的，他说人参是脾经的药，是入脾的，根本就不入肾，也就是说想加人参，加强它补肾的作用，起不到这个作用。"有加黄柏、知母者，有欲减泽泻者，皆不知立方本意"，在后世有的是加黄柏，这就是桂附再加黄柏的，有的时候把里边泽泻去掉，说它是泻的，这都是不知道张仲景立这个方子的本意是什么，没明白这个方子。

"六味加五味子，名曰都气丸，述类象形之意也"，就跟取类比象有点类似。六味地黄加五味子叫都气丸。钱氏是指的钱乙，《小儿药证直诀》里边减桂附，名曰六味地黄丸。它是治什么呢？治小儿。"小儿纯阳，故减桂附"，小儿为纯阳之体，生机勃勃，不需要用桂附，所以说就把它给减掉了。"杨氏云：常服，去附子加五味，名曰加减八味丸"，这又是一个医家的用法。

【原文】

丹溪有三一肾气丸，独此方不可用。

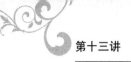

仲景有金匮肾气丸。

益阴地黄丸,治目病火衰者,济阴地黄丸,治目病有火者,二方见《原机启微》。

易老云:八味丸治脉耗而虚,西北二方之剂也,金弱木胜,水少火亏,或脉鼓按之有力,服之亦效,何也? 答曰:诸紧为寒,火亏也,为内虚水少,为木胜金弱,故服之亦效。

【讲解】

"丹溪有三一肾气丸",就是在朱丹溪书里边有,"独此方不可用",他就说朱丹溪三一肾气丸不好。"仲景有金匮肾气丸",实际上这个就是八味丸了。"益阴地黄丸",这又是一个,"治目病火衰",眼病有阳气不足的。还有济阴地黄丸,也是治疗目病有火的,这两个方子在《原机启微》里边有。"易老云:八味丸治脉耗而虚,西北二方之剂也",注意西北二方,是治疗"脉耗",就是血脉血虚,血脉不足,那么西北二方之剂是什么意思? 实际上西就代表是金,北就代表水,实际上是治疗金、水病变的一个方子,五行、五方它们之间的对应关系,有的时候他们会用东南西北来表示木火土金水,有时候它是变一个说法。"金弱木胜",金弱指的是肺弱,木胜指的是肝旺,金弱木胜,水少火亏,水少就是五行之水不足,火亏也是指五行之火不足。"或脉鼓按之有力",脉跳得很有力。"服之亦效,何也",因为前面讲的这都是虚,但是虚一般是无力的,为什么有的脉很有力用它也有效呢? "答曰:诸紧为寒",只要脉明显的有力,我们一般都认为这个脉紧是寒,寒的原因是火亏。"为内虚水少,为木胜金弱,故服之亦效",我觉得这就是一种解释,赵献可用五行解的比较多,知道这个方子是补益肺肾的,补益脾肾阳气就够了,而且主要是肾阳。

卷之四·先天要论上·
张仲景八味丸用泽泻论 出《东垣十书》

【原文】

张仲景八味丸用泽泻,寇宗奭《本草衍义》云:不过接引桂附等归就肾经,别无他意。王海藏鄙之。愚谓八味丸,以地黄为君,而以余药佐之,非止为补血之剂,盖兼补气也。若专为补肾而入肾经,则地黄、山茱萸、白茯苓、牡丹皮,皆肾经之药,固不待夫泽泻之接引,而后至也。其附子乃右命门之药,浮、中、沉,无所不至,又谓通行诸经引用药,官桂能补下焦相火不足,是亦右肾命门药也。然则桂附,亦不待夫泽泻之接引,而后至矣。且泽泻虽曰咸以泻肾,乃泻肾邪,非泻肾之本也。

【讲解】

刚才提到,有人在只用八味丸的时候把泽泻给减掉,赵献可他就专门写了一篇,说明使用泽泻的用意是什么。

"张仲景八味丸用泽泻,寇宗奭《本草衍义》",在这本书里边,说它是干什么?"不过接引桂附等归就肾经",泽泻是一个引经药,把附子和桂枝引到肾经,就是这个意思,没有其他的作用。其实这是对泽泻的不理解,因为寇宗奭是编本草的,他看病不一定可以。就像我之前说的,有很多人的书是一个资料汇总,他不是一个实战的临床家。赵献可就不一样了,他写出来的东西是可靠的。"王海藏韪之",王海藏同意寇宗奭说法,"韪之"就是是之,同意的意思,"不韪"就是不同意。"愚谓八味丸,以地黄为君,而以余药佐之",就是在八味丸里边,地黄是君药,其他都是佐药,这里边的每一个药都很重要。"非止为补血之剂",不光是补血,盖兼补气,也就是八味地黄丸,既能补血,又能补气。"若专为补肾而入肾经,则地黄、山茱萸、白茯苓、牡丹皮,皆肾经之药,固不待夫泽泻之接引,而后至也",如果说这些地黄、山茱萸、白茯苓,本身就是入肾经的,它不需要泽泻来接引。"其附子乃右命门之药,浮、中、沉,无所不至,又谓通行诸经引用药,官桂能补下焦相火不足,是亦右肾命门药也",右肾命门,右命门。我们古人说左肾、右肾这两个不一样,我们知道这个说法就行,有一个左肾右命门的说法。又一种说法,两个肾中间是命门,赵献可是说中间是命门,就是有这么个说法。附子是一个入命门的药,浮、中、沉,也就是任何一个地方,无所不至,而且能够通行诸经,所以也不需要引经药。"官桂能补下焦相火不足",官桂就是肉桂,能补下焦相火虚弱,也是入命门的药。"然则桂附,亦不待夫泽泻之接引,而后至矣",也就是桂附入肾也不需要泽泻,它本身就是入肾经。"且泽泻虽曰咸以泻肾,乃泻肾邪,非泻肾之本",泽泻味咸,能够泻肾,以为泄肾气,赵献可说不是,实际上是泻肾邪,侵入到肾的邪气,不是泻肾之本,不伤肾的肾阴和肾阳。

【原文】

故五苓散用泽泻者,讵非泻肾邪乎。白茯苓亦伐肾邪,即所以补正耳。是则八味丸之用泽泻者,非为接引诸药、泻肾邪。盖取其养五脏,益气力,起阴气,补虚损、五劳之功,寇氏又何疑耶?且泽泻固能泻肾,然从于诸补药之

中,虽欲泻之,而力莫能施矣。其妙为何知?

【讲解】

"故五苓散用泽泻者,讵非泻肾邪乎。"讲五苓散用泽泻是用来除伤肾邪气的。"白茯苓亦伐肾邪,即所以补正耳。"讲茯苓也是除伤肾邪气的,通过祛邪达到扶正的目的。"是则八味丸之用泽泻者,非为接引诸药、泻肾邪。"讲八味丸的泽泻也不是引经药和祛除肾邪的药。这后边是泽泻的功效,"益气力,起阴气,补虚损、五劳之功",五苓散里边用了泽泻,也是泻肾邪,白茯苓也伐肾邪,这是讲邪正的关系的。"是则八味丸之用泽泻者",不是引经药,这就明确地告诉你,它的功能就是补养五脏,补益气力,补阴气,补虚损五劳,也就是泽泻本身就是个补药,我们看《神农本草经》就知道了,把泽泻列为上品,列为上品的药都是无毒的药,常吃对人有好处的。我们现在学中药学的时候,给列成清热利湿,利水通淋到这个里边去了,把它仅仅当成是一个祛邪药,其实除了有祛邪的作用,它还有这么多的补益的作用。"寇氏又何疑耶?"就是这么明确,寇宗奭在《本草衍义》里边,为什么只认为它是一个引经药,怀疑它的补益作用呢?"且泽泻固能泻肾,然从于诸补药之中,虽欲泻之,而力莫能施矣。其妙为何知?"泽泻有泻肾的作用,在那么多补药里边,它想泻也施展不开,本来它就是补,所以就是有泻的作用也不怕。再者它是泻肾邪,不是泻正气。这是他专门把泽泻拿出来强调,就是不要把泽泻当成一个引经药看待。

卷之四·先天要论上·水火论

【原文】

坎,乾水也,气也。即小而井,大而海也。兑,坤水也,形也。即微而露,大而雨也。一阳陷于二阴为坎,坎以水气潜行地中,为万物受命根本。故曰润万物者,莫润乎水。一阴上彻于二阳为兑,兑以有形之水,普施于万物之上,为资生之利泽。故曰说万物者,莫说乎泽。明此二水,可以悟治火之道矣。心火者,有形之火也。相火者,无形之火也。无形之火,内燥热而津液枯,以五行有形之兑水制之者,权也。

【讲解】

这一篇里有他比较重要的学术观点,这里面是有一些学习难度的。

"坎,乾水也",坎卦,坎卦是怎么画? 上下都是阴爻,中间是个阳爻,这是坎卦。"气也",这个代表的是气,实际上表现出来的是水,为什么说是"气也"? 它是指的小而井,大而海,就是井水、海水这里边,它是有活力的,是气。"兑,坤水也",兑又是一个卦,那么这个兑卦是怎么写? 上边是阴爻,下边是两个阳爻,兑卦是这样的,这是坤水。你看一个是乾水,乾代表天,坤代表地,井水、海水是天水。兑卦代表的是什么? 是坤水,"形也",就是你可以看得见了,那么怎么就看得见了? "即微而露",就是你看到的露水。"大而雨",你看到的雨水,这就是兑卦、坤水它的形,就表现为雨露,也就是地上的、从外边附着上的水。那么井水和海水是什么? 它给植物营养是从下给的,露水和雨水是从外浇的。如果说根上浇的水,那就是潜水,就是井水、海水,从地上吸收上来的,这叫潜水。露水和下雨,给植物的水就是坤水,这就是用两个卦,坎卦就是乾水,兑卦就是坤水。一个植物要活着,它有两种水来给它提供。一种是从根给的,一个是从外给的,这个很有意思的,一般很少有人来这么讲这个事儿。"一阳陷于二阴为坎",也就是中间这个阳爻在两个阴爻中间,这叫一阳陷于二阴,阳在中,水在外,这就是把阳气是包在中间的。坎以水气潜行地中,也就是坎卦的水,它是以气的形式存在,你看地里边植物长的时候,它也不是一池子水,虽然是有海水、有井水,但是真正庄稼吸收的时候,它是水气,通过根那么吸收的,这是讲坎水的特征。水气潜行在地中,你看北京那么久不下雨,地上的植物还是绿的,就是因为有潜水。"为万物受命根本。故曰润万物者,莫润乎水",是滋润万物的,水是主要的。"一阴上彻于二阳为兑",这是一个阴爻,在两个阳爻之上,这就是兑卦。"兑以有形之水,普施于万物之上",也就是露水、雨水直接往上浇的,这就是"普施于万物之上,为资生之利泽",照上去以后非常的润泽。"故曰说万物者,莫说乎泽",说(yuè)万物,就是使万物高兴,指的是生物,实际上是有水它就润泽,泽就是指的雨水、露水。所以我们说这个植物看上去很润泽,是因为表面给它浇了水了。人脸枯黄的时候,抹点油保水,看起来就润泽了。所以外面直接给它就是"泽"。

"明此二水",二水就是坎水、兑水,实际是乾水、坤水。"可以悟治火之道",你知道这两种水的时候,就知道怎么治火了。"心火者,有形之火",人的心火是有形之火。"相火者,无形之火",心火是可以看得见的有形之火,相火是看不见的无形之火。"无形之火,内燥热而津液枯",如果体内无形之火旺了,体内就要燥热,津液就会枯竭。"以五行有形之兑水制之",是讲内在的津液枯竭使用外来的水液抑制其内生的燥热,这是一个暂时的权宜之计,它不是一个根本的办法。

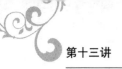

【原文】

吾身自有上池真水,气也,无形者也。以无形之水沃无形之火,当而可久者也。是为真水真火,升降既宜,而成既济矣。医家不悟先天太极之真体,不穷无形水火之妙用,而不能用六味、八味之神剂者,其于医理,尚欠大半。

【讲解】

"吾身自有上池真水",上池之水是什么?在修炼过程中,需要舌抵上腭,然后口腔口水满溢。我们身上自然就有的上池真水。"气也,无形者",也就是乾水,这里边说上池真水也是乾水。"以无形之水沃无形之火,当而可久者也。是为真水真火,升降既宜,而成既济矣",如果我们用真水来浇灌无形的火,或者是来灭无形的火,这样就可以保持长久,真正的使它火不旺,怎么解释?我们还拿植物来讲,也就是说只要它底下有水,一直有水气供它吸收,那么它就不会干枯,这个意思就是说,只要你有水,它就不会干枯。这叫"升降既宜,而成既济矣",水火处于一种很和谐的状态,就是不偏盛、不偏衰,这么一个状态,"升降既宜",这就叫水火既济。"医家不悟先天太极之真体,不穷无形水火之妙用,而不能用六味、八味之神剂者,其于医理,尚欠大半",如果一个医生不知道还有无形之水火,那你这个功夫还差一大半,光知道一见火就往上浇水,这个不行,还必须得知道补真水、真火,然后才能灭其他的火,他不知道这个还可以灭火。

【原文】

六味丸(一名地黄丸)治肾虚作渴,小便淋秘,气壅痰涎,头目眩晕,眼花耳聋,咽燥舌痛齿痛,腰腿痿软等证。及肾虚发热,自汗盗汗,便血诸血,失音。水泛为痰之圣药,血虚发热之神剂。又治肾阴虚弱,津液不降,败浊为痰,或致咳逆。又治小便不禁,收精气之虚脱,为养气滋肾,制火导水,使机关利而脾土健实。

【讲解】

六味地黄丸,六味丸,一名地黄。"治肾虚作渴",治疗肾虚口渴的。还有"小便淋秘",淋就是疼,排尿不畅,秘就是尿不出来。"气壅痰涎",也就是痰多、胸闷、咳嗽,还有头晕,"头目眩晕",眼睛发黑,看东西不清楚,还有"眼花耳聋"。眩晕,是走路不稳,眩是眼前发黑,眼花耳聋,就看东西不清楚、耳朵听不清。还有咽燥、舌痛、齿痛、腰腿痿软等证,也就是六味地黄丸能治这么多病,从上到下,"气壅痰涎,头目眩晕,眼花耳聋,咽燥舌痛齿痛",一直到腰腿痿软,小便淋漓,从上到下,它全能治,"及肾虚发热",还能够治疗自汗、盗汗、便血、诸血,就是各种出血。还有水泛失音,就是声音嘶哑。"水泛为痰",就是痰多,六味地黄丸是治疗这些病的圣药。我们之前在学方剂学的时候,从来没有把六味地黄丸提到这样一个高度,这也是我们应该注意的,学习这个方子一定要到原文中去捕捉它的这些信息。"血虚发热之神剂",我们之前讲过的李东垣治疗这个用什么方子?当归补血汤。"又治肾阴虚弱,津液不降,败浊为痰,或致咳逆。又治小便不禁,收精气之虚脱,为养气滋肾,制火导水,使机关利而脾土健实",六味地黄丸有这么多的功效,所以养生保健推荐吃六味丸,你看六味丸有这么好的作用,确实是常吃对人体没危害。

【原文】

　　熟地黄八两,杵膏　山茱萸肉　山药各四两　牡丹皮　白茯苓　泽泻各三两

　　上为细末,和地黄膏,加炼蜜,丸桐子大,每服七八十丸。空心食前,滚盐汤下。凡服须空腹,服毕少时,便以美膳压之,使不得停留胃中,直至下元,以泻冲逆也。

【讲解】

　　"上为细末,和地黄膏,加炼蜜",蜜就是熬的蜜,炼蜜,桐子大,每服七八十丸,这大概有多少量?梧桐子七八十丸,也就是8~9g。"空心食前"就是饿着肚子吃饭前吃,"滚盐汤下",就是用盐汤送下。"凡服须空腹,服毕少时,便以美膳压之",吃完以后,停一会儿再吃饭,我们吃补药,饭前吃、空腹吃。但是要知道我们现在熬的汤药,就不能这么喝,你喝进去就不想吃饭了,所以不能这么吃,我们都改成饭后吃。另外古人在用六味地黄的时候量少,吃一点下去,不影响吃饭,所以后面认为所有补药都空腹吃,这个就不对了。想象的是吃进去了,一压压到下焦了,离肾近一点,其实不是那样的,你吃进去也得吸收了,然后才能到下焦,不清楚整个人体的消化、吸收、输布过程,就以为是一个形式上的上焦、中焦、下焦,然后就直接到肾了,这个想法是不对的。后面他也说的是"使不得停留胃中",其实你让它停,它也停不住。"直至下元",我觉得这个就是一种错误的解释,不管是谁讲,不符合实际,"以泻冲逆",就是这样可以治疗下焦虚的气机冲逆。

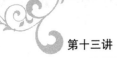

卷之四·先天要论上·六味丸说

【原文】

肾虚不能制火者,此方主之。肾中非独水也,命门之火并焉。肾不虚,则水足以制火。虚则火无所制,而热证生矣,名之曰阴虚火动。河间氏所谓肾虚则热是也。今人足心热,阴股热,腰脊痛,率是此证,乃咳血之渐也。熟地黄、山茱萸,味厚者也。经曰:味厚为阴中之阴,故能滋少阴补肾水。泽泻味咸,咸先入肾,地黄、山药、泽泻,皆润物也。肾恶燥,须此润之。此方所补之水,无形之水,物之润者亦无形,故用之。丹皮者,牡丹之根皮也,丹者,南方之火色,牡而非牝属阳。味苦辛,故入肾而敛阴火,益少阴,平虚热。茯苓味甘而淡者也,甘从土化,土能防水,淡能渗泄,故用之以制水脏之邪,且益脾胃而培万物之母。壮水之主以镇阳光,即此药也。

【讲解】

"肾虚不能制火者,此方主之",高度概括,肾虚不能制火,就用此方主之。"肾中非独水也",肾里边不仅仅有水,"命门之火并焉",肾里边既有真水,又有命门之火。"肾不虚,则水足以制火",如果肾不虚,里边的水就能制约里边的火。"虚则火无所制",如果肾虚了,不管是肾阳虚还是肾阴虚,都不能制火。打个比方,相当于地下没有温度,没有水,上边既可以干枯,也可以不长。各种火,无论是外来的也好,还是内在的也好,都可以出现火象。"而热证生矣",他讲的是肾不虚,他没有说肾阴虚还是肾阳虚,水不足还是火不足,它就是讲笼统的,只要虚,各种火都可以上来,正因为是这样,所以有的用六味地黄,有的用八味地黄来去火。

"名之曰阴虚火动",所有肾虚的这种火,都认为是阴虚,实际上在古代好多是弄混的,把血虚和阴虚都混在一起谈的,包括刚才谈到的,血虚发热也是六味。"河间氏",刘河间,"所谓肾虚则热是也",也就是前面讲的,就是刘河间说肾虚就会生内热。今人是指的现在人们的足心热、阴股热、腰脊痛,"率是此证",也就是说六味地黄丸的肾虚发热表现形式是脚心热、阴股热、腰脊痛,这些都是肾虚有热的表现。"乃咳血之渐也",见到这些,要知道它可能会出现咳血了,这个还是比较有远见的。"熟地黄、山茱萸,味厚者也",这两个药如果你熬着吃过就知道,它的味道都很浓,山萸肉很酸,熟地也很甜、很腻。"经曰:味厚为阴中之阴",味浓的药属于阴性中的阴药,能滋少阴、补肾水,能够滋补肾水,泽泻是味咸,"咸先入肾,地黄、山药、泽泻,皆润物也",这些药,地黄、山药和泽泻都是能够滋润的药,生津润燥的药,地黄、山药可以理解,唯独泽泻是利水的药,怎么能润物? 看看《神农本草经》就知道,里边写得清清楚楚,泽泻是主消渴,所以它是润物。"肾恶燥,须此润之",肾脏就是怕燥,所以要用这些药来滋润它。"此方所补之水,无形之水,物之润者亦无形,故用之",这里边就是讲,这个方所补的水是补无形之水,刚才咱们说了,无形之水是乾水还是坤水? 是乾水,就是坎水。"物之润者亦无形",这个植物的润泽也是无形的,也是靠这个来的。所以就用这些药,熟地、山药、泽泻、牡丹皮。"丹皮者,牡丹之根皮也,丹者,南方之火色",这个丹皮是牡丹的根皮,这个丹,指的这个字,是南方之火色,丹色就是红的,是南方火的颜色。牡而非牝属阳,就是牡是雄,牝是雌,所以说牡属阳,这属于阳。"味苦辛,故入肾而敛阴火",就是防止阴火耗散,它具有泻阴火的作用。在临床上我给大家也讲过,我们在形神分治里边也讲过,如果体内对热特别敏感,怕热,我们一个是用黄连,一个就是用牡丹皮,你用上去以后它就不容易怕热。"益少阴,平虚热",牡丹皮能够补少阴,能够治疗虚热。"茯苓味甘而淡者也,甘从土化,土能防水,淡能渗泄,故用之以制水脏之邪"。茯苓是祛邪的,但是它通过补土来祛邪。"益脾胃而培万物之母",这个方子里边不光是治肾,同时也是治脾胃。"壮水之主以镇阳光",这个水之主是真阴,是肾。壮水之主,就是补肾水,只有补肾水足了,阳热才不亢盛,这叫壮水之主,以镇阳光。水之主,实际上除了肾以外,脾还主运化,那么茯苓,既补肾又健脾,所以说壮水之主,实际还是补肾。

卷之四·先天要论上·八味丸说

【原文】

君子观象于坎,而知肾中具水火之道焉。夫一阳居于二阴为坎,此人生与天地相似也。今人入房盛而阳事易举者,阴虚火动也。阳事先痿者,命门火衰也。真水竭则隆冬不寒,真火息则盛夏不热。是方也,熟地、山萸、丹皮、泽泻、山药、茯苓,皆濡润之品,所以能壮水之主。肉桂、附子,辛润之物,能于水中补火,所以益火之原,水火得其养,则肾气复其天矣。益火之原,以消阴翳,即此方也。盖益脾胃而培万物之母,其利溥矣。

【讲解】

　　"君子观象于坎，而知肾中具水火之道焉"，通过坎卦，内外是阴爻、阳爻，上下是阴爻，中间是阳爻。看这一卦就知道了，肾中有水火，也就是任何一个里边都是阴阳合在一起的，水中有火。"此人生与天地相似也"，天地是这样，我们人跟它是相似的，"今人入房盛而阳事易举者"，指的同房容易阳强的这些人，一般属于阴虚火动，阴虚火旺才会出现这种阳强易举，"阳事先痿者"，就是先阳痿，这一类人就属于命门火衰。前面是阴虚火旺，表现为阳强，阳痿就属于命门火衰。"真水竭则隆冬不寒"，如果是肾的真水枯竭，也就是不足，就是在严冬他都不觉得冷，所以说有的人说这人特抗寒，实际上它不是体内火盛，就是真水不足，是两种情况。"真火息则盛夏不热"，如果他的真阳不足，夏天他都不觉得热。这是在讲真阴、真阳不足的时候表现的形式。如果真水结了，冬天不怕冷，夏天又还不热，那么这是用什么方子治？"是方也"，就是应该用这个方子了，里边既补肾水，又补肾阳，又补肾中之火。"熟地、山萸、丹皮、泽泻、山药、茯苓，皆濡润之品"，刚才六味里边已经讲了，壮水之主就是前面的是补阴的，补水的。附子、肉桂是辛润之物，它属于辛润的药，能于水中补火，在阴中补火，所以益火之原，就是从根上来补火。"水火得其养，则肾气复其天矣"，什么叫水火得其养，肾气复其天？就是水火都互相充足了，互相能够得到滋养，这就是阴阳互根，那么肾气就恢复它本来的样子了。"益火之原，以消阴翳，即此方也"，用这个方子通过补阳来消除阴寒，也是这张方子，八味丸，肾阳、肾阴都补。"盖益脾胃而培万物之母，其利溥矣"，补益脾胃，脾胃为后天之本，所以是培万物之母，就是补土，利益就大了。这就是赵献可的思想，就一方面要补肾，然后还要补脾。后边我们会讲，赵献可每一个治疗都是有次序的。

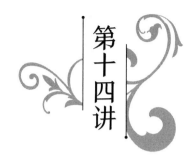

卷之四·先天要论上·滋阴降火论

【原文】

节斋云：人之一身，阴常不足，阳常有余。况节欲者少，纵欲者多。精血既亏，相火必旺。火旺则阴愈消，而痨瘵、咳嗽、咯血、吐血等证作矣。故宜常补其阴，使阴与阳齐，则水能制火，而水升火降，斯无病矣。故丹溪先生，发明补阴之说，谓专补左尺肾水也。古方滋补药，皆兼补右尺相火，不知左尺原虚，右尺原旺。若左右平补，依旧火胜于水，只补其左制其右，庶得水火相平也。右尺相火，固不可衰。若果相火衰者，方宜补火。但世之人火旺致病者，十之八九，火衰成病者，百无一二。且少年肾水正旺，似不必补，然欲心正炽，妄用太过。至于中年，欲心虽减，然少年斫丧既多，焉得复实。及至老年，天真渐绝，只有孤阳，故补阴之药，自少至老，不可缺也。

【讲解】

"节斋云"，就是王节斋，"人之一身，阴常不足，阳常有余"，这是他的一个学术观点，就是人体的阴不足，阳有余。"况节欲者少，纵欲者多"，也就是人们不知道节欲、节制，这个欲主要是指的性欲。"精血既亏，相火必旺"，如果精血不足了，相火必然就旺了。"火旺则阴愈消"，如果火旺，阴消耗得更厉害，那么就会出现"痨瘵、咳嗽、咯血、吐血等证作矣。故宜常补其阴"，这就是基于阴常不足，所以在治病的时候，要常补其阴，使阴阳平衡。"则水能制火，而水升火降，斯无病矣"，只有平了，水火才能互相制约，水升火降，自然火是往上，为什么要火降？火是往上升，水是往下降，但是这个不能形成生命，形成生命必须是火在下，火往下走，水往上走，这样才可以形成生命，这是生。真正火往上走的时候，水往下走，叫水火不济，上下交通叫水火既济。所以只有水火既济，才能够无病，就不生病。"故丹溪先生，发明补阴之说"，和节斋实际上是一致的。"谓专补左尺肾水也"，这古人有一个左肾、右命门的一个说法，右命门主要是肾阳，左肾是肾水，所以它是专补左肾水。

"古方滋补药,皆兼补右尺相火",古方的滋补药里边,往往同时兼补右尺相火,实际上就是说的补肾阳,补肾中之火。"不知左尺原虚,右尺原旺。若左右平补,依旧火胜于水,只补其左制其右,庶得水火相平也。右尺相火,固不可衰。若果相火衰者,方宜补火。但世之人火旺致病者,十之八九,火衰成病者,百无一二。且少年肾水正旺,似不必补,然欲心正炽,妄用太过。至于中年,欲心虽减,然少年耗丧既多,焉得复实。及至老年,天真渐绝,只有孤阳,故补阴之药,自少至老,不可缺也。"这段整个讲的就是补阴,从小到老,始终都需要。这段就是说你不能光补左不补右,一定要水火既济才行,补肾水是一个基础,然后才能够使肾阳保持充足。就像我们说汽车先得加够油,才能点着火,这个车才能保持在这样一个状态。油是基础,你得先把油装足了,这就是所谓的把水补足了。

【原文】

节斋先生发明先圣之旨,以正千载之讹,其功盛哉!但水衰者固多,火衰者亦不少。先天禀赋若薄者,虽童子尚有火衰之证,焉可独补水哉?况补阴丸中,以黄柏、知母为君,天麦门冬为佐。盖黄柏苦寒泄水,天门寒冷损胃,服之者,不惟不能补水,而且有损于肾。故滋阴降火者,乃谓滋其阴,则火自降。当串讲,不必降火也。然二尺各有阴阳水火,互相生化,当于二脏中各分阴阳虚实,求其所属而平之。若左尺脉虚弱而细数者,左肾之真阴不足也,用六味丸。右尺脉迟软,或沉细而数欲绝者,是命门之相火不足也,用八味丸。至于两尺微弱,是阴阳俱虚,用十补丸。此皆滋其先天之化源,实万世无穷之利。自世之补阴者,率用黄柏、知母。反戕脾胃,多致不起,不能无遗憾于世。予特表而出之,以广前人之未备,使医者病者加意于六味、八味二方云。

附录:十补丸 治肾虚冷,足寒膝软。

五味子 附子各二两 山萸 山药 丹皮 桂心 茯苓 泽泻 制鹿茸各一两

【讲解】

实际上赵献可对王节斋补阴的这个理论是赞同的。"节斋先生发明先圣之旨",什么叫发明先圣之旨?就是把它挖掘出来,告诉大家,这就叫发明。先圣之旨,就是以前这些圣人主要的意图,"以正千载之讹",把历代的这些错误纠正过来了。"其功盛哉!"这个功劳是很大的。"但水衰者固多,火衰者亦不少",指的是阴不足虽然多,实际上火衰也不少。"先天禀赋若薄者,虽童子尚有火衰之证",如果先天不足,小孩也不是阳常有余了,也有火衰的。"焉可独补水哉?"前面是在强调以补水为主,这强调的就是不能单独补水。"况补阴丸中,以黄柏、知母为君",况且人们用的这些补阴的药,指的是朱丹溪,它里边用的,以黄柏、知母为君,天冬、麦冬为佐。"盖黄柏苦寒泄水,天门寒冷损胃,服之者,不惟不能补水,而且有损于肾。故滋阴降火者,乃谓滋其阴,则火自降。当串讲,不必降火也。然二尺各有阴阳水火,互相生化,当于二脏中各分阴阳虚实,求其所属而平之。若左尺脉虚弱而细数者。"这是补阴丸里边用的知柏、天冬、麦冬,这些都是一些苦寒的药,如果用它,不但补不了水,还损伤脾胃,而且还会损伤肾,也就是说,你想补水,还补不上。"故滋阴降火者,乃谓滋其阴,则火自降",所谓滋阴降火,就是你补阴了,火就降了,应当合起来讲,不能分开,所以不必专门去降火。"然二尺",二尺是指两个尺脉,更重要的是代表的左肾、右肾,各有阴阳、水火,相互化生,也就是肾中,无论是左肾,右命门也好,里边都是阴阳、水火,相互化生的。当于两脏之中,分阴阳虚实,你还要再去分它,到底是阴虚阳虚,还要区分,"求其所属而平之",找到它到底是怎么回事,然后去平衡它。"若左尺脉虚弱而细数者,左肾之真阴不足也,用六味丸。"你怎么判断左肾真阴不足? 就是左尺脉虚弱,而且是细数,这就是真阴不足,用六味地黄丸。"右尺脉迟软",如果右尺脉跳得又慢,又没有力气,"或沉细而数欲绝者",是命门之相火不足也,这是右尺脉,用八味丸。这是用左边、右边来判断是肾阴虚、肾阳虚,但是实际上我在临床上体会不深,所以我也不敢说对还是错,大家记住有这么个说法。但是我觉得这一点和临床实际可能有距离,以后我们在临床中再进一步观察,我们不随便地说他对错,因为这种认识实际上自古至今一直有,也许我们体会不够深,我没法展开讲我的体会。"至于两尺微弱",两尺脉弱,我们在临床上是比较常见的,"是阴阳俱虚,用十补丸",十补丸,里边也有这个方子,这里边实际上就是阴阳双补。"此皆滋其先天之化源,实万世无穷之利",前面六味、八味、十补,都是滋其先天之化源,都是补肾的。"自世之补阴者,率用黄柏、知母。反戕脾胃,多致不起",现在很多人用补阴的时候,是用知母、黄柏,反而伤害脾胃,往往病治不好。"不能无遗憾于世。予特表而出之",赵献可专门把这个拿出来讲,是要告诉大家,"以广前人之未备",把前人不完美的地方,我把它给扩展一下。"使医者病者加意于六味、八味二方云",使我们现在的医生要关注六味丸和八味丸。这就是他讲这么多,最后都是拐到了六味、八味。

附录的十补丸,这里边有组成,是治疗肾虚冷、足寒膝软,全部是治疗阴阳两虚的。

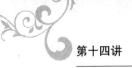
卷之四·先天要论上·相火龙雷论

【原文】

火有人火,有相火。人火者,所谓燎原之火也。遇草而焫,得木而燔,可以湿伏,可以水灭,可以直折。黄连之属,可以制之。相火者,龙火也,雷火也。得湿则焰,遇水则燔。不知其性,而以水折之,以湿攻之,适足以光焰烛天,物穷方止矣。识其性者,以火逐之,则焰灼自消,炎光扑灭,古书泻火之法,意盖如此。

【讲解】

这是一篇比较难理解的文章。这就像我们前面讲的乾水跟坤水一样,不是你给它浇水就能活的,如果底下把营养和水给足了,它就能活了,但是如果下面弄不好,我们上面给它多少水也没有用的。所以说当我们知道先天后天的关系之后,着眼点就不同了。

"火有人火,有相火",火也要分人火和相火,那么什么是人火?"人火者,所谓燎原之火也。遇草而焫(ruò),得木而燔,可以湿伏,可以水灭,可以直折。黄连之属,可以制之",人火就是燎原之火,一点火就着了,你可以看得见的,这就是燎原之火。这种火遇草就容易烧起来,遇到树木,它就烧得更旺,这种火可以用湿来治它,可以用水来灭它。"湿伏"也可以理解成这个火藏在水里边。我们打个比方,一锅水,烧开它,其实火就变成了水的温度了,也可以叫成湿伏,就是伏在了湿里边,但是更多的情况下湿可以让它火势减少,这样理解更合适一些,可以用水把它灭掉。可以直折,也就是直接就用火扑灭它,那么在人体内如果是有了这类病,用什么药?用黄连,治的就是这种火,我们能够看得见的这一种人火。

"相火者,龙火也,雷火也",雷火好像能理解了,就好像雷电,看到的闪电,闪电是可以把树木点着的,都可以把人烧伤的。这种雷火有什么特点?"得湿则焰,遇水则燔",焰其实跟焫是一个意思,念的也是同一个音,得湿也就容易出现热,遇水以后它就更旺,这个火就更厉害,所以只有雨水越厉害,雷电才越厉害,它们是相伴出现的。"不知其性,而以水折之,以湿攻之,适足以光焰烛天",如果遇到这种火,用水、用湿来治它,它只能更旺。"物穷方止矣",就是把所有烧光为止。"识其性者",知道这种火的本性,"以火逐之",这种火怎么治?用火就把它治了,不能用水治,就像我们油要着火了以后,你不能用水,当然也不能用火,我们是用土,用土把它给盖上,或者用泡沫把它给隔离了,让氧气跟油分离,它就不燃烧了。你看海上油船泄漏了,必须得喷泡沫,空气和油隔离开来,以前没有这技术。像这种火,它指的是自然界的这种龙雷之火,只能用热的办法来处理它。"则焰灼自消",也就是你用火攻,它就下去了。"炎光扑灭",用火来制,用中药就用热药。"古书泻火之法,意盖如此",古人去火的办法,遇到这种龙雷之火,就应该用热药来处理,咱们前边经常会遇到这种病人,发烧怎么都不去,用上附子、肉桂很快烧就退了,指的就是这种龙雷之火。

【原文】

今人率以黄柏治相火,殊不知此相火者,寄于肝肾之间。此乃水中之火,龙雷之火也。若用黄柏苦寒之药,又是水灭湿伏,龙雷之火愈发矣。龙雷之火,每当浓阴骤雨之时,火焰愈炽。或烧毁房屋,或击碎木石,其势诚不可抗。惟太阳一照,火自消灭。此得水则炽,得火则灭之一验也。

【讲解】

"今人率以黄柏治相火,殊不知此相火者,寄于肝肾之间。此乃水中之火,龙雷之火也",人体内的相火就是龙雷之火。"若用黄柏苦寒之药,又是水灭湿伏,龙雷之火愈发矣。龙雷之火,每当浓阴骤雨之时,火焰愈炽。或烧毁房屋,或击碎木石,其势诚不可抗。惟太阳一照,火自消灭",这种火只有太阳能解决它,乌云给它照没了,这种火就没了。那么在我们临床上有没有这种火?确实有,我们用了桂附它就下去了。实际上这种火在我们临床上非常常见,尤其是自身免疫性疾病的火,为什么用激素?为什么用糖皮质激素?糖皮质激素就是大热药,反而用上热药以后,热就退下去了,所以这就是用热药除热的西医学的例证。我们在临床上用桂附很多,这里边用八味丸,李东垣还用补中益气汤,这都是用甘温药来除热的办法。"惟太阳一照,火自消灭。此得水则炽,得火则灭之一验也"。

【原文】

又问:龙雷何以五六月而启发,九十月而归藏?盖冬时,阳气在水土之下,龙雷就其火气而居于下。夏时,阴气在下,龙雷不能安其身而出于上。明于此义,故惟八味丸桂附与相火同气,直入肾中,据其窟宅而招之。同气相求,相火安得不引之而归原。即人非此火不能有生,世人皆曰降火,而予独以地黄滋养水中之火。世人皆曰灭火,而予独以桂附温补天真之火。千载不明之论,予独表而出之,高明以为何如?

【讲解】

"又问:龙雷何以五六月而启发",雷为什么在五六月发?到九十月就不打雷了,也没闪电了。"盖冬时,阳气在水土之下",也就是冬天的时候,阳气就跑到地里边去了,它不在外边。"龙雷就其火气而居于下",也就是这种相火、龙雷之火,它就随着阳气的潜藏而下去了,它就是跟着阳气走的火。"夏时,阴气在下",夏天阴气在下边,"龙雷不能安其身而出于上",就是下边凉,地下冷,它不能在底下住着,因为龙雷之火需要热养着它。"明于此义,故惟八味丸桂附与相火同气",桂附是热药,相火是热,它们都是热性的,刚才说龙雷之火必须火灭,那么相火就必须用热药来灭它,因为它们是同气,同一性质。"直入肾中,据其窟宅而招之",就是桂附进入到肾中以后,相当于阳气潜藏在水土之中,这时候相火就被招回来了,这是同气相求。

我们讲到"同气相求"的时候,往往会陷入思维的矛盾当中,在讲物理的时候,讲的是同性相斥、异性相吸,怎么又来了一个同气相求呢?自然界就是这两种状态,这个问题也困惑了我至少15年,我就琢磨不明白,到底是"同性相斥"还是"同气相求"?后来我终于明白了,如果都是相斥的话,所有的东西就都分散了,都弥漫成一个样子,就不会有一个一个的个体了,也不会有一群一群的群落了。所以后来我就明白了,是自然界本身就存在这样的一个特性,"同气相求"是求什么呢?是求生存、求发展。比如本来国家在内战,这时候外国人打过来了,马上内战停止,共同敌外,这就是求生存、求发展。"同性相斥",相斥就是求独立的,要表现出我自己来,所以这两个同性相斥。同性相斥和同气相求是两种结果。简单的物理现象里面,电、磁同性是相斥的,但是化学里边是相似相溶的,不相似就不能相溶,必然对立,水油就不能相溶,它就是对立的。但是油跟油就容易相溶,这就和同气相求又是一样的。那么能相求、融在一起,它就变大了。

同气相求,也就是相火必须跟阳气在一起,它才能够安稳,这就叫同气相求。"相火安得不引之而归原",我用了桂附以后,把里边的阳气给补足了,这个相火就给招回来了,所以说引之而归原,就让它回到肾里边来了。"即人非此火不能有生",没有相火是不能够生存的,没有阳气是不能生存的。"世人皆曰降火,而予独以地黄滋养水中之火",他强调了,我们大多数都是用降火的办法,一看火上去了,我们要怎么把它降下来?他说:"予独以地黄滋养水中之火",这就又说明什么?熟地怎么用都不伤阳,它还补水中之火,你就知道熟地有多好了。你们看张景岳的书的时候,张景岳为什么那么善用熟地,他的别名就叫张熟地,就是说他特别善于用熟地,就像张锡纯善用石膏,叫张石膏一样,他们对这药的理解非常深入。地黄它能够滋养水中之火,既能补阴又能补阳,所以这是一个很好的药。

"世人皆曰灭火,而予独以桂附温补天真之火",别人都是去灭火,我用桂附,通过温补引相火归原,来温补天真之火。一个是针对的阴虚之火,一个是针对的是阳虚之火,这是非常分明的,最后就是两张方子。"千载不明之论,予独表而出之",就是从古至今,这个事情没有讲明白,我把这个讲出来了,你们这些高明的人评一评,我(赵献可)讲得对不对。

【原文】

震本坤体,阳自外来交之,有动乎情欲之象。是以圣人于卦中,凡涉乎震体者,取义尤严。洊雷震,君子以恐惧修省。在复,则曰先王以至日闭关,欲其复之静也,在随,则曰向晦入晏,意欲其居之安也。在颐,则曰慎言语,节饮食,欲其养之正也。明乎此义,而相火不药自伏矣。

【讲解】

"震本坤体",震是震卦,以坤为本体。"阳自外来交之,有动乎情欲之象",阳气自外入阴,象征人的情欲欲动。"是以圣人于卦中,凡涉乎震体者,取义尤严",因此,圣人遇到涉及震卦者,尤其在意。"洊雷震,君子以恐惧修省",遇到雷震这个卦象的时候,要以敬畏心来修身,修养自己。"在复,则曰先王以至日闭关,欲其复之静也",复是复卦,遇到这种卦象的时候,先王在冬至夏至日就要闭关静养了。"在随,则曰向晦入晏,意欲其居之安也",这又是一卦,遇到随卦,就像是傍晚了,应该好好休息了。"在颐,则曰慎言语,节饮食,欲其养之正也",颐又是一卦,遇到颐卦时,就要少说话,节制饮食少吃饭,这样就可以养护正气。"明乎此义,而相火不药自伏矣",明白这些道理,相火妄动就会"不药自伏"。

使相火"不药自伏",实际就是以恐惧修行,也就是说战战兢兢、如履薄冰,别胡乱地消耗自己,别莽撞,小心谨慎。"复之静",还要保持安静,然后是居安,居住要很安逸。然后"慎言语,节饮食",只要你做到谨慎、安静、安居、慎言语,尤其是不伤害别人的话,不惹祸,然后节饮食,少吃饭,这样的话,相火内伏就不容易引起疾病。

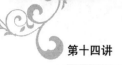
卷之四·先天要论上·阴虚发热论

【原文】

　　世间发热类伤寒者数种,治各不同。伤寒、伤风及寒疫也,则用仲景法。温病及瘟疫也,则用河间法。此皆论外感者也。今人一见发热,皆认作伤寒,率用汗药以发其表。汗后不解,又用表药以凉其肌。柴胡、凉膈、白虎、双解等汤,杂然并进。若是虚证,岂不殆哉?自东垣出,而发内伤补中益气之论。此用气药以补气之不足者也。至于劳心好色,内伤真阴。真阴既伤,则阳无所附,故亦发热,其人必面赤烦躁,口渴引饮,骨痛,脉数而大,或尺数而无力者是也。惟丹溪发明补阴之说,以四物汤加黄柏、知母,此用血药以补血之不足者也。世袭相因,屡用不效何耶?盖因"阴"字认不真,误以血为阴耳,当作肾中之真阴。即先天也。

【讲解】

　　阴虚发热,在临床上很常见,"世间发热类伤寒者数种",伤寒引起的发热有数种,治疗也各不相同,这里边就有"伤寒、伤风及寒疫,则用仲景法",如果是你遇到的这些,就用张仲景《伤寒杂病论》的办法。"温病及瘟疫也,则用河间法。此皆论外感者也",为什么他不说,用温病《温病条辨》的办法,不说用叶天士的办法,为什么?因为他在叶天士之前,所以赵献可这里边说到温病的时候是用刘河间的,因为刘河间是温病学创始的启蒙者,所以那时候温病学还没有形成,这都讲的是外感。"今人一见发热",他讲的今人是指的他这个时代,这个书是在明代,像张景岳的《景岳全书》,这都是明代的书。那个时候根本没有温病学,还没有形成一个体系,基本上都是在《伤寒论》里边,到后来人们发现有很多热病用这些办法解决不了,所以刘河间又从《内经》里边挖掘出来一些指导思想,又找了一些办法,后来温病在他基础上发展。这些医家一见发热,"皆认作伤寒,率用汗药以发其表。汗后不解,又用表药以凉其肌。柴胡、凉膈、白虎、双解等汤,杂然并进。若是虚证,岂不殆哉?"那个时候医家一见到发热都认为是伤寒,都去用发汗的药来解表,如果出汗以后病还不好,他就用表药以凉其肌,用凉肌的药,不光是发表,实际上就是清热的药,这叫凉其肌,用的是什么?柴胡、凉膈散、白虎汤、双解散这几个清理热的方子,杂然并进,如果是虚证,你用这个就错了。

　　"自东垣出",自从金元四大家之一李东垣出现以后,"而发内伤补中益气之论"，这个时候才知道有内伤发热，"此用气药以补气之不足者也"，用补中益气汤，通过补气来退热。"至于劳心好色，内伤真阴。真阴既伤，则阳无所附，故亦发热，其人必面赤烦躁，口渴引饮，骨痛，脉数而大，或尺数而无力者是也"，如果劳心好色的人内伤了真阴，真阴伤了以后，阳气无所依附而出来了，那么就表现为发热，还伴随的症状就是面红目赤、烦躁、口渴多饮、身上疼痛、脉数大或者数而无力，这指的是这一类内伤发热。"惟丹溪发明补阴之说"，李东垣是补气，朱丹溪就注意到了补阴，他补阴用四物汤加黄柏、知母，用血药以补血之不足者也，也就是治血虚发热，朱丹溪用四物汤加知柏。"世袭相因"，医生按照这个来了，"屡用不效何耶？"为什么对这种阴虚发热用四物汤加知柏没效？用别的就更没效了。因为什么没效？"盖因'阴'字认不真，误以血为阴"，就是把血和阴是混淆了，因为对阴字认识得不够真切，没有认识到它的本质，所以对于阴虚发热，四物汤加知柏并不好用。"作肾中之真阴。即先天也"，所以应该把阴虚当作是肾中的真阴，先天之阴不足。

刚才课间的时候，有人问了一个问题，什么是相火、龙雷之火？你看我打个比方，你就容易理解了。你看我们点蜡烛，点着之后，就是我们能看到的这个火，那点这个火的是火柴的火，火柴的火就是先天之火。再比如开车点火的那个火也是先天之火，没有先天之火就没有后面的蜡烛之火。但是火柴的火又不是一直存在在那里的，它是储藏在里面的，阴阳一交会，它才冒出来这个可以点着其他火的火来，所以说相火实际上指的就是发动之火。你看我们卵子、精子结合以后，它自身携带的那种生生不息之火，也就是遗传基因和那些伴随的蛋白，它们那么一种状态，那才是先天的，所有脏腑的功能活动都是它的基础上才完成的。遗传还有一个特点，基因都一样，但是不同年龄段表现不一样，比如这个孩子小时候长得像爸爸，大了以后长得像妈妈，再大点又是另外一个样子。基因没变，为什么人一直在变？因为他的基因表达是有次序的。这会儿点的是这个蜡烛，过段时间点下一个蜡烛，这一排蜡烛点完了，人的一生就完成了。点到不同的蜡烛的，就有不同的表现，每次点几个也不一样。那你在治疗的时候就不能光考虑后天的情况，也要考虑到先天的问题在里面，所以补肾调肾就是从先天的角度来考虑的。

那么基因能不能改变？能。有人说这个基因是从父母那里遗传下来的，不应该改变，实际上能改变，可以改变基因是否表达。比如说，一个蜡烛在这里，你可以不点它，或者这个蜡烛点三个的时候容易出问题，那我在这个时候就点两个，那就不会表现出病态，行吗？可以的，所以我们是可以调节基因病的，这是可调控的。如果还是认为基因无法改变，那么那些作用于基因的抗肿瘤药物又怎么理解呢？那些作用于基因的抗生素又如何理解呢？基因突变又怎么理解呢？所以基因是可以通过药物来调控的，不要以为遗传病我们就没招了，其实是可以干预的，只是说我们有没有掌握这项技术。那么古人不知道这个，古人只知道先天的水火，实际上他已经从思想上认识到了，但是从技术上又没有达到我们现在的这种程度。那么肾中真阴即先天也，实际上就是在我们的遗传水平上来讲的。

【原文】

《内经》曰：诸寒之而热者，取之阴。诸热之而寒者，取之阳，所谓求其属也。王太仆先生注云：大寒而盛，热之不热，是无火也。大热而盛，寒之不寒，是无水也。又云：倏忽往来，时发时止，是无火也。昼见夜伏，夜见昼止，时节而动，是无水也。当求其属而主之，无火者，宜益火之源，以消阴翳。无水者，宜壮水之主，以镇阳光。必须六味、八味二丸，出入增减，以补真阴，屡用屡效。若泥黄柏、知母苦寒之说，必致损伤脾阴而毙者，不可胜举。大抵病热作渴，饮冷便秘，此属实热，人皆知之。或恶寒发热，引衣蜷卧，四肢逆冷，大便清利，此属真寒，人亦易知。

【讲解】

"《内经》曰：诸寒之而热者，取之阴。诸热之而寒者，取之阳，所谓求其属也。王太仆先生注云：大寒而盛，热之不热，是无火也。大热而盛，寒之不寒，是无水也"，先天不足的时候出现的疾病和后天其他因素出现的疾病是不一样的。"寒之而热者"，一般热证，我们要用凉药，如果你用了凉药，这个热它还在，就取之于阴，也就是阴不足。你不能光去泻火，补阴火，热就下去了。"诸热之而寒者"，就是我用了热药，寒还是解决不了，"取之阳"，是阳虚导致的寒，而不是外受的寒邪，所以用祛邪的药解决不了，这时候叫"求其属"，属就是关联的意思，关系最密切的才是属，属就是一个联系。我们讲经络的时候，经常讲属、络，这个脏腑属于肺，肺是它的主管，络就是影响到谁，属代表紧密联系，求与它关系最紧密的，就是"求其属"。"王太仆先生注云：大寒而盛，热之不热"，寒象很明显，用热药解决不了它的寒，是因为火不足。如果是热得厉害，用凉药，解决不了它的寒，是无水也。这就是无火的时候可以有大寒，无水的时候可以有大热，这跟前面讲的是一样的，求其属。"又云：倏忽往来，时发时止，是无火也"，这个热，一会儿热一阵，一会儿停止了，我觉得更像是更年期了。突然一下没了，也是阳虚。我们在临床上遇到这类病的时候，二仙汤也是补肾阳，用熟地再加上巴戟天、仙茅、淫羊藿，能够治疗这种热，还属于"无火"的表现。

"昼见夜伏，夜见昼止"，夜里边就不热了；或者晚上发热，到白天就不热了。"时节而动",随着节气的变化出现发热,这都是无水的表现,就是阴不足。"当求其属而主之",见到这一类无水的,就是指的"昼见夜伏,夜见昼止,时节而动",就用六味。无火就用八味,实际上他已经讲这种特点了。那么怎么治?"宜益火之源,以消阴翳。无水者,宜壮水之主,以镇阳光",没有火的,补火就是了,实际上就是补命门真火。没有水的,就补命门真水。"必须六味、八味二丸",就是用六味、八味这两个,"出入增减,以补真阴,屡用屡效"。"若泥黄柏、知母苦寒之说,必致损伤脾阴而毙者,不可胜举",如果你还拘泥于用知、柏这些苦寒的药来治热,必然导致损伤脾阴,加速死亡。"大抵病热作渴,饮冷便秘,此属实热",一般情况下,发热、口渴同时存在,同时喜欢喝冷饮,喜欢吃凉的,大便还干,如果见到这种情况,属于实热证,不是要讲的这种虚热。"或恶寒发热,引衣蜷卧,四肢逆冷,大便清利,此属真寒,人亦易知",前面是热邪所致,后边是寒邪所致的疾病,那就是恶寒发热,穿衣服多,躺到床上都是蜷着,不敢伸开,实际上就是冷,人都是蜷缩着的,四肢逆冷,大便是稀的,这都是外寒导致的疾病。

【原文】

至于烦扰狂越,不欲近衣,欲坐卧泥水中,此属假热之证。其甚者,烦极发燥,渴饮不绝,舌如芒刺,两唇燥裂,面如涂朱,身如焚燎,足心如烙,吐痰如涌,喘急,大便秘结,小便淋沥,三部脉洪大而无伦。当是时也,却似承气证,承气入口即毙,却似白虎证,白虎下咽即亡。若用二丸,缓不济事,急以加减八味丸料一斤,内肉桂一两,以水顿煎五六碗,水冷与饮,诸证自退,翌日必畏寒脉脱,是无火也。当补其阳,急以附子八味丸料,煎服自愈。此证与脉俱变其常,而不以常法治之者也,若有产后,及大失血后,阴血暴伤,必大发热,亦名阴虚发热。此"阴"字正谓气血之阴,若以凉药正治立毙。正所谓象白虎汤证,误服白虎汤必死。

【讲解】

下面就是他要讲的了,这些阴虚、阳虚的表现了。

"至于烦扰狂越",烦躁不安,"不欲近衣",怕热都不愿意穿衣服,"坐卧泥水中",坐到泥水里边,觉得凉才舒服,"此属假热之证"。我们一般说,烦躁、狂躁、不穿衣服、愿意坐到凉水里边,这哪是假热?但他说此属假热之证。"其甚者,烦极发燥,渴饮不绝",口渴得也厉害,表现出干燥津伤的症状,甚至"舌如芒刺,两唇燥裂,面如涂朱",脸就是红得像抹上了朱砂一样,"身如焚燎",全身滚烫,"足心如烙",脚心也是热烫。"吐痰如涌",就是痰也很多,"喘急,大便秘结,小便淋沥",小便还涩痛,"三部脉洪大而无伦",

这个脉很大,甚至严重的心律失常,脉都是乱的,"当是时也,却似承气证",在临床上一见到这一派症状,肯定95%以上的医生会认为这是一个承气汤证。"承气入口即毙",如果你给他灌了承气汤,喝下去就会死掉。"却似白虎证,白虎下咽即亡",如果看上去像白虎证,用了白虎汤,没有便秘的话,用了白虎汤喝下去就不行。"若用二丸,缓不济事",二丸指的是什么?六味丸、八味丸,如果吃两个药丸,缓不济事,这根本就管不了事。大承气不行,白虎不行,六味丸、八味丸也不行,应该怎么办?"急以加减八味丸料一斤",咱们刚才算了,他们要用八味丸,七八十丸也就是8~9g,就像现在一个大药丸一样重。那这一斤在明代应该是多少?还是那个比例,这一斤大概是相当于清朝的一斤多,我没有很精确地去考证,这个量还是比较大的,再加上肉桂一两,这就一斤一两。"以水顿煎五六碗",用水来煮五六碗,把它放凉了再喝,热证自退。这样把八味地黄喝进去,热就退了。一般来讲看到这个肯定不敢这么用,但赵献可告诉你像这种情况,用八味地黄的。"翌日必畏寒脉脱,是无火也",看上去那么大火,但是一吃上它以后,第二天反而立即怕冷了,脉也下来了,所以通过吃药就验证这是一个无火的表现,无火表现出来又有热象,就是龙雷之火,这种情况当补其阳。"急以附子八味丸料,煎服自愈",就是刚才前面讲的八味。"此证与脉俱变其常",这个证实际上就是症状,"俱变其常",跟一般的规律都不太一样。"而不以常法治之者也",他跟平常的差异很大,但是治疗上又不能用常法,这就是一个典型的情况。"若有产后,及大失血后,阴血暴伤,必大发热,亦名阴虚发热",产后的病人大失血后,也出现这种发热,这一般来讲都叫血虚发热,但是在这也把它叫阴虚发热。"此'阴'字正谓气血之阴",赵献可讲的阴包括了气血。"若以凉药正治立毙",如果用凉药来治疗这种发热,就要命了。"正所谓象白虎汤证,误服白虎汤必死",实际到临床很难把它区别开来,我觉得像这种情况,比如说外感的病史,我们还好判断,如果一个病人平时没什么事,也没有受过凉,出现这些症状的时候,你就要想到,他真的不是那种外感风寒入里化热到阳明热盛那样。我们在临床上尤其是像精神异常的这一类病人还是比较多的,但是也有外感以后,引起的感染性的精神失常,跟这个类似。所以在临床上还是要仔细辨别,那么怎么辨别?前面我们讲过舌苔是什么样子?是湿润的,水滑的。但是这里边提到了一个舌如芒刺,这都属于特别例外的。

【原文】

当此之时,偏不用四物汤,有形之血,不能速化,几希之气,所宜急固,须用独参汤,或当归补血汤,使无形生出有形来。此阳生阴长之妙用,不可不知也。或问曰:子之论则详矣。气虚血虚,均是内伤,何以辨之? 予曰:悉乎子之问也,盖阴虚者,面必赤,无根之火,载于上也。若是阳证,火入于内,面必不赤,其口渴者,肾水干枯,引水自救也。但口虽渴,而舌必滑,脉虽数而尺必无力,甚者尺虽洪数,而按之必不鼓,此为辩耳。虽然若问其人曾服过凉药,脉亦有力而鼓指矣。戴复庵云:服凉药而脉反加数者,火郁也。宜升宜补,切忌寒凉,犯之必死。临证之工,更宜详辨,毫厘之差,枉人性命,慎哉慎哉!

【讲解】

如果是产后血虚发热,当此之时,偏偏不要用四物汤。"有形之血,不能速化",就是血不能迅速地生出来,我们现在的解决就是输血,那么古人做不到,不能速化。"几希之气,所宜急固",已经随血脱的气,可以急固,赶紧不能让气再脱了。那么这时候用独参汤,或当归补血汤,使无形生出有形来。气生血,它的用意就是这样的。"此阳生阴长之妙用",通过补气起到生血的作用,不可不知。当然我们现在临床,直接输血就可以了。"或问曰:子之论则详矣",你讲得很详细了,"气虚血虚,均是内伤,何以辨之",怎么辨呢?"予曰:悉乎子之问也",你问得太全面了,太仔细了。"盖阴虚者,面必赤,无根之火,载于上也",阴虚发热脸一定是红的。"若是阳证,火入于内,面必不赤,其口渴者,肾水干枯,引水自救也",如果是火入于内,火往里走了,脸色是不红的,我们在临床上有时候会看到,有的人发烧,但是脸不红,甚至脸发黄,这就属于阳入于内,那么有的就是满脸通红,口渴表明是肾水干枯,饮水自救。"但口虽渴,而舌必滑",如果肾水干枯,火也不足,阳也不足,但是舌苔是滑的,脉虽然脉跳得快,但是尺脉是无力的,"甚者尺虽洪数",尺脉有的也可以出现大,"而按之必不鼓",脉洪数,但是一按还是没力,就是虚。这就是判断是肾虚的脉象、舌象。"火入于内,面必不赤","虽然若问其人曾服过凉药"。虽然是这样,如果问病人,曾经服过凉药,"脉亦有力而鼓指矣"。

"戴复庵云:服凉药而脉反加数者",吃上凉药以后,脉应该是下来的,却反而更快,这是火郁,如果遇到这种情况,用上凉药,脉应该是下来的,反而更快,那么这是火郁证,这就不是肾虚了。"宜升宜补",用升补的办法来治疗,"切忌寒凉",就是火郁证切忌寒凉。"犯之必死。临证之工,更宜详辨,毫厘之差,枉人性命,慎哉慎哉!"如果你越吃凉药脉越数,这是火郁,火郁后边也有治法。

这一篇整个讲阴虚发热的表现,这样来治疗,尤其是八味丸用量,这个是要记住的。

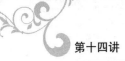

卷之四·先天要论上·痰论

【原文】

王节斋云：痰之本，水也，原于肾。痰之动，湿也，主于脾。古人用二陈汤，为治痰通用，然以治湿痰、寒痰则是矣。若夫阴火炎上，熏于上焦，肺气被郁，故其津液之随气而升者，凝结而成痰，腥秽稠浊。甚则有带血而出者，此非中焦脾胃湿痰、寒痰之所比，亦非半夏、枳壳、南星之所治，惟用清气化痰，须有效耳。噫！节斋论痰而首揭痰之本于肾，可为发前人所未发，惜乎启其端而未竟其说。其所制之方，皆治标之药，而其中寒凉之品甚多，多致损胃。惟仲景先生云：气虚有痰，用肾气丸补而逐之。吴茭山《诸证辨疑》又云：八味丸治痰之本也。此二公者，真开后学之蒙聩，济无穷之夭枉。

【讲解】

"痰之本，水也，原于肾。痰之动，湿也，主于脾"，痰的本是水，原于肾，肾是水的根源。"痰之动，湿也"，痰是由湿来的，主于脾，脾是主运化水湿的，这句话就告诉你，人之所以有痰，就是要从脾和肾这两个方面去着手，但是我觉得光这么理解还不行，古人用二陈汤为治痰通用，"然以治湿痰、寒痰则是矣"，如果用二陈汤治寒痰、湿痰，这就对了。"若夫阴火炎上，熏于上焦，肺气被郁，故其津液之随气而升者，凝结而成痰，腥秽稠浊。甚则有带血而出者，此非中焦脾胃湿痰、寒痰之所比，亦非半夏、枳壳、南星之所治，惟用清气化痰，须有效耳。"

我们先撇开具体内容不说，在这里先讲一下痰。我们在临床上经常遇到病人出现痰，我们说痰是感染引起的，实际上痰产生的机制，我概括出来，就是"邪加于正"，邪气加上正气。正气里边包括气、血、津、液，实际上痰就是邪气和气血津液相作用以后，形成的一个病理的产物。我们分析痰的时候，一方面要分析它是什么邪气，有的没邪，那就是正气失调引起的；有的有邪，又伤了正气，最后出现正也不足，又有邪气。所以在临床上不能够单独的祛邪，也不能够单纯地扶正，要考虑两方面。打个比方，慢性支气管炎（老慢支）初期是感染引起的，咳、痰、喘，痰挺多，等到时间久了，呼吸道黏膜都被破坏掉了，这时候连痰都没了，照样咳，连咳带喘，也有痰，由痰多到痰少到无痰，就出现这么一个过程，那个时候邪又不重了，正虚又厉害了。

所以说明白了这个痰的时候，我们再看，用二陈汤治疗的痰，基本上都是外邪导致的，尤其是寒痰、湿痰，用二陈汤。"阴虚炎上"，阴虚的痰，实际他讲的阴火炎上，就是肾水不足导致阴火炎上，影响到肺，然后出现的这种痰，它的特征是"腥秽稠浊。甚则有带血而出"，腥秽稠浊的时候就要想到这是肾虚，我们在临床上很少去想，这是肾虚，还是肺热，当然一般来讲病程长的要考虑到。一般外感邪气导致的痰都是短时间内，很少超过半个月，如果几个月都这样，你就别光想着邪，一定想着正气虚。"此非中焦脾胃湿痰、寒痰之所比"，所以不能用半夏、枳壳、南星来治疗，只有用清气化痰的药才能有效。"节斋论痰而首揭痰之本于肾"，因为肾是主水的，是主管津液的，痰实际上是津液化生的，它的本在肾，"可为发前人所未发"，也就是前人没强调过的，王节斋他强调了。"惜乎启其端而未竟其说"，他把这个事说出来了，但是没把它说透，未竟其说。"其所制之方"，王节斋制的方，治疗痰的方子是治标之药，全部都是治标的。"而其中寒凉之品甚多"，也是用寒凉药多，"多致损胃"，容易伤胃。"惟仲景先生云：气虚有痰，用肾气丸补而逐之"，这句话我再说一下，在张仲景的《伤寒杂病论》里，我还真没有见到这句话，是没有这个讲法的。至于赵献可看到的版本是不是跟我们现在看到的不一样，我觉得是有可能的，也许版本比较多，赵献可在某个版本里面见到过。

"吴茭山《诸证辨疑》又云：八味丸治痰之本也"，八味丸才是治痰之本。他对张仲景、吴茭山说，"此二公者，真开后学之蒙聩，济无穷之夭枉"，也就是让后人能够清清楚楚地知道，八味丸是治痰之本的，所以它能够"济无穷之夭枉"，对很多病人，纠正很多治疗的错误，是非常有帮助的！

【原文】

盖痰者，病名也。原非人身之所有，非水泛为痰，则水沸为痰，但当分有火、无火之异耳。肾虚不能制水，则水不归源。如水逆行，洪水泛滥而为痰，是无火者也，故用八味丸，以补肾火。阴虚火动，则水沸腾动于肾者，犹龙火之出于海，龙兴而水附。动于肝者，犹雷火之出于地，疾风暴雨，水随波涌而为痰，是有火者也，故用六味丸以配火，此不治痰之标，而治痰之本者也。然有火、无火之痰，何以辨之？曰：无火者纯是清水，有火者中有重浊白沫为别耳！善用者，若能于肾虚者，先以六味八味，壮水之主，益火之原。复以四君子或六君子，补脾以制水。于脾虚者，既补中理中，又能以六味、八味制水以益母，子母互相生克，而于治痰之道，其庶几矣。

【讲解】

"盖痰者，病名也"，痰是一个病名，"原非人身之所有"，人身上本来不应该有痰，"非水泛为痰，则水沸为痰"，这里边是两个，一个是水泛为痰，就是水泛滥形成的痰，一般是指的是真阳虚弱。水沸为痰，就像水煮开了一样，咕噜咕噜冒气泡一样，实际阴虚火旺，它指的是两类。"但当分有火、无火之异耳"，这两类分有火、无火。"肾虚不能制水，则水不归源。如水逆行，洪水泛滥而为痰"，肾虚不能制水的时候，出现水泛为痰，是无火者，也就是肾中阳气不足，这时候用八味丸以补肾火。"阴虚火动，则水沸腾动于肾者，犹龙火之出于海，龙兴而水附。动于肝者，犹雷火之出于地，疾风暴雨，水随波涌而为痰，是有火者也"，这就是一个有火的痰，"故用六味丸以配火"，用养阴的办法，配火就是制约火，因为水火平了它就好了。"此不治痰之标，而治痰之本者也"，六味丸、八味丸都是治本，不是治标的。"然有火、无火之痰，何以辨之？"怎么来分辨这个有火、无火？"无火者纯是清水"，痰液清稀是无火之痰，稀痰。"有火者中有重浊白沫"，一个是看黏，一个看稀，黏的是有火的，是阴虚的，或者是虚火，清稀的痰是以阳虚为主的。"善用者，若能于肾虚者，先以六味八味，壮水之主，益火之原。复以四君子或六君子，补脾以制水。于脾虚者，既补中理中，又能以六味、八味制水以益母，子母互相生克，而于治痰之道，其庶几矣。"这一段是讲赵献可治病的规矩，首先要用六味或者是八味补肾，补肾完了，症状改善的时候，应该再用补脾胃的四君子或者六君子，这样补肾为先，紧接着补脾，先天、后天同时补，这才是完整的治疗方案。这是用五行的关系，"子母互相生克，而于治痰之道"，就是水土的关系，这只是用五行的一个解释，补肾然后健脾。一个是治痰之本，一个是治痰，脾胃是主运化水湿的，就是把这两个治好，痰就没了。

【原文】

庞安常有言，有阴水不足，阴火上升，肺受火侮，不得清肃下行，由是津液凝浊，生痰不生血者，此当以润剂。如门冬、地黄、枸杞之属滋其阴，使上逆之火，得返其宅而息焉，则痰自清矣。投以二陈，立见其殆。有肾虚不能纳气归原，原出而不纳则积，积而不散则痰生焉，八味丸主之。庞公之见甚确，录之以为案。

《蒙筌》谓地黄泥膈生痰，为痰门禁药，以姜汁炒之，嗟乎！若以姜汁炒之，则变为辛燥，地黄无用矣。盖地黄正取其濡润之品，能入肾经。若杂于脾胃药中，土恶湿，安得不泥膈生痰？八味、六味丸中诸品，皆少阴经的药，群队相引，直入下焦，名曰水泛为痰之圣药。空腹服之，压以美膳，不留胃中。此仲景制方立法之妙，何必固疑。

【讲解】

　　"庞安常有言,有阴水不足,阴火上升,肺受火侮",也就是火刑金,"不得清肃下行,由是津液凝浊",这就是有火了,津液凝浊了,所以痰就稠了。"生痰不生血者,此当以润剂。如门冬、地黄、枸杞之属滋其阴,使上逆之火,得返其宅而息焉",用门冬,不知道他说的是天冬还是麦冬,一般来讲治痰,大多数用麦冬。"门冬、地黄、枸杞之属滋其阴,使上逆之火,得返其宅而息焉,则痰自清矣。投以二陈,立见其殆",如果遇到这种情况,用二陈汤,越治越糟糕。"有肾虚不能纳气归原,原出而不纳则积,积而不散则痰生焉"。这是赵献可刚才讲的这一些,他跟庞安常的观念一致,所以他评价"庞公之见甚确",很正确,很准确,"录之以为案",把他这段话记录下来,以备参考。

　　"《蒙筌》谓地黄泥膈生痰",地黄吃进去以后,容易出现腻膈,就是吃进去不想吃饭了,容易滋生痰湿,为痰门禁药,也就是痰多的人不应该用地黄。赵献可强调用,而《本草蒙筌》这里边不用,赵献可把他引过来是什么意思?实际上也是在说他的错。另外我自己在选书的时候,我不会去选择读这种汇编型的书,这个只作为资料的查询。因为这不是临床上的总结,而是抄来的,编成的书。指导我们临床的时候往往是有问题的。我在临床上的经验,有的病人用上地黄是可以开胃的,不是不想吃饭了,但是有的人给他用地黄他就真的不想吃饭了。火大的、多食易饥的人用地黄他就不想吃了,但是不想吃的人,你用它配上砂仁,他会开胃吃得更多。所以如果看到"地黄泥膈生痰",就不敢用熟地了,那你应该去看一看张景岳怎么用熟地,你就知道了,张景岳还用熟地去治黄疸,那更是以湿热为主的病。我觉得赵献可在讲地黄,补水中之火,等于阴阳并补,这个才是好的,正气足了哪个都可以,所以不要听有些人闭门造车或者是偏见形成的文字,实际是最贻误后人的。所以有的医家看到有痰,就不用。"以姜汁炒之",而且怕它腻,就用姜汁炒地黄,"嗟乎! 若以姜汁炒之,则变为辛燥",如果用姜汁炒地黄,就变成一个辛燥的,地黄就没有用了。是不是真的没用了? 如果需要的话,可能也可以用,他这讲的只是治痰的时候。

　　"盖地黄正取其濡润之品",地黄是濡润之品,能入肾经。"若杂于脾胃药中,土恶湿,安得不泥膈生痰?"地黄是入肾经的药,如果加到脾胃药里边,土又恶湿,又是一个濡润的药,所以也会泥膈生痰,当然这还是一种解释。如果说他的脾胃虚弱是因为先天肾气不足导致的,这会儿要不用还不对,所以指一般脾胃弱的时候就不要用地黄了。"八味、六味丸中诸品,皆少阴经的药",什么叫少阴经的药? 每一味药都是入少阴经的,它的靶点就是少阴经。"群队相引",就是成群结队,一起到下焦。"名曰水泛为痰之圣

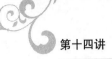

药"，指的是六味、八味是治疗水泛为痰的圣药。痰稀的病人就用八味，这是治水泛为痰的圣药。如果痰黏稠的，就用六味，"空腹服之，压以美膳，不留胃中"，是空腹吃，"此仲景制方立法之妙，何必固疑"，这是张仲景立这个方子的妙处，不需要去怀疑。

卷之四·先天要论上·咳嗽论

【原文】

咳谓无痰而有声，嗽是有痰而有声。虽分六腑五脏之殊，而其要皆主于肺。盖肺为清虚之府，一物不容，毫毛必咳。又肺为娇脏，畏热畏寒。火刑金故嗽，水冷金寒亦嗽，故咳嗽者，必责之肺。而治之之法，不在于肺，而在于脾。不专在脾，而反归重于肾。盖脾者，肺之母。肾者，肺之子。故虚则补其母，虚则补其子也。

【讲解】

"咳谓无痰而有声"，咳是没有痰，但是有声音，就是干咳，"嗽是有痰而有声"，所以我们经常把咳和嗽合起来，我们现在不就叫咳嗽么。我来到北京以后，经常听到老北京人说"嗽痰"，就是这个意思。"虽分六腑五脏之殊"，咳嗽跟五脏六腑都有关系，各不相同。"而其要皆主于肺"，这就是《黄帝内经》讲的"五脏六腑皆令人咳，非独肺也"，但是以肺为主的。"盖肺为清虚之府，一物不容"，肺是一个清虚的地方，任何东西都不能放在里边。"一物不容，毫毛必咳"，肺里有一点东西进去，都得咳出来。"又肺为娇脏"，怕热也怕冷，很容易受伤。"火刑金故嗽"，只要体内火旺，就会伤肺，出现咳嗽。"水冷金寒亦嗽"，热、火会导致咳嗽，水冷、寒也会咳嗽。"故咳嗽者，必责之肺。而治之之法，不在于肺"，咳嗽必然在肺，但治疗的方法又不完全在这，"而在于脾。不专在脾"，还不完全在这里，"而反归重于肾"，咳嗽和肺、脾、肾是密切相关的。"盖脾者，肺之母。肾者，肺之子。故虚则补其母，虚则补其子"，这就是通过补金的母、子来实金。比如在日常生活中，家里有三代人，要想让中间这代富有，给他爹钱也行，给他孩子钱也行，最后也都会到他这里来。

实际上五行里面的内容很多，有生、有反生，有克、有反克，几乎每一行都有很多联系变化，但是过多地强调这个就又没有什么用了，所以以后我们讲五行，就主要讲五行的生长化收藏，之后我们会专门讲五行。

【原文】

如外感风寒而咳嗽者,今人率以麻黄、枳壳、紫苏之类,发散表邪。谓从表而入者,自表而出。如果系形气病气俱实者,一汗而愈。若形气病气稍虚者,宜以补脾为主,而佐以解表之药。何以故? 盖肺主皮毛,惟其虚也。故凑理不密,风邪易以入之。若肺不虚,邪何从而入耶? 古人所以制参苏饮中必有参,桂枝汤中有芍药、甘草,解表中兼实脾也。脾实则肺金有养,皮毛有卫,已入之邪易以出,后来之邪,无自而入矣。若专以解表,则肺气益虚,腠理益疏,外邪乘间而来者,何时而已耶? 须以人参、黄芪、甘草以补脾,兼桂枝以驱邪。此予谓不治肺而治脾,虚则补其母之义也。

【讲解】

"外感风寒而咳嗽者,今人率以麻黄、枳壳、紫苏之类,发散表邪。谓从表而入者,自表而出。如果系形气病气俱实者",形气指的正气,病气指的邪气。"俱实者,一汗而愈",只要一出汗就好了。"若形气病气稍虚者",形气稍微不足,则以补脾的药为主,而佐以解表之药,就是补和祛邪的药都要用。"何以故? 盖肺主皮毛,惟其虚也。故凑理不密,风邪易以入之",肺管皮毛,管体表的,邪气侵入,肯定是肺气不足,但如果要肺气足就得补脾。"若肺不虚,邪何从而入耶?"肺气不足,如果肺气不虚的话,邪气侵入不进来。"古人所以制参苏饮中必有参",参苏饮是治疗外感的方子,体虚外感风寒的时候用的一个方子,使用人参就是通过健脾补肺,防止邪气侵入的。桂枝汤中有芍药、甘草,"解表中兼实脾也",这句话其实又给我们一个启发,桂枝汤里边的芍药、甘草是干什么的呢? 是实脾的,是补益脾胃的,但是这个在其他书中没有这么讲过。那么这个芍药、甘草是不是能补益脾胃呢? 是可以的。胃阴不足的时候可以用它,桂枝汤本身就能够补益脾胃,这是这句话给我们的启发。"脾实则肺金有养,皮毛有卫,已入之邪易以出",就是皮毛的抵抗力强了,邪就容易出。"后来之邪,无自而入矣",再来的邪气也进不去。"若专以解表,则肺气益虚,腠理益疏,外邪乘间而来者",如果解表不补气,肺气虚,外邪乘隙而来,间隙不致密,所以邪气就闯进来了。"何时而已耶?"如果不补气,这个就没完没了。"须以人参、黄芪、甘草以补脾,兼桂枝以驱邪。此予谓不治肺而治脾,虚则补其母之义也。"这句话给我们一个什么启发呢? 一般治疗外感,人参、黄芪、甘草是可以用的,不要认为表证不能用,可以用,有虚象,或者病了几天了,就可以加。更重要的是这一句话,"兼桂枝以驱邪",一般桂枝是温通经脉的,很少说它有多强的祛邪作用,在流感的时候,有一个药是从茴香里面提取出来的芳香的成分,能够抗流感病毒。桂枝在《伤寒论》里是桂皮,就是肉桂,肉桂的芳香的成分,具有很好的抗病原微生物的作用,所以它本身就是一个祛邪的药。上面讲的就是一方面祛邪,一方面扶正,病就容易好了。

【原文】

《仁斋直指》云:肺出气也,肾纳气也。肺为气之主,肾为气之本。凡咳嗽暴重,动引百骸,自觉气从脐下逆奔而上者,此肾虚不能收气归元,当以地黄丸、安肾丸主之。母徒从事于肺,此虚则补子之义也。余又有说焉,五行之间,惟肺肾二藏,母盛而子宫受邪,何则?肺主气,肺有热,则气得热而上蒸,不能下生于肾,而肾受邪矣。肾既受邪,则肺益病,此又何也?盖母藏子宫,子隐母胎。凡人肺金之气,夜卧则归藏于肾水之中。今因肺受心火之邪,欲下避水中,而肾水干枯有火,无可容之地,于是复上而病矣。

【讲解】

《仁斋直指》这本书指出,"肺出气也,肾纳气也。肺为气之主,肾为气之本",肺为气之主,肾为气之根。"凡咳嗽暴重",凡是咳嗽突然加重,"自觉气从脐下逆奔而上者",注意这是它的特征。"此肾虚不能收气归元",从下往上咳嗽,力量从下往上顶,这种就是肾虚不能收气归元。应该"以地黄丸、安肾丸主之",这个安肾丸我查了查有好多,不知道赵献可指的是哪一个,地黄丸就是六味丸、八味丸,指的是以补肾为主的。我估计咳嗽厉害的人应该有过体会,有没有到咳嗽到腰疼的时候,有没有体会过?我体会过,咳嗽得腰疼,很严重的,我体会过一次,所以我看到这一段以后,我能够理解。"母徒从事于肺",不要专门补肺。"此虚则补子之义也。余又有说焉",我还有一个讲法,就是"五行之间,惟肺肾二藏,母盛而子宫受邪",金是肺,肾是水,金是母,肾是子,什么叫"母盛而子宫受邪?"实际就是母病及子,子宫不是我们现在讲的子宫,而是说子所在的地方。"何则?肺主气,肺有热,则气得热而上蒸,不能下生于肾,而肾受邪矣",肺病影响到肾,"肾既受邪,则肺益病",肾受邪,肺病更厉害,指的是肺肾两脏密切相关,互相影响,逐渐加重。"此又何也?盖母藏子宫,子隐母胎",母藏子宫,实际上就是金在水中,肾是先天之根。"子隐母胎",子在母胎里边,就是金生水之间的一个互生的关系。"凡人肺金之气,夜卧则归藏于肾水之中",指肺的气到夜里睡觉的时候,藏到肾里了。"今因肺受心火之邪,欲下避水中,而肾水干枯有火,无可容之地,于是复上而病矣",这个就是肺肾之间相生的关系。

【原文】

有火烁肺金而咳嗽者,宜清金降火。今之医书中,论清金降火者,以黄芩、天麦冬、桑白皮清肺金,以黄连降心火,石膏降胃火,以四物、黄柏、知母降阴火。谓枳半燥泄伤阴,易用贝母、瓜蒌、竹沥、枇杷叶,以润肺而化痰。以上治法,岂不平正通达耶?殊不知清金降火之理,似是而实非。补北方,正所以泻南方也。滋其阴,即所以降火也。独不观启玄子壮水之主,以制阳光乎?予相火论及滋阴降火论中,已详言黄柏、知母之不宜用,与夫寒凉诸药之害矣。

【讲解】

"有火烁肺金而咳嗽者,宜清金降火。今之医书中,论清金降火者,以黄芩、天麦冬、桑白皮清肺金,以黄连降心火,石膏降胃火,以四物、黄柏、知母降阴火。谓枳半燥泄伤阴,易用贝母、瓜蒌、竹沥、枇杷叶,以润肺而化痰"。火烁肺金产生的咳嗽,现在书里都是这么治疗。"以上治法,岂不平正通达耶",觉得这个看起来都还是挺好的。"殊不知清金降火之理,似是而实非",批评他不是完全对。似是而实非,那应该怎么治呢?"补北方,正所以泻南方也",南方指的火,补北方就是补水,水属肾,实际就是补肾、泻火。"滋其阴,即所以降火也",也就是补肾水就行了。"独不观启玄子壮水之主,以制阳光乎?"上边讲了这么多,没有讲补北方、泻南方。启玄子就是王冰,没有看他的"壮水之主,以制阳光"这个解释。"予相火论及滋阴降火论中,已详言黄柏、知母之不宜用",其实不光是在相火论,还有滋阴降火论,这两个里边都谈到,黄柏、知母这些药不宜用,"与夫寒凉诸药之害矣",他已经讲了这些寒凉药的坏处。

【原文】

予又有说焉,王节斋云:凡酒色过度,损伤肺肾真阴者,不可服参芪,服之过多则死。盖恐阳旺而阴消也。自此说行,而世之治阴虚咳嗽者,视参芪如砒毒,以黄柏、知母为灵丹。使患此证而服此药者,百无一生,良可悲也。有能寡欲而不服药者,反可绵延得活,可见非病不可治,乃治病之不如法也。

【讲解】

"予又有说焉",我还有一个。"王节斋云:凡酒色过度,损伤肺肾真阴者,不可服参芪",如果这个人酒色过度,肺肾真阴损伤了,就不可以服用人参,服之过多则死。"盖恐阳旺而阴消也。自此说行,而世之治阴虚咳嗽者,视参芪如砒毒,以黄柏、知母为灵丹。使患此证而服此药者,百无一生,良可悲也。"王节斋讲,如果酒色过度损伤了肺肾阴之后,就不能用人参,如果用得多,就会置人于死地,实际是有道理的。人参是热性药,用后容易出血,尤其喝酒的人,不能用太多的参,人家说的也是对的。"阳旺而阴消也",恐阳气更旺,阴气消亡更厉害。结果赵献可说,自从他出来以后,现在治疗阴虚咳嗽,"视参芪如砒毒",人参、黄芪就是毒药,阴虚咳嗽是绝对不能用,用上去就跟用了砒霜一样。知柏最好,结果导致这一类人,阴虚咳嗽用知柏,服此药的百无一生,就是治死了,但是我觉得也不完全是这样,如果都治死了,也不会有那么多医生还一直在用。赵献可是在强调不要过度地用知柏这些凉药来治疗阴虚咳嗽。"有能寡欲而不服药者,反可绵延得活",你吃知柏不好,人家不治反而还能多活一段时间,吃那个死得更快!"可见非病不可治,乃治病之不如法也",不是这个病不能治,而是治的方法不对。这个倒是一个提醒,就像现在临床上滥用抗生素,如果不用抗生素还不会出现菌群失调,不会出现二重感染,还不会要人命,这个和我们现在临床上还真的是很相似。

【原文】

盖病本起于房劳太过,亏损真阴。阴虚而火上,火上而刑金故咳,咳则金不能不伤矣。予先以壮水之主之药,如六味地黄之类,补其真阴,使水升而火降。随即以参芪救肺之品,以补肾之母,使金水相生而病易愈矣。世之用寒凉者,肤浅庸工,固不必齿,间有知用参芪者,不知先壮水以镇火,而遽投参芪以补阳,反使阳火愈旺,而金益受伤,岂药之罪哉?此所谓不识先后着者也。

【讲解】

这一段跟前面治疗的经验是一致的,我先用六味这一类药,然后再用参芪这些补脾的药,四君子、六君子等。所以参是可以用于治疗咳嗽的,我们在临床上对于这种咳嗽日久的,经常选用的一个方子,止嗽神丹,那里边就是用参,人参治咳嗽还是蛮好的一个药。所以前面他们说的不对,没人敢用参芪了,赵献可说是可用的,前人讲的是不对的,那我们的临床证明是可用的。不过讲参芪不可用,人家也说了一个前提,是喝酒的人不用。现在用寒凉的这些,他当时的这些医生,用寒凉的,"肤浅庸工",这个就不说他了。"间有知用参芪者",知道可以用参的,但是不知道先壮水以镇火,直接给人参。像这类病人来了,没有先用六味、八味,直接给人参,这个也不对。"遽投参芪以补阳,反使阳火愈旺",指人参治咳嗽不能用之太早,被先用不是药之罪,是因为医者不知道先后次序。

【原文】

有脾胃先虚,土虚不能制水,水泛为痰,子来乘母而嗽者矣。又有初虽起于心火刑金,因误服寒凉,以致脾土受伤,肺益虚而嗽者。乃火位之下,水气承之,子来救母,肾水复火之仇。寒水挟木势而上侵于肺胃,水冷金寒故嗽。前病未除,新病愈甚。粗工不达此义,尚谓痰火难除,寒凉倍进,岂不殆哉!斯时也,须用六君子汤加炮姜,以补脾肺。八味丸以补土母,而引火归原。此等治咳嗽之法,幸同志者加之意焉。

【讲解】

"有脾胃先虚,土虚不能制水,水泛为痰,子来乘母而嗽者",脾肺两虚的,由脾虚导致肺虚的。"又有初虽起于心火刑金,因误服寒凉,以致脾土受伤",这就更复杂了,心火刑了肺金,引起的咳嗽,又用了凉药,脾胃又被伤了。"肺益虚而嗽者。乃火位之下,水气承之,子来救母,肾水复火之仇。寒水挟木势而上侵于肺胃,水冷金寒故嗽",实际上是心火伤了肺,吃了凉药伤了脾胃,然后使咳嗽更重。"前病未除,新病愈甚",前面没弄好,后边病又厉害。"粗工不达此义",不知道怎么回事。"尚谓痰火难除",以为痰火不好除,然后"寒凉倍进",就认为量不足,"岂不殆哉"!"斯时也,须用六君子汤加炮姜,以补脾肺。八味丸以补土母,而引火归原。此等治咳嗽之法,幸同志者加之意焉",盼望有同志,同志就是志向相同的意思。"加之意焉",引以注意,用六君、八味来治疗咳嗽。

【原文】

《金匮》云:咳而上气,喉中水鸡声,射干麻黄汤主之,此论外感。有嗽而声哑者,盖金实不鸣,金破亦不鸣。实则清之,破则补之,皆治肺之事也。又须知少阴之络入肺中,循喉咙,挟舌本,肺为之标,本虚则标弱,故声乱咽嘶,舌萎声不能前。出仲景伤寒书。一男子年五十余岁,病伤寒咳嗽,喉中声如鼽。与独参汤,一服而鼽声除,至二三服而咳嗽亦渐退,服二三斤病始全愈。

【讲解】

《金匮要略》中"咳而上气,喉中水鸡声,射干麻黄汤主之,此论外感",这谈的是外感。"嗽而声哑者,盖金实不鸣,金破亦不鸣。实则清之,破则补之,皆治肺之事也",金实不鸣什么意思?就是像钟,如果里边填满了,敲不响。钟不实,里边没填满,但是钟破了也不响,不像完整的声音那么响。如果是金实则清之,如果破了应该补之,这是治肺的,直接针对肺来治的。"又须知少阴之络",这里少阴指的足少阴之络。"入肺中,循喉咙,挟舌本,肺为之标",就是肾经和肺经的关系,肾经是这么个走向,最后还是跟肺连在一起。"本虚则标弱",肾虚了,肺就弱了,"故声乱咽嘶",声音表达不清了。"舌萎声不能前",舌头也痿弱了,说不出话来,不能往前伸。"出仲景伤寒书",这一段是从张仲景书里边提出来的,《伤寒杂病论》主要是指麻黄汤。下面是举了一个例子,"一男子年五十余岁,病伤寒咳嗽,喉中声如鼽",实际是哮喘,嗓子里边"吼吼"地响,"喉中声如鼽。与独参汤,一服而鼽声除",从这可以看出来,一味人参治疗哮喘、咳喘是有效的,所以用独参汤,一服而鼽声除,"吼吼"的声音就没了。"至二三服而咳嗽亦渐退",咳嗽也轻了,服二三斤病,好了。此阴虚之案,阴虚单纯用独参汤就可以。这也就是提醒我们,人参是治疗呼吸系统疾病很好的药,不仅仅是治疗消化系统的药,不仅仅治疗心的问题(如生脉散),用于治疗肺的问题都是很好的,不论是哮喘、咳嗽都可以。

【原文】

《衍义》云:有暴嗽服诸药不效,或教之进生料鹿茸丸、大菟丝子丸方愈,有本有标,却不可以其暴嗽,而疑骤补之非。所以易愈者亦觉之早故也。

有一等干咳嗽者,丹溪云:干咳嗽极难治,此系火郁之证。乃痰郁其火,邪在中,用逍遥散以开之,下用补阴之剂而愈。

【讲解】

"《衍义》云:有暴嗽服诸药不效",突然咳嗽,吃什么药都无效,"或教之进生料鹿茸丸、大菟丝子丸方愈",用鹿茸和菟丝子也可以治愈,那么为什么能治愈?"有本有标,却不可以其暴嗽,而疑骤补之非",不能够认为它是一个突然发病的,就以为是外邪,不能用骤补的办法。因为突然出现的咳嗽,你就怀疑骤补是错误的。"所以易愈者亦觉之早故也",之所以很快给他治好,是因为我察觉得比较早,知道他是虚,给他用上补药就好了。"有一等干咳嗽",有一类咳嗽是干咳,"丹溪云:干咳嗽极难治",朱丹溪说这是非常难治的,"此系火郁之证。乃痰郁其火",痰、火交集在一起,"邪在中,用逍遥散以开之,下用补阴之剂而愈。"

卷之四·先天要论上·吐血论

【原文】

问:吐血多起于咳嗽,嗽血者,肺病也。方家多以止嗽药治肺兼治血而不效,何也? 曰:诸书虽分咳血、嗽血出于肺,咯血、唾血出于肾,余谓咳嗽咯唾皆出肾。盖肾脉入肺,循喉咙,挟舌本。其支者,从肺出络心注胸中,故二脏相连,病则俱病,而其根在肾。肾中有火有水,水干火燃,阴火刑金,故咳。水挟相火而上化为痰,入于肺。肺为清虚之府,一物不容,故嗽中有痰唾带血而出者,肾水从相火炎上之血也,岂可以咳嗽独归之肺耶?

【讲解】

"吐血多起于咳嗽",他说吐血跟咳嗽相关。"嗽血者,肺病也",其实这和咱们现在讲的吐血不是一回事,现在讲的吐血往往是从胃里边吐出来的。但是赵献可说吐血多起于咳嗽,又讲"嗽血者,肺病也",所以吐血这一篇讲的不是我们现在说的呕血,他讲的是指从嘴里边出来的,咳嗽又不是非常剧烈的那种出血。那我们看看具体内容。

"方家多以止嗽药治肺兼治血而不效,何也?"见到这种咳嗽伴随吐血的,用止嗽药治肺又治血不效,为什么?"诸书虽分咳血、嗽血出于肺,咯血、唾血出于肾",以前书里边讲咳血、嗽血是跟肺相关的。"咯血、唾血出于肾",古人认为唾跟肾相关,都是这么认为,实际上不是这样的。"余谓咳嗽咯唾皆出肾",赵献可说咳嗽、咯、唾都是与肾相关的。"盖肾脉入肺",这是从经络上来讲,肾脉的经络有一分支是入肺的,"循喉咙,挟舌本",从喉咙走过,然后到舌根部。"其支者",它的一个分支,"从肺出络心注胸中",另外一支是和心联系起来的,"故二脏相连",指肺肾相连。"病则俱病,而其根在肾",肺和肾要病则都病,而且它根在肾。"肾中有火有水,水干火燃,阴火刑金,故咳",实际就是肺肾阴虚,阴火指内生的火,火刑金就容易伤肺,所以就出现咳。"水挟相火而上化为痰,入于肺。肺为清虚之府",府指的是一个空间。"一物不容",这里除了空气什么都不能进,这就是一物不容。"故嗽中有痰唾带血而出者,肾水从相火炎上之血也,岂可以咳嗽独归之肺耶?"嗽中有痰唾带血,是肾水从相火炎上导致的,也就是它的病根是在肾。怎么可以单独按咳嗽从肺论治呢?

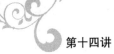

【原文】

《褚氏遗书》津润论云：天地定位，水位乎中。人肖天地，亦有水焉。在上为痰，在下为水，伏皮为血，从毛窍中出为汗。可见痰也、水也、血也，一物也。血之带痰而出者，乃肾水挟相火炎上也。又云：服寒凉百不一生，饮溲溺百不一死。童便一味，可谓治血之要。然但暴发之际，用之以为降火消瘀之急剂则可，若多服，亦能损胃。褚氏特甚言寒凉之不可用耳。曰：若是则黄柏知母既所禁用，童便又不宜多服，治之当如何？曰：惟六味地黄，独补肾水，性不寒凉，不损脾胃，久服则水升火降而愈。又须用人参、救肺、补胃药收功，使金能生水，盖滋其化源也。

【讲解】

"《褚氏遗书》津润论云：天地定位，水位乎中。人肖天地，亦有水焉。在上为痰，在下为水，伏皮为血，从毛窍中出为汗"，在津润论里边讲到了，天地之间，地主要指土，天指的是上面空气以及空气之外，古人不知道空气之外有那么大的空间，统统都叫天。"水位乎中。人肖天地"，水在土和气之间，人是效法天地的，跟天、地是相似的。人也有水，这个水在上表现为痰，在下表现为水，这个水应该指尿。"伏皮为血"，在皮肤里边，在肌肉里边，是血。从毛孔、毛窍出来的就是汗。那么这些痰、水、血、汗一物也，其实都是水。他说的这个吐血实际上还是我们说的咯血。"血之带痰而出者，乃肾水挟相火炎上也"，痰中带血，是肾水夹相火炎上导致的。"又云：服寒凉百不一生，饮溲溺百不一死"，这一种肾的阴虚火旺的唾血，使用寒凉药哪个你也治不好。"饮溲溺百不一死"，如果用尿来治疗，就死不了。尿是一个药，一般中药里边主要是指童便，要用小孩的尿，而且一般指的是什么样的小孩呢？主要是吃奶的小孩，一吃粮食就不行了。童便这味药我们之后还真的是需要好好讲一讲，其实你要是知道其中的原理就好理解了。你想我们之前在学习化学反应的时候，A 和 B 合起来生成 C，它们之间是一个平衡，你要想这个反应不从左往右走，那你就在它们中加 C，加这个结果，A 和 B 就不生成 C 了。你想尿是我们人体代谢的终产物，只要你用上这个尿，你体内的整个代谢都是往下降的，所以它治疗阴虚火旺非常好，那当你把人体代谢的终产物给它加进去，人体的整个代谢就都减慢了。所以这个东西是有道理的。"童便一味，可谓治血之要"，童便是治血的一个非常重要的药。"然但暴发之际，用之以为降火消瘀之急剂则可"，爆发之际就是突然出现唾血的时候，用它是降火消瘀的，也就是防止机体代谢太亢奋。"消瘀"，现在临床上用尿激酶溶栓，就从尿里边提出来的，具有非常好的溶栓的作用，古人早就知道这个了。用童便救急是可以的，"若多服，亦能损胃"，意思告诉你它能够降火消瘀，但是不能多喝，多喝就伤胃，毕竟属于寒凉药。尿属于寒凉，所以治疗阴虚火旺没问题，但是寒凉多了就伤胃。其实，大家干临床有一定经历了以后，就会发现，比如尿毒症病人，他的尿排出不去对不对？他的代谢也是减退的，但是很多人初期表现是什么？胃不舒服，恶心，不想吃，那跟喝尿伤胃，实际上是一样的，就是体内有害的东西多了，本来是要排泄出去的，那如果积累得太多就会伤胃，所以肾功能不全的病人表现为恶心，胃部不舒服，这往往是早期的表现。

"褚氏特甚言寒凉之不可用耳"，因为伤胃，所以赵献可强调寒凉不能用。"曰：若是则黄柏知母既所禁用，童便又不宜多服，治之当如何？"黄柏、知母不能用，童便又不能多用，用童便也是救急，那么到底怎么才能把它治好？"惟六味地黄，独补肾水，性不寒凉，不损脾胃，久服则水升火降而愈"，遇到这种情况，既不能长时间用童便，又不能够用知柏这些凉药，就用六味地黄丸不伤胃，而且能够养阴降火。"又须用人参、救肺、补胃药收功，使金能生水，盖滋其化源也"，这个跟前面讲的除痰也好，治其他病也好，都是先用六味、八味，然后再用四君子，他整个路子还是一样的，先补肾，问题解决了，再接着补脾胃。所以赵献可在治疗上始终是治病求本的，一个先天之本，一个后天之本。他没有忽略哪一个，他都强调了。

【原文】

又有一等肾水泛上，上侵于肺，水冷金寒，故咳嗽。肺气受伤，血无所附，故亦吐血。医见嗽血者，火也。以寒折之，病者危，而危者毙矣。须用八味丸补命门火，以引水归原，次用理中汤补脾胃，以补肺之母，使土能克水，则肾水归原，而血复其位矣。

以上论阴虚吐血者，用补天之法。若阳虚吐血，与夫六淫七情所致，各各不同，余另有绛雪丹书，专论血症，逐一可考，兹不能悉。今有一单方，只有节欲。不但节欲，直须绝欲。不绝欲，而徒恃乎药，未有能生者也。

【讲解】

"又有一等肾水泛上，上侵于肺，水冷金寒，故咳嗽"，肾水泛上指的是肾火不足，真火不足，然后出现水冷金寒，金寒指肺寒，所以可以出现咳嗽。"肺气受伤，血无所附，故亦吐血"，这种情况是虚寒，一般来讲，吐血、咳血都认为是火，其实有一部分就是寒，那这个怎么治呢？"医见嗽血者，火也。以寒折之，病者危，而危者毙矣"，一看是火，用大量的寒凉药，这叫"以寒折之"，病者就更加危重，进一步就会死掉。"须用八味丸补命门火，以引水归原,次用理中汤补脾胃",还是先用补肾,然后再用理中汤,其实理中汤里边真正能够止血的,就是干姜、甘草。"以补肺之母",土生金,这就是补脾胃。"使土能克水,则肾水归原,而血复其位矣",就是不出血了。"以上论阴虚吐血者,用补天之法。若阳虚吐血,与夫六淫七情所致",上面讲的是阴虚吐血,用补天,实际就是补先天,先补先天后补后天,是这么一个治法。如果是真正的阳虚吐血,还有六淫七情导致的吐血,治疗各不相同。"余另有绛雪丹书,专论血症,逐一可考,兹不能悉",这个前面我都讲过了,这里就不重复了。"今有一单方,只有节欲。不但节欲,直须绝欲。不绝欲,而徒恃乎药,未有能生者也",赵献可是道家,这个欲指的是性欲。绝欲,干脆就没有了。那么这样身体才能好,如果不是这样,你前面吃药也白吃。

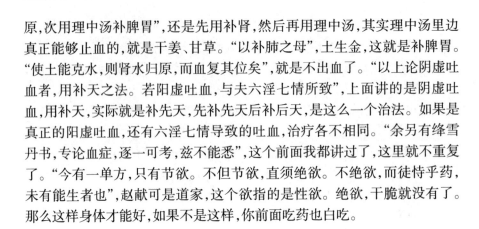

卷之四·先天要论上·喘论

【原文】

喘与气短不同。喘者,促促气急,喝喝息数,张口抬肩,摇身撷肚。短气者,呼吸虽数,而不能接续,似喘而不抬肩,似呻吟而无痛,呼吸虽急而无痰声。宜详辨之,丹溪云:须分虚实新久,久病是气虚,宜补之。新病是气实,宜泻之。愚按喘与短气分,则短气是虚,喘是实。然而喘多有不足者,短气间亦有有余者,新病亦有本虚者,不可执论也。

【讲解】

"喘与气短不同",喘和气短怎么来区分?病人来了我气短,但是有的人是喘,有的人是太息,不是喘,还有的都叫气短,有的都叫喘,这些描述都不准确。"喘者,促促气急",就是呼吸非常快,促是短的意思,促促就是更短,"喝喝息数",就是呼吸有声音,息数是指的是呼吸的频率高,有声音,而且还快。"张口抬肩",肺病的病人都会见到这种情况,张口抬肩,吸不进去,使劲吸。"摇身撷肚",使劲呼吸,肚子都得鼓起来。"短气者,呼吸虽数",呼吸也快,而且不能接续,就是我们说的上气不接下气。"似喘而不抬肩",但是他不需要使劲往里边吸。"似呻吟而无痛",又好像是呻吟,但是身上哪儿也不疼。"呼吸虽急而无痰声",呼吸虽然快,但是一听没有痰,这叫短气,一定要知道怎么分辨。"丹溪云:须分虚实新久,久病是气虚,宜补之。新病是气实,宜泻之",这是有关喘和气短的怎么区分,怎么治疗。"愚按喘与短气分,则短气是虚,喘是实",喘往往伴随有痰,从我们现在来讲,喘大都是感染引起的,所以有外邪,多实。短气不是外邪引起的,基本上都是虚。所以赵献可的认识我觉得还是十分符合临床实际的。"然而喘多有不足者",也就是喘本身,虽然是实,实指的是有外邪,但是也有虚象存在。"短气间亦有有余者",短气的人,也有极少部分会出现感受外邪。"新病亦有本虚者,不可执论也",这中间互相都会有间夹错杂,不能够很偏执地认为只要是短气就是虚,只要是喘就是实,也不能完全这么看死了。

【原文】

《金匮》云:实喘者,气实肺盛,呼吸不利,肺窍壅塞。若寸沉实,宜泻肺。虚喘者肾虚,先觉呼吸短气,两胁胀满,左尺大而虚,宜补肾。此肾虚证非新病虚者乎。

邪喘者,由肺受邪,伏于肺中,关窍不通,呼吸不利。若寸沉而紧,此外感也。亦有六部俱伏者,宜发散,则身热退而喘定。此郁证,人所难知,非短气中之有余乎。

【讲解】

实喘是气实肺盛,肺盛是正气足,气实是感受外邪,表现为呼吸不利,觉得堵得慌。"若寸沉实",寸脉觉得很有力,那么就要用泻肺的方法。"虚喘者肾虚",先觉呼吸短气,两胁胀满,实际上这往往是心功能不全的表现,两胁胀满实际是胃肠道有瘀血了,胃肠道有瘀血的时候,早期就是腹胀,不想吃,严重的肝都可以是大的,这种情况他说"宜补肾。此肾虚证非新病虚者乎",这都是老病、旧病,病程比较长的。另外这有一个提法,就是邪喘,邪喘就是感受外邪,各种外邪。"由肺受邪,伏于肺中,关窍不通,呼吸不利。若寸沉而紧,此外感也。亦有六部俱伏者",整个脉摸不着,宜用发散的方法,"则身热退而喘定",只要用辛温发散或者辛凉发散就可以,烧退了,喘也就平定了。"此郁证,人所难知,非短气中之有余乎",这是短气又感受实邪导致的一类病,这都属于实证、郁证。

【原文】

论人之五脏,皆有上气,而肺为之主,居于上而为五脏之华盖,通荣卫,合阴阳,升降往来,无过不及,何病之有。若为风、寒、暑、湿所侵,则肺气胀满而为喘。呼吸迫促,坐卧不安;或七情内伤,郁而生痰;或脾胃俱虚,不能摄养,一身之痰,皆能令人喘。

真知其风寒也,则用仲景青龙汤。真知其暑也,则用白虎汤。真知其湿也,则用胜湿汤。真知其七情郁结也,则用四磨、四七汤。又有木郁、火郁、

土郁、金郁、水郁,皆能致喘,治者察之。以上俱属有余之证。

【讲解】

"论人之五脏,皆有上气",五脏都有气往上逆的这种病变,"而肺为之主",肺是主要的,起关键作用的,因为"肺居于上而为五脏之华盖",肺在人体是最高的,从脏腑上来讲,它是最高的,就好像是一个华盖一样,华盖是什么?是车棚,以前那车轿子上面的棚子叫华盖,在最上边的,因为肺它在最上,所以说是在五脏之华盖。"通荣卫,合阴阳,升降往来,无过不及,何病之有",肺脏是通荣卫的,荣卫就是营气和卫气,是阴阳会合的地方,升降往来,既没有过度,也没有不够,他就不会有病。"若为风、寒、暑、湿所侵,则肺气胀满而为喘",如果受邪了就会导致喘,"呼吸迫促,坐卧不安;或七情内伤,郁而生痰;或脾胃俱虚,不能摄养,一身之痰,皆能令人喘",不论什么原因,只要是痰多了就可以喘,这也是刚才说的短气和喘的区别,有痰无痰是一个主要的区别点。

"真知其风寒也,则用仲景青龙汤",如果你判断病因是风寒所致,则用青龙汤,指的是大青龙,小青龙都有。"真知其暑也",如果知道确实是感受暑邪引起的,"则用白虎汤"。"真知其湿也,则用胜湿汤。真知其七情郁结也,则用四磨、四七汤。又有木郁、火郁、土郁、金郁、水郁,皆能致喘,治者察之(以上俱属有余之证)",不要以为这个喘,仅仅是由于一个痰,一个外感,这些郁,也都可以致喘,医生就要好好地去观察,去分析。

【原文】

东垣云:病机云诸痿喘呕,皆属于上。辩云:伤寒家论喘,以为火热者,是明有余之邪中于表,寒变为热,心火太旺攻肺,故属于上。又云:膏粱之人,奉养太过,及过爱小儿,亦能积热于上而成喘,宜以甘寒之剂治之。饮食不节,喜怒劳役不时,水谷之寒热感则害人六腑,皆由中气不足,其膜胀腹满,咳喘呕食不下,宜以大甘辛热之剂治之。《脉经》云:肺盛有余,则咳嗽上气渴烦,心胸满短气,皆冲脉之火行于胸中而作,系在下焦,非属上也。

【讲解】

这是《黄帝内经》病机十九条里边的,"痿喘呕,皆属于上",都是人体上部脏器的病变。"辩云:伤寒家论喘,以为火热者,是明有余之邪中于表,寒变为热,心火太旺攻肺,故属于上",后面这些话是对病机十九条的一个解释。伤寒家,研究感受风寒而生的病的这些医家就叫伤寒家。他们在分析喘的时候,"论喘,以为火热者",它表现出来的火热都是寒邪变来的,就是外感风寒入里化热,"心火太旺攻肺,故属于上",因为在肺部,所以在上。"又云:膏粱之人,奉养太过,及过爱小儿,亦能积热于上而成喘,宜以甘寒之剂治之",膏粱之人指的是吃肉太多的人,膏是指肚子里边油大的这一块,一般就是膏,膏和脂之间实际上是有区别的,膏往往是指的肚子里边的,脂往往是指的皮下的,这是有区别的。"奉养太过",吃得太好,以及对孩子太溺爱,都可以导致积热,在肺可以成喘,治疗用甘寒,就是甘味的寒凉药来治疗。"饮食不节,喜怒劳役不时,水谷之寒热感则害人六腑,皆由中气不足,其䐜胀腹满,咳喘呕食不下,宜以大甘辛热之剂治之",如果是因为饮食失调、饮食不节、情绪不调、过度的劳累这些导致的,"水谷之寒热",你吃的这些东西过寒,或者过热,"感则害人六腑",水谷吃进去都是直接到胃的,所以说是伤害六腑。皆由中气不足导致,那么它表现出来的就是䐜胀腹满,腹部填塞的这种感觉。"咳喘呕食",吃进去东西吐出来,同时又有咳嗽,又有喘,这个小孩更多见。《脉经》云:肺盛有余,则咳嗽上气渴烦,心胸满短气,皆冲脉之火行于胸中而作,系在下焦,非属上也",在《脉经》里边讲,肺盛有余出现了咳嗽、上气、渴、烦、心胸满,实际上就是胸闷短气,这些冲脉之火行于胸中,实际上冲脉之火,系在下焦,还是从肾来。这些虽然有咳喘上气,不属于上,而属于下。

【原文】

观东垣之辩,可见起于伤寒者,有余之邪。杂病者,不足之邪,自是标本判然条析。如遇标病,或汗或吐或下,一药而痰去喘定,奏功如神。粗工以其奏功如神也,执而概施之不足之证,岂不殆哉?娄全善云:凡下痰定喘诸方,施之形实有痰者神效。若虚而脉浮大,按之涩者,不可下之,下之必反剧而死。

【讲解】

"观东垣之辩",看东垣讲的这些东西,"可见起于伤寒者,有余之邪",外感风寒,这都是有余之邪,由于杂病而导致的都是不足之邪,实际上就是体虚导致的。"自是标本判然条析",也就是一看,就把内伤、外感看得清清楚楚了。"如遇标病,或汗或吐或下,一药而痰去喘定,奏功如神",什么是标病?实际上就是外感之邪导致的疾病,在人体内,在谈标本的时候人为本,邪为标,标病就是指的外感病,这些病就是用汗、吐、下的方法来治疗,一用药就好了,祛了邪就好了。"粗工以其奏功如神也,执而概施之不足之证,岂不殆哉?"粗工指的医疗水平比较差的这些医生,因为有了这些"一药而痰去喘定"的局限经验,结果就把经验用于所有的喘者,就是虚证也用那方子,因为他尝到甜头了,觉得用这个方子应该对另外一个也好,其实不是这样说。"娄全善云:凡下痰定喘诸方,施之形实有痰者神效",下痰定喘的这些方子对于实证的、有痰的,可以有神效。"若虚而脉浮大,按之涩者,不可下之,下之必反剧而死",虚证的喘,不能用祛邪的办法来治疗。

【原文】

经云:诸喘皆属于上。又谓诸逆冲上,皆属于火,故河间叙喘病在于热条下。华佗云:肺气盛为喘。《活人书》云:气有余则喘。后代集证类方,不过遵此而已。独王海藏辩云:气盛当作气衰,有余当认作不足。肺气果盛与有余,则清肃下行,岂复为喘?以其火入于肺,炎烁真阴,衰与不足而为喘焉。所言盛与有余者,非肺之气也,肺中之火也。海藏之辩,超出前人,发千古之精奥。惜乎起其端,未竟其火之所由来。愚谓火之有余,水之不足也。阳之有余,阴之不足也。凡诸逆冲上之火,皆下焦冲任相火,出于肝肾者也,故曰冲逆。肾水虚衰,相火偏胜,壮火食气,销铄肺金,乌得而不喘焉!

【讲解】

"经云:诸喘皆属于上",就是刚才提到的"诸痿喘呕,皆属于上"。"又谓诸逆冲上,皆属于火",它既属于上,而且还提到了是火气,火往上走。"故河间叙喘病在于热条下",刘河间在论述讲喘的时候,他把喘列到了病机十九条的热之下,他讲喘的时候,"叙喘病在于热条下",是指这一段,热是一个题目一样,在里边讲到的喘。"华佗云:肺气盛为喘",这是华佗讲的,"《活人书》云:气有余则喘",都讲的是实证。"后代集证类方,不过遵此而已",后边的人再把这些方子归类的时候,也都是这样来的。"独王海藏辩云",王海藏也是一个知名的医家,"气盛当作气衰,有余当认作不足",这个是指里边讲到的气盛,实际上应该是气衰,认为有余的当是不足,这个一般不会这么谈,但是王海藏他是这么讲的。

"肺气果盛与有余,则清肃下行,岂复为喘?"这是王海藏讲的道理,如果肺气很足,还有余,它的功能就能很好,清肃下行就能很好,怎么能喘?所以气盛的本质,实际上是邪气盛肺气衰。所以"肺气果盛与有余,则清肃下行,岂复为喘?"这个其实与前面讲的也不矛盾,就是怕后人误解,邪气实则盛,它的内涵首先是正气虚。"邪之所凑,其气必虚",中医都在讲这个,但是很多人都认为有余就没有虚,王海藏就强调,所谓的气盛应该看作肺气不足。"以其火入于肺,炎烁真阴,衰与不足而为喘焉",火邪进入肺耗伤了真阴,正因为有衰,有不足,所以才出现了喘。"所言盛与有余者,非肺之气也,肺中之火也",谈论的这些盛和有余都不是讲肺气,是肺中之火。"海藏之辩,超出前人,发千古之精奥",其实我觉得也没超,可能就是后人理解的问题,因为"邪之所凑,其气必虚",在《黄帝内经》里边早就讲过了,也不叫超,只是大家可能在讲的时候没有强调这一点。"惜乎起其端,未竟其火之所由来",可惜他只是把这个事提出来了,但是没理解清楚这个火是怎么产生的。"愚谓火之有余,水之不足也",我(赵献可)认为火之所以出现有余,主要是因为肾水不足,"阳之有余,阴之不足也",这个火属于阳,它的原因就是阴不足。"凡诸逆冲上之火,皆下焦冲任相火,出于肝肾者也,故曰冲逆",所有往上走的火,都是下焦的火。"肾水虚衰,相火偏胜",都是由于肾水不足,相火旺。"壮火食气,销铄肺金,乌得而不喘焉",壮火食气,火大了以后伤人体的正气,这叫壮火食气。《黄帝内经》里面,有食有饲。少火是养气的,也可以叫饲气。壮火食气,在这等于是损的意思,损伤人体的正气。"销铄肺金",火刑金,他就容易得肺病,所以就喘。

【原文】

丹溪云:喘有阴虚,自小腹下火起而上,宜四物汤加青黛、竹沥、陈皮,入童便煎服。如挟痰喘者,四物加枳壳、半夏,补阴以化痰。夫谓阴虚发喘,丹溪实发前人之所未发,但如此治法,实流弊于后人。盖阴虚者,肾中之真阴虚也,岂四物汤阴血之谓乎?其火起者,下焦龙雷之火也,岂寒凉所能降乎?其间有有痰者,有无痰者。有痰者,水挟木火而上也,岂竹沥枳半之能化乎?须用六味地黄,加门冬五味大剂煎饮,以壮水之主,则水升火降,而喘自定矣。盖缘阴水虚故有火,有火则有痰,有痰则咳嗽,咳嗽之甚则喘,当与前阴虚相火论参看。

【讲解】

"丹溪云:喘有阴虚,自小腹下火起而上",这是朱丹溪讲的,那么怎么治疗呢?"四物汤加青黛、竹沥、陈皮,入童便煎服。如挟痰喘者,四物加枳壳、半夏,补阴以化痰",这是朱丹溪治疗阴虚火旺,喘证的方法。这是朱丹溪讲的阴虚发喘,"丹溪实发前人之所未发,但如此治法,实流弊于后人",阴虚发喘是朱丹溪发现了前人所没有发现的这个事情,但是如果按照这个去治疗,对后人还是容易误导的,误导指的是他用的药,不是说他的理,他的理是对的,药还不是很好。"盖阴虚者,肾中之真阴虚也,岂四物汤阴血之谓乎?"真阴虚怎么能用四物汤呢?"其火起者,下焦龙雷之火也,岂寒凉所能降乎?"用这些凉药来降龙雷之火是不可以的。"其间有有痰者,有无痰者。有痰者,水挟木火而上也,岂竹沥枳半之能化乎?"喘有有痰的,有无痰的,那么有痰的人你用竹沥、枳实、半夏是化不了的,应该用什么治?"须用六味

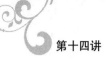

地黄,加门冬五味大剂煎饮,以壮水之主,则水升火降,而喘自定矣",赵献可讲的这个,我们内科学后来就逐渐有了,对于这种肾虚的喘,用麦味地黄丸,六味地黄加上门冬,这指的麦门冬不是天门冬,用天冬行不行?也行,天冬也是一个养阴泻肺火的。五味就是麦味,关键这里边要注意到大剂煎饮,剂量一定要很足,那么就可以起到壮水之主的作用,壮水之主就是补肾阴,则水升火降,他就好了。"盖缘阴水虚故有火,有火则有痰,有痰则咳嗽,咳嗽之甚则喘",这就是阴虚产生了火,又产生了痰,引起了咳嗽,引起了喘。"当与前阴虚相火论参看",与前面提到的"阴虚相火论"理论合起来看就行了。

【原文】

又有一等,似火而非火,似喘而非喘者。经曰:少阴所谓呕咳上气喘者,阴气在下,阳气在上。诸阳气浮,无所依归,故上气喘也。《黄帝针经》云:胃络不和,喘出于阳明之气逆,阳明之气下行,今逆而上行故喘。真元耗损,喘出于肾气之上奔,其人平日若无病,但觉气喘,非气喘也,乃气不归元也。视其外证,四肢厥逆,面赤而烦躁恶热,似火非火也,乃命门真元之火,离其宫而不归也。察其脉两寸虽浮大而数,两尺微而无力,或似有而无为辨耳。不知者以其有火也,少用凉药以清之,以其喘急难禁也。佐以四磨之类以宽之,下咽之后,似觉稍快,少顷依然。岂知宽一分,更耗一分,甚有见其稍快,误认药力欠到,倍进寒凉快气之剂,立见其毙矣。何也?

【讲解】

"又有一等",一等就是一类。"似火而非火,似喘而非喘者。经曰:少阴所谓呕咳上气喘者,阴气在下,阳气在上。诸阳气浮,无所依归,故上气喘也",实际上还是讲肾阴不足,虚火上冲。"《黄帝针经》云:胃络不和,喘出于阳明之气逆,阳明之气下行,今逆而上行故喘",前面提到过,五脏皆有气逆的异常,那么这里讲的胃络不和,喘出于阳明,出于整个消化道、胃肠可以导致气逆,出现阳明之气不得下行,然后他就喘。

这里的描述就与肾相关了,这人平时好像没病,看上去还好,但总觉得气短,这里实际上指的是气短了,是"觉"气喘,但没有痰,这就"非气喘也",而是气不归元,也就是我们讲的肾不纳气。那么它的表现是什么?四肢凉、面赤、烦躁、怕热,四肢凉,还怕热,似火又非火,这就是命门真元之火离其宫而不归。他的脉象表现是两寸脉浮大而数,但是尺脉是微的,没有力很弱,似有而无,仔细找都摸不清楚,不知道这个的人,都以为是有火,"少用凉药以清之,以其喘急难禁也",这个喘你根本就止不住。还嫌不够,"佐以四磨之类以宽之,下咽之后,似觉稍快",就是稍微舒服一点,"少顷依然",过一会儿还是这样。"岂知宽一分,更耗一分",你用这些理气破气的药,好像是稍微舒服了一点点,实际上又把正气给耗损了。"甚有见其稍快",这个病人吃完了以后舒服一点。"误认药力欠到",因为什么?一停它又是老样子了,他不去想用错药了,他想的是这个药力不够,还要加倍地用寒凉药。"快气之剂,立见其毙矣。何也?"马上这个病人更糟糕,可以把人治死。

【原文】

盖阴虚至喘,去死不远矣。幸几希一线牵带,在命门之根,尚尔留连。善治者,能求其绪,而以助元接真镇坠之药,俾其返本归原,或可回生。然亦不可峻骤也,且先以八味丸、安肾丸、养正丹之类,煎人参生脉散送下,觉气若稍定,然后以大剂参芪补剂,加破故纸、阿胶、牛膝等,以镇于下。又以八味丸加河车为丸,日夜遇饥则吞服方可。然犹未也,须远房帏,绝色欲。经年积月,方可保全,不守此禁,终亦必亡而已。予论至此,可为寒心。聪明男子,当自治未病,毋蹈此危机。

【讲解】

"盖阴虚至喘,去死不远矣。幸几希一线牵带,在命门之根,尚尔留连",幸是幸运、幸亏的意思。几希,是很少的一点点希望。呼吸的根是在命门,还没有完全绝,还有一点希望。"善治者,能求其绪,而以助元接真镇坠之药,俾其返本归原,或可回生。然亦不可峻骤也,且先以八味丸、安肾丸、养正丹之类,煎人参生脉散送下,觉气若稍定,然后以大剂参芪补剂,加破故纸、阿胶、牛膝等,以镇于下",善治就是水平高的人,能求其绪,绪是什么?绪就是线头,是绳子那一端线头,你就要找到从那下手。"而以助元接真镇坠之药",助元就是助元气,接真就是接真元,让真气回来,镇坠是把它压下去,用这些药让它返本归原,让真气回来。这样就还有希望,把他救活,毕竟没到死。"然亦不可峻骤也",就这么用药,你还不能用得太猛,这就是我们常说的虚不受补,补也得慢慢地补。那怎么治呢?先以八味丸、安肾丸、养正丹这一类的药,煎人参生脉散送下。实际上就是八味和人参生脉散合起来。稍微觉得喘的没那么厉害了,才可以用大剂参芪来补,而且再加上补肾纳气的补骨脂、阿胶、牛膝等,在这些药的帮助下使下元的气足了就好了。这个八味丸和生脉散治喘效果是非常好的,生脉散治喘是非常好的。我们在病房治疗哮喘的时候,有过敏性哮喘,有心源性哮喘,这个生脉散都非常好用。尤其在救急的时候,晚上值班你也不可能去熬药,药房都关门了,就使用生脉注射液静脉推注,效果非常迅速。

"又以八味丸加河车为丸",八味丸加紫河车,胎盘是补肾纳气的很好的药。"日夜遇饥则吞服方可",不管白天夜里,只要你觉得饿了,就吃八味丸和河车做成的药丸。"然犹未也",还不够,还必须得是"远房帏",就是要避免性生活。"绝色欲",这也是一个意思,不但是要远,甚至干脆要绝掉。"经年积月,方可保全",而且要经过好多年,好多个月,才有可能治好。"不守此禁,终亦必亡而已",如果不守此禁,最终必然加速死亡。"予论至此,可为寒心。聪明男子,当自治未病,毋蹈此危机",这一段是对男性讲的,因为在临床上我们见到的这一类气短和喘的人,有的合并有心脏的问题,有些人真的是死在同房的时候,确实是这样。所以赵献可说了,聪明男子应当自治,自己管理自己,也可以理解成治病,但不是用药,而是要戒欲。

【原文】

又有一等火郁之证,六脉微涩,甚至沉伏,四肢悉寒,甚至厥逆。拂拂气促而喘,却似有余,而脉不紧数,欲作阴虚,而按尺鼓指。此为蓄郁已久,阳气拂遏,不能营运于表,以致身冷脉微而闷乱喘急。当此之时,不可以寒药下之,又不可以热药投之,惟逍遥散加茱连之类,宣散蓄热,得汗而愈。愈后仍以六味地黄,养阴和阳方佳。此谓火郁则发之,木郁则达之。即《金匮》所云:六脉沉伏,宜发散,则热退而喘定是也。

【讲解】

还有一类是火郁在里边,表现出来的脉也是很细微的,甚至沉伏,推筋着骨才能够摸到,四肢凉,"拂拂气促而喘",气往上走,这就是不顺,就叫拂,好像是余。你判断是阴虚,但是一摸尺脉还很有力,说明他还不是阴虚。"此为蓄郁已久",关键在郁上,阳气是郁在里边,不能够达于肌表,所以出现了肢冷脉微、喘。那么这时候就用逍遥散,加茱连,茱是吴茱萸,吴茱萸辛散破郁比较好,连就是黄连,这样就可以宣散蓄热,得汗而愈。好了以后,应该怎么办?"仍以六味地黄,养阴和阳方佳。此谓火郁则发之,木郁则达之。即《金匮》所云:六脉沉伏,宜发散,则热退而喘定是也",好了以后,还要用六味地黄来治疗。

【原文】

经曰:火郁之发,民病少气,治以诸凉。或问:喘者多不能卧何也?《素问》逆调论云:夫不得卧,卧则喘者,水气之客也。夫水者,循经液而流也。肾者水藏,主津液,主卧与喘也。东垣云:病患不得卧,卧则喘者,水气逆行乘于肺,肺得水而浮,使气不得流通也。

【讲解】

"经曰:火郁之发,民病少气,治以诸凉",用凉药来治疗。"或问:喘者多不能卧何也?"喘都不能平躺。是什么原因?"《素问》逆调论云:夫不得卧,卧则喘者,水气之客也",古人其实临床观察得是很细的,就是一躺下就喘,是体内的水气太多,实际上这是相对的,心功能不好,一躺下大量的血回心,就相当于水气为病,水喝多了也是这样,输液多了也是这样。"夫水者,循经液而流也",随着经脉,经是血脉。"肾者水藏,主津液,主卧与喘也",肾是水脏,它是管津液的,还管卧和喘,这些只是一种解释,不去深究。"东垣云:病患不得卧,卧则喘者,水气逆行乘于肺,肺得水而浮,使气不得流通也",这个描述很形象,之所以不得卧,一卧一平躺就喘,是因为水逆行影响到肺,肺是漂在上边,等于是给挤上去了一样,实际上就是肺水肿。不要理解成胸腔积液让肺飘起来了,实际上是肺里面水多了。

【原文】

仲景云:短气皆属饮。《金匮》云:短气有微饮,当从小便去之,苓桂术甘汤主之。肾气丸亦主之。

以上详论阴虚发喘之证治。若阳虚致喘,东垣已详尽矣。外感发喘,仲景已详尽矣。兹为补天立论,故加意于六味八味云。

【讲解】

"仲景云:短气皆属饮",经常有人说一活动就气短,其实古人还不知道是什么病,就已经定了,这是水饮,实际上是潜在的心功能不全。"《金匮》云:短气有微饮,当从小便去之",既然是短气,是水饮导致,怎么治呢?从小便去,也就是利尿。西医治心功能不全,就是强心、利尿、抗感染,那这里就是一个利尿。"苓桂术甘汤主之",用苓桂术甘汤可以治疗短气。"肾气丸亦主之",也管短气。也就是这两个方子对于改善心脏功能都是有好处的。"以上详论阴虚发喘之证治",这是上面讲的,大多数都是阴虚发喘。"若阳虚致喘,东垣已详尽矣",阳虚导致的喘,李东垣讲得很详细。"外感发喘,仲景已详尽矣。兹为补天立论,故加意于六味八味云",我(赵献可)重点是在讲补先天,所以重点是讲的六味、八味。意思就是,如果是看外感的喘,你们就去看张仲景的书,如果是看阳虚的喘,你们就去看李东垣的书,这里就不讲得那么细了。

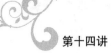
卷之四·先天要论上·喉咽痛论

【原文】

　　喉与咽不同,喉者肺脘,呼吸之门户,主出而不纳。咽者胃脘,水谷之道路,主纳而不出。盖喉咽司呼吸,主升降,此一身之紧关橐籥也。经曰:足少阴所生病者,口渴舌干咽肿,上气嗌干及痛。

【讲解】

　　喉与咽不同,喉咽是两个部位。"喉者肺脘,呼吸之门户,主出而不纳。咽者胃脘,水谷之道路,主纳而不出",喉是肺脘,中医讲上脘、中脘、下脘,但是就没有讲肺脘。那么这个脘到底是什么意思?什么叫脘?这个字应就是空心的东西,能够盛东西或者从这通过的东西叫脘。喉为肺脘,就是喉跟肺是相通的,能过气的一个空腔。胃脘,就是能过食物的东西,它这叫脘。上脘、中脘、下脘,这几个脘合起来,是一个胃。所以这个脘的含义是这样。所以古代,在这个字上面加个草字头,去掉月字边,就是一种植物,莞,这种植物的共同特征就是空心的,跟葱一样的。"喉者肺脘,呼吸之门户",我们的呼吸是必须要经过喉的。"主出而不纳",就是主呼气,实际上这里讲得不对。呼吸都是通过这里的,"不纳",这里理解成只能是出气、进气,不能吃东西,千万不能理解成喉就只管呼气,这是讲错的。"咽者胃脘,水谷之道路",咽是吃的东西要走的地方,"主纳而不出",也就是这个地方只能往下走,不能往上,但是这不应该叫"主纳而不出"。"盖喉咽司呼吸,主升降,此一身之紧关橐籥也",这个喉是管呼吸的,一呼一吸,全身气机升降都是靠它的,所以是"一身之紧关橐籥",这是整个人体很重要的关口,橐籥是风箱,风箱的出口,咽喉是我们肺的风箱,是要通过喉来进出气的,一呼一吸,就产生了升降的这种作用。《黄帝内经》说:"足少阴所生病者,口渴舌干咽肿,上气嗌干及痛",足少阴肾经有病以后就会出现口渴、舌干、咽部肿、上气,还有咽喉干痛。

【原文】

　　《素问》云:邪客于足少阴之络,令人咽痛,不可纳食。又曰:足少阴之络,循喉咙,通舌本,凡喉痛者,皆少阴之病,但有寒热虚实之分。少阴之火,直如奔马,逆冲于上,到此咽喉紧锁处,气郁结而不得舒,故或肿或痛也。其证必内热口干面赤,痰涎涌上,其尺脉必数而无力,盖缘肾水亏损,相火无制而然。须用六味地黄、门冬、五味大剂作汤服之。

【讲解】

"《素问》云:邪客于足少阴之络,令人咽痛,不可纳食",如果外邪侵犯到了咽部,就会出现咽痛,吃东西困难。"又曰:足少阴之络,循喉咙,通舌本。凡喉痛者,皆少阴之病,但有寒热虚实之分",不光是过咽部跟吃饭有关,它还循喉咙,还要从喉咙走,所以它跟喉痛也有关系,但是咽痛有寒热虚实的不同。"少阴之火,直如奔马,逆冲于上,到此咽喉紧锁处,气郁结而不得舒,故或肿或痛也。其证必内热口干面赤,痰涎涌上,其尺脉必数而无力,盖缘肾水亏损,相火无制而然",肾水不足,相火上冲,就表现出来内热,自己觉得热,口干面赤,痰涎多,脉数但是是无力的,这是它的特征。应该怎么治?用六味地黄加门冬、五味子,这个门冬还应该是麦门冬,"大剂作汤服之",还是要用大剂量。

【原文】

又有色欲过度,元阳亏损,无根之火,游行无制,客于咽喉者,须八味肾气丸大剂煎成,冰冷与饮,使引火归原,庶几可救。此论阴虚咽痛者,如此治法,正褚氏所谓上病疗下也。人之喉咽如曲突,曲突火炎,若以水自上灌下,曲突立爆烈矣。惟灶床下以盆水煦之,上炎即熄,此上病燎下之一验也。其间有乳鹅、缠喉二名不同。

【讲解】

"又有色欲过度,元阳亏损,无根之火,游行无制,客于咽喉者,须八味肾气丸大剂煎成",有这种阳虚的无根之火,就是龙雷之火,出现了咽喉痛的。这种咽喉痛有一个特征,疼,但是咽喉部不红,它是白的,那么这种就要用肾气丸,剂量要大一点。这里边有一个服法,"冰冷与饮",就是热药凉服,才能治疗这种虚火上炎,龙雷之火上炎,所以才能够引火归原。这样"庶几可救",还有希望把它治好。"论阴虚咽痛者,如此治法,正褚氏所谓上病疗下也",上病疗下,就是上面有病治下边,肺有病,治肾,这指的就是上病疗下。"人之喉咽如曲突,曲突火炎,若以水自上灌下,曲突立爆烈矣",曲突这个地方如果很热,用水从上往下灌,立即就爆裂了,意思是不能直接给他用凉的,"惟灶床下以盆水煦之",在炉灶底下,用温水温之,"上炎即熄",上面的火就灭了。"此上病燎下之一验也。其间有乳鹅、缠喉二名不同",乳鹅就是扁桃体肿大,缠喉应该还是喉炎。

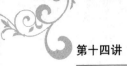

【原文】

肿于咽两旁者,为双鹅,肿于一边者为单鹅。治法用鹅翎蘸米醋搅喉中,去尽痰涎。复以鹅翎探吐之,令着实一咯,咯破鹅中紫血即溃。或紫金锭磨下即愈。甚而不散者,上以小刀刺出紫血即愈,古方有刺少商穴法甚好。刀针刺血,急则用之,然亦有不宜用者,《薛案》云:一人年五十,咽喉肿痛,或针去血。神思虽清,尺脉洪数而无伦,次按之微细如无。余曰:有形而无痛,戴阳之类也。当峻补其阴,今反伤阴血必死。已而果殁。引此一案,以为粗工轻用刀针之戒。

【讲解】

"肿于咽两旁者,为双鹅",是双侧扁桃体肿大,"肿于一边者为单鹅",是一侧扁桃体肿大,"治法用鹅翎蘸米醋搅喉中,去尽痰涎",用羽毛,没有鹅翎,用鸡翎也行,就是长的羽毛,大点的,沾点醋,搅到喉中,这样痰就容易出来了。"复以鹅翎探吐之",捅捅嗓子,其实这个方法很多,压舌板也可以,"令着实一咯",就使劲地咯,"咯破鹅中紫血即溃",注意这个鹅就是指的乳蛾,就是扁桃体肿大,把它咯破了,它这个紫血出来了,就行了。"或紫金锭磨下即愈",或者是用紫金锭磨了以后,让他喝就好了。"甚而不散者,上以小刀刺出紫血即愈",现在有针刀比较锋利的,在扁桃体上直接刺破,让它出血,也就好了。"古方有刺少商穴法甚好",点刺少商穴,治急性的扁桃体肿大也是很好的,都是立竿见影的,迅速就不疼了。"刀针刺血,急则用之",就是赶紧刺血就行了,"然亦有不宜用者",这就是也有不适合用的。"《薛案》云:一人年五十,咽喉肿痛,或针去血。神思虽清,尺脉洪数而无伦,次按之微细如无。余曰:有形而无痛,戴阳之类也。当峻补其阴,今反伤阴血必死。已而果殁。引此一案,以为粗工轻用刀针之戒",有的也有咽喉肿痛,但是用针放血只是临时见好,这类人是"脉洪数而无伦",然后仔细重按的时候,"微细如无",这种就不能够靠放血来治疗了。这属于戴阳,戴阳就是虚阳上越,看上去是火,但实际上它是寒,这时候就应该峻补,用六味、八味这些药了。

【原文】

缠喉风者,肿透达于外,且麻且痒且痛,可用谦甫解毒雄黄丸。

解毒雄黄丸

雄黄一钱　郁金一分　巴豆十四粒,去油,皮

醋糊丸,绿豆大,热茶送下,吐顽痰立苏,未吐再服。古方有用巴豆油,

摊纸作燃子,点火吹灭,以烟熏鼻中,实时口鼻流涎,牙关自开。即用此搐患处愈,有一等阳虚咽痛者,口舌生疮,遇劳益甚,其脉必浮大,此脾肺气虚,膀胱虚热,须以理中汤加山药、山茱萸,服乃痊。有上焦风热者,用荆防败毒散效。有咽喉肿痛,作渴饮冷,大便秘结,六脉俱实,必下之乃愈,可用防风通圣散。今人虚热者多,实热者少,如此证不多得,此法不可轻用。又有急喉痹者,其声如鼾,痰如拽锯,此为肺绝之候,速熬人参膏,用竹沥姜汁同调服,如未即得膏,速煎独参汤服,早者十全七八,次则十救四五,迟则不救。

【讲解】

"缠喉风者,肿透达于外,且麻且痒且痛",这就是急性喉炎了。"肿透达于外",表现出来咽部的麻、痒、痛,那么可以用谦甫解毒雄黄丸,就用解毒雄黄丸来治疗就可以了,这里面有雄黄、郁金、巴豆,这些药都是比较烈的,尤其这个巴豆要会炮制,现在会用的人不多。我的师父,史载祥老师是用过的。另外我上研究生的时候,回老家一个老中医,他就用巴豆治疗肠结核还是什么,具体我记不清楚了,他在开巴豆的时候用法很特殊,就是把巴豆仁用蜡封了,直接吃下去,就没事。咱们现在在用的时候也是要把外面的油皮去掉,用巴豆霜。

"醋糊丸,绿豆大,热茶送下,吐顽痰立苏",像这种,他只要是痰吐出来就可以了。古代的缠喉风实际上就是急性喉炎,咽喉炎,呼吸都困难了。用上这种办法以后,肿迅速就可以消。咱们现在如果严重了,就把气管切开。实际是它肿到了意识都不清,都有可能,如果用上这个,能迅速就改善,而且是得吐,未吐再服。"古方有用巴豆油,摊纸作燃子,点火吹灭,以烟熏鼻中,实时口鼻流涎,牙关自开",用这个一熏,咬牙、张不开嘴的,也能让他开口,"即用此搐患处愈",在局部用药,他就好了。"有一等阳虚咽痛者,口舌生疮,遇劳益甚,其脉必浮大,此脾肺气虚,膀胱虚热,须以理中汤加山药、山茱萸,服乃痊",对这种阳虚的咽痛,就用理中汤,也可以用肾气丸;有上焦风热者,是外感的,用荆防败毒散;有咽喉肿痛、口渴饮冷、大便秘结的,六脉俱实,用下法就好了,可以用防风通圣散。"今人虚热者多",就是当时明朝,那个时候、那个地区,是虚热的多,实热的少。"如此证不多得,此法不可轻用",他指的是防风通圣散也不能乱用。我记得之前有人编那个顺口溜,"有病没病,防风通圣",实际上是对于体质壮实的人讲的,不论是哪里有问题,用防风通圣散都会有效。现在就有大夫不管看什么病,都是用防风通圣散,也会有效,但是我觉得当大夫还不能这么干。"又有急喉痹者,其声如鼾,痰如拽锯,此为肺绝之候,速熬人参膏,用竹沥姜汁同调服,如未即得膏,速煎独参汤服,早者十全七八,次则十救四五,迟则不救",急喉痹还是急性喉炎,声音很粗,里边呼噜呼噜在响,像拉锯一样,这是肺绝,这是比较重的,那么用人参就可以了,越早越好。

【原文】

丹溪云:咽喉肿痛,有阴虚阳气飞越,痰结在上者,脉必浮大,重取必涩,其去死不远。宜独参汤浓煎细细饮之。如作实证治,祸在反掌矣。仲景云:少阴客热咽痛,用甘草汤。少阴寒热相搏,用桔梗汤。少阴客寒咽痛,用半夏散及汤。少阴病咽中伤生疮,不能语言,声不出者,苦酒汤。少阴阴虚客热不利,咽痛胸满心烦者,猪肤汤。世人但知热咽痛,而不知有寒咽痛。经曰:太阳在泉,寒淫所胜,民病咽肿颔肿。陈藏器用附子去皮脐,炮裂切片,以蜜涂炙,令蜜入内,噙咽其津,甘味尽,再换一片噙之。

【讲解】

"丹溪云:咽喉肿痛,有阴虚阳气飞越,痰结在上者,脉必浮大,重取必涩,其去死不远","脉必浮大,重取必涩",实际上指的是脉无根。有咽喉肿痛,"去死不远。宜独参汤浓煎细细饮之",也不要一下子喝进去,一点一点地喝。"如作实证治,祸在反掌矣",如果这种阴虚阳气浮越的咽喉痛按实证治,马上就会要他命,所以一个咽喉痛也不简单,能治好也是很难的一个事,尤其是慢性的。"仲景云:少阴客热咽痛,用甘草汤",外来的就是客,感受了热邪导致的咽痛,用甘草汤。"少阴寒热相搏,用桔梗汤",如果是寒热错杂,就用桔梗汤。"少阴客寒咽痛,用半夏散及汤",这都是张仲景的方子。"少阴病咽中伤生疮,不能语言,声不出者,苦酒汤",这也是张仲景的方子。"少阴阴虚客热不利,咽痛胸满心烦者,猪肤汤",猪肤汤就是猪皮,把皮里边那层油都刮掉,单纯煮猪皮也是治咽痛的,但是是治疗阴虚又外感的,这个就可以用猪肤汤。"世人但知热咽痛,而不知有寒咽痛",咽喉痛上火了,不知道还有寒证的咽痛。"经曰:太阳在泉,寒淫所胜,民病咽肿颔肿","太阳在泉",是指的太阳寒水在泉,泉等于是地下,寒气厉害的时候也可以出现咽肿,所以咽喉肿痛不能光想到是热。"陈藏器用附子去皮脐,炮裂切片,以蜜涂炙,令蜜入内,噙咽其津,甘味尽,再换一片噙之",用蜜炮制的附子,来治疗这种寒性咽痛,实际上就吃金匮肾气丸也是可以的。

【原文】

仲景云:下利清谷,里寒外热,脉微欲绝,面赤咽痛,用通脉四逆汤。盖以冬月伏寒在于肾经,发则咽痛下利,附子汤温其经则愈。又有司天运气,其年乡村相染,若恶寒者,多是暴寒折热,寒闭于外,热郁于内。切忌胆矾酸

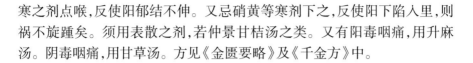

寒之剂点喉,反使阳郁结不伸。又忌硝黄等寒剂下之,反使阳下陷入里,则祸不旋踵矣。须用表散之剂,若仲景甘桔汤之类。又有阳毒咽痛,用升麻汤。阴毒咽痛,用甘草汤。方见《金匮要略》及《千金方》中。

【讲解】

"仲景云:下利清谷,里寒外热,脉微欲绝,面赤咽痛,用通脉四逆汤",实际上也是外感,通脉四逆汤这是大热药,这种关键是在脉上,"脉微欲绝",特别细微,嗓子再疼也不怕,脸再红也不怕,都可以用四逆汤来治疗。"盖以冬月伏寒在于肾经,发则咽痛下利,附子汤温其经则愈",冬天肾经寒邪比较重,如果发出来,就会出现咽痛下利,所以用附子。"又有司天运气,其年乡村相染,若恶寒者,多是暴寒折热,寒闭于外,热郁于内。切忌胆矾酸寒之剂点喉,反使阳郁结不伸。又忌硝黄等寒剂下之,反使阳下陷入里,则祸不旋踵矣","又有司天运气",指的是五运六气,某一年的时候,出现乡村相染,实际上就是传染病,现在讲的瘟疫。如果恶寒,怕冷得厉害,"多是暴寒折热",也就是里边有热,外边突然受凉;"寒闭于外",外边是寒里边是热,就是寒包火,这个时候切忌用胆矾来点,咱们现在胆矾也很少用。如果用它导致阳气郁结,也不要用大黄、芒硝这些单纯泄下的药,因为热郁在里,如果用它,阳下陷入里,外边寒邪又容易往里走,"祸不旋踵",立即就会看到这种治疗错误带来的结果。"须用表散之剂,若仲景甘桔汤之类",其实这很简单,就是甘草、桔梗,遇到这种情况,就用甘草、桔梗。又有阳毒咽痛,用升麻汤,这是《金匮要略》里边的,阴毒咽痛,用甘草汤,或者甘草泻心汤都可以,这些方子在《金匮要略》和《千金方》这些书里有。

【原文】

咽痛用诸药不效者,此非咽痛,乃是鼻中生一条红丝如发,悬一黑泡,大如樱珠,垂挂到咽门,而口中饮食不入。须用牛膝根直而独条者,洗净入米醋四五滴,同研细,就鼻孔滴二三点入内,去则红丝断而珠破,其病立安。又有喉间作痛,溃烂日久不愈,此必杨梅疮毒,须以萆薢(即土茯苓)汤为主。

【讲解】

"咽痛用诸药不效者,此非咽痛",如果这个咽痛,用了各种药都不好,"此非咽痛,乃是鼻中生一条红丝如发,悬一黑泡,大如樱珠,垂挂到咽门,而口中饮食不入。须用牛膝根直而独条者,洗净入米醋四五滴,同研细,就鼻孔滴二三点入内,去则红丝断而珠破,其病立安",这是个什么病呢?在临床上也没见到过这样的案例。人家说这是他举的一个例子,用什么都没效,鼻子当中里边有一条红丝,像头发那么细,里边连着一个黑黑的泡,黑泡是什么?就是出血的一个泡。就像樱桃一样大小,垂挂到咽门,就是咽喉壁的血肿,就是这么一个病。这个要大了会影响饮食,吞咽都会有困难的,需用牛膝的根,这是我们中药的牛膝。"直而独条者,洗净入米醋四五滴",就用牛膝和醋来把它研细了,往鼻子里边点,你点上去以后红丝断而珠破,这个不知道能不能起到这样的作用。不过现在看到也不需要这么做了,我们看到是一个血肿,捅破它就好了,古人有的时候不知道,反正能想点招,其实现在更简单了,"又有喉间作痛,溃烂日久不愈",咽喉里边溃烂日久,"此必杨梅疮毒,须以萆薢(即土茯苓)汤为主",这个也不对,萆薢就是萆薢,土茯苓就是土茯苓,这是两个药。杨梅疮毒就是梅毒,用萆薢和土茯苓,这都是古人治疗梅毒必用的药,是治疗这种梅毒的喉间作痛、溃烂的药。

卷之四·先天要论上·眼目论

【原文】

经曰:五脏六腑之精气,皆上注于目而为之精。肾藏精,故治目者,以肾为主。目虽肝之窍,子母相生,肾肝同一治也。

华元化云:目形类丸,瞳神居中而前,如日月之丽东南,而晦西北也。有神膏、神水、神光、真气、真血、真精,此滋目之源液也。神膏者,目内包涵膏液,此膏由胆中渗润精汁,积而成者,能涵养瞳神,衰则有损。神水者,由三焦而发源,先天真一之气所化,目上润泽之水是也。

【讲解】

"经曰:五脏六腑之精气,皆上注于目而为之精",五脏六腑的精气都输送到眼睛,都是给它提供精气。"肾藏精,故治目者,以肾为主",因为在五脏里边肾是藏精的,所以治眼睛就要以肾为主。"目虽肝之窍,子母相生,肾肝同一治也",治疗的时候是肝肾同治。

华元化就是华佗。"目形类丸",目圆的像丸子一样。"瞳神居中而前",瞳神就是指瞳孔。"如日月之丽东南,而晦西北也",日月在东边开始亮,到西边天就黑了,他就打了一个比方,说瞳仁在人体内就像日月这么重要。"有神膏、神水、神光、真气、真血、真精,此滋目之源液也",眼睛要想好,有这么多的东西,才能够有一个好的功能。"神膏者,目内包涵膏液",眼里边有比较稠的一种膏液透明的,应该指的是玻璃体。"此膏由胆中渗润精汁",膏是胆里边产生的,这是古人的一个说法。"积而成者,能涵养瞳神",眼睛就能看的比较好。"衰则有损",如果是不足,瞳神就不好了。"神水者,由三焦而发源",神水是由三焦来的,"先天真一之气所化,目上润泽之水是也",使眼睛保持湿润的这个东西,是指泪液。

【原文】

水衰则有火胜燥暴之患,水竭则有目轮大小之疾。耗涩,则有昏眇之危。亏者多,盈者少,是以世无全精之目。神光者,原于命门,通于胆,发于心火之用事也。火衰则有昏瞑之患,火炎则有焚燥之殃。虽有两心而无正轮。心君主也,通于大眦,故大眦赤者,实火也。命门为小心,小心相火也,代君行令,通于小眦,故小眦赤者,虚火也。若君主拱默,则相火自然清宁矣。真血者,即肝中升运,滋目注络之血也。此血非比肌肉间易行之血,即天一所主之水,故谓之真也。

【讲解】

"水衰则有火胜燥暴之患,水竭则有目轮大小之疾。耗涩,则有昏眇之危。亏者多,盈者少,是以世无全精之目",真水虚弱就会导致火热干燥一类的疾病;真水耗竭则会导致瞳孔或大或小的变化;真水耗损则会出现视物不清;真水往往是亏虚者多、充盈者少,因此世上没有视觉完好的人。"神光者,原于命门,通于胆,发于心火之用事也。火衰则有昏瞑之患,火炎则有焚燥之殃",神光是指人的视觉功能,其本也自命门,命门真火通过胆以心火的形式发挥作用。"虽有两心而无正轮",两心指五脏之心和七节之旁的小心(命门),但在眼上没有正轮。在眼科里边有一个五轮学说,眼睑为脾轮、白睛为肺轮、虹膜为肝轮、瞳孔为肾轮,唯独心没有对应的圆轮。那么两心在眼上对应的位置在哪里呢?"心君主也,通于大眦",大眦就是大眼角,是心对应的位置。"故大眦赤者,实火也",只要大眼角发红就是心脏实火。"命门为小心,小心相火也,代君行令,通于小眦",小眦,就是外眼角,跟命门是相关的,它是代君行令。"故小眦赤者,虚火也",外眦红是命门虚火。"若君主拱默,则相火自然清宁矣",什么叫君主拱默?也就是不折腾的意思,它保持安静,相火自然就清宁,它就没事。"真血者,即肝中升运,滋目注络之血也",真血者就是肝血。"此血非比肌肉间易行之血,即天一所主之水,故谓之真也",这个肝血和肌肉里边流的血还不一样。

【原文】

真气者,即目之经络中往来生用之气,乃先天真一发生之元阳也。真精者,乃先天元气所化精汁,起于肾,施于胆,而后及瞳神也。凡此数者,一有损,目则病矣。大概目圆而长,外有坚壳数重,中有清脆肉,包黑稠神膏一函,膏外则白稠神水,水以滋膏,水外则皆血,血以滋水。膏中一点黑莹,是肾胆所聚之精华。惟此一点,烛照鉴视,空阔无穷者,是曰水轮,内应于肾,北方壬癸亥子水也。五轮之中,惟瞳神乃照,或曰瞳神,水耶、气耶、血耶、膏耶,曰:非气、非血、非水、非膏,乃先天之气所生,后天之气所成,阴阳之妙蕴,水火之精华。血养水,水养膏,膏护瞳神。气为运用,神即维持,喻以日月,理实同之。男子右目不如左目精华,女子左目不如右目光彩,此皆各得其阴阳气血之正也。

【讲解】

"真气者,即目之经络中往来生用之气",真气是经络里边能够发挥作用的气。"乃先天真一发生之元阳也",真气指的元阳。"真精者,乃先天元气所化精汁,起于肾,施于胆,而后及瞳神也。凡此数者,一有损,目则病矣。大概目圆而长,外有坚壳数重,中有清脆肉,包黑稠神膏一函,膏外则白稠神水,水以滋膏,水外则皆血,血以滋水",这是讲的眼睛的很粗略的一个解剖。"膏中一点黑莹,是肾胆所聚之精华。惟此一点,烛照鉴视,空阔无穷者,是曰水轮",这个"膏中一点黑莹"也不知道他讲的是什么,也没办法去考证。"烛照鉴视",水轮实际上是瞳仁,就是瞳孔。"内应于肾,北方壬癸亥子水也。五轮之中,惟瞳神乃照",在五轮之中瞳神是看东西的。"水耶、气耶、血耶、膏耶,曰:非气、非血、非水、非膏,乃先天之气所生,后天之气所成,阴阳之妙蕴,水火之精华。血养水,水养膏,膏护瞳神。气为运用,神即维持,喻以日月,理实同之。"这一段前面讲的这些真水、真气、真血、真膏,所有的这些都是维持眼功能的,这就是讲这么个理。我觉得总体上是正确的,细节上不一定正确。"喻以日月,理实同之",眼睛和日月相比在理上是一样的。这是《黄帝内经》里边有的,"男子右目不如左目精华,女子左目不如右目光彩,此皆各得其阴阳气血之正也",这个也是古人的一种解释,到底是什么道理不知道。是男子右眼不如左眼好,男的一般右眼没有左眼亮,女子右眼比左眼好,我不知道你们注意过没有,我是问过一部分人,好似是这个规律,这个也是古人的一种解释。这个原理现在不知道。

【原文】

许学士云:经曰:足少阴之脉,是动则病,坐而欲起,目如晾晾无所见。又曰:少阴所谓起则目晾晾无所见者,阴内夺,故目晾晾无所见也。此盖房劳目昏也。左肾阴虚,益阴地黄丸、六味地黄丸,右肾阳虚,补肾丸、八味地黄丸。

【讲解】

许学士,是许叔微,是一个医家。"经曰:足少阴之脉,是动则病",《黄帝内经》里边在讲十二经脉疾病的时候,只要发生变动,他会出现哪些病呢?"是动则病,坐而欲起",如果他有病了,他坐在那,坐不住老想起来。"目如𥅆𥅆无所见",就是看不清。"又曰:少阴所谓起则目𥅆𥅆无所见者,阴内夺,故目𥅆𥅆无所见也",这就是一个解释,阴内夺导致的,"此盖房劳目昏也",他把这个归于是房劳过度。"左肾阴虚,益阴地黄丸、六味地黄丸,右肾阳虚,补肾丸、八味地黄丸",就用补肾丸和八味地黄丸,只要是眼睛看不清了,就是肾虚导致的,如果是阳虚用八味地黄丸,阴虚用六味地黄丸,这是许慎微是这么讲的。

【原文】

东垣云:能远视不能近视者,阳有余,阴气不足也。海藏云:目能远视,责其有火。不能近视,责其无水。《秘要》云:阴精不足,阳光有余。病于水者,故光华发见散乱,而不能收敛近视,治之在心肾。心肾平,则水火调而阴阳和。夫水之所化为血,在身为津液,在目为膏汁。若贪淫恣欲,饥饱失节,形脉劳甚,过于悲泣,能斫耗阴精。阴精亏则阳火盛,火性炎而发见,阴精不能制伏挽回,故越于外而远照,反不能近之而视也。治之当如何?壮水之主,以镇阳光。

【讲解】

"东垣云",李东垣说,"能远视不能近视者,阳有余,阴气不足也",能远视不能近视,就是花眼了。花眼就是阳有余,阴气不足,所以说阳常有余,阴常不足,容易出现眼花。王海藏说:"目能远视,责其有火",之所以能看得远,是因为火旺,这是说阳有余。"不能近视,责其无水。《秘要》云:阴精不足,阳光有余",还是一个意思。两位医家讲的都是一个意思。老花眼都是阴精不足导致的。"病于水者,故光华发见散乱,而不能收敛近视,治之在心肾",看东西看不清,不能够看近的从心肾来调理。"心肾平,则水火调而阴阳和",调心肾就是调水火、调阴阳。"夫水之所化为血,在身为津液,在目为膏汁。若贪淫恣欲,饥饱失节,形脉劳甚,过于悲泣,能斫耗阴精。阴精亏则阳火盛,火性炎而发见,阴精不能制伏挽回,故越于外而远照,反不能近之而视也",其实古人好多解释也仅仅是一个解释,不一定是其真正的机制。王海藏认为能远视是有火,不能近视是无水。治之当如何?"壮水之主,以镇

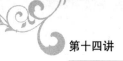

阳光",能远视不能近视就补阴精,具体用就是这么用。

【原文】

东垣云:能近视不能远视,阳气不足,阴气有余也。海藏云:目能近视,责其有水,不能远视,责其无火。《秘要》云:此证非谓禀成近窥之病,乃平昔无病,素能远视,而忽然不能者也,盖阳不足,阴有余。病于火者,故光华不能发越于外,而畏敛近视耳,治之在胆肾。胆肾足则木火通明,神气宣畅,而精光远达矣。夫火之所用为气,在身为威仪,在目为神光。若纵恣色欲,丧其元阳,元阳既惫,则云霾阴翳。肾中之阴水,仅足以回光自照耳,焉能健运精汁,以滋于胆,而使水中之火,远布于空中耶!治之当何如?益火之原,以消阴翳。

【讲解】

"东垣云:能近视不能远视,阳气不足,阴气有余也。海藏云:目能近视,责其有水",眼睛能够看,说明水足,不能远视,说明无火,都还一样。"《秘要》云:此证非谓禀成近窥之病,乃平昔无病,素能远视,而忽然不能者也,盖阳不足,阴有余",跟刚才这个道理都还是一样。"病于火者,故光华不能发越于外,而畏敛近视耳,治之在胆肾",他的意思是有火的病在胆肾,你就从这儿治就行了。"胆肾足则木火通明,神气宣畅,而精光远达矣",就是可以看远了。"夫火之所用为气,在身为威仪,在目为神光。若纵恣色欲,丧其元阳,元阳既惫,则云霾阴翳",胆肾足了,视力就好了,如果"火之所用为气",火在人体内是以气的形式在发挥作用,在人身上表现出来的威仪,就是人看着很精神,在目为神光,眼睛非常灵活。"若纵恣色欲",容易损伤元阳,就会出现云霾阴翳,看东西前面有雾,雾蒙蒙的,就是轻度的白内障,阴翳挡上了就是比较严重的白内障了。"肾中之阴水,仅足以回光自照耳,焉能健运精汁,以滋于胆,而使水中之火,远布于空中耶!治之当何如?益火之原,以消阴翳",遇到这种由于元阳不足的情况,就用益火之原的办法来消除,那就是用肾气丸。

【原文】

以上之证,皆阴弱不能配阳。内障之病,其病无眵泪、痛痒、羞明、紧涩之证。初但昏如雾露中行,渐空中有花,又渐暗,物成二体,久则光不收,遂为废疾。患者皆宜培养先天根本,乘其初时而治之。况此病最难疗,服药必积岁月,绝酒色淫欲,毋饥饱劳役,驱七情五贼,庶几有效。不然必废,终不复也。世不知此,如曰:目昏无伤。略不经意及病成,医亦不识,直曰:热致。

竟用凉药。殊不知凉药伤胃,况凉为秋为金,肝为春为木,又伤肝矣。往往致废而后已,病者不悟药之过,诿之曰:命也。医者亦不自悟,而曰:病拙,悲夫!

【讲解】

"以上之证,皆阴弱不能配阳",实际上是阴虚为本,阴阳都不足。那么内障、外障怎么鉴别?"内障之病,其病无眵泪",没有眼眵,这是内障眼病,没有痛痒,眼睛也不疼也不痒,没有怕光,也没有紧涩。总而言之,眼睛除了看不清,哪也不难受,也不痒,也不疼,也没这个眼眵。"初但昏如雾露中行",这是白内障轻症,渐空中有花,逐渐的眼睛就花了,开始有了一小片一小片的,逐渐就暗了,觉得外边都不亮。"物成二体",看东西可能就花了,成了双影了,复视了。"久则光不收,遂为废疾",看不到了,光不收,实际上就是失明。"患者皆宜培养先天根本,乘其初时而治之",白内障早期,就赶紧要补肾,刚刚开始就治。"况此病最难疗,服药必积岁月",这病非常难治,也就是一定要成年累月地吃药,可别指望吃几天就好了。"绝酒色淫欲,毋饥饱劳役,驱七情五贼,庶几有效",要把不良的因素都去掉,可能还会有点效。"不然必废,终不复也",如果不注意,必然就会看不见了。"世不知此,如曰:目昏无伤。略不经意及病成,医亦不识,直曰:热致。竟用凉药。殊不知凉药伤胃,况凉为秋为金,肝为春为木,又伤肝矣。往往致废而后已,病者不悟药之过,诿之曰:命也。医者亦不自悟,而曰:病拙,悲夫!"这段是说,现在人们不知道这个事,略不经意病成,因为整个是一个循序渐进的过程,一出现问题了就说是由于热导致的,就用凉药,用凉药伤胃实际上就伤了后天之本了。温、热、凉、寒,这就是生、长、收、藏,春、夏、秋、冬,这个凉是秋天的气候,与金是相对应的,肝是为春为木,你用这个凉药伤了胃了,同时又伤了肝,金克木,这是从五行上这么讲,又伤了肝,"往往致废而后已",是越来越糟糕。"病者不悟药之过",病人不知道也就认命了。医者也不自悟,说这病厉害,病拙就是不好治。这段就是强调不要用凉寒。

【原文】

又有阳虚不能抗阴者。若因饮食失节,劳役过度,脾胃虚弱,下陷于肾肝,浊阴不能下降,清阳不能上升,天明则日月不明,邪害空窍,令人耳目不明。夫五脏六腑之精,皆禀受于脾土,而上贯于目。此"精"字,乃饮食所化之精,非天一之元精也。脾者,诸阴之首也。目者,血气之宗也。故脾虚则五脏之精气,皆失所司,不能归明于目矣。况胃气下陷于肾肝,名曰重强。相火挟心火而妄行,百脉沸腾,血脉逆上而目病矣。若两目暗昏,四肢不怠

者,用东垣益气聪明汤。若两目紧小、羞明畏日者,或视物无力,肢体倦怠,或手足麻木,乃脾肺气虚,不能上行也,用神效黄芪汤,若病后,或日晡,或灯下不能视者,阳虚下陷也。用决明夜光丸,或升麻镇阴汤。

【讲解】

上面这段就是《黄帝内经》里边的,不过是赵献可想起来某几句,就把它们罗列在一起的。前面讲的饮食、劳逸、损伤脾胃,是李东垣的观点。"天明则日月不明",是指的雾露状态,雾霾天气看不到日月,也就是这些邪害空窍,指的雾霾弥漫在空中的时候,你什么也看不见,在人体就会出现耳目不明,就看不清。"夫五脏六腑之精,皆禀受于脾土,而上贯于目",五脏六腑后天的补充都是靠脾胃的,然后影响到目。"此'精'字,乃饮食所化之精,非天一之元精也",人体内有两种,一种先天之精,随身带来,基因里边决定的,你看有的孩子生下来就是有先天性白内障,后天再足也没有用,所以元精、后天饮食所化之精合起来才行。"脾者",太阴就是阴气最盛,是诸阴之首。"目者,血气之宗也",宗是什么意思? 比如祖宗,都说根上才是宗,其实宗就是一个流派,祖才是那个头,宗是向下传,然后才有宗派,才有分支。如果目者是血气之根就错了,应当为目是血气化生的。"故脾虚则五脏之精气,皆失所司,不能归明于目矣",脾虚也会使目生病。"况胃气下陷于肾肝,名曰重强",这是李东垣书里边讲的,重强就是胃气下陷于肝肾。"相火挟心火而妄行,百脉沸腾,血脉逆上而目病矣",实际上就是虚火,心火和相火都会影响到眼睛生病。"若两目暗昏,四肢不怠者,用东垣益气聪明汤",如果是两目昏暗,看东西不清楚,四肢不怠,说明他还有力气,单纯的看不清,就用益气聪明汤。"若两目紧小、羞明畏日者",如果两目紧小,眼裂变小,眼睛老眯缝着,羞明怕光,怕光就得眯缝着眼,甚至是闭上眼睛。"或视物无力",视觉疲劳,看一会儿就累,"肢体倦怠",这个是一派气虚的症状,手足麻木,这都是"脾肺气虚,不能上行",用神效黄芪汤来治疗,"若病后,或日晡,或灯下不能视者",如果生病以后,或者在日晡傍晚,或者在灯下,这是什么? 这是夜盲,生病以后出现夜盲,"阳虚下陷也。用决明夜光丸,或升麻镇阴汤。"

【原文】

张子和云:目不因火则不病。白轮病赤,火乘肺也。肉轮赤肿,火乘脾也。黑水神光被翳,火乘肝与脾也。赤脉贯目,火自甚也。能治火者,一句可了。但子和一味寒凉治火,余独补水以配火,亦一句可了。至于六淫七情错杂诸证,详倪仲贤《原机启微》。此书甚好,而薛立斋又为之参补,深明壮水之主,益火之原,甚有益于治目者也。

【讲解】

"张子和云：目不因火则不病"，他在强调这个火邪在生病当中的巨大的作用。"白轮病赤，火乘肺也"，白轮指的白眼球，它有病，中医认为是肺火。"肉轮赤肿"，眼睑红肿是脾火。"黑水神光被翳"，被翳就是有一层翳膜在上面，实际上指的是瞳仁里边有一膜，这是角膜混浊，角膜浑浊是火盛肝郁乘脾，就是肝脾的病变。"赤脉贯目，火自甚也"，从眼角往中间，长血管就是胬肉攀睛。"能治火者，一句可了"，只要你善于治火就好了。赵献可说："但子和一味寒凉治火，余独补水以配火，亦一句可了"，也就是张子和讲的一派寒凉，把火都去掉就能治眼病。赵献可就说我只需要用补水的办法配火，把火跟阴阳匹配了、平衡了，火就没了，也是一句可了。一个是从扶正，一个是从祛邪，这两个实际上应该合起来去治。赵献可主要是强调的肾。"至于六淫七情错杂诸证，详倪仲贤《原机启微》"，这也是一本眼科的书，说"此书甚好，而薛立斋又为之参补，深明壮水之主，益火之原，甚有益于治目者也"，倪仲贤他这个里边，把六淫七情各种病导致的眼病讲得很好，所以薛立斋对他评价是很好的，薛立斋又有补充，壮水之主，益火之原。这就是赵献可一直强调的一个观点，这就是《先天要论》。

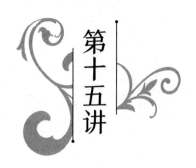

卷之五·先天要论下·齿论

【原文】

《素问》曰：男子八岁，肾气实而齿生更，三八真牙生，五八则齿槁，八八而齿去矣。女子亦然，以七为数。盖肾主骨，齿者骨之标，髓之所养也。凡齿属肾，上下断属阳明。上断痛，喜寒而恶热，取足阳明胃。下断痛，喜热而恶寒，取手阳明大肠。凡动摇袒脱而痛，或不痛、或出血、或不出血，全具如欲落之状者，皆属肾。经曰：肾热者色黑而齿槁。又曰：少阴经者，面黑齿长而垢，其虫疳，断肿不动，溃烂痛秽者，皆属阳明。或诸经错杂之邪，与外因为患，俱分虚实而治。肾经虚寒者，安肾丸、还少丹，重则八味丸主之。其冬月时，大寒犯脑，连头痛，齿牙动摇疼痛者，此太阳并少阴伤寒也，仲景用麻黄附子细辛汤。凡肾虚者多有之，如齿痛摇动，肢体倦怠，饮食少思者，脾肾亏损之证，用安肾丸、补中益气并服。如喜寒恶热者，乃胃血伤也，清胃汤。若恶寒喜热者，胃气伤也，补中益气汤。

【讲解】

"《素问》曰：男子八岁，肾气实而齿生更"，八岁的时候是换牙，所以说是"齿生更"，到八岁的时候，肾气旺了、足了，就开始换成恒牙。"三八真牙生"，到三八二十四岁的时候，智齿就长出来了，真牙不是真假的真，而是智齿。"五八则齿槁"，到四十岁的时候，牙齿就开始枯萎。"八八而齿去矣"，六十四岁的时候就要开始掉牙了，这是对男子来讲。"女子亦然，以七为数"，她七岁一个变化，也就是女子七岁肾气实，齿生更。"盖肾主骨，齿者骨之标"，齿为骨之余，我们在基础里边讲齿为骨之余，"髓之所养也"，髓主骨，骨之标，骨之末是齿。"凡齿属肾"，只要是牙齿的问题，都是与肾相关的。"上下断属阳明"，注意"断"是一个齿字边，另一半是一个斤，其实就是牙龈的龈。"上下断属阳明"，上下龈是与阳明相关的，上龈痛，喜寒恶热说明是什么？是足阳明的热盛。下牙龈疼，是喜热恶寒，怕凉，是手阳明大肠经的毛病。"凡动摇袒脱而痛"，牙齿松动、牙齿脱落，"袒脱"什么意思？袒就是袒露的意思，牙龈萎缩了，牙显得特别长，这叫"袒"，"脱"就是掉了，或者是不痛，或者是有牙龈的出血，或者是不出血。"全具如欲落之状者，皆属肾"，牙齿不管其他有什么，想要掉的这种感觉，这都是肾的问题，就是从肾论治。

"经曰：肾热者色黑而齿槁"，肾热的时候，表现出来的就是气色是发黯、发黑，实际上是黑红，我们在临床上经常见到这些人脸色黑红，牙齿枯槁。"又曰：少阴经者，面黑齿长而垢，其虫䘌，断肿不动，溃烂痛秽者，皆属阳明"，如果是少阴经的疾病，脸黑齿长，牙齿能长吗？长不了，就是牙龈萎缩的意思。面部秽垢，这属于少阴肾经的病变。如果是虫䘌，就是小儿疳积，因虫而致。"断肿不动"，牙龈是肿胀的，但是还有溃烂痛秽，牙龈肿烂、疼痛，而且臭秽，这都属于阳明热盛。"或诸经错杂之邪，与外因为患，俱分虚实而治"，或者还有各个经的病邪，错综复杂，与外界的病邪一起为患，治疗的时候要按虚实来治。"肾经虚寒者"，如果是肾的虚寒，用安肾丸、还少丹。如果严重的是用八味丸，就是桂附地黄丸。"其冬月时"，如果是冬季，出现"大寒犯脑"，就是脑子受凉了，齿痛连脑，头和牙齿都疼，"此太阳并少阴伤寒"，这种疼痛就属于少阴阴寒，牙齿和头痛的同时存在。在内科里边讲头痛的时候，其中少阴头痛的特点就是头痛连齿。出现这种情况应该怎么治呢？少阴头痛连齿，齿痛连头的时候，就用麻黄附子细辛汤，这是治疗少阴头痛、牙痛的一个代表方。"凡肾虚者多有之，如齿痛摇动，肢体倦怠，饮食少思"，如果出现牙齿松动，身体没有劲，不想吃饭，这属于脾肾两脏都有病了，脾肾亏损，这时候除了用安肾丸以外，还要用上补中益气汤并服，也就是两个药合起来吃。"如喜寒恶热"，说明是热证，乃胃血伤也，用清胃汤，这个清胃汤是什么？其实古书里边这一个名字有好多方子，但是根据他的描述，应该是李东垣的清胃散，清胃散做成汤，原著里边写的就是治疗牙龈肿痛的，所以说清胃汤应该是清胃散。这里边有好多方子没法确认到底是哪一张方，我们还得做判断。若恶寒喜热，这是胃气伤，也就是脾胃虚弱，这时候是用补中益气汤来治疗。

【原文】

凡齿痛遇劳即发，或午后甚者，或口渴面鼍，或遗精者，皆脾肾虚热，补中益气送八味丸，或十全大补汤。若齿龈肿痛，焮连腮颊，此胃经风热，用犀角升麻汤。若善饮者，齿痛腮颊焮肿，此胃经湿热，清胃汤加葛根，或解醒汤。

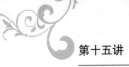

【讲解】

"凡齿痛遇劳即发",这显然是虚证,"或午后甚者",或者是到下午厉害,或者是口渴面黧,口渴,脸还发黑,或伴随有遗精,他说见到这种情况,是脾肾两虚,而且还有热,用补中益气汤送八味丸,也就是补中益气汤和桂附地黄丸,或者用十全大补汤。"若齿龈肿痛,焮连腮颊",如果牙龈肿痛、热,焮连腮和面颊部,这些地方都是热的、红的,是胃经风热,用犀角升麻汤。但是现在很难有犀角了,且已禁用,一般这时候用水牛角,其实重用升麻就可以了,包括里边这个方子,我印象中是《普济本事方》里边的。其实升麻是主药,古人在治疗头面部上火的时候,大多数都是用升麻,而且用量很大,古代犀角虽然说有能搞到的,但是也不会有那么多。"若善饮者",大家注意,善饮是什么意思?善饮可不是口渴多饮,善饮就是特别能喝酒的人,爱喝酒的人。"齿痛腮颊焮肿",也是和刚才表现是一样的,头面部的红肿,牙龈的肿痛,是胃经湿热,刚才犀角升麻汤是风热,临床表现完全一样,就加了一个善饮,就是说他爱喝酒,就成了湿热了,湿热用什么?用清胃汤加葛根,清胃汤本来是散火的,清胃火的,葛根能够解酒,所以对饮酒导致的疾病,葛根是一个基本的用药。"或解酲汤",解酲汤就是指葛花解酲汤,还是用葛根、葛花这一类来解酒的,这个方子也是李东垣的,《后天要论》里边要讲,我在《脾胃论》里也讲过。

【原文】

海藏云:牙齿等龋,臭秽不可近,数年不愈,当作阳明蓄血治。桃仁承气汤,为细末蜜丸服之。好饮者,多有此证,屡服有效。

【讲解】

王海藏说:"牙齿等龋"牙齿烂了,"臭秽不可近",口气比较臭,"数年不愈",老不好,"当作阳明蓄血治"。一般我们见到龋齿以后,很少说用汤药去治疗的,都是去口腔科,把牙修补修补。但古人在治疗的时候,用桃核承气汤,用细末蜜丸服之。"好饮者",注意好饮者和善饮者都是喝酒的,"多有此证,屡服有效",也就是说好喝酒的人多有这种龋齿导致的臭秽不可触近,治疗方子用桃核承气汤。以后我们遇到这类病人的时候,我们可以用用,看是不是能够解决这个问题。

【原文】

凡小儿行迟、语迟、齿迟及囟门开者,皆先天母气之肾衰,须肾气丸为主。

【讲解】

另外就是"小儿行迟",走路慢,"语迟",说话晚,"齿迟",牙齿出来的晚,"囟门开"囟门老不闭,如果小孩出现了这种情况,都是由于先天母气之肾衰,实际上就是先天不足导致的,必须用肾气丸。

【原文】

固齿方

雄鼠骨　当归　没石子　熟地　榆皮　青盐　细辛各等分

上研为细末,绵纸裹成条,抹牙床上,则永固不落矣。常有人齿缝出血者,余以六味地黄,加骨碎补,大剂一服即瘥。间有不瘥者,肾中火衰也,本方加五味、肉桂而愈。

【讲解】

下边他又出了一个方子叫固齿方。他这个固齿方其实也还蛮有意思的,现在我们很少用这个,我们在学校也没学过,我们就一起学习一下。用雄鼠的骨头,当归、没石子,"石"字有的时候写作"食",没石子有点像五倍子一样,是一个虫窝,里边是一堆小虫子,外边有个壳一样的。还有就是熟地、榆皮、青盐、细辛这几种药,各等分,都用成一样的量,研为细末,"绵纸裹成条,抹牙床上",用纸把药末弄上去,做成条就放在牙床上,"则永固不落矣",牙齿就不掉了。这个是比较有诱惑力的,到底能不能有功效,我也没有验证过,有需求的可以试一试。除了雄鼠骨一般药房没有以外,其他的还可以配得到。

我看到这儿以后,就在琢磨他为什么用雄鼠? 这个老鼠的骨头为什么能够固齿? 一般不想这个。骨头坚硬,它需要维生素 D,人维生素 D 的合成是要靠太阳照射,老鼠是夜行动物,它维生素 D 哪来的? 是不是它自身就有很强的其他形式的制造能力? 做动物实验,试验维生素 D 代谢的时候,也是用老鼠。但是为什么鼠骨有这个作用? 当然,我这个想法不一定对,但是最起码我们应该去思考这个事,为什么用雄鼠骨。我们先不管雄性、雌性,老鼠是个夜行动物,能使骨骼坚硬的方法,和我们人不一样。读书首先不管你读对了没有,但应该让他启发你的想象、联想。"常有人齿缝出血者",牙龈里边出血,虽然在齿缝,但还是牙龈。赵献可本人,"以六味地黄,加骨碎补,大剂一服即瘥",这是要特别需要关注的,这是他的经验,说牙龈出血,用六味地黄加骨碎补,一剂药就好了。我们在临床的时候,还不一定是这么选

方,他能说这么肯定,说明疗效是确切的。而且告诉你"间有不瘥",也就是偶尔有不好的,偶尔不好的是原因是"肾中火衰",就是肾阳不足,说本方加五味子、肉桂而愈,只要一加上这两味药就好了。

我们学完这一篇齿论,除了前面讲的以外,这一点是一定要记住的,因为这个在临床上非常多见,六味地黄,骨碎补、五味子、肉桂,我们干脆直接记住六味地黄,加上这三味药作为一个方子,所有肾虚的牙龈出血我们就都可以用,这是他本人的经验,是很可贵的。

卷之五·先天要论下·口疮论

前面是有关牙的,实际上是牙齿和牙龈的病同时在讲,这两个是离不开的。下面我们讲口疮论,口疮论也是和我们一般讲的不一样,用药也非常不一样,但是我觉得还是非常有道理的,这恰恰是我们在临床上有忽视的地方。

【原文】

口疮,上焦实热,中焦虚寒,下焦阴火,各经传变所致。当分别而治之。如发热作渴饮冷,实热也。轻则用补中益气,重则用六君子汤;饮食少思,大便不实,中气虚也,用人参理中汤;手足逆冷,肚腹作痛,中气虚寒,用附子理中汤;日晡热、内热、不时而热,血虚也,用八物加丹皮、五味、麦门;发热作渴,唾痰小便频数,肾水虚也,用八味丸;日晡发热,或从小腹起,阴虚也,用四物参术五味麦门。不应,用加减八味丸;若热来复去,昼见夜伏,夜见昼伏,不时而动,或无定处,或从脚起,乃无根之火也。亦用前丸,及十全大补加麦门、五味。更以附子末唾津调,抹涌泉穴。若概用寒凉,损伤生气,为害匪轻。

【讲解】

"口疮,上焦实热,中焦虚寒,下焦阴火,各经传变所致",只要有口疮,一定上焦有实热,同时可能还有中焦的虚寒和下焦的阴火。口疮表现出来的好像是实火,但是深层次的一个是中焦的虚寒,一个是下焦的阴火。我们一般来讲看到实热的时候,全部都是用清热泻火的这些药物,但是他不是这么用。他说这个应该"分别而治之",要仔细辨证施治。"如发热作渴饮冷,实热也",他说这就是实热,怎么治?一般来讲你就很难理解了,说轻则补中益气汤,重则六君子汤。实热的发热、口渴饮冷、口疮用补中益气汤,在我们的教科书里边绝对不敢这么讲的,但是赵献可就是这么讲的,而且赵献可在李东垣之后,所以他肯定是验证了李东垣的这些方法是有效的。这里边就讲口疮的道理,上焦实热,中焦虚寒,首先不管有寒没寒,中焦虚。中焦虚了就用补中益气汤,重的用六君子汤,我觉得以后我们在临床上遇到这种体质比较弱的人,有口疮的时候,比如说人比较瘦,火还挺大,这时候你可以用补中益气汤、六君子汤试试。因为这些方子好像一看方名你不敢用,但是你仔细一看,里边的药其实没事,都可以用。像柴胡不就去火吗?升麻不去火吗?这些不就是去上焦火的?你把量调大点就可以了。像六君子汤里的陈皮、半夏,陈皮能不能够治疗热证?我们现在说的生疮这些能不能用?能用。因为陈皮一味药本身就可以治疗疮痈。虽然六君子汤看上去是补的,其实补的里边本身就有去火的药,所以看到也不用大惊小怪,主要是赵献可对口疮的机制的认识与别人不一样。我们仔细想,其实也能理解他,如果你抵抗力挺好的,细菌怎么能起来,能繁殖呢?那肯定抵抗力差,差在哪里?一个脾虚,一个肾虚,其实人家讲的还是蛮有道理的,只是说我们现在大多数人认识不到这个道理。

下面是"饮食少思,大便不实",如果不思饮食,大便稀,这时候是中气虚寒,用人参理中汤。实际上就是理中汤,理中汤里边本身就是人参,为什么他要提出来是人参理中汤,因为后来有用党参的,有用人参的,他明确叫人参理中汤,就是里边一定要用人参。如果是"手足逆冷,肚腹作痛",一个是四肢凉,一个是肚子疼,这是中焦的虚寒,虚寒就用附子理中汤,就是加了一个附子。如果是日晡热,就是傍晚的时候发热,或者是感觉到内热,或者是"不时而热",注意"不时"这两个字,我们有的时候不太注意它,实际上在临床上病人有的时候发烧毫无规律,一会儿发烧,一会儿他又不发烧,一会儿那个时间点又发烧,这都叫"不时而热"。这种发热毫无规律,就是血虚。用八物加牡丹皮、五味子、麦冬,八物应该是指的八珍汤,这应该是指的八珍汤,因为补血就得补气,所以说气血并补,然后加上丹皮、五味子、麦冬泻火。"发热作渴,唾痰小便频数",就是发热,口渴,口舌生疮,痰又多,小便又数,这属于肾水虚。前面讲过肾主水,肾虚以后,可以表现出痰多来,只要涉及痰,就用八味丸,就用桂附地黄丸。如果"日晡发热,或从小腹起,阴虚也",注意日晡发热跟刚才那个是一样的,"或从小腹起"是什么意思?古人在写书的时候,你都不知道他讲的是什么?或从小腹起,实际上指的是小肚子发热,这些都属于阴虚,用什么呢?用"四物参术五味麦门"。前面八物应该是八珍汤,这个四物极有可能是四物汤,然后再加上人参、白术、五味子、麦冬。

如果说"不应",吃上去以后溃疡、口疮不好,用加减八味丸,就是用金匮肾气丸来加减。"若热来复去",一阵热,一阵不热。"昼见夜伏",白天热,晚上不热,或者是"夜见昼伏",或者夜里边热,白天不热。这叫"不时而动,或无定处",注意这一个不时,一个无定处,这是一个着眼点。什么叫"或从脚起"?是热从脚起,因为前面讲的都是热。"乃无根之火也",所有的这些都是无根之火,有时候白天热,有时候晚上热,没有任何规律。不时而动,没有定处,或从脚起,这三个,只要是具备了,这都是无根之火,无根之火怎么治?你还得治肾是吧?"亦用前丸",还可以用八味丸,及十全大补,也可以用十全大补加上麦冬、五味子,用这些补的办法就把这种虚火去了,无根之火就去了。"更以附子末唾津调",什么叫"附子末唾津调"?唾津就是唾液,附子面用唾液调了以后,"抹涌泉穴",就是抹到涌泉穴上,也可以起到把这种无根之火引火归原的作用。"若概用寒凉",如果是见到口疮,见到这些无根之火,你都是用寒凉的话,就"损伤生气,为害匪轻",容易使病情越来越重。

【原文】

或问:虚寒何以能生口疮,而反用附子理中耶?盖因胃虚谷少,则所胜者,肾水之气,逆而乘之,反为寒中。脾胃衰虚之火,被迫炎上,作为口疮。经曰:岁金不及,炎火乃行。复则寒雨暴至,阴厥乃格阳反上行,民病口疮是也。故用参术甘草补其土,姜附散其寒,则火得所助,接引而退舍矣。

【讲解】

后边他就做了一个假设,有的人就问了,虚寒怎么能生口疮?而"反用附子理中耶?"后边自己就解释了,"盖因胃虚谷少",就是胃虚,中气虚,吃得少。因为胃在五行属土,水是克土的,"所胜者"是肾水之气,逆而乘之,就是肾水逆而乘之,"反为寒中",也就是脾胃虚寒了。他是拐了个弯,用五行来解释。这就是脾胃虚衰之火,寒中以后脾胃虚衰了,这时候他体内的阳气,这个火被迫炎上,就形成口疮了,所以说他一开始就讲了口疮上焦实热,中焦虚寒,他就在解释这个。后边他引用了《黄帝内经》的话,"经曰:岁金不及,炎火乃行,复则寒雨暴至,阴厥乃格阳反上行,民病口疮是也"。这一段是根据《黄帝内经》原文提炼的,"岁金不及",就是这一年里边的金气不及,为什么?土生金,土虚,金就不足了,这时候会出现"炎火乃行",出现天气变热。如果再往下变,复就是报复、反复的意思。这时候寒雨暴至,突然天气变冷下雨,在这种情况下,"阴厥乃格阳反上行",这时候反而阳气就上行。之前我们讲过,说这就是龙雷之火炎上,越是阴雨天雷电越多。在这种情况下,表现为口疮,在人体内火炎于上就表现为口疮。这是《黄帝内

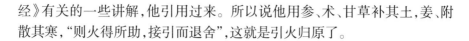

经》有关的一些讲解，他引用过来。所以说他用参、术、甘草补其土，姜、附散其寒，"则火得所助，接引而退舍"，这就是引火归原了。

【原文】

按《圣济总录》有元藏虚冷上攻口舌者，用巴戟、白芷、高良姜末，猪腰煨服。又有用丁香、胡椒、松脂、细辛末，苏木汤调涂舌上。有用当归、附子蜜炙，含咽。若此之类，皆治龙火上迫，心肺之阳不得下降，故用此以引火归原也。

【讲解】

他又引用了《圣济总录》里边的，有"元藏虚冷上攻口舌者"，"元藏"实际上主要还是肾，肾阳不足，口舌即病，"用巴戟、白芷、高良姜末，猪腰煨服"，用猪肾、高良姜、白芷、巴戟天，用这些热药来治疗。又用丁香，丁香、胡椒、松脂、细辛都是热药，用这些药末，"苏木汤调涂舌上"，用这些药末，再用上苏木汤把它调一下，涂在口疮上，这也是用热药治疗口疮的。还有用当归、附子，用蜜炙，含咽，放在嘴里边，慢慢含化。"若此之类，皆治龙火上迫，心肺之阳不得下降，故用此以引火归原"，这就是用热药治口疮。

临床上用热药治口疮，一般不敢这么用。我记得几年前在微博里边发过一个图片，一个男性应该是在30多岁，那个口腔溃疡，舌上的溃疡非常大，好像是两个多月还是多长时间都不好，来了以后我就给他用的是金匮肾气丸，用上去以后1周就完全长平了，就好了，所以说好起来非常快，比去火的药好得还快，因为什么？他是阳虚，是虚火上炎，所以说要用引火归原的办法，这是一定要记住的。不能见了口腔溃疡就通通去火。

这是有关口疮，我觉得他有关口疮论述这一块是非常精彩的，总共没多少个字，但是思想很重要，前几句话，口疮上焦实热，中焦虚寒，下焦阴火，这就是点睛之笔，直接告诉你它的主要原因是什么。

卷之五·先天要论下·耳论

【原文】

耳者，肾之窍，足少阴之所主。人身十二经络中，除足太阳、手厥阴，其余十经络，皆入于耳。惟肾开窍于耳。故治耳者，以肾为主。或曰：心亦开窍于耳，何也？盖心窍本在舌，以舌无孔窍，因寄于耳。此肾为耳窍之主，心为耳窍之客尔。以五脏开于五部，分阴阳言之：在肾肝居阴，故耳目二窍，阴精主之。在心脾肺居阳，故口鼻舌三窍，阳精主之。《灵枢》云：肾气通乎耳，肾和则能闻五音。五脏不和，则七窍不通。故凡一经一络，有虚实之气入于耳者，皆足以乱其聪明，而致于聋聩，此言暴病者也。若夫久聋者，于肾亦有虚实之异。左肾为阴主精，右肾为阳主气。精不足气有余，则聋为虚。若其人瘦而色黑，筋骨健壮，此精气俱有余，固藏闭塞，是聋为实。乃高寿之兆也。二者皆禀所致，不须治之。又有乍聋者，经曰：不知调和七损八益之道，早衰之节也。其年未五十，体重耳目不聪明矣，是可畏也。其证耳聋面颊黑者，为脱精肾惫。安肾丸、八味丸、苁蓉丸、薯蓣丸，选而用之。若肾经虚火，面赤口干，痰盛内热者，六味丸主之，此论阴虚者也。至于阳虚者，亦有耳聋。经曰：清阳出上窍。胃气者，清气元气春升之气也，同出而异名也。今人饮食劳倦，脾胃之气一虚，不能上升，而下流于肾、肝，故阳气者闭塞，地气者冒明，邪害空窍。令人耳目不明，此阳虚耳聋，须用东垣补中益气汤主之。有能调养得所，气血和平，则其耳聋渐轻。若不知自节，日就烦劳，即为久聋之证矣。

【讲解】

"耳者，肾之窍，足少阴之所主"，也就是肾开窍于耳，基础里边都讲过了。他更详细地讲了，说人身十二经络当中，除了足太阳膀胱经、手厥阴心包经以外，其余十经络皆入于耳，也就是耳和十个经脉直接相关。所以说治耳病，你不能只想到肾，还要想到其他的。"惟肾开窍于耳。故治耳者，以肾为主"，始终以肾为主，然后要考虑到其他的。"或曰：心亦开窍于耳，何也"，有的要问，说心开窍于耳，怎么回事？"盖心窍本在舌"，因为心是开窍于舌，"以舌无孔窍，因寄于耳"，这些是古人的一种解释而已，不去深究它。"此肾为耳窍之主，心为耳窍之客尔。以五脏开于五部"，人体的五脏在人体开窍于不同的部位，与不同的部位相应。"分阴阳言之"，要按阴阳来划分的话，"在肾肝居阴"，肾肝是居于下的位置，"故耳目二窍，阴精主之"，这就告诉你肾开窍于耳，肝开窍于目，遇到耳目的这一类病，你始终要想到从阴精着手，阴精不足。"在心脾肺居阳"，心脾肺这三脏居上部，属于阳位，故口鼻舌三窍，阳精主之，也就是口鼻舌有病了，你就从阳精来考虑。"《灵枢》云：肾气通乎耳，肾和则能闻五音"，《灵枢》里边说，肾开窍于耳，只有肾功能是协调的，这时候你就能够辨别出五音来，五音就是宫商角徵羽，是吧？你就能分出来音调的差别。如果出现"五脏不和，则七窍不通"，五脏之间本来是应该和谐的，如果不和谐了，就会出现七窍里边一些窍的不通。

"凡一经一络,有虚实之气入于耳者,皆足以乱其聪明,而致于聋聩",任何一个脏腑,当它影响到耳的时候,它都会"乱其聪明",什么叫"乱其聪明"? 聪,耳朵听力好叫聪,眼睛看得清叫明,五脏的经络通于耳,如果它出现了异常,它就会使听力下降,以至于聋聩,就是听不清了。"此言暴病者也",上面讲的这些,都是讲的突然出现的暴病,也就是我们说的急性病。"若夫久聋者",如果是聋的时间很久,"于肾亦有虚实之异",也就是从肾考虑也有虚也有实,还得再细分。"左肾为阴主精,右肾为阳主气",注意这里边的精和气,后边提到的精和气就是指的左肾、右肾功能是不是强,实际上就是指的肾的阴阳是否足。"精不足气有余"什么意思? 如果没有前面这句话,你很容易误解,有前面这句话,就不会误解了。精不足就是指的左肾肾精不足,气有余是指的右肾阳气有余。"则聋为虚",他说这种聋就是由于虚导致的,显然他指的虚就是精不足。"其人瘦而色黑,筋骨健壮,此精气俱有余",如果这个人瘦、黑,但是筋骨很健壮,这是精和气都是有余的,也就是两个肾都是好的,肾的阴阳都是足的。"固藏闭塞,是聋为实",这种聋是实证,不是虚证,肾精肾气都足,它是一个实证的聋。而且后边紧接着说此"高寿之兆也",见到这种情况,筋骨很健壮,人又黑又瘦,很健壮,但是耳朵聋,这是高寿的兆头,这就说明赵献可观察得很细。"二者皆禀所致",是他的先天遗传决定的,就是禀赋导致的,不须治之,就是像这种聋你就别治它,不需要治。

"又有乍聋者",一阵一阵的,突然聋了,"经曰:不知调和七损八益之道",这个七损八益在《黄帝内经》里边提到,没有解,不知道七损八益是什么。后来在马王堆出土的文物里边,把七损八益事当成房中术。实际上如果说不知道七损八益,也就是说你不知道保养肾精,早衰之节也。原来讲七损八益的时候,他们各种讲法都有,说男是八,女是七,讲得非常牵强。七损八益解释成房中术以后,可能还好理解,而且后边它一直是和肾相连的,所以说如果不知道调和七损八益,那就容易出现早衰。早衰的表现是"年未五十",还不到五十岁,"体重耳目不聪明矣",身体神疲乏力,耳不聪,目不明,"是可畏也",如果说见到年龄还不到五十,就出现这样,这比较害怕了。"其证耳聋面颊黑",耳朵聋,两边黑,"脱精肾惫",实际上就是肾精不足,用什么?"安肾丸、八味丸、苁蓉丸、薯蓣丸,选而用之",那就是根据具体的情况,你可以选用安肾丸、八味丸和苁蓉丸,这怎么选? 如果有便秘,你就选用苁蓉丸,肉苁蓉通便;如果老容易外感,可以选用薯蓣丸,这是《金匮要略》里边的,这些都是在补肾基础上再加减的,你都可以选用。"若肾经虚火",表现是"面赤口干,痰盛内热",一般来讲,我们在讲肾精虚火的时候,很少谈到痰,但是赵献可一直在谈,每次谈到肾的虚火的时候,他都谈到痰盛,也就是体质差了,容易呼吸道感染,出现痰多、内热,这时候用六味丸主之,就用六味地黄丸。"此论阴虚者",前边这些都是讲的是肾阴虚。

"至于阳虚者,亦有耳聋",阳虚也可以出现耳聋,为什么阳虚可以出现耳聋?《黄帝内经》里边也讲过,"清阳出上窍",也就是清阳之气,是营养我们人体上部的这些孔窍的。"胃气者",在讲《脾胃论》的时候,我们讲过了,他这也是引用。"胃气者,清气元气春升之气也",李东垣《脾胃论》就这么讲,胃气就是清气就是元气就是春生之气,是生生不息之气,是所有的根,是后天之本,同出而异名也,这些都是胃气。"今人饮食劳倦,脾胃之气一虚,不能上升,而下流于肾、肝",如果脾胃虚了,不能上升而下流于肾,是什么?这始终是读《脾胃论》让人困惑的地方。我们现在的思维方式和他不一样了,实际上"不能上升"是指你吃进去的东西不能消化吸收,供应全身来用,这是指的不能上升。"下流于肾、肝",实际上就是从下边又排出去了,根本就不能被利用,这就叫下流于肾。"故阳气者闭塞",阳气不能够上升,反而往下流,导致"地气者冒明",也就是打个比方,就像现在你吃什么拉什么,好东西没有上去,没有营养全身。还有就像糖尿病,吃进去虽然吸收了,但是不能够被利用,还得尿出去,就跟这个是一样的。导致清阳不升,邪害空窍,就是外邪就容易伤害人体的这些空窍。"令人耳目不明","邪害空窍"导致耳不聪目不明;"此阳虚耳聋",这是阳虚耳聋,阳虚耳聋用什么? 就用东垣的补中益气汤,实际上还可以用益气聪明汤。"有能调养得所,气血和平,则其耳聋渐轻",如果调养得好,气血恢复正常,耳聋就轻了。"若不知自节,日就烦劳,即为久聋之证矣",如果不知道自己节制,这个节制主要是饮食,然后天天很繁忙,很劳累,"即为久聋之证"。

【原文】

又有因虚而外邪乘袭者,如伤寒邪入少阳,则耳聋胁痛之类,当各经分治之。

【讲解】

"又有因虚而外邪乘袭者",因为体质虚弱,使外邪侵犯空窍了,"如伤寒邪入少阳,则耳聋胁痛之类,当各经分治之",外感导致的耳聋,按外感病治疗就行了,外感的一般来讲都比较好治。

【原文】

又有耳痛、耳鸣、耳痒、耳脓、耳疮,亦当从少阴正窍,分寒热虚实而治之者多,不可专作火与外邪治。耳鸣,以手按之而不鸣或少减者,虚也。手按之而愈鸣者,实也。王节斋云:耳鸣盛如蝉,或左或右,或时闭塞,世人多作肾虚治不效。殊不知此是痰火上升,郁于耳而为鸣,甚则闭塞矣。若其人平昔饮酒厚味,上焦素有痰火,只作清痰降火治之。大抵此证多先有痰火在上,又感恼怒而得则气上,少阳之火客于耳也。若肾虚而鸣者,其鸣不甚,其人必多欲,当见劳怯等证。惟薛立斋详分缕析,云:血虚有火,用四物加山栀、柴胡。若中气虚弱,用补中益气汤。若血气俱虚,用八珍汤加柴胡。若怒便聋而或鸣者,属肝胆经气实,用小柴胡加芎归山栀,虚用八珍汤加山栀。若午前甚者,阳气实热也,小柴胡加黄连山栀。阳气虚,用补中益气汤,加柴胡山栀。午后甚者,阴血虚也,四物加白术茯苓。若肾虚火动,或痰盛作渴者,必用地黄丸。

【讲解】

前面讲的是聋,既然是耳论,他就把耳朵所有的病都讲了。"又有耳痛、耳鸣、耳痒、耳脓、耳疮,亦当从少阴正窍,分寒热虚实而治之者多,不可专作火与外邪治",见到这些症状,你不能说这就是上火或者是感受外邪了,不能专门从这个来治疗。那怎么来辨别它的虚实?他有一个辨别的方法,"以手按之而不鸣或少减者,虚也",在中医耳鼻喉里边把这些都引用过去了,如果觉得耳朵响,用手按上去不响了,就认为是虚证。"手按之而愈鸣者",如果你越按耳朵响得越厉害,是实也,这就不是虚了。他又引用王节斋的话,"王节斋云:耳鸣盛如蝉",耳鸣声音很大,像蝉叫一样,"或左或右,或时闭塞",就是觉得闷得慌,世人多作肾虚治不效,就是像遇到这种情况,一般来讲都是按肾虚来治疗,但是往往不效。"殊不知此是痰火上升,郁于耳而为鸣,甚则闭塞矣",这是王节斋讲的,这都是痰火郁闭而造成的。"若其人平昔饮酒厚味",如果这个病人平昔饮酒厚味,喝酒、吃大肉,"上焦素有痰火,只作清痰降火治之",如果他是这样的一种生活方式,你就用清痰降火,就可以治疗他这种痰火郁闭的耳鸣。"大抵此证多先有痰火在上,又感恼怒而得则气上,少阳之火客于耳",平素他有痰火,再加上恼怒气火上冲,这时候就出现了这种耳鸣盛如蝉。"若肾虚而鸣者,其鸣不甚",如果是肾虚耳鸣的话,耳鸣没那么大的声音,就是比较轻地一直在响,这就是其鸣不甚。"其人必多欲",这种人一般欲望比较多,想法比较多,"当见劳怯",就是神疲乏力,耳鸣不厉害,思想比较乱,想法特别多,欲望特别多,而且神疲乏力。"惟薛立斋详分缕析",他说薛立斋这是一个名医,对这个做了一个非常详细的分析,说如果血虚有火,是这种虚有火导致的耳鸣的话,你就用四物汤加栀子和柴胡。如果是中气虚弱的,就用补中益气汤。"若血气俱虚"，就用八珍汤加柴胡。"若怒便聋而或鸣者,属肝胆经气实,用小柴胡加芎归山栀",如果是肝胆的虚,就用八珍汤加山栀。实际上这是薛立斋讲耳鸣的时候怎么治的一种,就像咱们现在书上的辨证分型一样,他是这么讲的。另外关键后边他还有这么一个分的方法,"若午前甚者",他说上午厉害的,属于阳气实热,这时候就用小柴胡加黄连、栀子。阳气虚,用补中益气汤加柴胡、栀子,他只要是上午实证的用小柴胡,虚证的用补中益气,但是都加柴胡和栀子,小柴胡本来就有这两味药,他都用了柴胡和栀子,所以说我倒觉得我们可以记下来,以后验证是不是这样比较好用,因为我也没有体会。"午后甚者",如果说耳鸣是午后厉害,属于阴血虚也,这时候就用四物汤加白术、茯苓。"若肾虚火动,或痰盛作渴者,必用地黄丸",就是一定要用八味地黄丸。

【原文】

耳中哄哄然,是无阴也。又液脱者,脑髓消,胫瘦,耳数鸣,宜地黄丸。

【讲解】

"耳中哄哄然",声音的音调比较低了,"哄哄然,是无阴也",也就是阴虚比较严重。"又液脱者,脑髓消,胫瘦,耳数鸣,宜地黄丸",如果出现了脑髓消,实际上古人没法判断脑髓消,他怎么判断?我倒觉得现在我们看到的脑萎缩倒是脑髓消,"胫瘦",就是腿瘦,腿变细,耳鸣的厉害,这时候要用地黄丸。

【原文】

肾虚,耳中潮声蝉声无休止时,妨害听闻者,当坠气补肾,正元饮咽黑锡丹,间进安肾丸。肾脏风耳鸣,夜间睡着如打战鼓,更四肢抽掣痛,耳内觉风吹奇痒,宜黄芪丸。肾者宗脉所聚,耳为之窍,血气不足,宗脉乃虚。风邪乘虚,随脉入耳,气与之搏,故为耳鸣。先用生料五苓散,加制枳壳、橘红、紫苏、生姜同煎,吞青木香丸,散邪风下气,续以芎归饮和养之。耳中耵聍,耳鸣耳聋,内有污血,宜柴胡聪耳汤。

【讲解】

肾虚,耳中潮声蝉声无休止,实际上还是耳鸣,但是一阵一阵厉害,持续的,听力减退,"当坠气补肾","坠气补肾",这是第一次看到。什么叫坠气?实际上就是用重镇的药防止气逆,补肾就是我们说的补肾,他用正元饮咽黑锡丹。正元饮是一个方子,是补肾的,吞服黑锡丹,黑锡丹是补肾纳气的,

"间进安肾丸"，然后中间还可以用安神丸，这是指的潮声蝉声无休止。"肾脏风耳鸣"，就是肾脏受风耳鸣，"夜间睡着如打战鼓"，耳朵里边咚咚咚咚，这个也是比较低调的这种耳鸣，就是肾脏风。"更四肢抽掣痛"，还伴随有四肢痛，"耳内觉风吹奇痒"，耳朵里边就像风吹一样，痒得又很厉害，这个都用黄芪丸。

　　黄芪丸，这儿我多讲几句。看看组成，里边是黄芪一两，沙苑蒺藜、羌活各半两，黑附子、羯羊肾。羯羊肾是个什么东西？羯羊就是被阉割了的羊，公羊被阉割了以后就叫羯羊，它的肾。这里边关键就是黄芪用量很大，我们知道王清任用黄芪治疗中风，其实黄芪治疗中风主要改善的还是大脑的供血，我们回来看看这一段就知道了，这种耳鸣是中风的先兆，所以用黄芪是有效的。耳内觉吹风奇痒，实际上没风，他自己感觉到有风，都是脑子里边特定感受区域的缺血导致的。只要出现了这些，你要想到他是脑部缺血，包括四肢抽掣痛。因为你光看这一段，你觉得临床上有这病吗？有！有的人四肢不抽，但是他觉得腿里边抽着疼，这也是脑子里边的问题，还有睡着如打战鼓，外边本来没声音，他觉得咚咚响，肯定是里边出问题了，也就是里边的微小血管的堵塞导致的缺血，就出现了这种感觉的异常。所以他用黄芪丸，这里边重用的是黄芪，沙苑蒺藜、羌活这些改善脑部供血都是非常好的。我觉得他这一段描述的就是脑动脉硬化的这些问题。四肢抽掣疼痛，除了痛时感觉异常，有时候自己感觉抽，看不到抽，但是有的时候也能看到抽，这一种也是中医讲的，就是"上虚不能制下"。从现代医学来讲，因为下位的神经元都是受脑子的控制的，当你睡觉的时候你不控制它了，它反而就出现抽，我不知道你们有没有这种经历，睡觉的时候，有的时候腿很不自主地抽一下，还有小孩子睡了，也经常一动。如果是一个健康的人睡着以后，一个是脑鸣，一个是出现抽痛，本身大脑抑制以后，下位神经兴奋就容易兴奋，再加上缺血就更容易抽。所以说这一段讲下来的，黄芪丸治疗的就是脑动脉硬化的耳鸣。以后我们再遇到这一类病的时候，就知道了黄芪、沙苑蒺藜和羌活，这些药我们用上去肯定有效。

　　"肾者宗脉所聚，耳为之窍，血气不足，宗脉乃虚"，"宗脉所聚"，前阴是宗筋所聚，肾是宗脉所聚，其实我们一般讲的宗脉都是聚在心的，不是聚在肾。因为肾是开窍于前后二阴，所以说它可能是有这么个叫法。实际上也就是说所有的血脉都是相互关联的。如果"风邪乘虚，随脉入耳，气与之搏，故为耳鸣"，气与之搏，就是正气和邪气相互的搏斗，也可以出现耳鸣。"先用生料五苓散"，这是外邪导致的，他用五苓散，这个是很有意思的。我们一般学五苓散，从来没有说用五苓散来治疗耳鸣，对不对？这种耳鸣他"加制枳壳、橘红、紫苏、生姜同煎，吞青木香丸，散邪风下气"。第一次看到用五苓散治耳鸣,到底五苓散治耳鸣的机制是什么? 这种耳鸣又是什么? 他讲了是风邪乘虚入,也就是外邪侵袭人体以后出现的。我们按现在的话来讲,炎症性的,炎症性的往往伴随有组织的水肿。五苓散是治疗泄泻、水肿的一个很好的方子,所以说它本身可以消除水肿,缓解病变的严重程度,关键还有一个,五苓散其实本身具有很好的祛邪的作用。你看霍乱吐泻,本身感染就是病毒或者细菌感染的,用它就是有效的。所以说它治疗这种梅尼埃病的耳鸣,我估计五苓散可能有效。但是我们现在不怎么用它,我们用史载祥老师创制的晕可平成药,就蛮好用。这是五苓散是需要关注的。完了以后用"芎归饮和养之",再用川芎、当归这个方子来调理。"耳中耵聍,耳鸣耳聋,内有污血,宜柴胡聪耳汤。" 耳朵里边有耵聍,出现了耳鸣耳聋,应该用柴胡聪耳汤,柴胡聪耳汤是什么? 后面有这张方子。这耵聍怎么产生的? 是耳道里边皮肤的代谢太旺盛导致的,实际上也是局部受外邪的影响。如果没有这些,耵聍也不会太多。治疗的方子就是柴胡聪耳汤,留给大家自己看。

【原文】

其余耳痛、耳痒、耳肿等证,悉与薛氏论相参用之。《丹铅续录》云:王万里时患耳痛,魏文靖公劝以服青盐、鹿茸煎雄附为剂,且言:此药非为君虚损服之,曷不观《易》之坎为耳痛。坎水藏在肾,开窍于耳,而在志为恐。恐则伤肾,故耳痛。气阳运动常显,血阴流行常幽。血在形如水在天地间。故坎为血卦,是经中已著病证矣。竟饵之而悉愈。

【讲解】

如果看到耳痛、耳痒、耳肿这些,就看薛氏的论述来用。后边他又讲了一些案例,说《丹铅续录》这本书里边讲了,有一个叫王万里的人,当时患耳痛,魏文清公这应该是一个医生,"劝以服青盐、鹿茸煎雄附为剂",雄附就是天雄或者附子。你看全是热药,鹿茸、雄附都是热药,来用上和青盐配到一起。"且言:此药非为君虚损服之,曷不观《易》之坎为耳痛。坎水藏在肾,开窍于耳,而在志为恐。恐则伤肾,故耳痛",这里边就拐了很多的弯,实际上就是肾虚耳痛,就这么一个,他用了八卦里边的这些东西来讲,我觉得不需要拐弯儿,直接这么记就行了。"气阳运动常显,血阴流行常幽",什么叫气阳运动常显? 就是阳气的变化,你往往都可以看到,但是阴血的流行,你往往看不到。"血在形如水在天地间",血就像天地之间的水一样,故坎为血卦。"是经中已著病证矣",是指在肾经当中,已经产生疾病了。"竟饵之而悉愈",吃完这个他耳痛就好了。这个就作为一个案例看一看,知道耳痛也有肾阳虚的就行了。

【原文】

《圣惠》云：有耳痒，一日一作，可畏。直挑剔出血，稍愈。此乃肾脏虚，致浮毒上攻。未易以常法治也，宜服透冰丹。勿饮酒、啖湿面、鸡猪之属，能尽一月为佳，不能戒，无效。

【讲解】

《圣惠方》里边说，耳朵痒痒每天都发作，就是很可怕，"直挑剔出血"，要把它挑出血来，然后就稍微缓解一些。"此乃肾脏虚"，说是肾虚致浮毒上攻，"未易以常法治也"，用一般的办法治疗非常不容易，"宜服透冰丹"，透冰丹就是书中提到的透水散。"勿饮酒"，告诉你不要喝酒，而且不要"啖湿面"，就是不要吃湿面，古代书里始终提到的湿面到底是什么？是不是北方的汤面，我始终也没有搞明白。另外还有鸡猪之属，因为我经常听到老人们讲，说鸡、猪、牛肉、羊肉都是发物，什么是发物？他之所以不让吃酒，不让用这些东西，而且告诉你能禁一月为佳，这一个月里边你都不要去碰这些东西。"不能戒，无效"，如果你不戒这些东西就没效，这说明耳痒是个什么？就是耳朵的干性湿疹。干性湿疹是一个过敏相关的疾病，所以说他才有这么多的禁忌。而且告诉你，你不这么禁忌，他就是没效的。古人讲的发物，实际上就是对这些容易过敏。这就是我们现在说的过敏性疾病。

这个了解一下，治疗耳痒实际上也没有什么太好的办法，但是这里边提供的这些方子我觉得还是可以参考的，像遇到耳部干性湿疹的时候，我们可以用透水散试一试，当然麝香是没有了，如果说有效，最起码我们会增加这方面的经验。

卷之五·先天要论下·耳疮论

【原文】

罗谦甫云：耳内生疮者，为足少阴，是肾之经也。其气上通于耳，其经虚，风热乘之，随脉入于耳，与气相搏，故令耳门生疮也。曾青散主之，黄连散亦可。内服黍粘子汤。

曾青散

曾青五分　雄黄七分半　黄芩二分半

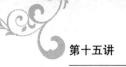

有脓水搓胭脂拭干。细末一分,裹绵纳耳中。

黄连散

黄连五分　　枯矾七分

细末,绵裹纳耳中

【讲解】

罗谦甫云:"耳内生疮者,为足少阴,是肾之经也",还是说耳朵的疮要从肾治。"其气上通于耳,其经虚,风热乘之,随脉入于耳,与气相搏,故令耳门生疮","耳门生疮"就是指的耳内生疮,耳道里边生疮,用曾青散、黄连散,内服黍粘子汤。黍粘子到底是什么? 是牛蒡子。牛蒡子清利头部的风热毒邪还是很好的,所以说黍粘子汤应该是以牛蒡子为主的一个方子,但是书里边没有体现出来这张方子。曾青散这是一个外用的方,大家可以自己看。

我觉得他这里边有几处,他标的可能有问题。"有脓水搓胭脂拭干",有脓水这要加一个逗号,然后搓胭脂,把它擦干,就是把脓水擦干。"细末一分,裹绵纳耳中",这个东西是外用的,这里边生疮了,就把它直接外用到这儿,这可不是吃的,曾青和雄黄。黄连散也是这样,用黄连、枯矾,绵裹纳耳中,这都是外用。

【原文】

薛氏云:耳疮,属手少阳三焦经,或足厥阴肝经,血虚风热;或肝经暴火风热;或肾经风火等因。若发热焮痛,属少阳厥阴风热,用柴胡栀子散。若内热痒痛,属前二经血虚,用当归川芎散。若寒热作痛,属肝经风热,小柴胡汤加山栀、川芎。若内热口干,属肾经虚火,用加味地黄丸。如不应,用加减八味丸。余当随证治之。

【讲解】

有关耳疮其他医生的治疗,赵献可也写了进来,"耳疮,属手少阳三焦经,或足厥阴肝经,血虚风热;或肝经暴火风热;或肾经风火等因。若发热焮痛,属少阳厥阴风热,用柴胡栀子散。若内热痒痛,属前二经血虚,用当归川芎散。若寒热作痛,属肝经风热,小柴胡汤加山栀、川芎。若内热口干,属肾经虚火,用加味地黄丸。如不应,用加减八味丸。余当随证治之。"赵献可把这一段引用进来,说明他是同意薛立斋的这种治疗的,我们就不用展开讲了。

【原文】

耳脓即聤耳。用红绵散、麝香散,内服柴胡聪耳汤、通气散俱可。如壮盛之人,积热上攻,脓水不瘥,则上二散不宜用,恐收敛太过也,用三黄散有效。

【讲解】

耳脓,这就是化脓性感染了,即聤耳,用红绵散、麝香散,这里边也没有这个方子,可以去网上查一查,内服柴胡聪耳汤、通气散,注意这里边这个通气散绝不会是王清任的通气散,因为王清任是后朝的人。"如壮盛之人,积热上攻,脓水不瘥",脓水老不好,红绵散、麝香散是不能用的,他说不宜用,恐收敛太过,应该用三黄散。这是化脓性的,但是化脓性疾病现在对我们来讲不是个什么,直接用什么方子? 仙方活命饮就行了,很简单,所以说也不用去记柴胡聪耳汤了。

【原文】

有一小儿患耳脓,经年屡月,服药不效。殊不知此肾疳也,用六味丸加桑螵蛸,服之即愈。

【讲解】

这句话很重要的。一个小孩成年累月的耳朵流脓,是慢性中耳炎。"殊不知此肾疳也",由于肾虚导致的这种,用什么? 六味丸加桑螵蛸,服之即愈。这个是一定要记住的,前面的柴胡聪耳汤可以不记,但是六味丸加桑螵蛸治疗慢性中耳炎,这个是要记的。经年不愈,服之即愈,你想想疗效有多好。在临床上还有一个治疗这种慢性中耳炎的方子,讲《脾胃论》的时候我也讲过了,因为在临床上我都用过的,就是补中益气汤,治疗这种慢性中耳炎疗效非常好。所以说经久不愈,如果没有很明显的实的征象,全部是虚,只要用这两个方子,补中益气或者是六味加减,他就能好。

【原文】

黄芪丸方

黄芪一两　沙苑蒺藜炒　羌活各半两　黑附子大,一个　羖羊肾一对,焙干

上为细末,酒糊丸如桐子大,每服四十丸。空心食前,煨葱盐汤下。

柴胡聪耳汤　治耳中干耵,耳鸣致聋。

柴胡三钱　连翘四钱　水蛭半钱,炒,另研　虻虫三个,去翅足,研　麝香少

许,研　当归身　炙甘草　人参各二钱

上除另研外,以水二盏,姜三片,煎至一盏。少热,下水蛭等末,再煎一二沸,食少,远热服。

透水散

川大黄去粗皮　山栀子去皮　蔓荆子去白皮　白茯苓去皮　益智子去皮　葳灵仙去芦头,洗、焙干　白芷各半两　香墨烧醋淬干,细研　麝香研,一钱　茯神去木,半两　川乌二两,用河水浸半月,切作片,焙干,用盐炒　天麻去苗　仙灵脾叶洗,焙,各三钱

上为细末,炼蜜和如麦饭相似。以真酥涂杵,臼捣万杵。如干,旋入蜜,令得所,和成剂。每服旋丸如桐子大。用薄荷自然汁,同温酒化下两丸。如卒中风,涎涌昏塞,煎皂荚白矾汤,温化两丸。

【讲解】

后边是他讲的这几个方子,黄芪丸、透水散,我就不再讲了。透水散下边,我给大家把这说一下,这个标点不容易理解。"上为细末,炼蜜和如麦饭相似。以真酥涂杵,臼捣万杵",应该在"杵臼"后逗开。用炼蜜把上面药面合在一起,"如麦饭相似",像小麦煮的粥一样的,煮烂了那个样子。以"真酥"就是酥油,"涂杵臼",臼就是捣的那个石臼,杵就是石杵,这上面都用油把它涂了,用油涂了捣这些东西,它就不黏了。

【原文】

虫入耳痛,将生姜擦猫鼻,其尿自出,取尿滴内,虫即出而愈。

【讲解】

还有一种耳痛,是虫子爬进去。这个在临床上不少见的,尤其是在农村。用生姜擦猫鼻,只要一擦,它就尿,"取尿滴内",把猫尿滴到耳朵里边,"虫即出而愈",这个虫子就出来了。这也算古人的一个智慧,可以使用,但是我们现在不一定用。

【原文】

有一人耳内不时作痛,痛而欲死,痛止如故。就诊于立斋先生,诊之六脉皆安,非疮也。话间痛忽作,意度其有虫。令急取猫尿滴耳,果出一臭虫,遂不复痛。或用麻油滴之,则虫死难出。或用炒芝麻枕之,则虫亦出,但不及猫尿之速也。

【讲解】

　　为什么麻油滴进去虫子就死了,是麻油有毒吗? 没毒那虫子怎么死了? 憋死了。把它弄到油里边,它不能呼吸了。人家讲的都还是蛮好的,但是是得多想想。以后再遇到这种,没有猫尿怎么办? 你也可以用香油把它闷死,然后再掏。

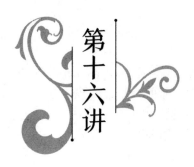

卷之五·先天要论下·消渴论

消渴病太多见了,一般古代讲消渴指的现在的糖尿病晚期的时候,或者是现在在临床上见到的尿崩症,喝得多、尿得多,人还瘦,指的是这一类病,不能把消渴直接给糖尿病挂钩。因为现在很多糖尿病都是胖胖的,也不一定口渴的厉害,以前他们把中医、西医想找一个对等,其实是找不出来的,都是互相交错的。

【原文】

上消者,舌上赤裂,大渴引饮。《逆调论》云:心移热于肺,传为膈消者是也。以白虎汤加人参治之,中消者,善食而瘦,自汗大便硬,小便数。叔和云:口干饮水,多食肌肤瘦,成消中者是也,以调胃承气汤治之。

【讲解】

古代将消渴分为上消、中消和下消。上消是"舌上赤裂,大渴引饮",就是舌红、干裂,喝水多。这种只是以喝水多为主,叫上消。《逆调论》是《黄帝内经》里边的一篇,里面说"心移热于肺,传为膈消者是也",这种上消,指的逆调论里边的"膈消",如果血糖升高,舌红口渴,白虎汤加人参非常是有效的,一般用上去几天血糖就能降下来,一周、两周就能降得很好,指的是这一类情况的。中消者是"善食",特别能吃叫"善食",但是又特别消瘦。在临床上我们见到的能食而瘦有几种情况?最常见的一种就是甲亢,能吃,但是人很瘦。再一个就是糖尿病晚期,吃了,糖又都尿出去了,这一类人也是能吃而瘦。"自汗大便硬",就是出汗还多,大便还干,小便数,尿次数多。如果这个病人是善食而瘦、自汗、大便次数多,这个可能就是甲亢。但是他这讲的是大便硬,小便数。"叔和云:口干饮水,多食肌肤瘦,成消中者是也",是口渴,喝水多,吃得多还瘦,这是"消中",也就是讲的是中消,用调胃承气汤治疗,大黄、芒硝、甘草。这种泻火的办法,肯定也是有效的。

【原文】

下消者,烦躁引饮,耳轮焦干,小便如膏。叔和云:焦烦水易亏,此肾消也,六味丸治之。古人治三消之法,详别如此,余又有一说焉。人之水火得其平,气血得其养。何消之有? 其间摄养失宜,水火偏胜,津液枯槁,以致龙雷之火上炎。熬煎既久,肠胃合消,五脏干燥,令人四肢瘦削,精神倦怠。故治消之法,无分上中下,先治肾为急。惟六味、八味及加减八味丸,随证而服。降其心火,滋其肾水,则渴自止矣。白虎与承气,皆非所治也。

【讲解】

"下消者,烦躁引饮,耳轮焦干,小便如膏",烦躁、喝水多、耳轮焦干,这个在临床上一般都见于上年纪的,糖尿病时间很久的。脸色看上去黄而没有光泽,一看耳轮发黑、发枯、发黄、不润泽,这就是"耳轮焦干"。"小便如膏",小便稠。这个"小便如膏",很多都认为是乳糜尿,有可能,但是更可能的是糖尿病肾病肾损害,出现大量的蛋白,尿出来以后比较浑浊。

在临床上常见的小便如膏,主要有三种情况:一个是乳糜尿,是血液里边的乳糜出来了,那是淋巴回流障碍引起的;还有一种就是感染,我们在病房见导尿管导出来的尿是不是挺浑浊的? 另外还有一种很常见的,尤其是小孩,吃了某一种,特别过于酸或者过于咸的东西,他尿出来的尿特别浑浊,看上去好像里边有什么东西似的,但是化验什么也没有。

"叔和云:焦烦水易亏",焦干烦躁,一般水就容易损伤,"此肾消也",他说这是由于肾虚导致的,用六味地黄丸治之。"古人治三消之法,详别如此",上边讲的这就是古人遇到这三种消渴病怎么治。人参白虎汤治疗上消,调胃承气汤治疗中消,六味丸治疗下消。"余又有一说焉",赵献可本人说,我又有一个看法,如果一个人的水火,也就是它的真阴真阳是正常的,气血是充足的,全身都能得到气血的充养,哪来消渴? 他提出来这句话,实际上就是在强调水火的重要性,最终是归到肾上去。"其间摄养失宜",就是调养失宜,"水火偏胜",水火一方面偏胜了,"津液枯槁",津液少了,"以致龙雷之火上炎",他就说由于水火的失衡导致龙雷之火上炎。"熬煎既久,肠胃合消,五脏干燥,令人四肢瘦削,精神倦怠。故治消之法,无分上中下,先治肾为急",这就是说不需要分这么多,都是因为肾中水火有偏才引起的龙雷之火上炎,导致一派热象。肠胃合消,导致五脏干燥,出现这些征象,怎么治? 你只管治肾就行了,而且以肾为急。他认为所有的这些都根源于肾中水火的亏虚。"惟六味、八味及加减八味丸",随证而服,就是只需要用六味丸、八味丸或者加减八味丸就可以了。"降其心火,滋其肾水",降心火指的是龙雷之火上去以后，心火也亢盛了，滋其肾水，这主要是肾水不足，"则渴自止矣，白虎与承气，皆非所治也"，白虎汤、承气汤，这些都不能从根本上解决。这是作者的意思，前面概括了古人的，后边谈到了他的观点。我在临床上的体会是什么？像这种糖尿病出现白虎加人参汤证、调胃承气汤证的时候，临床上用确实是可以迅速地降血糖。但是用着用着就不灵了，它就又返回来了。所以说赵献可讲的从肾治，从他的观点上来讲，是从根本上治的，这个观点还是很好的。我们不能只看一时的效果，要看长久的效果。

【原文】

娄全善云：肺病本于肾虚。肾虚则必寡于畏，妄行凌肺而移寒与之，故肺病消。仲景治渴而小便反多，用八味丸补肾救肺，后人因名之曰肾消也。

【讲解】

娄全善也是一个医家，说"肺病本于肾虚"，就是肺的病都是由于肾虚导致的。"肾虚则必寡于畏"，这个肾虚寡于畏，"畏"是指的什么？是指的火。"肾虚"就是水不足，水不足就容易导致火旺，然后可以影响到肺。所以说"寡于畏"就是"妄行凌肺而移寒与之，故肺病消"，就出现上消了，上消的原因是肾虚导致的。张仲景治疗消渴小便反多，用八味丸，补肾救肺，也就是他说八味丸就是一个救肺的方法，就像给这个树浇水，让叶子长好一样，八味丸就是干这个的。"后人因名之曰肾消也"，这种后人都把它叫肾消。实际上赵献可的意思是说，所有的这些消渴的根源都在肾，这是整个书的一个核心的思想。

【原文】

《总录》谓不能食而渴者，末传中满。能食而渴者，必发脑疽、背痈。盖不能食者，脾之病。脾主浇灌四旁，与胃行其津液者也。脾胃既虚，则不能敷布其津液，故渴。其间纵有能食者，亦是胃虚引谷自救。若概以寒凉泻火之药，如白虎承气之类，则内热未除，中寒复生，能不末传鼓胀耶？惟七味白术散，人参生脉散之类，恣意多饮，复以八味地黄丸，滋其化源，才是治法。及能食而渴发疽者，乃肥贵人膏粱之疾也。数食甘美而肥多，故其上气转溢而为消渴。不可服膏粱、芳草、石药，其气剽悍，能助燥热。经曰：治之以兰，消陈积也。亦不用寒凉，及发痈疽者，何也？经曰：膏粱之变，饶生大疔。此之谓也。其肾消而亦有脑疽背痈者，盖肾主骨，脑者髓之海。背者，太阳经寒水所过之地，水涸海竭，阴火上炎，安得不发而为痈疽？其疮甚而不溃，或赤水者是。甚则或黑或紫,火极似水之象,乃肾水已竭,不治。或峻补其阴,亦可救也。

【讲解】

《总录》他应该是指《圣济总录》这本书。"谓不能食而渴",这就是不能吃,口渴,"末传中满",如果出现了不能食而渴,没有出现中满,这是一种情况。还有"能食而渴者,必发脑疽",有的是能吃而渴,出现脑疽,我们讲糖尿病合并皮肤感染,就是这种情况。古人早已经观察到了。"盖不能食者,脾之病",不能吃是脾之病,实际上就是脾胃之病。脾是主灌溉四旁,脾管吸收,然后向周围布散水谷精微,"与胃行其津液者也",把胃吃进去的水谷消化吸收以后布散出去,这是脾的事。"脾胃既虚,则不能敷布其津液,故渴",如果脾胃虚了,津液不能敷布,这时候就会出现口渴。"其间纵有能食者,亦是胃虚引谷自救",即便说脾胃虚了,还有能吃的,那也是"引谷自救",也是我们说的一种条件反射一样,他要自己救自己。"若概以寒凉泻火之药,如白虎承气之类,则内热未除,中寒复生,能不末传鼓胀耶?"他的意思是,如果你都用白虎、承气汤这一类凉药来泄热,内热不但没除,脾胃虚寒又出现了,叫"中寒复生"。"能不末传鼓胀耶?"能不引起鼓胀吗? 前面说了是不能食而渴者,未传中满,本来还没有导致中满,但是如果你用了白虎、承气,就可能出现鼓胀中满了,意思就是说消渴的病不能够老用这些寒凉的药物。"惟七味白术散,人参生脉散之类,恣意多饮,复以八味地黄丸,滋其化源,才是治法",只有用七味白术散、人参生脉散这些药,你就放开了去喝吧,然后再加上八味地黄丸,使滋其化源,使脾肾渐旺,这才是一个正确的治法。"及能食而渴发疽者",他说吃的多,口渴,而且身上长疮痈的、感染的,"乃肥贵人膏粱之疾也"。肥胖的人,这就是我们现在见到的糖尿病病人,吃得多、喝得多、人很胖。"膏粱","膏指吃的肉多,粱是指的不缺粮食吃,这些吃得太多了导致的疾病,就是能吃、口渴、皮肤感染,这都是只有肥贵人才会有的问题,有吃有喝,他才得这个病。"数食甘美而肥多",吃的甜的、美味太多了,就胖了。"故其上气转溢而为消渴","上气转溢"也就是说水谷精微之气吃进去的太多了,溢出来了,这样就形成消渴了。这是他讲消渴有能食而渴的这一类人是怎么导致的。这类人不能食膏粱,也就是说这类人要让他节食,不能够让他吃太肥甘厚腻以及吃太多,也不能吃芳草,那种芳香的这些药物,所有香料的、辛香的东西都不能用。再一个不能吃石药,就是那些矿物类药都不能用。"其气剽悍,能助燥热",这些药物之气,就是寒热温凉这种性都是比较强的,能够导致燥热,主要是指的它的热性,能够导致燥热,使燥热严重。"经曰:治之以兰",《黄帝内经》里边有治嘴里边甜的,

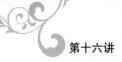

叫脾瘅,实际上脾经有热的时候,嘴里边发甜,这种怎么治?说治之以兰,兰指的是佩兰,用佩兰这种芳香的药来治疗,"消陈积也",用它芳香开胃消沉积。"亦不用寒凉",他也不用寒凉药。但是佩兰化湿的作用很好,在临床上如果我们遇到嘴里边发甜的人,用上它很快就好。佩兰在《黄帝内经》里边记载,一直到现在临床证明确实是如此。就是他用了佩兰能治疗口甜,也没有用寒凉,但又出现了痈肿、痈疽,为什么?"经曰:膏粱之变"就是因为吃得太多了。"饶生大疔",注意《黄帝内经》原文是"膏粱之变,足生大疔",这个足字在人们解《黄帝内经》的时候,有的人望文生义,就是说足就是脚上生疮,但是能不能解释的过去?能。糖尿病足在糖尿病里边是最多见的,也能解释得通。但是还有的人认为这个足是足矣,足够的意思。实际我觉得还真的不如理解成脚上生疮,因为在临床上确实是这样的,"膏粱之变,足生大疔",糖尿病足是很严重的。但是不管怎么着,就是说都是因为吃得过多导致的,指的就是这种情况。"其肾消而亦有脑疽背痈者,盖肾主骨,脑者髓之海。背者,太阳经寒水所过之地,水涸海竭,阴火上炎,安得不发而为痈疽?"这就是说不单是脚上长,背上也长,肾消可以导致脑疽背痈,它的原理是肾是主骨的,脑是髓之海,这是一种解释,按照我们现在的理解来讲不需要拐这么多弯,因为他哪里都可以长是吧?和前面足生大疔实际上都是一样的。"其疮甚而不溃,或赤水者是",这一类疮都比较重,但是又不容易溃烂,流血水。"甚则或黑或紫,火极似水之象,乃肾水已竭,不治",像这种情况是已经基本上由阳证转阴,在不阴不阳的这种演变当中,在这种情况下治疗的时候要峻补其阴,"亦可救也",可救也并不是说一定能把他治好了,用大量的补阴药,可能还能使这些病得到一些控制。

【原文】

或曰:人有服地黄汤而渴仍不止者,何也?曰:此方士不能废其绳墨,而更其道也。盖心肺位近,宜制小其服。肾肝位远,宜制大其服。如上消中消,可以前丸缓而治之。若下消已极,大渴大燥,须加减八味丸料一升,内肉桂一两,水煎六七碗,恣意水冷饮之。熟睡而渴病如失矣。处方之制,存乎人之通变耳。

【讲解】

"或曰:人有服地黄汤而渴仍不止者,何也?"有的人问说,有的是用了六味地黄口渴仍然还不止,为什么?"曰:此方士不能废其绳墨,而更其道也",他说的这个"方士"就是指的医生,不能废绳墨,"绳墨"是什么?就是规矩。医生不能够放弃规矩而随便更改,也就是说你虽然用了地黄汤没效,你还是应该这么用。渴的原因在哪里？他后边有讲,"盖心肺位近,宜制小其服",心和肺的位置比较近,所以说小制其服,治上消的时候,"制小其服",量不需要太大,吃地黄丸或者是地黄汤小量就可以了。"肾肝位远",他说肾和肝离得比较远,"宜制大其服",就是剂量要大。"如上消中消,可以前丸缓而治之",这个"前丸"是什么？就是六味地黄丸。"缓而治之",因为丸者缓之,就是丸药起作用都比较轻缓,所以治疗上消、中消的时候你可以用。"若下消已极",如果是肾虚比较重,导致的"下消已极,大渴大燥,须加减八味丸料一升",如果很严重了,说明肾虚得非常厉害,你就需要加减八味丸。用多少？用一升,那就不是一丸了,这一丸和一升差很大的量。"内肉桂一两",肉桂的量相当大的,一般我们在临床上都是不会用那么多的。但是他说了,如果渴,燥得厉害,就得把金匮肾气量加足了,肉桂还得用到一两,"水煎六七碗",而且要多煎点,"恣意水冷饮之",就是把它熬出来,凉了以后就喝,渴了喝,就喝它,不喝其他的水。"熟睡而渴病如失矣",吃完这个以后就睡觉了,睡得特踏实,也不渴了,"如失矣",就好像没了"处方之制,存乎人之通变",同样是开一个方子,关键是要根据具体情况来变化,不能都是吃一个药丸。这个是赵献可告诉我们,遇到特别严重的消渴的时候,用大剂量的八味丸再加肉桂。我们说要说八味丸,不说肾气丸,为什么？因为这个里边讲的肾气丸和《伤寒杂病论》里边讲的肾气丸是不一样的,现在同仁堂生产的肾气丸是他这里边提到的肾气丸,一会我们会讲到。

【原文】

或问曰：下消无水,用六味地黄丸,可以滋少阴之肾水矣。又加附子肉桂者何？盖因命门火衰,不能蒸腐水谷。水谷之气,不能熏蒸,上润乎肺,如釜底无薪,锅盖干燥,故渴。至于肺亦无所禀,不能四布水精,并行五经,其所饮之水,未经火化,直入膀胱。正谓：饮一升溺一升,饮一斗溺一斗。试尝其味,甘而不咸可知矣。故用附子肉桂之辛热,壮其少火,灶底加薪,枯笼蒸溽,槁禾得雨,生意维新。惟明者知之,昧者鲜不以为迂也。

【讲解】

"或问曰：下消无水,用六味地黄丸,可以滋少阴之肾水矣"下焦水不足,就是阴不足用六味地方丸就够了,为什么又加附子、肉桂,这是什么意思？还加这些热药要干什么？他讲得特别好,非常的生动,"盖因命门火衰,不能蒸腐水谷",就是命门火不足了、衰了,不能把水谷给消化掉。"水谷之气,不能熏蒸,上润乎肺",水谷消化不了了,津液就不能吸收上去,不能润肺,所以会出现口渴引饮这些症状。他打了个比方,"如釜底无薪",就像锅底下没有柴,锅盖就是干燥的,锅盖是干的,表现出来的像人一样就是渴。"至于肺亦无所禀,不能四布水精,并行五经,其所饮之水,未经火化,直入膀胱。正谓:饮一升溺一升,饮一斗溺一斗。""肺无所禀"也就是肺没有水气的话,它就不能够布水精,不能够到全身各处。"所饮之水,未经火化"什么意思? 水喝进去你根本就没烧它,它直接进入膀胱去了,就像你倒锅里边直接溢出去了,漏出去了,那么这锅里边水总是不够的,一直的往里边加,也就是他没经过加热,直入膀胱,所以出现喝多少尿多少,喝一升尿一升,喝一斗尿一斗,这就是消渴。"试尝其味,甘而不咸可知矣","试尝其味","其"指的是尿,你尝一尝尿就知道了,它是甜的,不咸,这就是糖都给尿出去了。"故用附子肉桂之辛热,壮其少火",使人体的阳气旺了以后,如"灶底加薪",就像锅底下烧上柴,"枯笼蒸溽",干笼经过蒸就变成湿的了。做饭都知道,蒸馒头时,笼刚放到上面是干的,下边火一烧上面也湿了。以前的笼都是不像现在密封得那么好。"槁禾得雨",枯槁的禾苗得到了雨水的滋润。"生意维新",看到生机勃勃。"惟明者知之",只有明白的人才知道这回事,"昧者"就是指糊涂的人,"鲜不以为迂也",没有不以为你这个想法是迂腐的。拐这么多个弯,太迂腐了,实际上正好是明者才能够认识到的。

【原文】

昔汉武帝病渴,张仲景为处此方,至圣玄关,今犹可想,八味丸诚良方也。疮疽痊后,及将痊口渴甚者,舌黄坚硬者,及未患先渴,或心烦燥渴,小便频数,或白浊阴痿,饮食少思,肌肤消瘦,及腿肿脚瘦,口齿生疮,服之无不效。一贵人病疽,疾未安而渴作,一日饮水数升。愚遂献加减地黄方,诸医大笑云:此药若能止渴,我辈当不复业医矣。皆用木瓜、紫苏、乌梅、人参、茯苓、百药煎等,生津液之药止之,而渴愈甚。数剂之后,茫无功效,不得已而用前方,三日渴止,因相信久服,不特渴疾不作,气血亦壮,饮食加倍,强健过于少壮之年。盖用此药,非予敢自执鄙见,实有源流。《薛氏家藏》此方,屡用有验,故详著之。使有渴疾者信其言,专志服饵取效,无为庸医所惑。庶广前人之志,久服轻身,耳目聪明,令人皮肤光泽。方内用北五味子,最为得力,独能补肾水降心气,其肉桂一味不可废,若去肉桂,服之不效。

【讲解】

"昔汉武帝病渴,张仲景为处此方",汉武帝病消渴以后,张仲景给他出的就是八味地黄。到底有没有这个故事我不知道,也许有这么个故事,反正我没读过。"至圣玄关,今犹可想,八味丸诚良方也","至圣"就是至高无上的圣人,"玄关"是什么?玄关就是必经之路,像屋里边说装修的时候,玄关怎么设计,也就是说必须经过这里,你才能进到里边去。"至圣玄关"就是圣人都是必须要走的路,现在都可以想象八味丸是好方子,医圣张仲景给汉武帝治消渴,就是这么治的。"疮疽痊后",皮肤的感染好了以后,"及将痊",将痊就是快要好的时候,"口渴甚者",口渴得非常厉害,"舌黄坚硬",其实就是舌苔黄干,"及未患先渴",还有的没有长疮疽,就渴得厉害了,或者是有心烦燥渴,小便是频数的,"白浊阴痿",尿是浑浊,或者是尿道留白,实际上这是个前列腺炎,前列腺液比较多,"阴痿"就是阳痿。"饮食少思",不思饮食,"肌肤消瘦,及腿肿脚瘦",腿浮肿,"口齿生疮,服之无不效",所有的这些病,你用八味丸都能好,服之无不效,也就是说八味丸的适应证非常广。他又举了一个病例,"一贵人病疽",什么是"贵人"?就是官人,当官的。有钱的是富人,既当官又有钱的就是富贵之人。"贵人病疽",他生了疮痈了,"疾未安而渴作",这个还没好,消渴就出来了,"一日饮水数升。愚遂献加减地黄方",喝水很多,"愚"指的是赵献可,就给他献了加减地黄方,八味丸加减。"诸医大笑",因为是当官的,给他看病的人多,所有医生看见他献的这个方子的时候就是大笑,说这是什么方子,"此药若能止渴,我辈当不复业医也",说如果加减地黄方能治疗他的消渴,我们就不当医生了。他们都用什么?皆用木瓜、紫苏、乌梅、人参,茯苓、百药煎等,他们都是用这些"生津液之药止之",这些都是酸的生津的,益气生津的。"而渴愈甚",他们用完这些药以后渴得更厉害。"数剂之后,茫无功效",一点功效都没有,"不得已而用前方",用什么?用加减地黄方。"三日渴止",用上它以后 3 天渴止了。"因相信久服",因为信了这张方子了,所以他一直在久服,"不特渴疾不作",不仅仅口渴没有反复,气血也壮,人体也健壮了,"饮食加倍,强健过于少壮之年",他比年轻时候还好,也就是说加减地黄方起了非常好的作用。"盖用此药,非予敢自执鄙见,实有源流",我用这个药也不是我执着我个人的见解,实际上是有出处的,《薛氏家藏》,这是一本医书,是薛立斋写的书,"此方,屡用有验,故详著之",加减地黄方,屡用有验,就是我用总是有效,所以把它详细地写下来了。"使有渴疾者信其言,专志服饵取效,无为庸医所惑",因为他这个是有依据的,所以说屡用有验,他自己也是这样证明的,所以就把它记录下来,不能够被这些庸医,用这些药的庸医迷惑。"庶广前人之志,久服轻身,耳目聪明,令人皮肤光泽",希望推广传播前人的这种志向,这种理想,让人们久服轻身,耳目聪明,皮肤润泽。

  小括号里边应该是注家注的,但是注的我们也要说一下,还是蛮好的。"方内用北五味子,最为得力,独能补肾水降心气,其肉桂一味不可废,若去

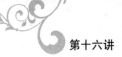

肉桂,服之不效",这里给点了两个非常重要的药,一个是五味子,是最为得力的。十多年前,《中医杂志》专门发表了一些单味药治病的豆腐块小文章,其中有一个就是五味子降血糖,说疗效很好,把五味子研成粉吞服,有很好的降血糖的作用,其他人验证也是这样,古人也是认识到了,"肉桂一味不可废",这个是特别强调了。但是现在一见口渴,大家不敢用热药,不敢用肉桂,其实可以放心地用,而且你看刚才前面一用一两,还是蛮大的量,这就是釜底加薪。

【原文】

一男子患此,余欲以前丸治之,彼则谓肉桂性热,乃私易之以黄柏知母等药,遂口渴不止,发背疽而殂。彼盖不知肉桂为肾经药也。前证,乃肾经虚火炎上无制为患,用桂导引诸药以补之,引虚火归元,故效也。成无己曰:桂犹圭也,引导阳气,若执圭以从使者然。若夫上消者,谓心移热于肺。中消者,谓内虚胃热。皆认火热为害,故或以白虎汤,或以承气汤,卒致不救。总之是下焦命门火不归元,游于肺则为上消,游于胃即为中消,以八味肾气丸,引火归元,使火在釜底,水火既济,气上熏蒸,俾肺受湿润之气而渴疾愈矣。

【讲解】

"一男子患此",有一个男性也得了这个病了,"余欲以前丸治之",也是想用前面的八味丸治。"彼则谓肉桂性热,乃私易之以黄柏知母等药",自己就把它给换了,"遂口渴不止,发背疽而殂",诱发肺部感染,或者是糖尿病合并感染,死了。"彼盖不知肉桂为肾经药也",他不知道肉桂是肾经的药。"前证,乃肾经虚火炎上无制为患",虚火往上上,用桂导引诸药以补之,它就是有引虚火归元的作用,所以说不可少,它是有效的。成无己在注解《伤寒论》的时候,他说"桂犹圭",这个"圭"是个什么?古代祭祀的时候,有一个牌子,所有的都是在这个的引导下来做事,桂枝的桂,肉桂的桂,就像这个一样,它是引导阳气,"若执圭以从使者然",就像拿着圭,其他人都在跟着他一样。"若夫上消者,谓心移热于肺。中消者,谓内虚胃热。皆认火热为害,故或以白虎汤,或以承气汤,卒致不救",最后导致治不好。前面咱们都已经说过了,不细讲了。"总之是下焦命门火不归元,游于肺则为上消,游于胃即为中消",所以他说上消、中消,肺胃之火都是由于命门之火,龙雷之火上炎导致的,"以八味肾气丸,引火归元。""使火在釜底"就是这个火必须到锅底下,你在下面就把上面给烧了,锅底上面就润了。"水火既济,气上熏蒸,俾肺受湿润之气而渴疾愈矣。"讲得已经很清楚了,我们就不用展开了。这是大多数的消渴病,使责之于肾。

【原文】

有一等病渴,惟欲饮冷,但饮水不过二三口,即厌弃。少顷复渴,其饮水亦如前。第不若消渴者之饮水无厌也,此证乃是中气虚寒,寒水泛上,逼其浮游之火于咽喉口舌之间,故上焦一段,欲得水救。若到中焦,以水见水,正其所恶也。治法如面红而烦躁者,煎理中汤吞八味丸,二三服而愈。若用他药,必不能济。

【讲解】

"有一等病渴","一等"指的是一类,又有一类的消渴病,"惟欲饮冷",只想喝凉水,"但饮水不过二三口",喝一点就又不喝了,"即厌弃",想喝凉的又不能多喝,"少顷复渴",一会儿他又渴了,"其饮水亦如前",还是那样,喝两口不喝了。"第不若消渴者之饮水无厌也",只是不像消渴的人,喝水喝起来没完没了,这也是一种渴。"此证乃是中气虚寒",这一渴不多喝的渴是"中气虚寒,寒水泛上,逼其浮游之火于咽喉口舌之间,故上焦一段,欲得水救",中焦虚寒虚火上炎,只是上面渴。"若到中焦,以水见水",你把水喝下去了,这叫"若到中焦,以水见水,正其所恶也",里边本来就寒,你又给用水,他不喜欢。"治法如面红而烦躁者",如果病人出现面红、烦躁,"煎理中汤吞八味丸,二三服而愈。""若用他药,必不能济",如果用别的药,好不了。人家讲得非常具体,这都必须要记住的,渴想喝凉的,喝两口就喝不进去了,这是中气虚寒,他可以有面红,可以有烦躁,有这一个喝水的特点,应该用理中汤和八味丸的,讲得很明确,能够指导临床的。

【原文】

又有一等病,渴急欲饮水,但饮下不安,少顷即吐出。吐出片刻,复欲水饮。至于药食,毫不能下。此是阴盛格阳,肾经伤寒之证也。予反复思之,用仲景之白通汤,加人尿胆汁,热药冷探之法,一服稍解,三服全瘥。其在男子间有之,女子多有此证。陶节庵名之曰回阳返本汤。

【讲解】

"又有一等病",另外又有一类渴,"渴急欲饮水",特别的急不可耐地要喝水,但饮下不安,只要一喝,喝完了觉得不舒服,"少顷即吐出",喝进去以后就吐了,"吐出片刻,复欲水饮",刚吐出去又想喝,"至于药食,毫不能下",吃药和食品根本就吃不下去,说这是什么? 是"阴盛格阳,肾经伤寒之证也"，这是一个阴盛格阳的病，阳气和阴气之间不能够交融，这就出现格阳。"予反复思之，用仲景之白通汤，加人尿胆汁，热药冷探之法，一服稍解，三服全瘳"，我就反复想，就想到了用张仲景的白通汤加人尿、猪胆汁，《伤寒论》里边有的，然后用热药冷探，白通汤是热药，但是凉的去服，因为什么？他想喝水，急于喝水，他就用凉的来解渴，这个意思，但是后边是热药，解决它本来的阴盛，所以说一剂药就缓解了，三剂药就好了。"其在男子间有之，女子多有此证"，女性得这个病比较多。"陶节庵名之曰回阳返本汤"指的就是白通汤加人尿猪胆汁，这是个什么病？这也是个渴，后边讲到噎膈反胃的时候我们一起讲。

卷之五·先天要论下·气虚中满论

【原文】

中满者，其证悉与鼓胀水肿无异，何故属之气虚？请得明言之否？曰：气虚者，肾中之火气虚也。中满者，中空似鼓，虚满而非实满也。大略皆脾肾两虚所致。海藏云：夫水气者，乃胃土不能制肾水，水逆而上行，传入于肺，故令人肿。治者惟知泄水，而不知益胃。故多下之强令水出，不依天度流转，故胃愈虚，食无滋味，则发而不能制也。莫若行其所无事，则为上计。何今之人，不知此等高论，举手便以为水肿，用《内经》去宛陈莝，开鬼门洁净府之法治之，如舟车丸、禹功散之类。若真知其为水湿之气，客于中焦，侵于皮肤，皮肤中如水晶之光亮，手按之随起者，以前药一服而退。若久病大病后，或伤寒疟痢后，女人产后，小儿痘后，与夫元气素弱者，概以前法施之，脾气愈泄愈虚，不可复救矣。故治肿者，先以脾土为主，须补中益气汤，或六君子汤温补之。俾脾土旺，则能散精于肺，通调水道，下输膀胱，水精四布，五经并行矣。或者疑谓喘胀水满，而又加纯补之剂，恐益胀满，必须补药中加行气利水之品方妙。此论似深得病情，终非大方家体。盖肺气既虚，不可复行其气。肾水已衰，不可复利其水，纯补之剂，初时似觉不快，过时药力得行，渐有条理矣。

【讲解】

气虚中满这在临床上非常常见，"中满"就是中焦满闷，肚子胀。"中满者，其证悉与鼓胀水肿无异"，中满的原因完全与鼓胀和水肿是一致的。"何故属之气虚"，为什么说中满是气虚？请把它给讲明白。"曰：气虚者，肾中之火气虚",他说气虚主要是肾中之火气虚,实际上就是肾阳不足,肾气不足。"中满者,中空似鼓",叩上去肚子是胀的,叩上去有鼓音,实际上就是有胀气,"虚满而非实满也",这儿讲的中满就是指的中空似鼓,虚满。"大略皆脾肾两虚所致",中满空的这种都是脾肾两虚,我们一般认为是脾胃的事或是肝脾不和、肝胃不和,赵献可说皆脾肾两虚所致。"海藏云:夫水气者,乃胃土不能制肾水,水逆而上行,传入于肺,故令人肿",这个"水气"实际上指的水湿导致的水肿这一类病,它的机制是"胃土不能制肾水",实际上就是脾胃虚导致的。"治者惟知泄水,而不知益胃",他就强调了,说本来是脾胃虚导致的水气,治病的人只知道利水,不知道益胃,他为什么强调益胃呢? 王海藏和李东垣,他们的老师是同一个老师——张元素,他们传的都是补脾胃的。说不知道益胃,"故多下之强令水出,不依天度流转,故胃愈虚,食无滋味,则发而不能制也",用利水的办法强令水出,是"不依天度流转",什么叫"不依天度流转"? 就是不按自然规律办事。"故胃愈虚",使胃气更虚,吃饭没有滋味,"则发而不能制也",水肿就会更重。"莫若行其所无事,则为上计",什么叫"行其所无事"? "所无事",看上去没有病的地方,"则为上计",调理脾胃才是上计,利水不是上计。"何今之人,不知此等高论,举手便以为水肿,用《内经》去宛陈莝,开鬼门洁净府之法治之",现在的这些医生不知道高妙的理论,举手便以为是水肿,"去宛陈莝",用理气活血治疗瘀滞的办法,"开鬼门"就是发汗,鬼门指的是玄府,汗腺;"洁净府",把膀胱给排空了,就是利尿;发汗利尿加上理气化瘀。用这个方法。这个治法治疗水肿严格来讲没有问题,但仍然是表层的,不是深层的,在这种指导下用什么药? 舟车丸、禹功散这些峻下逐水的药。"若真知其为水湿之气,客于中焦,侵于皮肤,皮肤中如水晶之光亮,手按之随起者,以前药一服而退",如果你在临床上看到的水湿确实是侵犯了中焦,然后侵犯到皮肤,看上去皮肤非常亮,但是按之随起。这一种用这些药都可以让水肿消下去。

临床上经常见到心衰、低蛋白血症的,一按一个坑根本不起来。这个是随手而起,这是一个很重要的信息,也就是说他的蛋白是正常的,没有坑。所以只要血浆蛋白不低的肿,不容易按上坑。再一个急性肾炎的时候,哪都肿了,但是你按上去按不出坑来,或者是很轻微的坑,一抬手又起来了。

王海藏讲的水肿,不是刚才说的随按随起的这一类水肿。他指的"若久病大病后",久病大病就是病得很严重,"或伤寒疟痢后",疟疾、痢疾、伤寒这些病的时间久以后,"女人产后,小儿痘后",这个痘是什么? 是天花,现在很少见这个病了。现在六七十岁的人,有的脸上有麻子,都是原来得过天花,活下来了。所有这些因病致虚的,就不能用刚才的舟车丸了。"概以

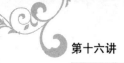

前法施之,脾气愈泄愈虚",正气就越来越虚,"不可复救矣",你再也救不活他了。

"故治肿者,先以脾土为主",治水肿要先以脾土为主,注意,他治的水肿还是指的是这一类的水肿,可别当成刚才讲的随按随起的水肿,"须补中益气汤",以补中益气汤为主,或者用六君子汤温补之。"俾脾土旺",脾功能旺盛以后"能散精于肺,通调水道,下输膀胱,水精四布,五经并行矣",脾一好,水谷精微之气就能到肺,肺能通调水道,下输膀胱,肿就消了。"或者疑谓喘胀水满,而又加纯补之剂,恐益胀满,必须补药中加行气利水之品方妙。此论似深得病情,终非大方家体",有的人怀疑这病人肿胀得厉害,用纯补之剂的话,恐怕会使胀满加重,越补越厉害。必需加点行气利水药,看着比较符合病情,但毕竟不是大家(好大夫)的思路。"盖肺气既虚,不可复行其气",如果肺气虚了,你就不能再理肺气、宣肺气、降肺气。"肾水已衰,不可复利其水",如果肾水不足了,肾阴不足了,你就不能够再强去利其水。"纯补之剂,初时似觉不快,过时药力得行,渐有条理",这句话非常重要,说纯补之剂,你一开始吃上去好像觉得吃了有点胀不舒服,不要紧,停上一小段时间,药力开始发挥作用了,"渐有条理",慢慢地,就看到他一点一点在好了。有的时候病人一吃,觉得吃完这个更胀了,不敢吃了,只要你认对了,告诉他继续吃,一点一点吃,然后他就好了,这是赵献可在讲补药的问题。

【原文】

至于补肾以治肿,其说难明。盖禹之治水,行其所无事也。若一事疏凿,则失之矣。今人之治肾水者,牵牛、大戟,粗工之小智,正禹之所恶也。间有用五苓五皮者,以为中正,亦转利转虚。肾气愈衰,而愈不能推送矣,故须用补肾。经曰:肾开窍于二阴,肾气化则二阴通。二阴闭则胃膜胀。故曰:肾者胃之关,关门不利,故水聚而从其类也。又曰:肾主下焦。三焦者,决渎之官,水道出焉。膀胱者,州都之官,津液藏焉。必待三焦之火化,始能出也。其三焦之经,在上者布膻中,散络心包。在下者,出于委阳,上络膀胱,上佐天道之施化,下佐地道之发生,与手厥阴为表里,以应诸经之使者也。是故肾虚者,下焦之火虚也。宣明五气论云:下焦溢为水,以水注之,斯气窒而不泻,则溢而为水也。经曰:三焦病者,气满小腹尤坚,不得小便,溢则水留而为胀。惟张仲景制金匮肾气丸,补而不滞,通而不泄,诚治肿之神方。国朝薛立斋先生,屡用屡效,详载之医案中。余依其案,亲试之甚效,故敢详著焉。世有患此者,幸毋诞之乎。

【讲解】

"至于补肾以治肿",用补肾的方法来治疗水肿,"其说难明",这个还不是很明白。他这就举例了,"盖禹之治水",大禹治水,"行其所无事",他把没水的地方,给弄通了,这叫行其所无事。"若一事疏凿",只要你一去疏凿河道,就是把它疏通了,堵了给它打开,"则失之矣",水灾就解决了。"今人之治肾水者,牵牛、大戟,粗工之小智",用牵牛子、大戟,这都是下等的医生一点点小的智慧、小的知识。"正禹之所恶也",这就是大禹所讨厌的治法,不喜欢的治法,这不是一个好的治法。"间有用五苓五皮者,以为中正,亦转利转虚。肾气愈衰,而愈不能推送矣,故须用补肾",也有用五苓散、五皮饮的,认为比较中正,"转利转虚",就是一边利,身体也越来越虚,肾气愈衰,肾气更虚这样就更不能推送,水液的运行更不行了,所以说应该用补肾的办法。《黄帝内经》里边讲,"肾开窍于二阴,肾气化则二阴通",古人总结的这个是非常正确的,说肾气如果正常,大小便就通畅,肾气不正常,大小便就不正常,所以说你看在临床上有的便秘病人用六味地黄效果很好,只要补肾它就通了,那确实是有肾虚。小便不通就更是肾的事了。"二阴闭则胃䐜胀",如果大小便不出来,胃一定是胀的,在临床上不大便,肚子是胀的,胃是胀的,不想吃。你再看看肾功能不全的尿不出来的,能吃吗?也不能吃,所以说二便闭则为䐜胀。

古人说:"肾者胃之关,关门不利,故水聚而从其类也"。这句话非常重要,肾是胃的关口,也就是说胃不好,你别老想着治胃,你再去看看它的门是不是开着的。所以说"肾者胃之关",肾是管着胃的开关的。"又曰:肾主下焦",肾又是主下焦膀胱的。"三焦者,决渎之官,水道出焉",三焦是通行水道的,决渎之官,实际上三焦是有名无实,到底是哪里呢?如果按照现代医学来讲的话,实际上就是指的所有的组织间隙。最大的组织间隙是胸腔、腹腔。所以人们经常说三焦上面是胸腔,下面是腹腔,上中下三焦,说空腔是孤腑,因为是空的,实际上指的就是所有的组织间隙,只不过胸膜腔、腹膜腔是最大的组织间隙而已。"水道出焉",水液的出入都是要必须经历组织间。"膀胱者,州都之官,津液藏焉。必待三焦之火化,始能出也",膀胱是存尿的,"州都之官",里边存的是尿,"津液藏焉",只有三焦火化,火化注意不要理解成烧东西,这是温热的意思,只要温热了就能够气化,这时候就能尿了,也就是它的功能才能保持正常。"其三焦之经,在上者布膻中",上焦是在膻中,这是上焦之气,"散络心包",心包其实也是一个大的组织间隙。"在下者,出于委阳,上络膀胱",下焦要再下,到腿上的委阳,这里边和腹腔没什么关系,所以他就是指的全身的所有的组织间隙,"上络膀胱",上面是跟膀胱相连的。"上佐天道之施化",什么叫"上佐天道之施化"?"天道"指的就是心肺,"下佐地道之发生",地道指的下焦的肾,"与手厥阴为表里",手少阳三焦和手厥阴心包,它们是互为表里的,"以应诸经之使者也",全身各个经络都和它相关。"是故肾虚者,下焦之火虚也",肾虚主要是指的下焦的火虚。

这里边刚才提到的天道、地道,其实在《黄帝内经》里边有几句话一直引起非常深刻的误解。《上古天真论》里边讲的"天癸竭,地道不通",很多讲地道不通就是月经不来了,天癸竭各种说法都不一样。其实一个是讲的阳气,一个是讲的是阴气,你看为什么叫天癸?以后我们再细讲。这里大概说一下,天癸,癸是什么?就是甲乙丙丁戊己庚辛壬癸,那就是十天干的最后一个。这个地道就是指肾。"天癸竭",也就是天气已经到了整个生长周期的最后一关,"地道不通",下边的也到了终点。这时候就没有生长发育这种能力了,称作"天癸竭,地道不通"。看看古人的一些解释,你根本就看不明白是怎么回事。现在还有一本书叫专门写的天癸论,但是我不太赞同,因为他把古人的意思给曲解了,所以说不管他弄什么,不能把他们的学术再返回来去解释《黄帝内经》里边的东西,那就有问题。

"宣明五气论云:下焦溢为水",下焦要满了,就往外溢了,就形成了水肿。"以水注之,斯气窒而不泻,则溢而为水",在这种情况下,你再给他多灌水,多喝水的话,就容易导致气窒,他不能够排泄,不能够疏通,这时候就变成溢而为水肿,第一个水是饮水,第二个水是指水肿。

"经曰:三焦病者,气满小腹尤坚,不得小便,溢则水留而为胀",如果三焦有病了,小肚子胀,尿不出来,这时候就出现了水肿。"惟张仲景制金匮肾气丸",注意他这提到的是张仲景,他不说八味丸了,他说金匮肾气丸。"补而不滞,通而不泄,诚治肿之神方",金匮肾气丸是治疗水肿的神方。明朝薛立斋这个医生,用金匮肾气丸治水肿屡用屡效,"详载之医案中",在薛立斋的书里边的医案里边记载得非常详细。"余"作者本人,"依其案,亲试之甚效",按照他的医案,也用金匮肾气丸,亲自试非常有效。"故敢详著焉",所以说敢在这个里边详细的来讲这个事。"世有患此者,幸毋诞之乎",如果有人对此怀疑,你千万不要以为这说的是很荒诞的,说的都是实话,张仲景创立的金匮肾气丸就是这么好用。

【原文】

金匮肾气丸　此方藏于《金匮玉函》。

白茯苓三两　附子五钱　川牛膝一两　肉桂一两　泽泻一两　车前子一两　山茱萸一两　山药一两　牡丹皮二两　熟地四两

【讲解】

金匮肾气丸这个方子和我们讲的八味丸是不一样的,他说金匮肾气丸是藏于《金匮玉函经》,实际上就是《金匮要略》,但是可能版本不同,剂量都不一样。这里边实际上等于是八味地黄丸又加了牛膝、车前子。这个叫济生肾气丸。同仁堂生产的金匮肾气丸就是这个方子,所以我们要买八味地黄丸,不能吃同仁堂的金匮肾气丸,这个是以治水为主的。

【原文】

中满之病,原于肾中之火气虚,不能行水。此方内八味丸为主,以补肾中之火,则三焦有所禀命,浩然之气,塞乎天地,肾气不虚而能行水矣。内有附子、肉桂辛热之品,热则流通。又火能生土,土实而能制水矣。内加牛膝、车前子二味,最为切当。考之《本草》云:车前子虽利小便,而不走气,与茯苓同功。强阴益精,令人有子。牛膝治老人失溺,补中续绝,壮阳益精,病人虚损,加而用之。方见《金匮要略》,故名金匮肾气丸。

【讲解】

"中满之病,原于肾中之火气虚,不能行水",肾气虚,虽然肚子胀,但是肾阳不足。"此方内八味丸为主,以补肾中之火,则三焦有所禀命,浩然之气,塞乎天地,肾气不虚而能行水矣",用肾气丸实际上是补肾气补肾阳的,所以说"三焦有所禀命",三焦里边有了肾火,就是"浩然之气,塞乎天地"。这是个比方,什么叫"浩然之气"?浩就是水多的意思,有个词叫浩浩荡荡,水多是浩,流起来才是荡,"浩然之气"就是气非常足,"塞乎天地"就是天地之间都是气。对人体来讲就是三焦的气,因为肾气足而足,三焦行水,流走全身。"内有附子、肉桂辛热之品,热则流通。又火能生土,土实而能制水矣",他说附子、肉桂之所以能够治水肿,一方面是温通,一方面是温补脾胃,能够使土实制水,就是脾旺能够运化水湿。

"内加牛膝、车前子二味,最为切当",注意这个评价,牛膝、车前子绝对是好药,我越来越觉得这两个药太好了,在临床上我用得也比较多。车前子,不要光看车前子是一个清热通淋的药,其实它的清热作用不仅仅在下焦,上焦一样好用,比如肺热、咳嗽、咯痰、黄痰,车前子是很好用的,治疗胃肠道的感染也是非常好用的,对泌尿系的感染也很好,所以说车前子相当于一个广谱的祛邪药,但是又不伤正。肺不被外邪所侵,肺的功能就好;胃肠道不被外邪所侵,脾胃就好;膀胱不为外邪所侵,肾利膀胱就好,当然水就不容易产生了,所以他说最为切当。《本草》里边说"车前子虽利小便,而不走气"，所谓不走气就是不泄气，"与茯苓同功"，和茯苓一样不伤人体正气。"强阴益精，令人有子"，它还能够补阴益精，所以可以治疗不孕，令人有子，五子衍宗丸里边就有车前子，所以说车前子能够治疗不孕。

在这我稍微展开一下，讲个我的理解。我们在说人体内阴的时候，一个是津，一个是液，津实际上主要就是水；液指的比较稠的东西，具有营养作用的，比较稠，是里边含有大量的蛋白、多糖这类东西，它是黏的。

如果缺水，干燥，怎么治？补水。但如果是没有光泽，你给他补水，就开始水肿了，发亮的肿。皮肤干燥，一般情况下是应该补液，选什么药？就是子类的药，要所有植物的籽儿，里边是含油脂的，这一类药才真正是补液的，才会使皮肤润泽，才有补养的作用。车前子就是这么个药。

"牛膝治老人失溺，补中续绝，壮阳益精，病人虚损，加而用之"，牛膝治疗老年失溺，小便失禁。上岁数的小便失禁有几种原因：一种就是大脑供血不够了控制不了；一种是神经功能衰退了；再一个就是自身的括约肌功能减退。不管是哪一种小便失禁，牛膝都好用，也就是说牛膝的补益作用是很广泛的。它能够补中续绝，治疗各种虚证，能够益精，能够壮阳，所以说牛膝的补益作用很好。如果是用川牛膝，化瘀作用很好，两个合起来就更好用。以后我们专门讲牛膝，我把牛膝所有使用的经验给大家讲。这个方子在《金匮要略》叫金匮肾气丸，我们现在通行的叫法称之为"济生肾气丸"。

【原文】

前所论证治，乃脾肾两虚者。至于纯是脾虚之证，既以参芪四君为主，亦须以八味丸兼补命门火。盖脾土非命门火不能生，虚则补母之义，不可不知。

【讲解】

"前所论证治，乃脾肾两虚"，他最后就归到这里了，前面讲的中满是脾肾两虚。"至于纯是脾虚之证，既以参芪四君"，如果没有肾虚，单纯是脾虚就用人参、黄芪、四君就可以了。"亦须以八味丸兼补命门火"，即便是这样，还要再加点八味丸，他不说汤了，他说丸，加一点点。"盖脾土非命门火不能生"，也就是脾胃的功能也是由命门火来维持的，所以说也要加一点，"虚则补母之义，不可不知"。

【原文】

又有一等纯是阴虚者，其证腹大脐肿腰痛，两足先肿，小水短涩，喘嗽有痰,不得卧,甚至头面皆肿。或面赤口渴,但其人饮食知味,大便反燥。医见形肿气喘,水证标本之疾,杂用利水之药而益甚。殊不知阴虚,三焦之火旺,与冲脉之属火者,同逆而上。由是水从火溢,上积于肺而嗽,甚则为喘呼不能卧,散聚于阴络而为跗肿。随五脏之虚者,入而聚之,为五脏之胀。皆相火泛滥其水而生病也。以六味地黄,加门冬、五味大剂服之,余亲试有验,故录。

【讲解】

"又有一等纯是阴虚",说还有一类中满,"其证腹大脐肿腰痛,两足先肿,小水短涩,喘嗽有痰,不得卧,甚至头面皆肿。或面赤口渴,但其人饮食知味,大便反燥",这是一类病,这个在临床上如果说我们没有西医基础,没有足够的临床经验,死记是记不来的。如果有很好的西医的知识,又有很好的临床的见识,一看就知道这是个什么病了。前面讲的中满水肿和这个不一样,那都是脾肾虚的,这个是什么?肚子大,肚脐肿,腰痛,先是腿肿,小便还少,咳嗽有痰,这是一定要有的。还不能平卧,严重的时候头面也肿,或者还有面赤,脸是发红(在临床上看到的都是紫红,缺氧引起的),还有口渴(老是咳嗽喘,总是张着嘴),"其人饮食知味",这类人吃饭没有问题,大便反而是干燥的,这是什么病?实际上就是肺部感染,肺心病,逐渐加重就是这种表现。所以他讲的这种腹大的中满,基本上就是肺气肿、肺心病。右心衰以后胃肠道淤血,肚子就胀了,这是一类心肺功能不全的疾病。

"医见形肿气喘,水证标本之疾,杂用利水之药而益甚",医生见了身体肿,还喘,说这是水证标本之疾,就是标也重本也重,单纯用利水之药,病也越来越重。他说了"殊不知阴虚,三焦之火旺,与冲脉之属火者,同逆而上",这儿讲的是什么意思?这里边的话有的时候你理解不了,就是三焦的火和整个下焦的火一起往上走。"由是水从火溢",水跟着火都一起上来了,"上积于肺而嗽",都到肺了,所以就出现了咳嗽。这是什么?就是抵抗力太差了,肺部感染。"甚则为喘呼不能卧",躺不平了,肺心病的病人躺不平,"散聚于阴络而为跗肿",水散聚在阴络,阴络就是下部的血络,这会出现脚肿。"随五脏之虚者,入而聚之,为五脏之胀",不但是腿肿,如果到五脏任何一个地方,哪虚水往哪聚,那就成了五脏之胀了,瘀在肚子,就是肚子胀,中满了。"皆相火泛滥其水而生病也",这都是相火泛滥导致的。"以六味地黄,加门冬、五味大剂服之",用六味地黄加上麦冬,五味子就可以治疗这一种水肿胀满。

麦门冬利水,我以前讲过,《辨证录》里,所有跟水肿相关的用药,我总结了它的规律,几乎都用熟地,阴虚的加麦冬,阳虚的加肉桂,这个规律是我总结出来的。而且总结出来以后，我验证了一个病人，各级大夫治了一年半以上，水肿都不消的一个糖尿病肾病病人，竟然一天比一天好，降压药原来用五六种都控制不住血压，后来逐渐逐渐就下来了。所以当我们遇到问题的时候，像古人去学习，去里边找规律，这个再次印证了陈士铎的用药规律和这个仍然是一致的。五味子是一个补肺的、治咳嗽的非常好的药，又叫嗽神，实际上大家不要以为五味子就是敛肺，这个容易理解成西医的镇咳药，这是不对的。五味子祛邪的作用是很好的，它是很好的治感染性咳嗽的药，不要把它当成一个镇咳药，张仲景在很多方子加减里边，都说咳者加五味子、干姜，对不对？他老讲这个事，既然都是外邪感染，为什么还用五味子？后世有些医家说实在的，他不怎么临床，就在那里想象，然后写下来了，把后人给误导了。时代再一长，真的不知道谁看过病，谁没看过病，就像我们再过上几百年，谁知道哪个写书的人在看病，不知道，就容易被误导。所以还是要看临床家的书，尽量去识别。赵献可绝对是一个非常有临床经验的医家，人家按照这种学说来指导自己的养生，活了91岁，这样医家的东西，我们要好好地学。关键是人家后边讲，"余亲试有验，故录"，我都亲自用过了，这个东西是能够证实的，所以遇到这种阴虚的肺心病，水肿腹满的就用六味地黄加麦冬，五味子，实际上遇到这种人再加葶苈、大枣更好。

【原文】

又有一等火郁者，其证口苦胁痛恶寒，目黄面黄呕酸等证，须用逍遥散舒其郁，继以六味、肾气滋其阴。亦禁用分利。

【讲解】

"又有一等火郁者"，还有一类中满是火郁，"其证口苦胁痛恶寒，目黄面黄呕酸"，这个腹满实际上是肝胆疾病的中满。你看胁痛、怕冷，这是个感染，面黄、目黄、呕酸，都有黄疸了，所以这是一个肝胆疾病导致的中满，"用逍遥散舒其郁，继以六味、肾气滋其阴。亦禁用分利"，这一种也不要用泻药，用逍遥散就可以了，然后症状缓解了，用六味和肾气从根本上调理就行了。

你看人家这个中满是不是讲得很好，看完了以后你再遇到肚子胀，你就知道从哪些方面去考虑，而且每一个都有治疗方法，这样的书才是好书，空讲理论没方法，只讲方法没理论都不是好书。

卷之五·先天要论下·噎膈论

【原文】

噎膈、翻胃、关格三者,名各不同,病原迥异,治宜区别,不可不辨也。噎膈者,饥欲得食,但噎塞迎逆于咽喉胸膈之间,在胃口之上未曾入胃,即带痰涎而出。若一入胃下,无不消化,不复出矣。唯男子年高者有之,少无噎膈。翻胃者,饮食倍常,尽入于胃矣,但朝食暮吐,暮食朝吐,或一两时而吐,或积至一日一夜。腹中胀闷不可忍而复吐,原物酸臭不化,此已入胃而反出,故曰翻胃。男女老少皆有之。关格者,粒米不欲食,渴喜茶水饮之,少顷即吐出,复求饮复吐,饮之以药,热药入口即出,冷药过时而出,大小便秘,名曰关格。关者下不得出也,格者上不得入也,唯女人多有此证。

【讲解】

噎膈,说实在的,我们的内科教材都没有讲得这么好。"噎膈、翻胃、关格三者",这三个病,"名各不同,病原迥异",这三个病名不一样,病原也不一样,"治宜区别,不可不辨",这三种我们要分开,不能不去辨别。"噎膈者,饥欲得食",饿,想吃,"但噎塞迎逆于咽喉胸膈之间,在胃口之上未曾入胃,即带痰涎而出",吃进去没有进胃,又上来了,这叫噎膈。"若一入胃下,无不消化,不复出矣",如果你吃到胃里边去了,就出不来了,肯定就给消化了。"唯男子年高者有之",岁数大的男性比较多。"少无噎膈",年轻的就很少见,他说的无其实是少的意思,并不是绝对不见,因为我们见到的,有的很年轻,孕妇都有,怀孕又得食道癌,我们遇到过这样的案例,所以无只能理解成极少的意思。"翻胃者,饮食倍常",饮食比原来要吃得多,成倍地吃,全都吃进去了,"但朝食暮吐,暮食朝吐,或一两时而吐,或积至一日一夜。腹中胀闷不可忍而复吐",这就是反胃吃得多,吃到胃里边了,但是早上吃晚上吐,晚上吃早上吐,在胃里边能停半天时间,或者是一两时,一时是 2 个小时,吃进去2~4 个小时他就吐出来了;或者是"积至一日一夜",那就是一天,在里边停了一天又吐出来了。"腹中胀闷不可忍",他就吐出来了,吐出来有个特点,"原物酸臭不化,此已入胃而反出,故曰翻胃",只要是在胃里边停的,吐出来的东西是酸臭的。他临床观察非常细致,如果不是临床家绝对写不成这样的,一看吐出来的东西是酸的,这是从胃里边出来的。噎膈是咽下去什么样吐出来什么样,根本就没进胃。"男女老少皆有之",都可以有,这是指的翻胃。大家不要把翻胃就当成是胃癌,除了胃癌可见以外,幽门梗阻也是这样;还有十二指肠淤滞症,十二指肠上面有一个肠系膜上动脉把它给压了,在夹角这儿,也下得不顺利,都会吐出来。所以人家说"男女老少皆有之",十二指肠淤滞症,年轻人都可以见到,出现翻胃。

"关格者,粒米不欲食,渴喜茶水饮之,少顷即吐出,复求饮复吐,饮之以药,热药入口即出,冷药过时而出,大小便秘,名曰关格。"原来你们见到的关格应该是在内科学肾功能不全里边讲的,认为肾功能不全就是中医的关格,但是这儿绝不是肾功能不全,这里边没有病史。"粒米不欲食",不想吃,"渴喜茶水饮之",他就喜欢喝凉的茶水,"少顷即吐出",喝进去以后一会儿就出来了,然后又渴又要喝水,然后就又吐。如果让他吃药,热药只要一进去就吐,凉药还能停一会儿再吐。关键是在这儿,"大小便秘,名曰关格",从来没提到水肿。在肾功能不全的人里边,小便没有是可以的,大便没有是比较少的,只有极少数急性肾功能不全会有,但是他一定是合并水肿的。如果不合并水肿,肾功能不全,说明他是有尿的,他就不可能是大小便闭。所以说从这一点上来讲,赵献可讲的关格绝不是肾功能不全,他讲的关格的治疗不能够用于指导肾功能不全的病人。"关者下不得出也",什么是"关"?大小便出不去了,叫"关"。"格者上不得入也",就在上边下不去,这就叫"格"。"唯女人多有此证",这个也不对,不一定是女性,男性也可以有,只是女性多而已。

【原文】

论噎膈,丹溪谓得之七情六淫。遂有火热炎上之化,多升少降,津液不布,积而为痰为饮。被劫时暂得快,不久复作。前药再行,积成其热,血液衰耗,胃脘干槁。其槁在上,近咽之下,水饮可行,食物难进,食亦不多,名之曰噎。其槁在下,与胃为近,食虽可入,难尽入胃,良久复出,名之曰膈。亦曰反胃,大便秘少,若羊矢然。必外避六淫,内节七情,饮食自养,滋血生津,以润肠胃。则金无畏火之炎,肾有生水之渐。气清血和,则脾气运健,而食消传化矣。丹溪之论甚妙,但噎膈、翻胃,分别欠明。余独喜其火热炎上之化,肾有生水之渐二句,深中病源。惜其见尤未真,以润血为主,而不直探乎肾中先天之原。故其立方,以四物中牛羊乳之类,加之竹沥、韭汁化痰化瘀,皆治标而不治本也。岂知《内经》原无多语,唯曰:三阳结谓之膈。三阳者,大肠、小肠、膀胱也。结谓,结热也。大肠主津,小肠主液,大肠热结则津涸,小肠热结则液燥,膀胱为州都之官,津液藏焉,膀胱热结,则津液竭。然而三阳何以致结热?皆肾之病也,盖肾主五液,又肾主大小便,肾与膀胱为一脏一腑,肾水既干,阳火偏盛,熬煎津液,三阳热结,则前后闭涩。下既不通,必反于上,直犯清道,上冲吸门喉咽,所以噎食不下也。何为水饮可入,食物难下?盖食入于阴,长气于阳,反引动胃口之火,故难入。水者阴类也,同气相投,故可入口。吐白沫者,所饮之水,沸而上腾也。粪如羊矢者,食入者少,渣滓消尽,肠亦干小而不宽大也。此证多是男子年高五十已外得之,又必其人不绝色欲,潜问其由,又讳疾忌医。曰:近来心事不美,多有郁气而然。予意郁固有之,或以郁故,而为消愁解闷之事,不能无也。此十有八九,亦不必深辨。但老人天真已绝,只有孤阳,只以养阴为主。王太仆云:食入即出,是无水也。食久反出,是无火也。无水者,壮水之主。无火者,益火之源。褚侍中云:上病疗下。直须以六味地黄丸料,大剂煎饮。久服可挽于十中之一二。又须绝嗜欲,远房帏,薄滋味,可也。若曰温胃,胃本不寒。若曰补胃,胃本不虚。若曰开郁,香燥之品适以助火。《局方发挥》已有明训。河间刘氏下以承气,咸寒损胃,津液愈竭。无如补阴,焰光自灭。世俗不明,余特详揭。

【讲解】

前面讲了讲噎膈、翻胃、关格的概念,下边就讲这些怎么治疗了。"论噎膈,丹溪谓得之七情六淫",朱丹溪说,噎膈是由于七情六淫导致的。"遂有火热炎上之化,多升少降,津液不布,积而为痰为饮。被劫时暂得快,不久复作。前药再行,积成其热,血液衰耗,胃脘干槁。其槁在上,近咽之下,水饮可行,食物难进,食亦不多,名之曰噎。"说这些都是由于火热炎上导致的,原因就是"积而为痰为饮",咽得不顺了,讲的就是这个。他说"胃脘干槁",实际上他觉得咽不下去,觉得干涩,因为是"其槁在上",注意在上,"近咽之下,水饮可行,食物难进",他讲的这是什么?就是食管上段、咽喉下边这一段有了病了,出现的是噎,咽不下去,只能喝下去水,吃不下去东西。食管癌上段、中段这一段,是以噎为主,咽不下去,只能喝一点点水。"其槁在下",如果是偏下,在哪里?与胃为近,也就是贲门。上边这一段"食虽可入",他还能咽下去,"难尽入胃",但是不能够都进到胃里边,"良久复出",就是咽下去,还能停一会儿,然后又上来了,"名之曰膈"。所以说从这可以看出来,噎是食管上段的毛病,膈是下段的毛病,也不要把噎膈就当成食管癌,贲门失弛缓症也是膈,它表现出来也是膈,吞咽困难。

"亦曰反胃,大便秘少,若羊矢然",也有的把膈叫成反胃的,大便干而少,因为吃不下去,拉什么?所以说表现出来的"若羊矢然",就像羊粪蛋一样干结。"必外避六淫,内节七情,饮食自养,滋血生津,以润肠胃",治疗这种病都必须是避外邪,调情志,调饮食,使精血充足、胃肠滋润,然后这些病就好了。"则金无畏火之炎,肾有生水之渐",上焦不怕火,肾水也就逐渐地出来了,这是通过滋养脾胃,气血清和,则脾气健运,就是你只要这么治疗了,这样就表现出一个健康状态。注意这一段,这是朱丹溪的理论,不是赵献可的,赵献可最后都要归到肾去。"丹溪之论甚妙",赵献可对朱丹溪做了评价,就是很好,"但噎膈、翻胃,分别欠明",说他没有把它们分别得很清晰,他指的是治疗上。"余独喜其火热炎上之化,肾有生水之渐二句",我(赵献可)非常喜欢他说的这两句话,"火热炎上"实际上火热指的是人体的阳气,"炎上之化"就是引起人体内的转化、变化;"肾有生水之渐",肾能够使水液逐渐地增多,使它滋润。"深中病源",说他讲得非常好,他这两句话是讲到病根上去了,可惜他这个见还不够真,也就是不够正确。"以润血为主,而不直探乎肾中先天之原",以养血为主来治疗,不去追肾中的先天之原,就是不去管肾阴。"故其立方,以四物中牛羊乳之类,加之竹沥、韭汁化痰化瘀",他用四物汤养血再加上牛奶、竹沥这些药,都是治标不治本,没治到根上,没治到肾上去。"岂知《内经》原无多语,唯曰:三阳结谓之膈",注意这句话在《黄帝内经》里边讲了以后,后世好多对这句话的解释也是不正确的。我们看赵献可怎么讲这个,他说这三个经络,大肠经、小肠经、膀胱经。"结谓,结热",把逗点去掉,这个结指的就是结热,什么是结?实际上这个结的本意就是绳子系一下,那就是结,"结热"实际上就是热瘀积在这里,这就叫结热。"大肠主津,小肠主液,大肠热结则津涸",大肠热结以后津液干涸了,"小肠热结则液燥",就不润了,"膀胱为州都之官,津液藏焉,膀胱热结,则津液竭。""然而三阳何以致结热",结热到底是怎么来的?"皆肾之病也",都是由于肾导致的,你看最终都是要归到肾。

在这我再稍微多讲两句。"三阳结谓之膈",到底是什么?解释都是后人在说,原著里面没有。一般来讲,三阳是三阴三阳里边的三阳,三阳的经络,手少阳、手太阳、手阳明,还有足少阳、足阳明、足太阳,这都是三阳。不仅仅是大肠、小肠、膀胱,因为所有的阳都是和腑联系的,所有的腑气都不通了,就吃进不去了。你想想胃不通,吃不进去;肠不通,吃不进去;尿不出来能吃进去吗?吃不进去。所有的这些只要是跟腑相关联的,结就是结滞不通了,都会最终影响到食道,就什么也进不去了,这才是这句话的本意。所以后世解释的时候,要知道一阳二阳三阳是什么,这个三阳就是指所有的腑病最终都会导致噎膈,就是这个意思。

"盖肾主五液,又肾主大小便,肾与膀胱为一脏一腑,肾水既干,阳火偏盛,熬煎津液,三阳热结,则前后闭涩。下既不通,必反于上,直犯清道",肾一有毛病,膀胱也有事了,然后出现了三阳热结,这样下边都不通了,所以说"直犯清道",上边的清道是食道、气道,"上冲吸门喉咽,所以噎食不下",因为他犯上,他咽不下,噎食,吞咽困难。"何为水饮可入,食物难下?盖食入于阴,长气于阳,反引动胃口之火,故难入。水者阴类也,同气相投,故可入口。吐白沫者,所饮之水,沸而上腾也。"这一句话我不讲了,因为我觉得他这不对,你们也能看懂,有点牵强,所以我就不再讲了。

"粪如羊矢者,食入者少,渣滓消尽,肠亦干小而不宽大也",这个很好理解,因为吃得少,肠道里边的渣滓营养都吸收完了,最后渣滓也少了,本来就吃得少,这更少,"肠亦干小",肠子也变小了,不宽大,所以他说"如羊矢",也就是不但干硬还小,不是大结块,是小结块。"此证多是男子年高五十已外得之",说噎膈都是男性 50 岁以上才得的。

"又必其人不绝色欲,潜问其由,又讳疾忌医",看这种病的人,多色欲过度,问其原因又不讲,讳疾忌医,只会很笼统地说:"近来心事不美,多有郁气而然",最近心情不好,郁滞而成。"予意郁固有之","我"认为病人的情绪不好固然存在,"或以郁故,而为消愁解闷之事,不能无也",有的病人会说正因为心情不好,所以要有消愁解闷的事缓解。"此十有八九,亦不必深辨",一般来讲这一类病人都不绝色欲,也不用深入辨别。我觉得这个里边赵献可想象的成分多。"但老人天真已绝,只有孤阳,只以养阴为主",老人所有的生机都没有了,尤其是真阴不足了,只有孤阳了,这时候是养阴为主。

"王太仆云:食入即出,是无水也。食久反出,是无火也。无水者,壮水之主。无火者,益火之源",他说的噎膈一个是壮水,一个是益火,就是补肾气,一个补肾阳,一个补肾阴。"褚侍中云:上病疗下",说上边有病,治疗下边,只需以六味地黄丸料大剂煎饮,注意,这里边一定是量很大的才能起作用,就是上病从下治需用大剂量的六味地黄。那么六味地黄丸到底能不能治噎膈?

我记得 30 年前,中医研究院(现为中国中医科学院)广安门医院,他们专门做过六味地黄丸治疗食管增生就是癌前病变,看看能不能阻止变成食管癌,我估计是受了这个的启发。"久服可挽于十中之一二",大剂量的六味地黄你去喝,十个里边能有一两个有效,说明什么?说明六味地黄还不是治疗噎膈的一个很好的方子,没办法,相对别的好一点,仅此而已。"又须绝嗜欲,远房帏,薄滋味,可也",除了吃这个,还让你饮食要清淡一些,远房事,另外也不要有太多的想法,绝嗜欲。"若曰温胃,胃本不寒",如果你用温胃的办法,人家胃本来就不寒;"若曰补胃",胃本来就不虚弱;"若曰开郁,香燥之品适以助火",这香燥的又容易上火。"《局方发挥》已有明训",这本书里边就讲说这些温胃、补胃、开郁不适合治噎膈。"河间刘氏下以承气,咸寒损胃,津液愈竭。无如补阴,焰光自灭。世俗不明,余特详揭",刘河间他用承气来治疗便秘,实际上是损胃,津液更容易被伤,不如补阴。只有补阴,火才容易下去。但是世俗不明,大家不知道,我(赵献可)专门在这详细地把它

揭示出来。

【原文】

论反胃,《金匮要略》云:趺阳脉浮而涩,浮则为虚,涩则为伤脾。脾伤则不磨,朝食暮吐。暮食朝吐,宿食不化,名曰反胃。予阅函史列传,有一医案云:病反胃者,每食至明日清晨皆出,不化。医以暖胃药投之罔效。脉甚微而弱,有国工视之,揆诸医所用药,无远于病而不效,心歉然未有以悟也。读东垣书,谓吐有三证,气、积、寒也。上焦吐者从气,中焦吐者从积,下焦从寒。今脉沉而迟,朝食暮吐,暮食朝吐,小便利大便秘,此下焦吐也。法当通其闭,温其寒,乃遂跃然。专治下焦散其寒,徐以中焦药和之而愈。观此可见,下焦吐者,乃命门火衰。釜底无薪,不能蒸腐胃中水谷,腹中胀满,不得不吐。王太仆所谓食久反出,是无火也,是矣。须用益火之原,先以八味地黄丸补命门火,以扶脾土之母,徐以附子理中汤理中焦,万举万全。不知出此,而徒以山楂神曲平胃化食,适以速其亡也。

【讲解】

再看反胃,"《金匮要略》云:趺阳脉浮而涩,浮则为虚,涩则为伤脾。脾伤则不磨,朝食暮吐。暮食朝吐,宿食不化,名曰反胃。"这也是《金匮要略》里边讲的,到时候我们还会细讲,他(赵献可)只是引用了脉象是什么,只是讲了讲反胃出处。"有一医案云",他(赵献可)看到有一个医案,"病反胃者,每食至明日清晨皆出,不化",他只要吃东西,第二天早晨就一定会吐,不消化。"医以暖胃药投之罔效",没有效。"脉甚微而弱,有国工视之",我估计他说的国公可能是那些御医,不是一般的方士。"揆诸医所用药,无远于病而不效",我(赵献可)看了前面医生用的这些药,琢磨这些药应该对证,但没有效果,"心歉然未有以悟也",心里边总是觉得还是没弄明白。"读东垣书",读到李东垣书的时候,里边提到"谓吐有三证,气、积、寒也",说吐有三种情况,一个是气,一个是积,一个是寒,反胃是由于气、积、寒导致的,"上焦吐者从气",就是气滞;"中焦吐者从积",中焦是饮食积聚;"下焦从寒",下焦的吐是因为有寒邪侵袭导致的。"今脉沉而迟,朝食暮吐,暮食朝吐,小便利大便秘",小便是通畅的,但是大便是干的,"此下焦吐也"。我们一般说吐,胃有病才吐,刚才讲了三阳结谓之膈,实际上任何地方有毛病都会吐,你看肾功能不全不一样吐吗?所以说他讲三焦吐,也就是告诉你吐涉及三焦,就像"五脏六腑皆令人咳,非独肺也",吐也是这样的。

"法当通其闭,温其寒,乃遂跃然。专治下焦散其寒,徐以中焦药和之而愈",这个病例他就用通痹散寒的办法,散下焦的寒,再加上温中焦的药,这个病就逐渐好了。"观此可见,下焦吐者,乃命门火衰",下焦吐的原因是命门火衰。"釜底无薪,不能蒸腐胃中水谷,腹中胀满,不得不吐",实际上还是脾肾两虚,这是反胃这个案例。就是上面讲这个案例,王冰讲的"食久反出,是无火也"。"须用益火之原,先以八味地黄丸补命门火,以扶脾土之母,徐以附子理中汤理中焦,万举万全",你先用八味地黄丸补肾,然后慢慢地用附子理中丸调理,这样万举万全,这样反胃就治好了。"不知出此,而徒以山楂神曲平胃化食,适以速其亡也",如果你只知道用这种消导药,降胃气的药,化食降胃气,你会加速他的死亡。对于这种反胃,应该大多数指的是那种胃癌的病人,还是用地黄丸。

【原文】

论关格者,忽然而来,乃暴病也。大小便秘,渴饮水浆,少顷则吐,又饮又吐,唇燥眼珠微红,面赤或不赤,甚者或心痛或不痛,自病起粒米不思,滴水不得下胃,饮一杯吐出杯半,数日后脉亦沉伏。此寒从少阴肾经而入,阴盛于下,逼阳于上,谓之格阳之证,名曰关格。关格者,不得尽其命而死矣,须以仲景白通汤,用《内经》寒因热用之法。经曰:若调寒热之逆,冷热必行,则热物冷服。下咽之后,冷性既除,热性始发,由是病气随愈,呕哕皆除。情且不违,而致大益。此和人尿、猪胆汁、咸苦寒之物于白通汤中,要其气相从,可以去拒格之寒也。服药后,脉渐出者生,脉乍出者死。陶节庵《杀车槌》中,有回阳返本汤极妙。愈后须以八味丸常服,不再发。

【讲解】

前面讲的是反胃,最后讲的是关格。"关格者,忽然而来",他这讲的关格是突然出现的。我们讲到的慢性肾功能不全出现吐、尿不出来,显然不是,它不具备这个特点。除非是急性肾衰,但是急性肾衰有小便闭,往往没有大便闭。"乃暴病也",首先它是一个急性病,"大小便秘,渴饮水浆,少顷则吐",就是吃进去吐,"又饮又吐,唇燥眼珠微红",口唇干燥眼睛少红,"面赤或不赤",脸可以红可以不红,"甚者或心痛或不痛",从生病开始,根本就不想吃,连水都不喝,"饮一杯吐出杯半,数日后脉亦沉伏",脉也摸不着,就是严重的脱水状态了。"此寒从少阴肾经而入,阴盛于下,逼阳于上,谓之格阳之证",他认为关格是阴盛格阳,是寒邪侵犯少阴肾经导致的阴盛格阳,所以说叫关格。"关格者,不得尽其命而死",如果得了关格了,还没到他该死的时候就死了,这就是一个急性病。"须以仲景白通汤",前面咱们讲了白通汤,这就讲了关格用白通汤。"用《内经》寒因热用之法",就是反治法,"经曰:若调寒热之逆,冷热必行,则热物冷服",热药凉服,用反治法。

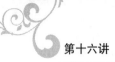
我们讲的都要结合到现在临床，要不然你就光读了一遍书没用，这关格他讲的是个什么病，要用白通汤。水米不进？这是一个高位肠梗阻，吃不进去，进去就吐，没有水有尿吗？没有东西下去，有大便吗？没有。所以说"不得尽其命而死矣"。所以说这是一个高位肠梗阻，我们不这么读古书，这些东西就白看。

"下咽之后，冷性既除，热性始发，由是病气随愈，呕哕皆除"，这是对前面用白通汤的一个解释。我们的临床经验，像这种有的肠系膜动脉栓塞以后引起的梗阻，用通脉四逆也是有效的，总而言之是要用温通的办法。刚才讲到的关格，也极有可能是肠系膜动脉突然闭塞了，然后肠道高位的不动了，上面下不去，没尿没便。所以说这个关格可能是这样，要不然还不至于死那么快。暴病，突然发作的，一定是一个梗塞，像心梗一样的，对吧？然后是可以死的，肠系膜上动脉栓塞，实际上是引起的肠道的梗塞，很凶险的，所以他讲的关格是这个。四逆汤、通脉四逆汤，这些是有效的。"情且不违，而致大益"，这当然是指的是白通汤，它的机制和对症。"此和人尿、猪胆汁、咸苦寒之物于白通汤中，要其气相从，可以去拒格之寒也"，实际上就是热药凉服，他（赵献可）就怕病人吐。那么我们是不是可以从另外一个角度去理解，用上人尿、猪胆汁以后能够改善肠系膜动脉的血栓闭塞？这样就可以理解了，因为人尿里边有很好的化瘀的成分，尿激酶也许能起作用，但是不管怎么着，古人是有这么一个经验，现在想起来，如果我们读懂这个了，知道它是一个高位缺血性疾病引起的肠梗阻，我们就觉得这个是有道理了。至于猪胆汁是不是可以改善，我不清楚了，这也只是一个推测。我们学到的这些东西，到临床上老不落地，和病结合不起来，就都白读了。"服药后，脉渐出者生，脉乍出者死"，这就是一个感染性休克了，梗阻以后导致的血容量低的休克，脉摸不着。如果脉逐渐出来了，说明它逐渐改善了，血容量上来了，能吸收了，不吐了，他就可以活了。如果乍出，就是突然出来挺有力的，就要死了，实际上这就是死前的回光返照，可能是自身调节使心脏的功能加强，可能还能摸到点，就是休克状态下使交感神经兴奋以后可以使脉暂时的加强，这就要死了，说明他休克得比较厉害了。"陶节庵《杀车槌》中，有回阳返本汤极妙。愈后须以八味丸常服，不再发"，回阳返本汤基本上就是白通汤加人尿、猪胆汁。因为赵献可引进来，前面也提到，基本上是这个方，不会差太多。这是一种关格。

【原文】

又有一种肝火之证，亦呕而不入。但所呕者酸水，或苦水，或青蓝水，惟大小便不秘，亦能作心痛。此是火郁、木郁之证，木郁则达之。火郁则发之，须用茱连浓煎,细细呷之。再服逍遥散而愈。愈后须以六味丸调理。

【讲解】

"又有一种肝火之证",这也是关格的一类,刚才白通汤是一类。"亦呕而不入",也是出现呕吐不能吃,"但所呕者酸水",吐出来的都是酸水或苦水,或青蓝水。"惟大小便不秘",大小便还可以有,他主要是吐,"亦能作心痛",还可以引起心痛。"此是火郁、木郁之证",怎么治疗?"木郁则达之。火郁则发之",用茱连汤浓煎,就是吴茱萸、黄连浓煎,"细细呷之",就是一点一点地喝,一口一口地喝。"再服逍遥散而愈。愈后须以六味丸调理",这个理解起来没有障碍,回到临床上来看,这是个什么病? 这实际上就是在十二指肠偏下的部位出现了往下排的障碍,胆汁反流引起的胃炎。如果是梗阻梗在下边,他就吃不进去了,是不完全梗阻的时候,大小便是不是就不秘了? 要完全梗阻了,大小便也没了。所以说这又是一种关格,但是这个不是严格意义上的关格,因为大小便还有点。

卷之五·先天要论下·泻利并大便不通论

【原文】

脏腑泻利,其证多端,大抵皆因脾胃而作。东垣先生制《脾胃论》一篇,专以补中益气汤升提清气为主,其间治脾泄之证,庶无余蕴矣。特未及乎肾泄也。是故以其湿也,利水以分之。以其风也,助风以平之。以其实也,下之。以其虚也,补之。寒则温之,热则清之。有食者化之,有积者祛之。凡五行之相胜,与六气之加临,莫不以生克制化之法治之。然而经年经月,不得一效者何耶? 仲景云:下利不止,医以理中汤与之,利益甚。理中者理中焦也,此利在下焦,当以理下焦法则愈矣。昔赵以德有云:予闻先师言泄泻之病,其类多端。得于六淫、五邪、饮食所伤之外,复有杂合之邪,似难执法而治。乃见先师治气暴脱而虚,顿泻不知人事,口眼俱闭。呼吸甚微几欲绝者,急灸气海,饮人参膏十余斤而愈。治积痰在肺,致其所合大肠之气不固者,涌出上焦之痰,则肺气下降,而大肠之虚自复矣。治忧思太过,脾气结而不能升举,陷入下焦而成泄泻者,开其郁结,补其脾胃,使谷气升发也。治阴虚而肾不能司禁固之权者,峻补其肾而愈也。凡此之类甚多,因问先生治病何神也? 先生曰:无他。圆机活法,《内经》熟自得之矣。

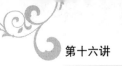
【讲解】

前面有理论的铺垫了,后边这些内容也都是落实到了临床实际当中,这些恰恰是需要记住的。这一篇是讲泻利并大便不通,后边一篇是小便不通,再往后是遗精滑精,这三篇在临床上都非常常用,尤其是泻利和大小便。

"脏腑泻利,其证多端",脏腑病变导致的泻利,临床上其实是非常多的,各种各样。"大抵皆因脾胃而作",一般来讲,大多数泻利的病都是脾胃病变导致的。"东垣先生制《脾胃论》一篇",李东垣写了《脾胃论》这一本书,"专以补中益气汤升提清气为主,其间治脾泄之证,庶无余蕴矣",整个脾胃论里边以补中益气汤升提清气来治疗泄泻,"庶无余蕴矣",其实这一句话概括不了《脾胃论》,里边不仅仅是一个补中益气汤,是以脾胃为基础来论述所有疾病的一本书。"特未及乎肾泄",这里面讲的根本就没有肾泄。肾病导致的泄泻,一般来讲都是比较疑难的。"是故以其湿也,利水以分之。以其风也,助风以平之。以其实也,下之。以其虚也,补之。寒则温之,热则清之。有食者化之,有积者袪之",如果是因为湿邪导致的泄泻,就用利水的方法来治疗,就是用淡渗利湿的方法;如果是因为风邪导致的泄泻,就用祛风的办法来治疗;"以其实也",如果胃肠道是实证,用下法来治疗;如果是虚就用补法来治疗;如果是因寒而致的,用温法来治疗;如果是因为热邪导致的,就用清法治疗;如果是食积的,就用化滞的方法,这就是一般的治疗。"凡五行之相胜,与六气之加临,莫不以生克制化之法治之",五行紊乱了,"五行之相胜,与六气之加临"就是指的风、寒、暑、湿、燥、火,这些影响到人,人体内五脏、五行出现了异常,再加上外感六淫之气,就容易生病,你按照这个来治就行了。但是有的是整年整月积累的,这些病"不得一效者何耶",按照这些来治疗都不取效是什么原因? 张仲景说"下利不止,医以理中汤与之,利益甚",下利老是不好,下利就是泄泻、痢疾这些,用理中汤治疗,拉得更厉害。"理中者理中焦也",说理中汤是调理中焦的。"此利在下焦",这种用理中汤治不好的下利是因为病变在下焦。"当以理下焦法则愈矣",用治理下焦的办法来治疗,泄泻就好了。

"昔赵以德",赵以德也是明朝的一个名医,赵以德说过,"予闻先师言泄泻之病,其类多端",我听说先生们讲过,腹泻这种病种类很多。"得于六淫、五邪、饮食所伤之外,复有杂合之邪",实际上就是合邪为病,"似难执法而治",这些很难说用一个办法,或者是按照他们前面定这些办法来治,按这些来治总有治不好的。"乃见先师治气暴脱而虚,顿泻不知人事,口眼俱闭。呼吸甚微几欲绝者,急灸气海,饮人参膏十余斤而愈",治疗这种气暴脱而虚,突然虚脱泄泻,而且不知人事,口眼俱闭,不睁眼,呼吸微弱,用紧急艾灸气海的办法,然后用人参来治疗,这样才能够治活。他用人参膏十余斤,应该说治了很久,这么严重的病虚脱很严重,就用人参和艾灸就可以了。"治积痰在肺,致其所合大肠之气不固者,涌出上焦之痰",痰本身在肺,肺与大肠相表里,也可以引起大肠之气不固导致泄泻,把痰去了,"则肺气下降,而大肠之虚自复矣",用去痰的办法,大便就不稀了。

"治忧思太过,脾气结而不能升举,陷入下焦而成泄泻者,开其郁结,补其脾胃,使谷气升发也",如果由于忧思郁结,脾不能够升清,导致泄泻的,这时候就要用开郁结的方法,调理人们的心情,疏肝郁,补脾胃,这样使脾胃功能恢复以后,水谷精微之气就能够吸收,就不会泄了。

"治阴虚而肾不能司禁固之权者",注意这个阴虚,实际上是指的肾虚,不能失禁固之权,就是肾是司二便的,肾虚以后不能管二便了,"峻补其肾而愈",而用大补肾的药物,他就可以好。

"凡此之类甚多,因问先生治病何神也?"问老师治病为什么这么好?有什么诀窍?"先生曰:无他",全是"圆机活法",也就是把道理搞清楚了,方法不一定的,"《内经》熟自得之矣",如果你很熟悉《黄帝内经》,自然就知道了。

【原文】

经曰:肾主大小便。又曰:肾司开阖。又曰:肾开窍于二阴。可见肾不但主小便,而大便之能开而复能闭者,肾操权也。今肾既虚衰,则命门之火熄矣。火熄则水独治,故令人多水泻不止。其泻每在五更天将明时,必洞泄二三次。此其故何也? 盖肾属水,其位在北,于时为亥子。五更之时,正亥子水旺之秋,故特甚也。惟八味丸以补真阴,则肾中之水火既济,而开阖之权得宜。况命门之火旺,火能生土,而脾亦强矣。故古方有椒附丸、五味子散,皆治肾泄之神方,不可不考也。考之薛案云:脾胃虚寒下陷者,用补中益气汤加木香、肉果、补骨脂。若脾气虚寒不禁者,用六君子汤加炮姜、肉桂。若命门火衰,脾土虚寒者,用八味丸。若脾胃气血俱虚者,用十全大补汤送四神丸。若大便滑利,小便闭涩,或肢体渐肿,喘嗽唾痰,为脾肾亏损,宜金匮加减肾气丸。

【讲解】

"经曰:肾主大小便",肾司二便。"又曰:肾司开阖。又曰:肾开窍于二阴。可见肾不但主小便",我们知道肾与膀胱相表里,一般都以为和小便最密切,可是根据《黄帝内经》里边讲的肾主大小便,司开和,开窍于二阴,就知道肾不仅仅是管小便。"而大便之能开而复能闭者",既能解大便,也能让它不泄，肾是在掌管着它。"今肾既虚衰"，肾已经虚衰了，命门之火熄了，实际上等于是肾阳不足，肾气虚了。"火熄则水独治"，肾火不足，肾阳不足，水邪就泛滥了，"故令人多水泻不止"，这就是肾虚以后，尤其是肾阳虚以后导致水泻不止。"其泻每在五更天将明时，必洞泄二三次"，在五更天，也就是天亮之前，拉肚子，一拉两三次，咱们在临床上经常见到这病人，一早上就拉好几次。"洞泄"就是根本控制不住，和水一样的。"其故何也？"然后再解释说，"盖肾属水，其位在北，于时为亥子。五更之时，正亥子水旺之秋，故特甚也。"这句话听起来觉得云里雾里的，说肾属水，其位在北，就是从五行的方位上来讲，水对应的是北。在 24 小时里边，它是与亥子时是相对的，我不知道这个是出自哪里。因为在中医里边这个亥时对的是三焦，子时对的是胆。但是他在这儿又说"于时为亥子"，我不知道这个的出处。五更之时就是天亮之前，什么叫"亥子水旺之秋"？这个时候是阴气最盛。这块你听完了以后理解不了赵献可到底说什么，我觉得他这讲得有点牵强。

我们首先要明白 24 小时分 12 个时辰，12 个时辰的夜间是与五更相匹配的，一个时辰是一更，一更、二更、三更、四更、五更。子时是夜里 11 点到凌晨 1 点，丑时 1 点到 3 点，寅时是 3 点到 5 点，卯时是 5 点到 7 点，辰时是 7 点到 9 点，巳时是 9 点到 11 点，午时是 11 点到下午 1 点，未时是下午 1 点到 3 点，申时就是下午 3 到 5 点，酉时是傍晚 5 到 7 点，戌时是晚上 7 到 9 点，亥时是夜里 9 到 11 点。基本上这一天 24 小时，12 个时辰是这么一个对应关系。

五更是从什么时候算？从下午 7 点到 9 点，这是一更。以前晚上有值班的，打更的，告诉你是什么时辰了，该睡觉了。戌时是一更，亥时是二更，子时三更，丑时就是四更，寅时是五更，这就是 3 到 5 点，五更泄指的就是在这个时候拉肚子。过年我们说起五更，就是指的比平时要起得再早一点，3 到 5 点，天亮之前。这五更里边说五更泄，本来寅时在五脏是和肺相配的，肾是和酉时相配，也就是说子午是相对的，酉时是和卯时相对的，实际上就是肾气主酉时这个时辰，到卯时，就是它最弱的时候，在这个时间段里边可能出现泄泻，从五更就开始了。大概这样来理解，稍微好理解一些，要不然你按照他写的弄完了，稀里糊涂的，不知道是什么，这样就好理解一些。

另外还要知道古人几种有关晚上的叫法。三更是什么？三更就是半夜，所以我们经常说三更半夜，一更是什么？一更是黄昏，天黑太阳下去了，这是一更。二更，晚上 9 点到 11 点，叫人定，这时候人们就不活动，该睡觉去了。四更叫鸡鸣，这个时候公鸡就开始打鸣了，就开始叫了。五更叫平旦，这时候太阳要出来了。

《黄帝内经》里边讲平旦至日出,天之阳。知道这些习惯的表达,对以后读古书是有用的。我们从这里大概知道了肾虚到它对立时辰就是更虚,泄泻加重,这样可能更容易理解。

这个时候,这种泄泻应该用什么办法?"惟八味丸以补真阴",用八味丸补肾阴,"则肾中之水火既济",因为肾中有水火,是一个协调的状态,叫既济。"开阖之权得宜",能够主管二便了。"况命门之火旺,火能生土,而脾亦强矣",补了肾以后脾胃也好了,泄就更容易止住。

到现在为止,我们中医里边对肾泄也只是有说法,和现代临床怎么联系? 始终没有。我的感觉是这样的,这个"洞泄"就是大肠燥化功能减退,吸收减少了,大肠里存的水太多,这时候哗拉下来的全是水,所以叫洞泄。为什么大肠里边水多了? 按现在的话说,可能是大肠的慢性炎症,或者微循环不好,缺血性肠病。燥化功能差了,不能够把肠道内的水分吸收,就存在了大肠。一般来讲,白天经常喝水、撒尿或者上厕所,但是睡觉以后,却不用老起夜。因为晚上大肠的燥化功能和肾脏的浓缩功能都是最强的,水分的重吸收功能好,尿液的浓缩功能好,大肠的燥化功能好。肾虚以后这些功能差了,肠燥化功能差,尿浓缩功能差,实际上还是肾脏的微循环和大肠的微循环差了,才出现的这些问题。

《医林改错》中有一个方子——膈下逐瘀汤,治疗五更泄,要比四神丸要神多了。这样我们就和现代临床结合起来了,要不然脑子就知道这个叫肾泄,不知道原理。这样就知道原理了,是微循环水平出了问题。我们整个人体的代谢都是在微循环这个层面上来实现的,肾气丸对微循环好,所以说它的作用是非常广泛的,这是用肾气丸能够治好的原因。

"故古方有椒附丸、五味子散,皆治肾泄之神方,不可不考也",古代用椒附、五味子散都能够治疗这种五更泄,而且效果都很好,不可不考。

"考之薛案云",考证薛立斋的医案,"脾胃虚寒下陷者,用补中益气汤加木香、肉果、补骨脂",肉果应该是肉豆蔻。"脾气虚寒不禁者,用六君子汤加炮姜、肉桂。若命门火衰,脾土虚寒者,用八味丸",用补中益气汤也要加温补肾的,用六君子汤也要加温补肾的,八味丸就更是。"若大便滑利,小便闭涩",泄泻,尿又少,"或肢体渐肿,喘嗽唾痰",肢体浮肿,咳嗽、喘,"为脾肾亏损,宜金匮加减肾气丸",这里边提到的金匮肾气丸就是加了牛膝和车前子的那个处方。

【原文】

秦越人《难经》有五泄之分:曰胃泄、曰脾泄、曰大肠泄、曰小肠泄、曰大瘕泄。夫所谓大瘕泄者,即肾泄也。注云:里急后重,数至圊而不能便,茎中

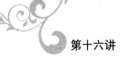

痛。世人不知此证，误为滞下治之，祸不旋踵。滞下即今所谓痢疾也。此是肾虚之证，欲去不去，似痢非痢，似虚努而非虚努。盖痢疾后重，为因邪压大肠坠下，故大肠不能升举而重，治以大黄槟榔辈，泻其所压之邪而愈。又有久泻大肠虚滑元气下陷，不能自收而重，乃用粟壳等涩剂，以固其脱升其坠而愈。其虚坐努责，此痢后积已去尽，无便而但虚坐耳。此为亡血过多，倍用归芎以和之而愈。惟肾虚后重者，亦数至圊而不能便，必茎中痛，或大便不能得，而小便先行而涩，或欲小便，而大便反欲去而痛。独褚氏《精血论》中云：精已耗而复竭之，则大小便道牵痛，愈痛则愈便，愈便则愈痛。须以补中益气汤，倍升麻送四神丸。又以八味地黄丸料，加五味、吴茱萸、补骨脂、肉豆蔻，多服乃效。此等证候，以痢药致损元气，肢体肿胀而毙者，不可枚举。肾既主大小便而司开阖，故大小便不禁者，责之肾，即此推之。然则大便不通者，独非肾乎？《金匮真言论》云：北方黑色，入通于肾，开窍于二阴。故肾气虚，则大小便难，宜以地黄、苁蓉、车前子、茯苓之属，补其阴利水道，少佐辛药，开腠理致津液，而润其燥。洁古云：脏腑之秘，不可一概治疗。有热秘、有冷秘、有实秘、有虚秘、有风秘、有气秘。老人与产后、及发汗利小便过多、病后气血未复者，皆能成秘。禁用硝黄、巴豆、牵牛等药。世人但知热秘，不知冷秘。冷秘者冷气横于肠胃，凝阴固结，津液不通，胃气闭塞，其人肠内气攻，喜热恶冷，宜以八味地黄丸料，大剂煎之，冷饮即愈。或局方半硫丸，碾生姜，调乳香下之。或海藏己寒丸俱效。海藏云：己寒丸虽热，得芍药茴香润剂，引而下之，阴得阳而化，故大小便自通。如遇春和之阳，水自消矣，然不若八味丸更妙也。

【讲解】

秦越人就是扁鹊，在《难经》里把泄泻分成五类，有胃泄、脾泄、大肠泄、小肠泄、大瘕泄。脾胃、大小肠千万不要和现在的解剖对起来，完全没有关系的，只是中医里边讲的。《难经》里有关五泄具体的症状讲的也很清楚，大家可以自己看。赵献可专门抽出来大瘕泄。"大瘕泄者，即肾泄也"，他（赵献可）说的《难经》大瘕泄是他要讲的肾泄。

对大瘕泄的解释，《难经》里边这么说，"里急后重，数至圊而不能便，茎中痛"，就是老觉得肛门下坠，"数至圊"，圊就是厕所，老去厕所，但是又拉不出来，里急后重，还茎中痛，当然这指的是男性，阴茎里边还疼。这是个什么病？不单纯是个前列腺的问题，还极有可能是直肠癌。老觉得想大便还拉不出来，结果前边都痛，都已经侵犯到周围了，极有可能是这个情况。但是赵献可说，这是肾泄，我觉得有点牵强。虽然茎肾相关，但肾泄里边很少有茎中痛。

"世人不知此证,误为滞下治之",世人不知道这个病,都以为是痢疾,"祸不旋踵",迅速就把人治死了。但是仔细想想,如果一般的痢疾能致死吗?一般不容易的,除非是中毒性痢疾,就是溃疡性结肠炎也不至于"祸不旋踵",所以说应该还是一个恶性的东西,这句话是后人的注解,这不是原文。

"此是肾虚之证,欲去不去,似痢非痢,似虚努而非虚努",这都是肾虚的表现,想拉拉不出来,像痢疾又不是痢疾。"似虚努而非虚努",什么叫虚努?光想拉,什么也没有,这就叫努虚。"盖痢疾后重,为因邪压大肠坠下",他说是大肠里边受了邪气引起的,故"大肠不能升举而重",觉得下坠,痢疾用大黄、槟榔这类药就可以了。"泻其所压之邪",也就是祛邪他就好了。

"又有久泻大肠虚滑元气下陷,不能自收而重",其中也有一类泻的时间很长,也觉得下坠,是元气不足,这一类就用"粟壳等涩剂,以固其脱升其坠而愈",用收敛固涩的罂粟壳。罂粟壳现在作为精神类药物管理,之所以这么弄,是因为很多做食品的小商小贩,用它当添加剂,使人上瘾,所以给管起来了。以前我们大学毕业的时候,药房都有,没有人去乱开它,现在人心坏了,就得靠法律管,用起来反而不方便了。所以人心好都好,人心一坏谁都不方便。

"虚坐努责"就是坐着使劲往下拉。"此痢后积已去尽,无便而但虚坐耳",痢疾里边的积滞已经去完了,没有大便,上厕所拉不出来。"此为亡血过多",就是失虚太多,"倍用归芎以和之而愈",这个话要引起注意,用当归和川芎,倍用,合之而愈。痢疾后期出现这种情况,血虚很严重了,用当归和川芎两个药就可以了。当归是治痢的一个非常好用的药,当归、芍药两味药合起来,治各种急慢性痢疾,如果血多,重用白芍,如果白冻多就重用当归。两个药的起始剂量都是60g,白冻多的加当归到90g,血多的白芍加到90g。因为我在临床上用过的,是肯定有效的,而且这里讲"和之而愈",它是愈,不是缓解。所以这个药大家一定要记住。

"惟肾虚后重者,亦数至圊而不能便",只有肾虚的人才会有大瘕泄的这种表现。"必茎中痛,或大便不能得,而小便先行而涩",刚才是大便拉不出来,现在尿也不出来了,和茎中痛实际上是程度的问题。"或欲小便,而大便反欲去而痛",或者是想去撒尿,但是尿的时候想去解大便,而且还疼。

我觉得这个大瘕泄是直肠肿瘤引起的。这一类病人,初期的表现就是泄泻,拉肚子,后来一查,原来是结肠癌、直肠癌。我们读古书还是要和现在临床结合起来,要不然对不上号,就白读了。

"独褚氏《精血论》中",褚氏在他的《精血论》里边说,"精已耗而复竭之",精气已经耗竭了,然后又用攻下的办法,"大小便道牵痛",肛门、

尿道，互相牵涉疼痛。"愈痛则愈便"，越疼得厉害越想拉，越拉越痛，无论大便还是小便都是"愈痛则愈便，愈便则愈痛"。这个肯定不是一般的泄泻。

"须以补中益气汤，倍升麻送四神丸"，遇到这种情况就要用补中益气汤，重用升麻，一般补中益气中升麻我们用 3~6g 已经可以了，他告诉你要大量用升麻。因为升麻其实有很好的解毒、抗肿瘤的作用的，所以他倍用升麻还是可以有一定效果的，还要再加上四神丸止泻。"又以八味地黄丸料，加五味、吴茱萸、补骨脂、肉豆蔻，多服乃效。此等证候，以痢药致损元气，肢体肿胀而毙者，不可枚举"，这个病除了用补中益气以外，还可以用八味地黄丸加上五味子、吴茱萸、补骨脂、肉豆蔻这些热药，而且得多服。用大剂量热药，和我治肿瘤用热药破除肿瘤外面的阴壳（《道德经》的负阴抱阳理论），是不谋而合的。如果是用治泻痢的苦寒药，就会损伤人体的正气，导致肢体肿胀，营养不良出来了，就会导致死亡。本来这个病死亡率就高，这么一治死亡率更高，死得更快。"肾既主大小便而司开阖，故大小便不禁者，责之肾，即此推之"，肾主大小便，又管大小便的开阖，所以大小便不禁者要找肾的问题，这就是根据他（赵献可）的理论推演上来的。

前面讲的是泄泻，后边就讲大便不通了。"然则大便不通者，独非肾乎"，难道大便不通的人，没有肾导致的吗？《金匮真言论》实际上是《黄帝内经》里边的，"北方黑色，入通于肾，开窍于二阴。故肾气虚，则大小便难"，尿不出来和大便排不出来都和肾有关。"宜以地黄、苁蓉、车前子、茯苓之属，补其阴利水道，少佐辛药，开腠理致津液，而润其燥"，遇到肾虚的，就要用这些药了，生地黄、熟地黄、肉苁蓉、车前子、茯苓，这一类药，补肾利水，这样大小便就可以通畅了，稍佐一些辛热的药，以"开腠理致津液"，使津液能够分布流通，最后用润燥的方法。洁古就是张元素，"脏腑之秘，不可一概治疗"，脏腑的功能失调导致的便秘，不能只用一个办法通治。具体到证型，有热秘、冷秘、实秘、虚秘、风秘、气秘。内科学教材是这么分类的，出处就来源于这里。"老人与产后、及发汗利小便过多、病后气血未复者，皆能成秘"，老人、产后便秘太多见了，发汗多，利尿多，以及久病以后气血不足的，出现便秘的也很多。"禁用硝黄、巴豆、牵牛等药"，这一类病人的便秘，不可以用大黄、芒硝、巴豆、牵牛子这些药。"世人但知热秘，不知冷秘"，现在一般的医生说大便干，就是火、热，不知道还有冷秘。"冷秘者冷气横于肠胃"，冷气积在肠胃，"凝阴固结，津液不通，胃气闭塞，其人肠内气攻"，实际上就是肠鸣、腹胀。"喜热恶冷"，喜欢吃热的，不喜欢吃凉的，"宜以八味地黄丸料，大剂煎之，冷饮即愈"，这种情况用八味地黄丸，大剂煎之，放凉了喝就能好。寒因寒用，前文讲过热药冷服治疗阴寒内盛。

冷秘的特点就是肠内气攻,喜欢热,怕凉。"或局方半硫丸,碾生姜,调乳香下之",除了大剂的八味地黄丸以外,还可以用半硫丸,就是半夏、硫黄。这两个药好像不通便,但是半硫丸就能通便。"碾生姜,调乳香下之",把生姜捣碎,再加点乳香,这样合起来以后也可以治疗冷积便秘。

"海藏云:己寒丸虽热,得芍药茴香润剂,引而下之,阴得阳而化,故大小便自通。如遇春和之阳,水自消矣,然不若八味丸更妙也",另外王海藏己寒丸也可以用。这个己寒丸实际上是大己寒丸,里边有荜茇、良姜等,全是热药,用上去有效。"海藏云:己寒丸虽热",己寒丸虽然全是热药,"得芍药茴香润剂,引而下之,阴得阳而化,故大小便自通",一般我们不讲芍药和茴香是润剂,茴香是一个温药,但是这里偏偏强调了润。事实上所有种子类的药,有油,都有润的作用。这儿就给我们一个启发,便秘的病人可以放心用茴香。用上去以后,"如遇春和之阳",就像春天暖和起来了,阳气升起来了,"水自消矣",冷秘之水就消了,"不若八味丸更妙也",半硫丸、己寒丸虽然都可以用,但是不如桂附地黄丸好。这就是赵献可告诉大家遇到冷秘的时候,就用桂附地黄丸,而且要大剂。

【原文】

东垣云:肾主五液,津液盛则大便如常。若饥饱劳役,损伤胃气,及食辛热浓味而助火邪,伏于血中,耗散真阴,津液亏少,故大肠结燥。又有老年气虚,津液衰少而结者。肾恶燥,急食辛以润之是也。予尝体法东垣之论,不用东垣之方,如润肠丸、润燥汤、通幽散之类俱不用,惟用六味地黄丸料,煎服自愈。如热秘而又兼气虚者,以前汤内加参芪各五钱,立愈。此因气虚不能推送,阴虚不能濡润故耳。以上治法,予尝亲试而必验,且又不犯大黄、桃仁、枳壳等,破气破血之禁,可以久服,永无秘结,故表而出之。

【讲解】

"东垣云:肾主五液",人体的五脏之液:汗、唾、涕、涎、泪,都与肾相关,"津液盛则大便如常",如果五液都正常,大便自然也是好的。"若饥饱劳役,损伤胃气,及食辛热浓味而助火邪,伏于血中,耗散真阴,津液亏少,故大肠结燥",饥饱劳役,使脾胃损伤了,或者是吃辛热的、厚味的太多上火了,就容易耗伤津液,出现津液不足的便秘。"又有老年气虚,津液衰少而结者",年纪大了,气虚,津液也不足,而导致大便干结,"肾恶燥,急食辛以润之",这是《黄帝内经》里边讲的,肾也是恶燥的,这种燥出现了怎么治疗?他是用辛润的办法来治疗,辛温又有润燥作用的这些药,当归就是一个典型。"予尝体法东垣之论",我曾经按照李东垣讲的这个东西体会用过,

"不用东垣之方"，李东垣治疗这种肠燥热结的便秘，用润肠丸、润燥汤、通幽散之类，但是赵献可用李东垣的理，不用李东垣的方。"惟用六味地黄丸料"，他（赵献可）只用六味地黄丸，煎服自愈。也就是说遇到津液不足，肠燥津伤便秘的时候，他（赵献可）认为是肾阴不足的毛病，就用六味地黄，一定会好。

"如热秘而又兼气虚者，以前汤"，前汤就是指的六味地黄汤，"内加参芪各五钱，立愈"，将参芪六味地黄汤吃上就好。现代报道挺多，我在临床上也用过，大便都很通畅。"此因气虚不能推送，阴虚不能濡润故耳"，这样一用，把气补了，津液也生了，自然就好了。"以上治法，予尝亲试而必验"，这句话，就是增加信心的，这不是理论上的推演，这全是我（赵献可）亲试过的，一定有效的。一般医家讲到这个份上，就一定要注意，把讲的学会。"且又不犯大黄、桃仁、枳壳"，不用大黄、桃仁、枳壳这些破气破血的药，不伤人的正气，可以久服。有人说六味地黄丸是长寿丸，原因就在这里。

【原文】

或问曰：何为不用四物汤？曰：四物汤特能补血耳。此是先天津液不足，故便难。经曰：大肠主津，小肠主液。又曰：肾主五液。津液皆肾水所化，与血何干？故不用四物汤。或又问曰：如干结之甚，硝黄亦可暂用否？曰：承气汤用硝黄，乃为伤寒从表入里，寒变为热，热入三阴，恐肾干枯。故用硝黄以逐去外邪，急救肾水。余独禁用者，乃是论老人、虚人及病后人。肾水原不足，以致干枯，若再用硝黄等药以下之，是虚其虚。今日虽取一时之快，来日必愈结。

【讲解】

"或问曰：何为不用四物汤？"有人就问，为什么不用四物汤，津液不足的便秘怎么不用四物汤？赵献可回答说，四物汤只是补血而已，"此是先天津液不足，故便难"，他说这是津液不足才便难的，你用四物汤不行。到底行不行？可以肯定地告诉大家，行，很不错，关键在剂量。和大剂六味地黄汤，大剂桂附地黄汤是一样，四物汤通便效果也是很好的。"经曰：大肠主津，小肠主液。又曰：肾主五液。津液皆肾水所化，与血何干？"其实这儿就又违背了中医的一个原理，气血津液之间互相是有化生的，怎么能说与血何干？肯定是相关的，不能不相关。"或又问曰：如干结之甚，硝黄亦可暂用否？"大黄、芒硝，可以不可以暂时用？赵献可说"承气汤用硝黄，乃为伤寒从表入里，寒变为热，热入三阴，恐肾干枯。故用硝黄以逐去外邪，急救肾水"，他这个意思就是硝黄除邪，防止邪气深入伤肾，引起肾液不足，"余独禁用"，我（赵献可）是要禁用硝黄，因为"乃是论老人、虚人及病后人"，这三类人，不用硝黄。我们在临床上有一些老年人经常吃含有硝黄的泻药，以保持大便通畅。赵献可是反对的，但如果说你用其他方法都不能解决，也只好如此，要保持通畅。"肾水原不足，以致干枯，若再用硝黄等药以下之，是虚其虚"，使得更虚了，"今日虽取一时之快，来日必愈结"，虽然今天痛痛快快地拉了一次，以后会更干结的。

【原文】

再下之，后日虽铁石亦不能通矣。倘有患此者，当劝慰之，勿令性急，以自取危殆。况老人后门固者，寿考之征，自是常事。若以六味、八味常服，永保无虞。

【讲解】

"再下之，后日虽铁石亦不能通矣"，如果你老这么反复地用泻药来保持大便通畅，后边用再重的药也通不开了。这种在临床上太多见了，尤其是年轻女性便秘，老吃泻药，结果十年、二十年，甚至四五十岁以后，不吃泻药就下不来了。"倘有患此者，当劝慰之"，应该劝她不要老用了。"勿令性急"，这一类人都是性子比较急，非要拉出来不行，不拉出来就坐卧不安，急躁，这样是自找倒霉，便秘也没那么可怕。"况老人后门固者"，后门固，指大便偏干，"寿考之征"，长寿的一个表现，"自是常事"，这是一个很常见的事，大便只要规律，不难受，不要硬泻下来。"若以六味、八味常服，永保无虞"，根据阳虚、阴虚辨证，常服六味或八味这两种药，就很难再有问题。

这是赵献可有关大便的论述，我觉得这确实是一个临床家写出来的，他绝不是一个纸上谈兵的大夫。

卷之五·先天要论下·小便不通并不禁论

【原文】

溲溺不通，匪细故也。小腹急痛，状如复碗，奔迫难禁，期朝不通，便令人呕，名曰关格。又曰不通而毙矣。今人一见此证，除用五苓散之外，束手待毙。若盐熨丹田，蝼蛄、田螺罨脐之法，抑末也。

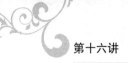

【讲解】

小便不通并不禁：小便不通就是尿不出来，不禁是控制不住，自己出来了。这里是讲这两类。

"溲溺不通，匪细故也"，尿不出来，这不是小事。"小腹急痛，状如复碗"，小肚子疼，好像有一个碗在那里扣着一样，这是什么？膀胱里边有尿。"奔迫难禁"，憋不住，"期朝不通"，整天都不下来，"便令人呕"，就开始出现恶心了，这叫关格，前面讲过。

"又日不通而毙矣"，如果还不通，人就死了。这是急性肾衰。一般什么时候容易见到这种情况？尤其是男性，前列腺出现炎症，膀胱憋着尿，然后把肾脏给憋坏了，最后就出现这个。"今人一见此证，除用五苓散之外，束手待毙"，除了知道用五苓散利尿以外，不知道该怎么弄了，手足无措。"若盐熨丹田"，用盐炒热了放在小腹部，这是个"熨"字，在古代应该念煨（wèi）。"蝼蛄、田螺罨脐之法，抑末也"，把蝼蛄（一种昆虫，南方应该更多一些，在水田里边经常会有）捣烂（一般是把头去掉，把肚子捣烂），敷到肚脐上，可以利尿。或者是用田螺，罨脐就是填到肚脐这里，这样尿就可以出来。但这都是治标的办法。

【原文】

若津液偏渗于肠胃，大便泄泻，而小便不通者，宜五苓分利之。若水停心下，不能下输膀胱者，亦用五苓渗泄之。若六腑客热，转于下焦而不通者，用益元散以清之。若气迫闭塞，升降不通者，宜升麻以提之，或探吐之。譬如水注之气，上窍开而下窍通也。

【讲解】

"若津液偏渗于肠胃，大便泄泻"，如果津液都跑到肠道里边去了，大便就出现稀了。大便水走得多了，小便不通，这时候用什么方子？"用五苓分利之"，用五苓散来治疗，是极好的，在《伤寒论》里边讲过。"若水停心下，不能下输膀胱者，亦用五苓渗泄之"，前面泄泻是肠炎，后边水停心下，是胃炎，胃里边的水多，也是用五苓散来治疗。就是说五苓散对于急性胃炎、肠炎都是一个极好的方子。

"客热"就是外来的热邪侵犯到六腑，实际上是指泌尿系感染，"转于下焦而不通者，用益元散以清之"，益元散还可以治疗胃肠道感染，里面的滑石是治疗泌尿系感染的一个好药。"若气迫闭塞，升降不通者，宜升麻以提之"，如果觉得"气迫闭塞"，急着要尿，却尿不出来，可以用升麻升提，或探吐之，"譬如水注之气，上窍开而下窍通也"，好像用壶倒水，把壶盖打开，下边就通了，这里用升提的办法，就类似于这个原理，叫"提壶揭盖"。为什么探吐也是可以？吐的时候，整个腹肌往里收缩，相当于压在膀胱上，往外挤尿。所以探吐和打喷嚏是一个道理。

【原文】

经曰：膀胱者，州都之官，津液藏焉，气化则能出矣。又曰：三焦者决渎之官，水液出焉。可见膀胱但能藏水，必待三焦之气化，方能出水。有服附子热药太过，消尽肺阴，气所不化，用黄连解毒而通者；有用茯苓陈皮甘草汤，送下木香沉香末而通者；此皆气化之验也。以上治法，皆有余之证，谓膀胱中原有水，或为热结，或气闭，有水可通而通之也。至于不足之证，乃虚劳汗多，五内枯燥，脂腴既去，不能生津，膀胱中原无水积，而欲通之，如向乞人而求食，已穷而益穷矣。故东垣分在气、在血而治之，以渴与不渴辨之。如渴而小便不利，此属上焦气分。水生于金，肺热则是清化之源绝矣。当于肺之分，助其秋令，水自生焉。如天令至秋，白露降，须用清金之药，如生脉散之类为当。又有脾虚者，盖因饮食失节，伤其胃气，陷于下焦，经所谓脾胃一虚，令人九窍不通，用补中益气汤。以参芪甘温之品，先调其胃气，以升柴从九原之下而提之，则清升而浊自降矣。清肺者，隔二之治也。补脾者，隔三之治也。东垣虚则补母之妙用类如此，此皆滋后天之化源者。如不渴而小便不利，此属下焦血分。下焦者，肾与膀胱也，乃阴中之阴，阴受热，闭塞其下流。经曰：无阳则阴无以生，无阴则阳无以化。若淡渗之药，乃阳中之阴，非纯阴之剂阳何以化？须用滋肾丸。此气味俱阴，乃阴中之阴也。东垣先生治一人目睛突出，腹胀如鼓，膝以上坚硬，皮肤欲裂，饮食不下，便秘急危者，精思半夜而得之，投之即愈。此是阴虚，阳无以化也。盖至于真阳真阴虚者，东垣未之论。如有真阴虚者，惟六味地黄以补肾水。滋肾丸又所当禁，黄柏、知母恐其苦寒泄水。又忌淡味渗泄之药。有真阳虚者，须八味丸。褚氏云：阴已萎而思色以降其精，则精不出而内败，小便道涩如淋。精已耗而复竭之，则大小便道牵痛。愈痛则愈便，愈便则愈痛。戴氏云：有似淋非淋，便中有如鼻涕之状。此乃精溺俱出，精塞溺道，故欲出不能而痛，宜大菟丝子丸、鹿茸丸。戴氏亦得褚氏之法也。若至于转筋喘急欲死，不问男女孕妇产后，急用八味丸料煎饮，缓则不救。或疑桂附辛热，不敢轻用，岂知肾气虚寒，水寒水冻之义，得热则流通，舍此更有何物能直达膀胱，而使雪消春水来耶？

【讲解】

"经曰：膀胱者，州都之官，津液藏焉，气化则能出矣。又曰：三焦者决渎之官,水液出焉",膀胱的里边是存尿的,"气化则能出",气化才能有排尿。三焦是干什么的? 决渎之官,也是通行水液的。渎是个什么? 小渠沟叫渎,决渎就是控制它,打开小渠,水就能出来,决渎之官就是管着小渠里边的水,让它出来或不出来,就是三焦。人身无处不是三焦,任何一个地方除了有血脉,还有细胞组织之间的津液,那就是小的水道,都是三焦。不要以为三焦就是胸腔、腹腔、心包腔。

"可见膀胱但能藏水,必待三焦之气化,方能出水",膀胱藏的液体需要三焦气化,如果没有三焦气化,膀胱里边即使藏了水,也出不来。"有服附子热药太过",用热药太过,"消尽肺阴",导致肺阴不足,"气所不化,用黄连解毒而通者",用黄连解毒汤来治疗。用热药太过才出现的没尿,是一个什么病证? 实际上是血热瘀滞,尿不能生成。在这种情况下,用黄连解毒去热邪,肾脏的血液循环改善了,尿就出来了。与我临床上常用的茵陈蒿汤、四妙勇安汤有异曲同工之妙。临床上遇到这种病人,要注意他没有尿频、尿急、尿痛的症状,这不是一个泌尿系感染。

"有用茯苓陈皮甘草汤,送下木香沉香末而通者",也有用这些利尿药加上理气药,尿下来的。陈皮、甘草本身都是一些很好的去火的药,一般不把它们当去火药,但它们有很好的去火作用。"此皆气化之验",这都是由于气化所成。气化是什么? 气化就是代谢,脏腑功能的代谢正常了,这就叫气化正常。气化正常,病也就好了。"以上治法,皆有余之证,谓膀胱中原有水,或为热结,或气闭,有水可通而通之也",上边的治法都是治疗实证的,膀胱里还是能生成尿液,只是被热邪所伤或者气化不利所致,通开也就好了。

"至于不足之证",这个是膀胱里面没尿,"乃虚劳汗多",出汗太多,"五内枯燥"就是五脏枯燥,水分丢失得太多了,"脂膜既去,不能生津",人都消瘦了,不能有尿,从这可以看出脂膜能变成水。而脂肪燃烧以后正是变成二氧化碳和水。"膀胱中原无水积,而欲通之,如向乞人而求食,已穷而益穷矣",膀胱里边本来就没尿,你还想给他通利,就像跟乞丐要饭吃一样,他就更穷了。

"故东垣分在气、在血而治之",遇到这种情况,李东垣是按照在气分、血分来治疗。怎么辨? "以渴与不渴辨之",问他口渴不口渴,这就知道了在气还是在血。"如渴而小便不利,此属上焦气分",如果有口渴、小便不利,说明他津液不足,属于上焦气分,肺热。"水生于金,肺热则是清化之源绝矣",如果肺热,清化之源就是指水来不了,绝了,没尿了。"当于肺之分,助其秋令,水自生焉。如天令至秋,白露降",应该清肺热,什么叫"助其秋令"? 就是要让它变凉,收敛,而不是像夏天那样发散,那么热。就好像到了秋天,白露下降。"须用清金之药"，治疗就要用清肺的药。

清肺热要用什么？"如生脉散之类为当"，大家看这个很有意思。用生脉散去火，整个方子是凉性的，用上去以后是收敛的，防止气耗散的。遇到这种肺热的病人，不说用其他清肺热的药，而是用生脉散，这是比较特殊的地方。和在学校学的有差异，但是确实应该记住。

前面是在气分，"又有脾虚"，这又有脾虚者，"盖因饮食失节，伤其胃气，陷于下焦"，由于饮食有问题伤了胃，然后陷于下焦，"经所谓脾胃一虚，令人九窍不通"，脾胃虚，吃不进去，生化乏源了，汗出不来，尿不出去，大便也没有，这就是九窍不通，用补中益气汤。"以参芪甘温之品，先调其胃气"，先把胃恢复了，"以升柴"，就是升麻、柴胡，"从九原之下而提之"，什么叫九原之下？九原就是九州方圆，就是九州大地，把精微之气给提上来，实际上就是从全身各处，主要还是胃肠。"则清升而浊自降"，水谷精微之气被吸收，浊气也排出去了，因为小肠有泌别清浊的作用。"清肺者，隔二之治也。补脾者，隔三之治也"，什么意思？这是按照五行相生来说的，如果是两个相邻的脏腑治疗，这叫隔二之治。如果中间隔了一个脏腑，称为隔三之治。金是肺金，生肾水，如果先治肺，这就是叫隔二之治，土生金，金生水，先治土，这等于是涉及三个脏腑了，叫隔三之治。"东垣虚则补母之妙用类如此，此皆滋后天之化源者。"前面讲的这些是李东垣滋养后天生化之源的方法，从根本上来治疗津液不足导致的尿少。

"如不渴而小便不利，此属下焦血分"，如果口也不渴，尿也没有，属于下焦血分。"下焦者，肾与膀胱也，乃阴中之阴，阴受热，闭塞其下流"，肾与膀胱出问题，不能够生成尿了。"经曰：无阳则阴无以生，无阴则阳无以化"，阴阳的互根。"若淡渗之药，乃阳中之阴"，淡渗利湿的药是阳中的阴药。"非纯阴之剂阳何以化？须用滋肾丸"，这些不是纯阴，凭什么来化阳？有点绕，简化一点就是说，不能单纯用利尿的办法来治疗，还要在肾上做文章，用滋肾的办法来治疗。"此气味俱阴"，滋肾丸里边全是阴性的药。

"东垣先生治一人目睛突出，腹胀如鼓"，这是举了个例子，眼睛突，肚子胀，"膝以上坚硬"，就是大腿坚硬，"皮肤欲裂"，胀得很厉害，"饮食不下"，吃不下饭，"便秘急危者"，便秘的一个危重病人，"精思半夜而得之，投之即愈"，想了半天才琢磨出来滋肾丸，用上去病人就好了。"此是阴虚，阳无以化"，这个是阴虚，不能够生成尿液了。"盖至于真阳真阴虚者，东垣未之论"，真阴真阳不足的，实际上是说肾不足，李东垣没讲。"如有真阴虚者，惟六味地黄以补肾水。滋肾丸又所当禁"，黄柏、知母是滋肾丸里边主要的成分，"恐其苦寒泄水"而不用。这是单纯的真阴虚。苦寒能够泄水，伤津。"又忌淡味渗泄之药"，连甘淡渗泄的药都不该用。如果是真阳虚者，只用八

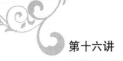

味丸。褚氏，这是个医家说，"阴已萎"，现在叫阳痿，"而思色以降其精"，还是好色，"降其精"就是同房，"精不出而内败"，射不出来，"小便道涩如淋"，尿道就不通了。

这是个什么病？前列腺炎。阳痿的病人，有欲望，但是还不行，射精也困难。"精已耗而复竭之"，本来精不足了，又耗竭它，"则大小便道牵痛"，尿道疼痛。"愈痛则愈便，愈便则愈痛"，这就是前列腺炎的一个症状。戴氏说："有似淋非淋"，好像疼，疼得不厉害，又有尿频。"便中有如鼻涕之状"，尿里边像有黏稠的鼻涕一样，也就是前列腺感染以后尿液中出现的白浊。"此乃精溺俱出"，戴氏认为这是精液和尿一起出来，实际上是前列腺的问题。"精塞溺道"，前列腺阻塞了，"故欲出不能而痛"，尿的时候疼，还尿不出来。"宜大菟丝子丸、鹿茸丸"，可以用这两个药丸来治疗。"戴氏亦得褚氏之法也"，戴氏学会了褚氏的方法。

"若至于转筋喘急欲死，不问男女孕妇产后，急用八味丸料煎饮，缓则不救"，如果出现了腿抽筋，呼吸困难，不管男女、孕妇，赶紧用桂附地黄丸熬水喝，慢了就救不过来了。为什么用八味丸煎也能有效？《医学衷中参西录》里讲山萸肉，是救脱，治疗喘急的一个非常有效的药，一味山萸肉就可以解决，何况加上熟地、山药再加上泽泻利水。"或疑桂附辛热，不敢轻用"，有的人说桂、附太热了，不敢轻易地使用，"岂知肾气虚寒，水寒水冻之义，得热则流通，舍此更有何物能直达膀胱，而使雪消春水来耶？"，阳气不足，都是冰，没水。必须用桂附地黄丸。这是一个什么病？心肺功能不好了，肾脏灌注少。后边的这个转筋，注意不是前列腺的问题了，提到了男女孕妇，所以这是一个急性心肺功能不好之后的没尿，就得用桂附地黄丸。

【原文】

丹溪治一老人患小便不利，因服分利之药太过，遂致秘塞，点滴不出。予以其胃气下陷，用补中益气汤，一服而通。因先多用利药，损其肾气，遂致通后，遗尿一夜不止，急补其肾，然后已。凡医之治是证者，未有不用泄利之剂，谁能顾其肾气之虚哉！予特表之，以为世戒。

【讲解】

"丹溪治一老人患小便不利，因服分利之药太过"，吃利尿药太多，"遂致秘塞，点滴不出"，尿不出来了。"予以其胃气下陷，用补中益气汤"，我（赵献可）按照胃气下陷给了补中益气汤，吃了一剂药，就通了。"因先多用利药，损其肾气，遂致通后，遗尿一夜不止，急补其肾，然后已"，通了以后不停地尿，控制不住。肾司开阖，要么不开，要不不合。之前泄的太多，损伤肾气,所以用了补肾的药就好了。"凡医之治是证者,未有不用泄利之剂",一般的医生见到这种小便不利,没有不用利尿药的,"谁能顾其肾气之虚哉",谁会去考虑他肾气不足呢?"予特表之",我专门要把这个拿出来讲给大家,"以为世戒",就是让大家一看尿不出来的时候,不要单纯地用茯苓、泽泻这些利尿药。

【原文】

后若有善法丹溪者,已明知其肺虚矣,乃以补中益气汤送肾气丸,岂不上下相须,子母相益耶。《灵枢》言手太阴之别,名曰列缺。其病虚则欠缺,小便遗数。肺为上焦,通调水道,下输膀胱。肾又上连肺,故将两藏,是子母也。母虚子亦虚,自然之理。东垣云:小便遗失,肺金虚也。宜安卧养气,禁劳役,以黄芪人参之类大补之。不愈当责之肾。经曰:膀胱不约为遗尿。仲景云:下焦竭则遗溺失便。又云:下焦不归,则遗溲。盖下焦在膀胱上口,主分别清浊,溲小便。下焦不归其部,不能约制溲便,故遗溺。大抵天暖衣厚则多汗,天冷衣薄则多溺,多溺者寒也。至于不禁,虚寒之甚,非八味丸不效。古方如菟丝子丸、鹿茸散、二气丹,俱可选用。

【讲解】

"后若有善法丹溪者",今后如果有擅长使用朱丹溪疗法的,"已明知其肺虚矣,乃以补中益气汤送肾气丸,岂不上下相须,子母相益耶",知道了是肺气虚,给他补中益气汤,同时又加上肾气丸,这样上下配合起来,就会更好。"其病虚则欠缺,小便遗数",肺病以后虚弱,欠缺就是病虚,不足了,小便就会频。"肺为上焦,通调水道,下输膀胱。肾又上连肺,故将两藏",肾也管肺,是子母关系,这叫"将两藏"。"母虚子亦虚,自然之理",他们之间是相生关系,一个虚,另一个也就虚了。"东垣云:小便遗失,肺金虚也",李东垣说,小便失禁,是由于肺虚,肺气不固了,"宜安卧养气",要休息,"禁劳役"不能够过度的劳累,"以黄芪人参之类大补之"。"不愈当责之肾",如果是用了参芪还不好,你就要补肾了。"经曰:膀胱不约为遗尿",膀胱控制不住了,这叫遗尿。张仲景说:"下焦竭则遗溺失便",下焦虚了,衰竭了,就会出现大小便失禁。"又云:下焦不归,则遗溲",又说下焦虚就出现遗尿,"盖下焦在膀胱上口,主分别清浊,溲小便",下焦管泌别清浊,这里的浊是要排泄的东西,清指的是水分。"下焦不归其部,不能约制溲便",下焦病变,不能管大小便,就出现了遗尿。"大抵天暖衣厚则多汗",一般人天暖和了,出汗多,"天冷衣薄则多溺",天冷衣服穿得少,就尿多。"多溺者寒也",超过常规就是寒证了,"至于不禁,虚寒之甚",小便控制不住,虚寒就

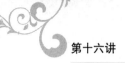

太厉害了，"非八味丸不效"，一定要用桂附地黄丸，其他的不管用，效果不好。"古方如菟丝子丸、鹿茸散、二气丹，俱可选用"，这些补肾阳的药，也都可以用。

【原文】

戴氏云：睡著遗尿者，此亦下元冷，小便无禁而然。宜大菟丝子丸，猪胞炙碎，煎汤下。凡遗尿皆属虚，刘河间谓：热甚。客于肾部，干于足厥阴之经，廷孔郁结，甚而气血不能宣通，则痿痹，神无所用。故津液渗入膀胱，而旋溺遗失，不能收禁也。即《内经》淫气遗溺，痹聚在肾。此系热证，不可不知。考之薛按，有因劳发热作渴，小便自遗，或时闭涩。余作肝火血虚，阴挺不能约制。午前补中益气汤加山药、山茱，午后六味丸。月余悉退。大抵不禁之病，虚寒多而实热少，倘以虚证误投泻火，顷刻危殆。慎之慎之。

【讲解】

"戴氏云：睡著遗尿者"，睡了觉以后遗尿者，"此亦下元冷"也是下焦虚寒，"小便无禁而然"，小便控制不住。要用"大菟丝子丸，猪胞炙碎，煎汤下"，用大菟丝子丸，切碎的猪膀胱，一块煎汤，送服。"凡遗尿皆属虚"，遗尿大多数是虚证。

"刘河间谓：热甚"，刘河间讲遗尿还有热甚。"客于肾部"，热邪客于肾部，"干于足厥阴之经"，足厥阴肝经是巡于外阴，"廷孔郁结"，热邪沿肝经侵犯到尿道口，"甚而气血不能宣通"，气血不通畅，"则痿痹"，肢体的瘫痪，"神无所用"，大脑控制不住，"故津液渗入膀胱，而旋溺遗失"，尿刚到膀胱，立即就出来了。"即《内经》淫气遗溺"，这是《黄帝内经》里讲的外邪过度导致的遗尿。"痹聚在肾"，邪气侵犯在肾，"此系热证，不可不知"，这是热证，大家应该了解。"考之薛按"，据薛立斋的医案，"有因劳发热作渴，小便自遗，或时闭涩。余作肝火血虚，阴挺不能约制"，有因为劳累，出现发热、口渴，出现了小便自遗或者是闭塞。赵献可把它当作肝火血虚来治疗，实际上泻肝火，也是一种祛邪，从这里看，赵献可和刘河间应该是一致的。"午前补中益气汤加山药、山茱，午后六味丸。月余悉退"，午前用补中益气汤加上山药、山茱萸，下午就用六味丸，脾肾双补。"月余悉退"，一个多月以后就好了。这两个方子无论是六味丸还是补中益气汤，都是既补正气也祛邪气。

"大抵不禁之病"，大部分不受控制的病，"虚寒多而实热少"，虚寒的比较多，湿热的比较少。"倘以虚证误投泻火，顷刻危殆"，虚证，老用泻火的药,病人很快就不行了,要谨慎。

刘河间讲的小便失禁是什么病呢?往往都见于脊髓炎,既有控制不住,又有尿不出来,表现是热证。这类病少见,所以总的来讲是虚寒多,热少。但这个病流行起来,可能很多人以为热证多了。

卷之五·先天要论下·梦遗并滑精论

梦遗并滑精,与前面的大便不通、大便稀、小便不通、小便失禁,有很大的相似。但有的病是不一样的,只是很少见到。以前我遇到这么个病人,同房不射精,他有射精的感觉,但没有射精,实际上是一种逆行射精。这种病怎么诊断?做个尿检,尿液里边有精子,说明他是逆行射精。这种在古代少有记载,《医贯》里也没有。

【原文】

治以肾肝为主。经曰:阴阳之要,阳密乃固,阳强不能密,阴气乃绝。阴平阳秘,精神乃治。阴阳离决,精气乃绝。夫所谓阳强者,乃肝肾所寄之相火强也。所谓阴绝者,乃肾中所藏之真阴绝也。肾为阴,主藏精。肝为阳,主疏泄。是故肾之阴虚,则精不藏。肝之阳强,则火不秘。以不秘之火,加临不藏之精,除不梦,梦即泄矣。或问曰:何故不为他梦,而偏多淫梦耶?曰:《灵枢经》淫邪发梦篇云:厥气客于阴器,则梦接内。盖阴器者,泄精之窍,主宗筋。足太阴、阳明、少阴、厥阴之筋,与夫冲任督三脉之所会,诸筋皆结聚于阴器,而其中有相火寄焉。凡平人入房,而强于作用者,皆此相火充其力也。若不接内,不与阴气合,则精不泄。一接内,与阴相合,则三焦上下内外之火,翕然而下从,百体玄府悉开,其滋生之精,尽趋于阴器以泄,而肾不藏矣。若其人元精坚固者,淫气不能摇,久战而尚不泄,况于梦乎?纵相火动而成宵梦,梦亦不遗。此谓阴平阳秘,无病人也。今人先天禀赋原虚,兼之色欲过度,以致肾阴衰惫,阴虚则相火动。相火之系,上系于心为君火,感物而动,动则相火翕然而随,虽不交会,而精已离其位,即客于阴器间矣。夜卧时,当所寄之相火一遇,与接内时与阴气相合同,故卧而即梦,梦而即遗也。若肾不虚,则无复是梦,梦亦不遗矣。故治是证者,先以肾肝为主。或问曰:阴虚火动而梦遗,服丹溪补阴丸,以滋阴降火,则证与药相对。每依法服之,而不效何也?曰:此未得丹溪滋阴之本意也。盖丹溪心法第一方,原以肾气丸为滋阴之要药也。今人不会其意,以黄柏、知母为君,概用坎离丸固本之类。凡此俱是沉寒泻火之剂,苦寒极能泻水,肾有补而无泻,焉能有裨于阴哉！独薛立斋发明丹溪之所未发,专用六味地黄以补肾,而治梦遗屡效。纵有相火,水能滋木,水升而木火自息矣。倘有脾胃不足,湿热下流者,以前丸为主,煎服补中益气汤以升提之。有用心过度,心不能主令,而相火代事者,亦以前丸为主,而兼用归脾汤。有命门火衰,元精脱陷,玉关不闭者,急用八味丸,或用金锁正元丹。以壮真阳,使之涵乎阴精而不泄。此其大略也。

归脾汤

人参 茯神 黄芪 白术 龙眼肉 酸枣仁炒,研,各二钱半 木香 炙甘草各五分

用水二钟,生姜二钱,大红枣一枚,煎一钟服。薛新甫加当归、远志,各一钱,亦妙。

【讲解】

"治以肾肝为主",遗精滑精都是直接治肝肾。"阴阳之要,阳密乃固,阳强不能密,阴气乃绝。阴平阳秘,精神乃治。阴阳离决,精气乃绝"。这是在《黄帝内经》里非常经典的话,我就不展开讲了,为什么? 主要是赵献可对这些的理解和《黄帝内经》里边讲的实际上是有差异的。《黄帝内经》讲的是阴阳的一个大的规律,他是局限在一个小的范围,这里只讲和遗精滑精有关的,以后我们讲《黄帝内经》的时候再细讲。

"夫所谓阳强者",这里的阳强是指肝肾所寄之相火强。"所谓阴绝者,乃肾中所藏之真阴绝",就是肾水不足了。"肾为阴,主藏精",所以这里说阴虚,就是肾虚。"是故肾之阴虚,则精不藏。肝之阳强,则火不秘",与精相关的主要脏腑就是肝和肾,如果肾不足了,精就容易出来。"肝之阳强"是指的相火旺,"则火不秘"就是藏不住。"以不秘之火,加临不藏之精,除不梦,梦即泄矣",除非他不做梦,他只要一做梦就遗精,这就是"梦即泄矣"。为什么他不做别的梦,偏偏都是淫梦?《灵枢经》淫邪发梦篇云",注意,过度的叫淫邪,和淫梦还不一样。之所以出现淫梦,是"厥气客于阴器",外阴有厥气,病到这了。"则梦接内",就是梦交的意思。"盖阴器者,泄精之窍",外阴是排精的地方,主宗筋。什么叫宗筋? 就是全身的筋肉都和这相关联。"足太阴、阳明、少阴、厥阴之筋,与夫冲任督三脉之所会,诸筋皆结聚于阴器",所有的这些经脉相关的筋,都结聚在阴部,"而其中有相火寄焉",这里边有相火。

"凡平人入房",平人指健康人,健康人同房。"强于作用",他的性功能很好,能力也很强。"皆此相火充其力也",都是因为相火太足了,他才是这样。"若不接内,不与阴气合,则精不泄",这是健康的表现,只要不性交,就

不会有精液出来。"一接内,与阴相合,则三焦上下内外之火",全身之火,"翕然而下从",聚集在这里,"百体玄府悉开",全身各个部位都要有汗出,"其滋生之精,尽趋于阴器以泄,而肾不藏矣",这是指正常人的生理状态。"若其人元精坚固",肾气很足的话,"淫气不能摇,久战而尚不泄,况于梦乎",淫气不能动摇,持久性交也不出现早泄。"纵相火动而成宵梦,梦亦不遗",即使相火妄动,梦交了,也不会遗精。"此谓阴平阳秘,无病人",这是人体非常健康的表现。

有人先天禀赋就虚,兼色欲过度,导致肾阴衰惫,虚则相火动。"相火之系,上系于心为君火",相火和君火是联系在一起的,"感物而动,动则相火翕然而随,虽不交会,而精已离其位,即客于阴器间矣",心火动了,相火随之,精离其位,停留在阴器间。"当所寄之相火一遇,与接内时与阴气相合同",心火和相火一遇,和性交时的情况是一样的,这时候"卧而即梦,梦而即遗也",一做梦就是性交,就会遗精。"若肾不虚,则无复是梦",如果肾不虚,就不做这样的梦了。"故治是证者,先以肾肝为主",所以治疗遗精滑精要从肝肾入手,一个是肝之相火,一个是肾阴。

"或问曰:阴虚火动而梦遗,服丹溪补阴丸,以滋阴降火,则证与药相对。每依法服之,而不效何也?曰:此未得丹溪滋阴之本意",没效是因为还没理解朱丹溪滋阴的本意。"盖丹溪心法第一方,原以肾气丸为滋阴之要药也",丹溪心法里边的方,滋阴实际上就是补肾的意思,肾气丸为主。"今人不会其意",现在的人没有理解,"以黄柏、知母为君",老是用泄相火的方法做主药,"概用坎离丸固本之类",用坎离丸这些药来治疗。"凡此俱是沉寒泻火之剂",这都是泻火、寒凉的药。"苦寒极能泻水",泻水就是能伤肾的意思,"肾有补而无泻",肾脏不能用泻,只能用补。"焉能有裨于阴哉",苦寒泄水,怎么能有助于肾呢?

"独薛立斋发明丹溪之所未发",发明就是把它讲明白,丹溪没有讲的,他(薛立斋)讲明白了,"专用六味地黄以补肾,而治梦遗屡效",用六味地黄丸治疗遗精梦遗非常有效。"纵有相火,水能滋木",滋肾水治疗相火。"倘有脾胃不足",如果有脾胃虚弱,"湿热下流者",湿热者,也要用六味地黄,以前丸为主,煎服再加上补中益气汤,以升提之。"有用心过度",思虑过度,"心不能主令,而相火代事者,亦以前丸为主",相火旺,心不做主,仍然还是用六味地黄,兼用归脾汤。

"命门火衰",肾阳不足,"元精脱陷,玉关不闭",尿道不闭,指的是滑精。"急用八味丸,或用金锁正元丹",金锁正元丹,应该是《太平惠民和剂局方》的方子,方子很大。"壮真阳,使之涵乎阴精而不泄",通过补肾阳使阴精不泄露,这就是阳密乃固。"此其大略",这就是治疗遗精的方略。

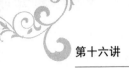

【原文】

昔赵以德云：予治郑鲁叔二十余岁，攻举子业，四鼓犹不卧，遂成此病。卧间玉茎但著被与腿，便梦交接脱精，惟悬空不著则不梦。饮食日减，倦怠少气，此用心太过，二火俱起，夜不得睡，血不归肝。肾水不足，火乘阴虚，入客下焦，鼓其精房，则精不得聚藏而欲走。因玉茎著物，犹厥气客之，故作接内之梦。于是上补心安神，中调脾胃升其阳，下用益精生阴固阳之剂，近三月乃痊。

【讲解】

赵以德是明朝的一位有名的医生，对《金匮要略》也有研究。"予治郑鲁叔二十余岁，攻举子业，四鼓犹不卧，遂成此病"，四鼓就是四更。因为古代，最早的时候是打更，后边就有击鼓，不同朝代用的方法不一样。"卧间玉茎但著被与腿"，阴茎，只要碰着被子，或者碰着腿，"便梦交接脱精"，就梦遗。"惟悬空不著"，只能把被子悬空，不碰着阴茎。"饮食日减，倦怠少气"，吃得少，没有力气，神疲。"此用心太过，二火俱起，夜不得睡"，相火和君火俱起，失眠。"血不归肝。肾水不足，火乘阴虚，入客下焦"，火邪到了下焦。"鼓其精房"，精房指精囊。"则精不得聚藏而欲走"，不能够封藏。"因玉茎著物，犹厥气客之"，就好像《黄帝内经》里边讲的邪气侵犯到一样，"故作接内之梦"，就是梦交。"于是上补心安神，中调脾胃升其阳，下用益精生阴固阳之剂，近三月乃痊"，在临床上这种病其实挺多见的，尤其是有的来了，不要意思说，又特别瘦弱，精神萎靡，多有此证。

【原文】

昔吴茭山有治遗精得法论治一男子，因病后用心过度，遂梦遗多痰瘦削。诸医以清心莲子饮，久服无效。吴诊其脉紧涩，知冷药利水之剂太过，致使肾气独降，服此愈剧矣。随用升提之法，升坎水而济离火，降阳气而滋阴血。次用鹿角胶、人乳填补精血，逾月全愈。因思梦遗多端，难作一途施治。有因用心积热而泄者，有因多服门冬、茯苓、车前、知母、黄柏冷利之药而泄者，有久泄玉门不闭而泄者，治疗之法：积热者当清心降火，冷利者温补下元，肾气独降者当升提，使水火交而坎离定位。

【讲解】

以前一位善治遗精的吴茭山医生，治疗一例因病后劳心过度，导致梦遗、痰多、消瘦的患者。之前多名医者给用清心莲子饮，久服无效。吴茭山诊见脉紧涩,认为是用寒凉利水药多度,导致肾气独降,所以服用清心莲子饮就会越来越重。于是吴莱山给予升提的治法,升坎水补离火,降阳气滋养阴血。继而用鹿角胶人乳填补精血,一个月就治愈了。"因思梦遗多端,难作一途施治",梦遗的原因有很多,不能都用一个办法来治疗。"有因用心积热而泄者",有因为心火太旺导致的遗精,"有因多服门冬、茯苓、车前、知母、黄柏冷利之药",有因为凉药、渗利的药而遗精,"有久泄玉门不闭",有经常遗精而导致尿道口关不上的。"使水火交而坎离定位",上边火和下边水能够交通就好了。

【原文】

上二案,皆以肾为主,而兼治心脾者也。独有一等,肾不虚,而肝经湿热火旺者,茎中作痛,筋急缩,或作痒,或肿,或挺纵不收,白物如精,随溺而下,此筋疝也。宜用龙胆泻肝汤。张子和曰:遗溺、闭癃、阴痿、脬肿、精滑、白淫,皆男子之疝也。若血涸不月,月罢腰膝上热。足蹩、嗌干、癃闭,而小腹有块,或定或移,前阴突出,后阴痔漏,此女子之疝也。惟女子不曰疝而曰瘕。

【讲解】

"上二案,皆以肾为主",实际上皆以心肾为主,因为里边都涉及用心过度,而兼治心脾,心脾肾同调。

"独有一等,肾不虚,而肝经湿热火旺者,茎中作痛",肾不虚而是肝经湿热火旺,"茎中作痛,筋急缩,或作痒,或肿,或挺纵不收","挺纵不收"就是阳强不倒,和阳痿正好反着。"白物如精",尿道里边留白,这是肝经湿热,尿路感染引起的急性前列腺炎。"白物如精,随溺而下,此筋疝也",尿的时候白物也跟着出来,叫筋疝,遇到这种情况,龙胆泻肝汤就可以了。张子和在《儒门事亲》里边,讲到遗尿、闭癃,阳痿、浮肿,水肿,滑精,尿道流白(前列腺液),"皆男子之疝也",现在一说疝,指的是小肠疝。但在古代,疝是一类病,不仅仅是腹股沟斜疝、阴狐疝这些。"若血涸不月,月罢腰膝上热。足蹩、嗌干、癃闭,而小腹有块",如果不来月经,或者是月经完了腰膝以上热,脚走不稳,嗓子干,尿不出来,小腹有肿块。"或定或移",肿块还可以移动,可能是卵巢囊肿什么的。"前阴突出",子宫脱垂,或者是阴道壁的膨出,"后阴痔漏",肛门有痔疮痔漏,这是女性的疝病。但不叫疝,称为瘕。

瘕就是聚集起来,又消散了,这就是瘕。疝也是这样,一看鼓起一个包,一会儿又没了叫疝,所以疝和瘕是一个意思。只不过女性的叫瘕,男性的

叫疝。

这一篇我们就把《先天要论》讲完了，之所以叫《先天要论》，就说明这个东西太重要了，太关键了。要好好学，仔细消化。我觉得要真是能把这些东西消化得了，不看别的书，也能当一个还不错的大夫。要想做更好的大夫，就必须学得更多。毕竟是一家之言，有他的局限性。

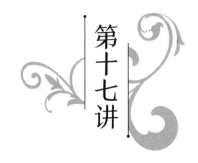

卷之六·后天要论·补中益气汤论

《先天要论》实际上是它的核心,《后天要论》是在《先天要论》的基础上,把以前的知识串起来,否则会觉得这些知识之间没有连贯性。这一章的内容实际上包含了一些历代名医代表作的主要成分,我们也专门讲过《脾胃论》中的补中益气汤,本节内容并不是把原文全部照搬过来,里边穿插了许多内容,我们有必要再学习一次。

【原文】

补中益气汤

黄芪一钱　当归　人参　炙甘草　陈皮　升麻　柴胡　白术

【讲解】

补中益气汤这首方子大家都很熟悉,它的组成中有黄芪、当归、人参、甘草、陈皮、升麻、柴胡、白术,李东垣对这首方子讲得非常细,包括整个方子的加减。在李东垣的书中值得我们关注的是黄芪、人参、甘草三味药合起来为除湿热之圣药,这一部分是他最具特色的地方,和历代其他医家的观念可能不一致,这个内容在其他书中都没被讲过,包括我们现在的教材。现在,我们既然要学古人的书,就要遵循古人的认识。

【原文】

此方东垣所制,治内伤之方。古方只有黄芪一钱,其余各三分。

【讲解】

此方是治疗内伤的方子,方中黄芪只有一钱,其余各三分,量很小,我之前也讲过,整个补中益气汤加起来不超过 30g,现在临床用药时基本上一味药都可达 30 多克,但李东垣的方子用量很小。

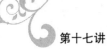
【原文】

薛立斋常用参芪各钱半,白术一钱,当归一钱,陈皮七分,升柴各五分。进退加减,神应无穷。如病甚者,参芪或三钱五钱,随证加用。

【讲解】

薛立斋是在赵献可书中常提到的一位知名医家。"常用参芪各钱半",也就是用参、芪各一钱半,不到5g;白术一钱约为3.3g,陈皮大约2g,升麻约1.5g,用量都很少。"进退加减,神应无穷",这几个字高度概括了这首方子的价值,"神应无穷"就是指用这首方治疗了很多病人,效果都很好。临床上要想达到这种境界,没有四两拨千斤的功夫是不行的,这种功夫可以从医理中得到,理不通,四两是拨不了千斤的。"如病甚者,参芪或三钱五钱",这些用量都不会超过20g,并且要做到"随证加用"。

【原文】

凡脾胃喜甘而恶苦,喜补而恶攻,喜温而恶寒,喜通而恶滞,喜升而恶降,喜燥而恶湿,此方得之。

【讲解】

"凡脾胃喜甘而恶苦",脾胃喜欢甘味药,不喜欢苦味药,它喜欢补,不喜欢攻。现在临床上苦味药、攻下药用的很多,比如一看到肚子胀,枳实会用到30g、50g或60g,大黄、芒硝也不例外,这样肚子暂时通了,但却不是好办法。脾胃"喜温而恶寒",脾胃喜欢温性的药,不太喜欢凉性的药;"喜通而恶滞",脾胃喜欢保持通畅。"喜升而恶降",这句话是值得思考的,不能完全赞同他(赵献可),脾喜升、胃喜降,通降是好的,但要适度,不能使吃进去的东西还没被消化吸收就拉出去,升降要有度,这是脾胃功能的一个基本特征。除此之外,"脾胃喜燥恶湿"这句话也欠妥,应该是"脾喜燥,胃喜润",这样讲比较合适。整个补中益气汤基本上是以燥、升、温、补、干为主,没有苦药,也就是方中缺少通作用的药。当然《脾胃论》中,例如像平胃散是以通为主,只是补中益气汤不着重强调。

【原文】

或问曰:古今称补中益气汤,为万世无穷之利,其义云何? 曰:此发前人之所未发,继仲景、河间而立,意义深远也。世人一见发热,便以外感风寒暑湿之邪,非发散,邪从何处解? 又不能的见风寒暑湿对证施治,乃通用解表之剂,如九味羌活汤、败毒散、十神汤之类,甚则凉膈、白虎,杂然并进,因而致毙者多矣。东垣深痛其害,创立此方,以为邪之所凑,其气必虚,内伤者多,外感者间有之。纵有外邪,亦是乘虚而入,但补其中益其气,而邪自退听。不必攻邪,攻则虚者愈虚,而危亡随其后矣。倘有外感,而内伤不甚者,即于本方中,酌加对证之药,而外邪自退。所谓仁义之师,无敌于天下也。

【讲解】

"或问曰:古今称补中益气汤,为万世无穷之利",这张方子效果非常好,"为万世无穷之利",这首方给大家带来了很大的益处,"其义云何?"到底表现在哪些方面呢? 赵献可说:"此发前人之所未发",也就是指前人未发现这样的处方,"继仲景、河间而立",这是继张仲景、刘河间之后创立的一张新的方子,意义深远。

"世人一见发热,便以外感风寒暑湿之邪",部分医生一见到发热,就认为是外感性疾病,不管是风寒暑湿哪种病邪,都是外感的。"非发散,邪从何处解",遇到这种情况只知道用发散方法,除此之外不知道怎么祛除邪气。

"又不能的见风寒暑湿对证施治",还有的医家因为不能准确地识别风寒暑湿,于是不能够针对性地选方,那该选用哪类方呢? "乃通用解表之剂,如九味羌活汤、败毒散、十神汤之类,甚则凉膈、白虎,杂然并进,因而致毙者多矣",指的是在临床上,尤其当医生功底不够,精力不足时,连病邪都分辨不出来,此时便选用解表之通剂,比如九味羌活汤、败毒散、十神汤等,最后加重病情或导致死亡的有很多。

"东垣深痛其害",李东垣觉得这样做害处太深,所以他创立了补中益气汤。"以为邪之所凑,其气必虚,内伤者多,外感者间有之。纵有外邪,亦是乘虚而入,但补其中益其气,而邪自退听",这一句讲的是李东垣创立此方的原因。邪伤人叫"邪之所凑",之所以邪气能伤人,首先是因为他本身就虚,这样邪气才能侵袭进来,这就是"其气必虚";"内伤者多"指外邪侵袭人体是以内伤为基础的,这是根本原因;"外感者间有之"指当邪气太强时,也会有外感致病的情况,但大多数还是因为气虚外感;"纵有外邪,亦是乘虚而入",这是他对发热性疾病的一个认识,大多数是基于气虚体虚而生病,所以说要"但补其中益其气",只需要补中益气就可以了。补中益气后,邪气就可自动消退,也就是正气强了,邪气自动就没了,不必专门用祛邪药。现在临床上一提感染,便用大量抗生素,不管人体抵抗力的强弱,只注重杀邪,而不去扶助正气。

"不必攻邪"指补中益气汤就是通过扶助正气,使邪自动退,不使用祛邪药。"攻则虚者愈虚",现在在临床上,很多小孩一发烧便到医院输液,一输好几天,刚出院没几天又感冒,整年一直处于容易外感状态,这就是因为使用太多攻邪药。"而危亡随其后矣",攻邪药以凉性居多,常用攻的办法便会越来越不好。有位病人是医生的家属,小孩一生病就输液,孩子三岁却不怎么长个,后来通过熟人找到我,我便用五行生化的思路去调理,调理后小孩长得很好,一年也不怎么生病。中医里边有用的东西太多,但对其宣传得少,或者说很多中医功夫不够而没有效果,所以要想提高疗效,就向古代历代名家学,学会后疗效是很好的。

如果有外感"而内伤不甚者"该怎么治呢?"即于本方中,酌加对证之药",就是加用祛邪之药,便"外邪自退"。在李东垣看来,如果我们会用补中益气汤,便能治好很多病。我在临床工作了30多年,遇到了很多这样的情况,印象最深的一个病例是我在读研究生的时收了位从石家庄转来的病人,病人发烧两个多月不见好,便建议病人停掉西药,先做检查,同时喝中药,也就是补中益气汤,结果3天就痊愈了。这个方子虽然小且简单,但效果却这么好,实际上这位病人之前两个多月的治疗方法是错误的,尽管把西医的抗感染药用到了顶级也没有用,抗感染药只是祛邪,不扶正,所以说李东垣补中益气汤这首方要给予高度重视。

"所谓仁义之师,无敌于天下也",什么是仁义之师?其实补中益气汤就是一个仁义之师,这一群药合起来就是一个仁义之师,"仁"就是中。以前我们常说孔孟之道,孔孟之道就是中庸之道,其中一直在讲仁义道德,我那时候不懂中庸之道与仁义道德两者是什么关系。在听曾仕强教授的讲座时,他认为"仁"字实际上是八卦里边的阴爻、阳爻,这个"仁"字实际上最早是左侧一"丨"代表阳爻,右侧两横"二",代表阴爻,随意这个字就成了阴阳的统一体,然后演变成这个"仁"字。"仁"还包括了"中"的含义,于是我知道了中庸的含义,即站在中间不偏不倚,离哪边都一样近,这是关键所在,所以说仁义礼智信作为儒家的教育思想,中庸就是它的原理。仁义之师是什么?仁是核心,与周围的一切都是不远不近,不好不坏。"义"指什么呢?我们打个比方,如果桃子中间的桃核是"仁"的话,那么桃肉就是"义",只有"仁"和"义"合一后,才能形成一个完整的桃,如果没有桃仁也没有桃肉,这就叫"不仁不义"了。对于我们人来讲也是这样,不论是自己、家人还是朋友,我都一样对待,那你便是一个有仁德的人;如果只是对家人好,对其他人疏远,说明你还有义;如果既能做到对谁都一样,同时还要对身边的人好,这就叫"有仁有义";如果连这个都做不到,那就是"不仁不义"了,所以说只有站在中间才是无敌的,即"仁者无敌"。这就好比车轱辘,轴心就是无敌的,所以说"仁者无敌"即仁无敌于天下。只要你的处方、用药能达到这样一个境界时,也就是处于一种非常公正、非常合理的状态,这就是仁义,这就是无敌于天下,补中益气汤就有这个能力,它能立足于人体,把人体中气补足,使全身健康,外邪便不容易侵入。如果桃不破皮,外边东西是进不来的,此时桃不容易坏,如果桃皮划破了,便很快会腐烂,所以说"有仁有义"时,它的稳定性才能足够好。"仁"困惑了我二十多年,现在才明白是怎么回事,所以在这里与大家分享一下。

【原文】

至于饮食失节,劳役过度,胃中阳气自虚,下陷于阴中而发热者,此阳虚自病。误作外感而发散之,益虚其虚矣。为害岂浅哉!又有一种内伤真阴而发热者,与内伤阳气相似,此当补真阴,非四物汤之谓,又非坎离丸之类,详见"先天要论"中者。心肺在上,肾肝在下,脾胃处于中州,为四脏之主气者。中焦无形之气,所以蒸腐水谷,升降出入,乃先天之气,又为脾胃之主。后天脾土,非得先天之气不行。是方,盖为此气因劳而下陷于肾肝,清气不升,浊气不降,故用升麻使由右腋而上,用柴胡使由左腋而上,非借参芪之功,则升提无力。是方,所以补益后天中之先天也。

【讲解】

其实这段不难理解。饮食劳役损伤脾胃,损伤人体的中气,造成中气不足;"下陷于阴中而发热者",实际上就是阳气往下走,出现了叫"阳虚自病"的发热,首先这种发病是起源于自身,机体虚弱外邪才可以进来,如果单纯当外感治疗,只发散外邪,那么正气就会更虚。在李东垣之前的历代医家心中都不是很清楚,危害就大了。

在《先天要论》中我们已经讲过,内伤真阴用六味地黄,此处我们不赘述。"心肺在上,肾肝在下,脾胃处于中州,为四脏之主气者",脾胃位于人体的正中间,上边是心肺,下边是肝肾,所以五脏系统除了脾(胃)以外,其他就是四脏,四脏是主气,脾(胃)在人体内占据一个非常重要的地位。

这一段又讲到了赵献可的核心理论,中焦无形之气可以蒸腐水谷,也就是我们要把吃进去的东西消化掉,吸收营养物质,要靠中焦脾胃的功能,脾胃是枢纽,这样才能够完成升降出入。"气"是"先天之气,又为脾胃之主",因为先天之气的存在,才使脾胃有腐熟水谷的功能,如果没有先天肾气,脾胃是不能工作的。在中医里边有一个说法,说脾胃死阴,就像往一个没有烧火的锅里放东西,不管放什么东西,只要没火,也就是没有肾的先天之气,锅里的东西是熟不了的,脾胃虽然很重要,但最终还得有先天之气才行。

补中益气汤治肾气是可以的,当中气不足而"下陷于肾肝"时,清气不能上升,浊气不能下降,此时该怎么治疗呢?"故用升麻使由右腋而上,用柴胡使由左腋而上,非借参芪之功,则升提无力",升麻升清是从右边往上升,柴胡是从左边往上升,从现在的认识上来讲是没有依据的,这是一种想象的理论,我们不要拘泥在这里,但用升麻、柴胡上升清气是事实,只是讲的理不对。"非借参芪之功,则升提无力",虽然身体有升提清气的作用,但是如果没有人参的话是提不上去,升提之力较弱的。脾胃为后天之本,即使不叫根本,也是一个人体必须依赖的东西,所以说脾胃是后天中的行为,是其他脏腑的先天。

【原文】

或问曰:余见先生动辄以先天后天立论,余考之《易》中先天后天之图,乾南、坤北、离东、坎西等卦位,于医道中甚无所合,而先生屡言之不已,其义云何? 曰:怪乎子之问也。余所谓先天者,指一点无形之火气也。后天者,指有形之体,自脏腑及血肉皮肤,与夫涕唾津液,皆是也。既曰先天,此时天尚未生,何况有乾南坤北八卦对待之图乎? 曰:然则伏羲此图,何为而设也? 余曰:此非先天之图,乃中天八卦之图。天位乎上,地位乎下,日出乎东,水源于西,风雨在天上,山雷在地下,人与万物位乎中。余尝见邵子排列如此,有中天八卦图,其当今所用者,止一文王后天图。出乎震,齐乎巽,相见乎离,致役乎坤,悦言乎兑,战乎乾,劳乎坎,成乎艮。以春秋昼夜十二时相配,因以定阴阳,决生死。推而天文地理星相医卜,无一不以此图为则。至于先天者,无形可见。即《易》中帝出乎震之帝。

【讲解】

"或问曰:余见先生动辄以先天后天立论",这句话的意思是:"我看到有的人问说,赵献可经常用先天后天来谈医理",此处"余"指的不是赵献可,而是指发话提问题的人,这是一个假设。"余考之《易》中先天后天之图,乾南、坤北、离东、坎西等卦位,于医道中甚无所合,而先生屡言之不已,其义云何",这句话的意思是:"你(赵献可)动不动就讲先天后天,那么我看《易经》里先天后天之图是通过东南西北划分乾坤离坎,这些卦位在有关医道的书里几乎合不上,这些内容在医书里没有多少,而你还老说这些,究竟是什么意思呢?"

赵献可说:"怪乎子之问也",你问的问题太奇怪了,实际上少见才多怪,也就是对赵献可不理解,才觉得怪。赵献可认为先天是指"一点无形之火气",即看不见的一点火气,代表着温热之性,后天是指"有形之体",即能看见的东西。"自脏腑及血肉皮肤,与夫涕唾津液,皆是也",脏腑血肉、皮肤、涕、唾、津液都是后天。"既曰先天，此时天尚未生"，我既然说是先天，那个时候天还没有出现；"何况有乾南坤北八卦对待之图乎"，那时天还没有出现，怎么可能画出乾南坤北八卦对待之图呢？也就是先天没法用画像来表示。"然则伏羲此图，何为而设也"，伏羲的卦画的什么内容呢？赵献可说："此非先天之图"，也就是伏羲画的八卦不是先天八卦，不是后天八卦，而是中天八卦。伏羲画的八卦图对应的是人与万物生存的世界，他画的不是天，也不是地，而是天地之间些变化，所以是中天八卦之图。

"余尝见邵子排列如此，有中天八卦图，其当今所用者，止一文王后天图"，文王后天八卦就是现在所用的八卦图，不是中天八卦图。邵子就是邵康节即邵雍，他比赵献可早四五百年，并把伏羲八卦这一块研究得比较透彻。"出乎震，齐乎巽，相见乎离，致役乎坤，悦言乎兑，战乎乾，劳乎坎，成乎艮"，在后天文王八卦里提到的"出""齐""相见""致役""悦言""战""劳""成"这里先不展开讲。

"以春秋昼夜十二时相配"，这里指一年四季、昼夜十二时辰和前面讲的八卦相配。"因以定阴阳，决生死"，它们配起来以后，可以用这个作为坐标去认识阴阳，然后根据它的变化去判断生死。"推而天文地理星相医卜，无一不以此图为则"，也就是后面研究的天文地理星象，没有一个不是以此图为准则的，基本上都是用文王八卦，而不是伏羲的内容，"医卜"就是医疗和占卦。"至于先天者，无形可见"，这里告诉我们，先天是无形可见的。关于"即《易》中帝出乎震之帝"这里也暂不展开讲，需要真正详细了解《易经》后才好理解。

【原文】

神也者，妙万物而为言之神，是也。帝与神，即余"先天要论"中所称真君真主，本系无形，不得已而强立此名。以为主宰先天之体，以为流行后天之用。东垣先生独会其宗，而于补中益气方中，用柴胡升麻者，正以升发先天之气于脾土之中，真万世无穷之利，余所以谆谆为言也。盖人身以脾胃为主，人皆知之。而先天隐于无形者，举世置而弗论，故余既立"先天要论"矣。后于"后天论"中，发明东垣《脾胃论》，亦用先天无形者为主。读《脾胃论》者，读至人受水谷之气以生，所谓清气、营气、卫气、元气、谷气、春升之气，皆胃气之别名，则可见矣。饮食入胃，犹水谷在釜中，非火不熟，脾能化食，全借少阳相火之无形者，在下焦蒸腐，始能运化也。此时若用寒凉之药，饮食亦不运化矣。盖脾胃中之火，土中之火，纳音所谓炉中火。养炉中火者，须频加煤炭。盖以热灰温养其火，而火气自存，一经寒水，便成死灰。将以何者蒸腐水谷？以何者接引灯烛？举目皆地狱光景，可不戒哉！经曰：

劳者温之,损者温之,正取温养之义也。

【讲解】

"神也者,妙万物而为言之神,是也",这里的"妙万物"指使万物出现无形的看不到的变化的叫神。"帝与神,即余'先天要论'中所称真君真主",帝和神是真君真主,实际上就是先天,真君真主不是一个人,而是指先天的一点真阳或者火气。"本系无形,不得已而强立此名",要给它起个名,就像老子"强为之名"曰"道"一样。帝和神就是先天的主宰,先天就是一点阳气,一点火气。"以为流行后天之用",指先天来推动后天的所有的变化。

"东垣先生独会其宗",指李东垣明白了它的根本是什么,"而于补中益气方中,用柴胡升麻者,正以升发先天之气",柴胡、升麻可以生发先天之气,即调动先天之气,只有赵献可把它阐释出来了。"于脾土之中,真万世无穷之利,余所以谆谆为言也",在脾土之中只要用上升麻、柴胡,肾气(先天之气)就会被调动起来。在临床上升麻、柴胡到底有什么作用呢? 我一直思考这个问题,补中益气汤能治疗发热,升麻、柴胡有疏散风热以祛邪的作用,所以两者能退热。赵献可认为补中益气汤可以调动先天之气,先天之气是什么? 是基因吗? 是蛋白吗? 其实都不是,而是让基因和蛋白质发生作用,即能使蛋白质的合成与分解在基因的调控之下有序地进行的一个东西,就像天然气、锅与火,怎样才能让天然气变成火呢? 那就是通过火柴,火柴就相当于升麻、柴胡,它们是很重要的。机体的每一个组织细胞通过正常的代谢活动,才能够维持脏腑组织的功能,如果提供了营养物质,细胞却不能利用,等于是什么也没有,但升麻、柴胡可以把所有的营养成分变成细胞可以利用的,它的机制可能是在微循环水平促进代谢,这个机制研究起来恐怕没那么容易。但是根据赵献可讲的内容,并结合临床的思考,我认为升麻、柴胡是微循环水平方面改善组织代谢必不可少的药,就像火柴一样,我们应该给予重视。

"盖人身以脾胃为主,人皆知之",这句很好理解。"而先天隐于无形",先天隐藏于无形之中,我们看不到它。"举世置而弗论,故余既立'先天要论'矣",所以说我(赵献可)专门写了《先天要论》。到现在西医也是这样,虽然讲了 DNA、蛋白质的合成、核酸的复制,但没有一个能讲明白有些器官在这种情况下发生而在另一种情况下不发生的原因,为什么在特定的时间器官衰老却不会颠倒,也就是所谓的时间遗传学,这些原理实际上没有搞清楚,但现在有一些假说,认为基因启动以后就像一条链子一样,从这里启动,接着一个一个启动,实际上相当于我们的一生早已被安排好,这就是"先天隐于无形",但这都是推测。赵献可已经认识到先天的重要性,"先天"对于很多人来说看不见摸不着,不知道怎么去探索,所以说赵献可专门写了《先天要论》这一篇来详细地讲解真阴真阳,真主真君。

"后于'后天论'中,发明东垣《脾胃论》,亦用先天无形者为主",指我(赵献可)在《后天要论》里边,讲明东垣《脾胃论》是以先天为主,"发明"就是讲出来,讲明白。赵献可用先天无形把《脾胃论》讲清楚了,也就是把方中升麻、柴胡的作用与内涵讲明白了。

读《脾胃论》时知道"人受水谷之气以生",只有吃了水谷才能够活着;"所谓清气、营气、卫气、元气、谷气、春升之气,皆胃气之别名,则可见矣",这句话是李东垣书中的原话,也就是清气、营气、卫气等都是由胃气变来的,脾胃把水谷精微之气消化吸收以后,才变成各种各样的气,是说我们人体内保持生机的功能也来源于胃气,胃气让人体保持生机勃勃,虽然春天是生机勃勃,在这里不要它理解成外在的春天。

"饮食入胃,犹水谷在釜中",饮食入胃就好像把水果放到锅里,"非火不熟",没有火它就熟不了。"脾能化食,全借少阳相火之无形者,在下焦蒸腐",锅底下有火,火就是少阳相火,对于"相火"的内涵我们容易理解错,这里的"相火"是什么呢?"此时若用寒凉之药,饮食亦不运化矣",如果使用寒凉药就会伤脾胃。"盖脾胃中之火,土中之火",脾胃之火是土中之火,脾胃里本来有火,脾胃被伤相当于把火撤了。"纳音所谓炉中火",这里的"纳音",我还暂时不知道是什么意思,没有深入研究它。"养炉中火者,须频加煤炭",指的是要想养炉中的火,就得一直加炭。"盖以热灰温养其火,而火气自存",如果用热灰把它包起来,那么里边火可以一直保持着;"火气自存,一经寒水,便成死灰",如果往里边一加水,火没了便成为死灰。"将以何者蒸腐水谷",脾胃里边如果用了凉药,那它就不能腐熟水谷,不能消化了。

"以何者接引灯烛",就好比在没有火柴的情况下,怎么把火燃烧起来呢?如何点下次的灯呢?用寒凉药相当于没保留火种。"举目皆地狱光景",看到的都是黑暗,没有光明了;"可不戒哉",告诉我们不能随便用凉药。"经曰:劳者温之",过劳导致的疾病用温药治疗;"损者温之,正取温养之义也",这里的"温养"就是保留炉中火,保留先天之阳。

【原文】

东垣曰:岐伯曰有所劳倦,形气衰少。谷气不盛,上焦不行,下脘不通,而胃气热,热气熏胸中故内热。举痛论云:劳则气耗。劳则喘且汗出,内外皆越,故气耗。夫喜怒不节,起居不时,有所劳伤,皆损其气。气衰则火旺,火旺则乘其脾土,脾主四肢,故困热无气以动,懒于语言,动作喘乏,表热自汗,心烦不安。当病之时,宜安心静坐,以养其气。以甘寒泻其热火,以酸味收其散气,以甘温补其中气。经言:劳者温之,损者温之。是也。《金匮要略》云:平人脉大为劳,脉极虚亦为劳。夫劳之为病,其脉大,手足烦热,春夏剧,秋冬瘥,以黄芪建中汤治之。此亦温之之意也。盖人受水谷之气以生,所谓清气、营气、元气、卫气、春升之气,皆胃气之别名也。夫胃气为水谷之海,饮食入胃,游溢精气,上输于脾,脾气散精,上归于肺,通调水道,下输膀胱,水精四布,五经并行。合于四时,五脏阴阳,揆度以为常也。

【讲解】

"东垣曰:岐伯曰有所劳倦,形气衰少。谷气不盛,上焦不行,下脘不通,而胃气热,热气熏胸中故内热",赵献可有赵献可的逻辑,有时候原文中的逻辑我们不要去死抠,这句话就是说劳倦以后形气衰少,然后胃不好了。上面不通,中脘、下脘也就不通了,上下不通产生胃气热,热气又往上熏蒸,所以感觉到内热。这里赵献可的解释逻辑上不是很好,从理上似乎解释通了,实际上还是存疑的。在古人看来,上面不通下面不通,里边憋的火就会往上,所以会觉得里边热,但我们现在一般不愿意去接受这种解释。"举痛论云:劳则气耗。劳则喘且汗出,内外皆越",实际上就是气、津、液都在消耗,这些都会导致气耗。"夫喜怒不节,起居不时,有所劳伤,皆损其气",情绪的过度、起居不按规律以及有劳伤,都会耗损气。

"气衰则火旺,火旺则乘其脾土,脾主四肢,故困热无气以动,懒于语言,动作喘乏,表热自汗,心烦不安",气衰以后火就旺了,这里的火实际上是指虚火,主要还是指感受的外邪,或者机体失调后出现内生之火,内生之火也叫阴火。"火旺则乘其脾土",可以通过五行来解释,这种表现是一派气虚的征象,人们很容易把心烦不安、发热自汗、困热当成实证,不把它作虚证对待。接下来讲的就是治疗方法,"当病之时"指如果生了病,"宜安心静坐,以养其气。以甘寒泻其热火,以酸味收其散气,以甘温补其中气","甘温除大热"是因为甘温补中气,补充以后抵抗力增强,邪气就自动去了。"经言:劳者温之,损者温之。是也",这是《黄帝内经》里讲的,只要用甘温的方法,这些劳损的病就可以好。

我们一般说甘温除热时都是讲补中益气汤,其实张仲景是首先使用甘温除热之法,他所用的黄芪建中汤就是甘温除热。张仲景所讲的"平人脉大"是指什么呢?"平人"就是指不生病的人,但如果平人脉大出现,表明他已经是一个劳伤病人,实际上也是虚劳了。"脉极虚亦为劳",如果脉摸上去特别没力气时也是劳,这是两种劳。这两种劳在临床上该怎么区别呢？这两个虚劳有什么不同呢？我的临床体会是这样的，如果病人虚弱得很厉害，但心脏没事，这时就是脉大。因为心脏得加快速度干活，为全身代谢提供需要的营养物质，此时表现出来的脉就是大，但如果连心脏都累坏了，心脏打出来的血不够用，这时就表现出脉极虚，所以遇到脉特别大、滑、数时是不太好治的。临床上经常遇到严重贫血的人，他们的脉都是滑数而大，是劳病（劳损）。还有一部分心功能不全的病人，尤其是左心功能不全，脉很细弱，也是劳病，这种情况更厉害，更严重，所以说脉大为劳，脉极虚也为劳，这是严重程度的阶段问题，涉及的内容不同，所以出现了不同的劳病。这两种劳病用黄芪都有效，张仲景用黄芪建中汤来治疗，手足烦热的症状是在体质极虚的情况下，又合并感染，再加上自身温度调节的异常而出现的。脑子供不上血就觉得烦，严重供血不足时便表现为懒、嗜睡，这又走向一个极端，所以说虚劳是阶段性的，一开始表现出来好像都是实，到最后表现为严重的阳气虚。临床上不管遇到哪一种情况，都可以用黄芪建中汤，"此亦温之之意也"，张仲景讲的与李东垣的补中益气汤，意思基本上是一样的。

"胃气为水谷之海"，胃是水谷先汇聚的地方，"饮食入胃，游溢精气，上输于脾，脾气散精，上归于肺，通调水道，下输膀胱，水精四布，五经并行"，这段是《黄帝内经》中的原文，是要背诵的。它的意思实际上就是饮食吃到胃里边，然后把它消化，营养物质逐渐被吸收到全身各处，接着通过肺的宣发、肃降，通调水道，再到膀胱。"水精四布"指营养物质布散到全身各处，"五经并行"讲的是布散水谷精微之气时，不是先给谁后给谁。中医中脾的功能基本上是西医肝脏的功能，所有消化系统吸收的东西都要通过门脉，首先到达肝脏。临床我们遇到肝病时，都是从脾胃治，从湿治。现代医学讲的肝是中医讲的脾，中医讲的肝大多数情况下反而指的是自主神经系统的功能，如果搞不清楚这些内容，便治不好病。比如见到肝病反而用中医中调肝的方法治疗这是错误的。"水精四布，五经并行"，只要血液从主动脉打出来，所有的组织器官都是共同享用这些水谷精微之气的。古人讲的东西是可以与现在的知识连起来，只是我们始终不愿意这样去解释，仅仅空对空的解经文，以后讲《黄帝内经》时，我也会从中西医结合的角度建立中、西医的桥梁，这样我们便能读明白，用得好。

"合于四时，五脏阴阳，揆度以为常也"，水谷精微的消化吸收，以及为各个脏腑脏器提供营养物质等都是与四时变化有关的。比如天冷了，为了不让皮肤太冷，就得给它多提供能量；夏天热，出汗多后就要多喝水，这些都是指人的生理功能。水谷精微的输布受季节影响，而且要合于五脏的阴阳，也就是脏器需要多少，就得提供多少，并且需要按一定的比例提供，逐渐形成

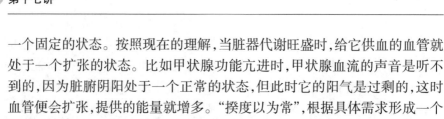

一个固定的状态。按照现在的理解,当脏器代谢旺盛时,给它供血的血管就处于一个扩张的状态。比如甲状腺功能亢进时,甲状腺血流的声音是听不到的,因为脏腑阴阳处于一个正常的状态,但此时它的阳气是过剩的,这时血管便会扩张,提供的能量就增多。"揆度以为常",根据具体需求形成一个供给的比例。对于这个知识点我更倾向于这样讲,这样比较适合大家的口味,更容易理解,我们学习是为了理解它,运用它。

【原文】

若饮食失节,寒温不适,脾胃乃伤。喜怒忧恐,损耗元气。脾胃气衰,元气不足,而火独盛。火者,阴火也,起于下焦,元气之贼也。壮火食气,少火生气,火与元气不两立,一胜则一负。脾胃气虚,则下流肝肾,名曰重强。阴火得以乘其土位。故脾证始得,则气高而喘,身热而烦,其脉洪大而头痛,或渴不止,其皮肤不任风寒,而生寒热。

【讲解】

这一小段不难理解,饮食失去节制,寒温冷热不合适,伤及脾胃,情绪不好,耗伤元气,都会导致脾胃气衰,最终导致元气不足,元气不足火就旺了。除李东垣之外,包括以前的医家都讲"火与元气不两立,一胜则一负",指的是只要元气虚,火就会旺,正气虚,外邪便容易侵袭进来。"火者,阴火也",元气不足以后导致的火,关于《脾胃论》中的阴火在中医内科教材的内伤发热中最少有八种解释,至于是哪种其实没必要去纠结,《黄帝内经》里边讲的阴阳喜怒,已经解释清楚了。阴邪指的不是外感的风寒暑湿燥火,而是除此之外的那一类,由这些原因导致的都叫阴火,这些内容从《黄帝内经》到《脾胃论》都讲过,只是讲得比较模糊,以至于后人产生了很多分歧,所以我觉得要学古代医家东西,须回归原著里找答案,如果还找不到,就去《黄帝内经》里找,所有医家都是以《黄帝内经》为源头的。比如李东垣的《脾胃论》引用了很多《黄帝内经》中的原文,或者是引用张仲景的条文,所以遇到不确定的内容时要从源头找答案。

"火者,阴火也,起于下焦,元气之贼也",阴火起于下焦肝肾,肾主要还是指《先天要论》中讲的肾,阴火容易伤人的元气,导致元气不足的各种火就是阴火。"壮火食气,少火生气,火与元气不两立,一胜则一负",这是引用《黄帝内经》中的条文,火太旺时便会伤及人体的正气,火不太旺也就是小火时,人的气就充足。举个例子,现在处在一个很冰冷的环境中,动物在冬眠,如果给它微微加温,它便苏醒了,这就是"少火生气",但是如果不是慢慢加温而是直接烤的话,它就死了,这就是"壮火食气"。有人问我怎么才能有劲儿,我的建议是锻炼要循序渐进,今天走一点,明天再稍多一点,不能一下急于求成,"少火生气"指的是循序渐进,微微的变化使生命生机勃勃,剧烈的变化会损害生命,火太旺便会伤及元气,这就是"火与元气不两立,一胜则一负"。

"脾胃气虚,则下流肝肾,名曰重强。阴火得以乘其土位。故脾证始得,则气高而喘,身热而烦,其脉洪大而头痛,或渴不止,其皮肤不任风寒,而生寒热",这种情况在严重贫血的病人中非常常见。"气高而喘"指氧气不够用。咱们有一个病人,严重贫血,手特别烫,脉洪大有力,并且跳得特别快,除此之外还经常头疼,口渴,怕风,这些症状在严重贫血的人身上完全表现出来了。这种情况还得从脾胃治,脾虚可以导致这些症状。"脾胃气虚,则下流肝肾,名曰重强",可能是脾胃虚,他的火可能是走下去,下焦火就更旺了,可能是这个道理。"阴火得以乘其土位",即上面的火往下走,在下面的火往上走,这种理解方式我不是很满意,但是不影响我们对整个文章的理解。

【原文】

盖脾胃之气下流,使谷气不得升浮,是春生之令不行,则无阳以护其荣卫,遂不任风寒,而生寒热。此皆脾胃之气不足所致也。然与外感风寒之证,颇同而实异。内伤脾胃,乃伤其气。外感风寒,乃伤其形。伤其外则有余,有余者泻之。伤其内则不足,不足者补之。汗之、下之、吐之、克之之类,皆泻也。温之、和之、调之、养之之类,皆补也。

【讲解】

"盖脾胃之气下流",吃的东西消化吸收不了,最终都拉出去了,完谷不化就会出现了。"谷气不得升浮,是春生之令不行",这里的"春"是指人体内的生生之气。"春生之令不行,则无阳以护其荣卫",逐渐形成阳气不足,荣卫得不到养护,便"遂不任风寒,而生寒热",也就是开始出现恶寒发热,寒热一般来讲是由外感导致的。"此皆脾胃之气不足所致",上面提到的症状是由脾胃不足导致的。"然与外感风寒之证,颇同而实异",这些症状看上去与白虎汤证很像,但是本质上是不同的。"内伤脾胃,乃伤其气。外感风寒,乃伤其形",脾胃损伤的是气,即无形的中气,外感风寒损伤的是形,也就是脏腑、经络、津液等。"伤其外则有余,有余者泻之",外邪致病要祛邪。"伤其内则不足,不足者补之","不足"指气不足,需要用补益的方法;"汗之、下之、吐之、克之之类,皆泻也",用发汗、攻下、催吐以及对它抑制的方法都是泻法。"温之、和之、调之、养之之类,皆补也",温和调养是对正气的补

养办法。

【原文】

内伤不足之病，苟误认作外感有余之证，而反泻之，则虚其虚也。实实虚虚如此死者，医杀之耳。然则奈何唯当以辛甘温剂补其中，而升其阳则愈矣？

【讲解】

如果把一个气虚的病人当成外感去治，并用祛邪的办法，那就是虚其虚，这就犯了"实实虚虚如此死者，医杀之耳"，即虚虚实实之错，"虚虚实实"指虚证用泻，实证用补的方法。还有一种是按照五行的母子生克来解释，《金匮要略》里边会讲到，但是这儿的"虚虚实实"指的是实证用了补法，虚证用了泻法。"虚虚实实"在中医里边有好多种讲法，具体情况要看语境。"然则奈何唯当以辛甘温剂补其中，而升其阳则愈矣"，这句话的意思是为什么用辛甘温的药，补中升阳就好了呢。

【原文】

经曰：劳者温之，损者温之。又曰：温能除大热，大忌苦寒之药，损其脾胃。今立补中益气汤主之。夫因饥饱劳役，损伤脾胃，或专因饮食不调，或专因劳力过度，或饥饱之后加之劳力，或劳力之后加之饥饱，皆为内伤。脾胃一虚，肺气先绝。故用黄芪以益皮毛而闭腠理，不令自汗，损其元气，上喘气短，人参以补之。心火乘脾，须炙甘草之甘，以泻大热，而补脾胃中元气。若脾胃急痛，并大虚腹中急缩者，宜多用之。经曰：急者缓之。白术苦甘温，除胃中热，利腰脐间血。胃中清气在下，必加升麻柴胡以引之。引黄芪、甘草甘温之气味上升，能补卫气之散解而实其表也，又缓带脉之缩急。二味皆苦平，味之薄者，阴中之阳，引胃中清气升于阳道，及诸经生发之气，以滋春气之和也。气乱于胸中，为清浊相干，用去白陈皮以理之，清升而浊自降矣。胃气虚不能升浮，为阴火伤其生发之气，荣血大亏。荣气不营，阴火炽起，日渐熬煎，血气日减。心主血，减则心无所养，致使心乱而烦，故以当归和之。如烦犹未止，加服地黄丸，以补肾水，水旺而心火自降。以手扪之，而肌表热者，表证也。只服补中益气汤一二服，得微汗则已。非止发汗，乃阴阳气和，自然汗出也。

【讲解】

"经曰：劳者温之，损者温之"，"劳者温之，损者温之"是《黄帝内经》中的原文。"又曰:温能除大热,大忌苦寒之药,损其脾胃。今立补中益气汤主之。夫因饥饱劳役,损伤脾胃,或专因饮食不调,或专因劳力过度,或饥饱之后加之劳力,或劳力之后加之饥饱,皆为内伤",不管是劳力也好,还是饮食不节也好,这些导致的都是内伤病,造成脾胃虚弱。脾胃一虚,脾胃运化的东西不能上归于肺,肺气就先绝,也就是脾气虚导致肺气不足,从五行上来讲,土虚后金不生了。

如果按照他(赵献可)的理解,黄芪损元气的说法是不对的。"故用黄芪以益皮毛",即补益皮毛,使皮肤致密,那机体便不容易出汗,也就是不损元气了。若元气虚损,便会出现上喘、气短,这种由于元气虚损导致的上喘、气短,就用人参来补。"心火乘脾",用炙甘草之甘泻其大热,泄心火,这与我们在学校学到的有差异。"而补脾胃中元气",甘草不仅能泻大热,而且还补脾胃中的元气。

"若脾胃急痛,并大虚腹中急缩者","急痛"指拘急疼痛,不是指突然疼痛,"并大虚腹中急缩者",实际上就是现在的痉挛疼痛;"宜多用之",甘草有缓急止痛的作用,痉挛疼痛时可以多用。"经曰:急者缓之",拘急疼痛时可用缓急的药物治疗,不是说面对急性病要慢慢治。

"白术苦甘温,除胃中热,利腰脐间血",白术是苦甘温的药,它能除胃里边的热,实际上就是除胃中邪气,补胃中元气。"利腰脐间血",这句话很重要,但在现在的中药书中没有讲,以至于好多方子治病时我们读不懂。比如胸痹篇人参汤为什么能治胸痹? 如果按照现在理解就是冠状动脉供血不足,导致了心绞痛。但为什么用人参汤呢? 就是因为人参汤中白术能治疗这种疾病。"腰脐间血"就是腰和肚脐之间的血,用现代临床解剖学来看,指的是腹腔的血管,即肠系膜的血管。如果肠系膜的血管堵塞后表现为肚子痛,也就是肠道缺血性疼痛,白术能使其保持通畅,也就是化瘀,保持胃肠道的功能。"胃中清气在下,必加升麻柴胡以引之",就像激发元气一样,把胃中水谷精微之气吸收掉,而且能够引"黄芪、甘草甘温之气味上升",也就是使甘温之气往上走,能"补卫气之散解而实其表也",补卫气,实其表,使腠理致密不易出汗,还能"缓带脉之缩急",缓解拘急,古人讲的带脉是指从胁肋到弦脉,即腰带这一圈。这一段讲的就是小肚子疼。

在李东垣的《脾胃论》中,小腹痛时除了用白术,还有一个药就是熟地,当然黄芪、甘草也能治疗小肚子疼,甘草能缓急止痛。"二味皆苦平",赵献可认为这两味药是苦平的,"味之薄者,阴中之阳",其实有关味之厚薄与阴阳的关系,在《黄帝内经》中讲过,我觉得不是很合理,在这里不展开讲,也不评论错和对。甘草还能"引胃中清气升于阳道,及诸经生发之气,以滋春气之和也",这里的"春气"指体内的温和之气。"气乱于胸中,为清浊相干,用去白陈皮以理之",当胸中气乱、清浊不分时,用陈皮来理之,则清升浊自降。"气乱于胸中,为清浊相干",指胸部血脉不畅后,才会出现清浊相干,出现气乱。在《金匮要略·胸痹心痛短气病脉证并治第九》中,橘枳姜汤中橘就是指陈皮,陈皮是保护血管的药物,可以保持血脉通畅。血脉不通畅有两种情况,一种情况是血管中形成的斑块堵了,此时要活血化瘀;另一类就是血管收缩。气滞指胸闷、情绪不稳定、急躁,可以用陈皮疏肝理气,实际上这是作用在神经系统层面,我们讲的卫气具有疏理卫气的作用,就是治疗气乱。另外陈皮本身具有很好的抗感染作用,中药里讲陈皮治疗乳痈时就这一味药,效果却很好。如果胃肠道感染出现腹痛、腹泻,这时用陈皮治疗效果很好,陈皮具有很好的祛邪作用。在临床用药时我们要细分,根据每一味药不同的特征,针对不同类型的疾病,当我们很细致的掌握了每一味药,在开方时选药的余地就大,知道怎么用最省劲,最高效。

"胃气虚不能升浮,为阴火伤其生发之气",胃气虚弱,中气下陷,阴火上窜伤其生发之气,"荣血大亏"是荣血就不足了。"荣气不营"实际上就是荣气不能滋养,阴火更加严重,"日渐熬煎,血气日减",血气越来越虚。"心主血,减则心无所养","心无所养"即心乱而烦,这里的"心"不是心脏,是脑,脑失去了气血,失去了阴血的滋养,"故以当归和之",此时用当归来养血。血府逐瘀汤为什么用当归?血府逐瘀汤治疗神经系统疾病效果极好,大脑功能紊乱是神经系统功能紊乱的一个最重要的部分。大脑不吃不喝不直接对外,但它通过各个器官来对外,所有器官通过影响到血液后再影响到脑。当归的化瘀作用很好,能够改善脑部供血,脑部供血充足就不乱了,所以各种神经功能紊乱时一定要用当归。当归又是一个养血活血药,它有调节血液的作用,使血液保持正常。以上是用"当归和之"的原因,实际上它能在微循环水平上改善各个组织的供血。心脏微循环障碍时,可以出现早搏这种心律失常,可用血府逐瘀汤。再一个是脑部问题,如果脑部微循环障碍,供血不均衡、不平衡、不按比例需要提供时,神经功能便乱了,用上当归以后能迅速改善,所以说当归是一个很好的改善微循环的药,并且是在微循环水平改善组织供血。另外,当归本身具有很好的祛邪作用。四妙勇安汤组成中就有当归,它是一个很好的祛瘀热药物,与金银花和玄参合起来效果更好,对于瘀热的病人一定要选用。当归在妇科病中用的特别多,内科医生也经常用,我们在做"名医会诊系统"时,统计过在所涉及的10万条信息里边,前几味药中用的最多的就是八珍汤,当归是八珍汤中的一个,这些药看着很普通,但它的作用确实是很广泛很好的,就看你对它全面认识的程度。"心主血,减则心无所养",接着是"心乱而烦,故以当归和之",既然当归能使脑子里边的血液循环得到改善,那它也能改善身体其他地方的血液循环,例如四妙勇安汤就是治疗脉痹的。同理可得,治疗外周血管炎性病变导致闭塞的药物,能不能治心脏?能不能治脑血管?其实没有问题。我们学习知识时要善于联系,触类旁通,不需要记太多内容,记一部分之后灵活运用就可以。

"如烦犹未止,加服地黄丸,以补肾水",如果烦还解决不了的话,就加地黄丸以补肾水,便"水旺而心火自降"。用地黄丸治疗疾病在《先天要论》中已经讲很多了,在这里不展开再说。地黄本身是一个活血药,具有与当归类似的作用,但是炮制成熟的就不是这样了。

"只服补中益气汤一二服,得微汗则已",补中益气汤可以治疗皮肤热这些表证,用一两剂药就痊愈。"得微汗"非指发汗,它主要是能调和阴阳,阴阳调和以后,汗自然就能出来,所以说补中益气汤不是一个发汗的方子,它的汗是因为机体功能都正常,自然就出了。

【原文】

如精神短少,倍加人参五味子。如头痛,加蔓荆子。

【讲解】

"如精神短少,倍加人参五味子",如果人的精神不足时,要加大人参、五味子的量。"精神短少"指脑部营养不足,如果脑部营养充足,精神就旺盛。人参和五味子对提高大脑中枢神经系统的功能是极好的,人参本身具有很好的化瘀作用,可以说比桃仁、红花、三棱、莪术都强。人参最大的一个副作用就是出血,相当于现在抗凝药的力量,所以人参的化瘀作用很强,但也不是所有的应用都会导致出血,有一些出血性疾病用人参还能止血。在现代药理研究人参的时候,西药药理阐明它具有双向调节作用,能使机体恢复原样的功效,也就是补元气,只有元气足才能不偏,所以对于人参大补元气这一功效,古人概括的非常到位。不要因为人参具有活血作用能导致出血便害怕,用于阳热盛的病人才会出现,用于气虚失血的病人时能止血。中医的妙就妙在这儿,它是一个调和的整体思维,不是西医的对抗思维。"如头痛,加蔓荆子",如果头痛就加蔓荆子,脑子供血不够时才头痛,蔓荆子能够改善脑部供血供氧,在古代能治疗脑鸣的就一个蔓荆子。蔓荆子除了能改善供血,还能通过改善供血调节大脑细胞以及大脑的整个功能状态,让大脑恢复正常。现在我们知道通过改善供血可以治疗头疼,通过改善脑部供血就可以治脑鸣,这时我们用药就很方便了,所以说我们在临床上用血府逐瘀汤治疗各种大脑功能异常的效果都很好,这样就等于把《脾胃论》里边的知识加减运用到王清任的方中,这样临床自由度就大多了。

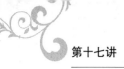

【原文】

如头痛有痰沉重,乃太阴痰厥头痛,加半夏天麻。如腹中痛者,加白芍药。如恶寒冷痛,更加桂心。

【讲解】

"如头痛有痰沉重",头沉是"太阴痰厥头痛",这是李东垣的经验,痰厥头痛时用半夏、天麻。临床中只要见到痰盛痰多的头痛,我们就加半夏、天麻,如果腹中痛就加白芍,如果恶寒冷痛,加肉桂、桂枝、桂心都行,其实还可以加吴茱萸、细辛。

【原文】

如恶热喜寒热痛,更加黄连。如腹中痛恶寒,而脉弦者,是木来克土也,小建中汤主之。盖芍药味酸,于土中泻木为君。如脉沉细,腹痛,以理中汤主之。干姜味热,于土中泻水,以为主也。

【讲解】

"如恶热喜寒热痛,更加黄连",如果他的疼痛特点是原文描述的这样,便可以加黄连。"如腹中痛恶寒,而脉弦者,是木来克土也,小建中汤主之",如果腹中痛又怕冷,脉弦劲有力,是木克土,用小建中汤。小建中汤是治腹痛的妙方。"盖芍药味酸,于土中泻木为君",在这里芍药是君,因为是桂枝汤配芍药。芍药是"土中泻木",这是古人按照五行的划分来解释的。"如脉沉细,腹痛,以理中汤主之",脉沉细,说明是个虚证。对于"干姜味热",我认为是错的,可能是校勘时没有把此处纠正过来,可能在传抄当中把"性热"写成了"味热"。"于土中泻水"实际上就是散寒泻水,在理中汤中干姜是主药,建中汤中芍药是主药。

【原文】

脐下痛者,加熟地黄。如不已,乃大寒也,更加肉桂。凡小腹痛,多属肾气奔豚。惟桂泄奔豚,故加之。

【讲解】

"脐下痛者,加熟地黄",肚脐以下小肚子疼用熟地黄,如果疼痛还不好就"更加肉桂"。"凡小腹痛,多属肾气奔豚。惟桂泄奔豚,故加之",小腹痛很多都与肾气奔豚有关。肾气奔豚就是气从小腹上冲胸咽,气往上走,现在临床上大多数都属于交感神经功能亢进引起的人体内在功能紊乱,也就是感知增强了,本来我们是感知不到心跳的,一旦这方面的交感、副交感之间平衡失调,对心跳的敏感性就会增加,对体内本来不该感知的我们都能够感知到,觉得里边跳,好像是从下往上冲的感觉,这就是奔豚。到时候我们讲《金匮要略》会专门讲。很多人认为奔豚是神经功能紊乱或者是癔症,其实它主要涵盖的疾病是心律失常,各种心律失常都会以奔豚的形式出现,严重的可以导致死亡。如果单纯是一个交感神经功能亢进即感觉敏感时,怎么会导致死亡呢?只有严重的心律失常才会导致死。《金匮要略》中,胸痹、奔豚这几篇是挨着编排的,也就是这类病经常一起见,所以就排在一起了。

【原文】

如胁痛,或胁下缩急,俱加柴胡、芍药。如体重肢节痛,或腹胀自利,脉来濡缓者,湿胜也,加苍术、厚朴主之。

【讲解】

"如胁痛,或胁下缩急",指胁下拘急、疼痛。"俱加柴胡、芍药",此时都可以加柴胡、白芍。"如体重肢节痛,或腹胀自利",如果四肢觉得疼痛或者是肚子胀、拉肚子时,"脉来濡缓者,湿胜也",说明湿气比较重,此时加苍术、厚朴。

【原文】

如风湿相搏,一身尽痛,加羌活、防风、藁本,别作一服。病去勿再服,以诸风药损人元气也。

【讲解】

"如风湿相搏,一身尽痛,加羌活、防风、藁本,别作一服。病去勿再服,以诸风药损人元气也",如果出现风湿外感,全身疼痛受凉,这时候可以用羌活、防风、藁本这些药,并强调"病去勿再服",病邪去除掉后就不要再喝了,这些只是临时用,不能长久,长久使用会损人元气。

【原文】

如冬月恶寒发热无汗,脉浮而紧,本方加麻黄、桂枝,如麻黄五分,用参芪各一钱。如冬月恶风发热有汗,脉浮而缓,加桂枝、芍药。伤寒必恶寒,伤风必恶风,伤食必恶食。伤寒恶寒,烈火不能热,重绵不能温。内伤者,得就暖

处,著绵温火,便不恶矣。

【讲解】

"如冬月恶寒发热无汗,脉浮而紧",这里指的是外受风寒,那么用本方加麻黄、桂枝。"如冬月恶风发热有汗,脉浮而缓",这里是桂枝汤。"伤寒必恶寒,伤风必恶风,伤食必恶食",这句话非常重要,受凉后机体会感觉冷,伤风后会怕风,伤食后肯定不想吃,凭病人的这些反应就可以知道是伤了什么。对于"伤寒恶寒"的特点是"烈火不能热",也就是使劲给机体加温,盖被子点火来取暖,他仍然感觉特别冷,"重绵不能温",被子盖得再厚都会觉得冷。这种伤寒其实就是感染,细菌、病毒之类的感染性怕冷才具备这个特点。"内伤者,得就暖处,著绵温火",内伤导致的怕冷,被子盖厚点,取暖后就不觉得冷。用这种方法来区别内伤和外感怕冷。

【原文】

内伤饮食,口不知味,不思饮食。伤寒者,虽不能食,未尝不知味也。劳力内伤者,身体沉重,四肢困倦,百节烦疼,心满气短,懒于言语。

【讲解】

"内伤饮食,口不知味,不思饮食",如果是饮食所伤,便不想吃饭了,吃什么也不香。"伤寒者,虽不能食,未尝不知味也",外感病人不是不想吃东西,而是不能吃,胃肠受凉出现胃炎,他是吃不进去的,虽然饿,想吃东西,但吃进去后难受。"劳力内伤者,身体沉重,四肢困倦,百节烦疼,心满气短,懒于言语",如果是内伤导致的,便感觉身体沉重,全身没力气,浑身疼,"心满"实际上是指上腹满,气短不够用,不想说话,这是劳力内伤出现的特点。

【原文】

若伤寒者,太阳则头痛,少阳则胁痛,阳明则目痛,不若内伤之怠惰嗜卧也。伤寒发热,拂拂如羽毛之热,热在皮毛。

【讲解】

"若伤寒者",如果是伤了寒气,"太阳则头痛,少阳则胁痛,阳明则目痛",伤的是太阳就表现为头痛,伤的是少阳就是胁痛,伤的是阳明就表现为眼痛。"不若内伤之怠惰嗜卧也",如果是伤寒,他会出现以头痛为主的特征,头痛在不同经脉、不同部位时表现不一样,他不是以气短懒言,四肢沉重为主要表现,实际上赵献可讲的是外感与内伤之间的鉴别。"伤寒发热,拂

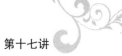

拂如羽毛之热,热在皮毛",指整个人体表面都是烫的。

【原文】

内伤者,肌体壮热,扪之烙手,右手气口脉大于左手人迎三倍。其气口脉急大而数,时一代而涩。涩是肺之本脉,代是气不相接,乃脾胃不足之脉。大是洪大,洪大而数,乃心脉刑肺。急是弦急,乃肝木挟心火克肺金也。

【讲解】

从临床实际来讲,这一段的描述是有问题的。内伤壮热烫手,其实临床上外感发热摸着也烫手,所以在临床上只凭借摸着烫不烫来判断内伤、外感是不准确的,可操作性比较差。"右手气口脉大于左手人迎三倍",这属于内伤。我在《中医体悟》中讲过,如果两边脉不一般大,这首先考虑可能是瘀血,如果血管通畅便不会出现这么大的差异,一旦出现这么大的差异,说明有一侧血管狭窄了,或者是先天的狭窄,或者是动脉硬化的狭窄,或者是外边有压迫使血管狭窄,才会出现一侧血管比另一侧大好多倍。现在在临床上,尤其是做了心脏造影以后,两边的脉是不一样大的,所以根据两边脉的大小来判断肯定是不对的。当两边脉出现巨大差异的时候,我们认为是由瘀血所致,与判断内伤、外感发热的关系不大。"气口脉急大而数",脉摸上去很紧急,实际上有点弦紧的意思,"大而数"就是跳得快。"时一代而涩",指脉不流利,中间还一停,"代"指间隔、不连续。"涩是肺之本脉",这句话从现在临床来讲没什么意义。"代是气不相接",指心的节律有中断,接不起来了,把它叫作"脾胃不足之脉",我们一般不这么认为。我们现在通过改善微循环、改善供血来治疗这种心律失常。"大是洪大,洪大而数,乃心脉刑肺",这句是在讲机制,按照五行来讲似乎可以讲得通。"急是弦急,乃肝木挟心火克肺金也",虽然现在很多人还在用,但我基本上不用,我们以后还会专门讲中西结合的脉学,用我们的方式根据脉来判断疾病,是可以通过检查验证的,而且心里面有底的,医学的发展是以提高临床疗效为目的。

【原文】

其右关脉属脾,比五脉独大而数,数中时显一代,此不甚劳役,是饮食不时,寒温失所,胃脉损弱,隐而不见,惟内显脾脉如此。若外伤,人迎脉大于气口也。

【讲解】

"其右关脉属脾,比五脉独大而数",指的是右关脉有病了,比其他的五脉大,而且数,"数中时显一代",脉跳得快,中间还一停一停的。"此不甚劳役",这一类人实际上体力比较差,其实是心功能不好。"饮食不时,寒温失所,胃脉损弱,隐而不见,惟内显脾脉如此",我不认为右关脉与脾有关,在古代书里边虽然是这样划分的,其实有问题的,但可以给予我们启发,以后会专门给大家讲一次。我们在临床上确实可以摸到两个关脉不一样,也确实是两边的寸关尺有差异,它是有道理的,以后我们在讲脉学时会详细讲。"若外伤,人迎脉大于气口也",我认为理解这句话时不要太拘泥。

【原文】

东垣以手扪热有三法:以轻手扪之则热,重按之则不热,是热在皮毛血脉也;重按筋骨之间则热蒸手,轻摸之则不热,是热在骨髓也;轻手扪之不热,重手按之亦不热,不轻不重按之而热者,是热在筋骨之上、皮毛血肉之下,乃热在肌肉。肌肉间热者,正内伤劳倦之热也。

【讲解】

下面讲的是通过触诊鉴别内伤发热。"东垣以手扪热有三法",用手来判断他的热有三种方法。"轻手扪之则热,重按之则不热,是热在皮毛血脉也",皮肤轻轻地按上去觉得热,但是再摸一会儿就不觉得热,这是热在皮毛血脉,也就是表面热而里边不热。这种情况在临床中是存在的,这种热往往不是从里出来,它是无根之热。内热的特点也是这样,一开始摸上去热,再摸一会儿便不觉得热,也就是摸的时间越长越不觉得热,到最后你的温度和它的温度是一样的。医生感受到的是温差,当有温差时才觉得热。比如我们用凉水洗了手,这时候摸正常人的头都挺热,但用温度计一测是不烧的,也就是我们用手来摸去判断病人的热是极其容易出现误差的。但如果体内比体表热,也就是体内产热很足的话,摸一会儿确实会觉得热一直往外透,热散到手上时,血液又把温度带走,所以会觉得热是源源不断的,这就是它们之间的差异,一个是局部的热,一个是内在的热。局部的热往往是这一块充血了,但他内在是没有更多热的,所以用手摸时容易判断错。"重按筋骨之间则热蒸手,轻摸之则不热,是热在骨髓也",重按时觉得热,感觉热从里边往外透,轻轻摸时不觉得热,这是热在骨髓,实际上也不是这样。轻摸时也会觉得热,只不过空气环境温度低,散热快,手一摸,手与空气隔绝,便会觉得里边的热一直往外透。"轻手扪之不热,重手按之亦不热,不轻不重按之而热者,是热在筋骨之上、皮毛血肉之下,乃热在肌肉。肌肉间热者,正内伤劳倦之热也",这个在临床上不好区别,我觉得在操作层面上来讲,真的是很难体会到,这一点存在很多主观臆断,很容易犯错误。

【原文】

若余于内伤真阴者,以手扪热亦有二:扪之烙手骨中如炙者,肾中之真阴虚也;扪之烙手,按之筋骨之下,反觉寒者,肾中真阳虚也。面必赤者,阴盛于下,逼阳于上也。口必渴者,肾水干枯,引水自救也。若口吐痰多如清水者,肾水泛上为痰,口必不渴也。口咯痰如沫者,水沸为痰,阴火熬煎,口必渴也。腰胁痛者,肾肝虚也。足心如烙者,涌泉涸竭也。膝以下冷者,命门衰绝,上气必喘也。尺脉必数者,阴火旺也。

【讲解】

"若余于内伤真阴者,以手扪热亦有二",真阴不足用手摸有两种情况。"扪之烙手骨中如炙者,肾中之真阴虚也",其实这个也不好操作,不容易感受。"扪之烙手,按之筋骨之下,反觉寒者,肾中真阳虚也",指的是对于体表热、再按不热的情况,他(赵献可)认为是真阳虚。"面必赤者,阴盛于下,逼阳于上也",阴盛于下逼阳于上才出现脸红。"口必渴者,肾水干枯",如果口热、口渴,那是肾水不足"引水自救"的表现。"若口吐痰多如清水者,肾水泛上为痰,口必不渴也",如果是这样,他肯定是口不渴的。"口咯痰如沫者,水沸为痰,阴火熬煎,口必渴也",痰发黏、起泡沫是"阴火熬煎"的表现。"足心如烙者"指脚心热,"涌泉涸竭","涌泉"不要理解成涌泉穴,这里不是指脚心热时涌泉干涸,它指的是肾水严重不足的表现。"膝以下冷者,命门衰绝,上气必喘也",膝盖以下觉得冷是命门火衰的表现,必然间夹着气短、喘。"尺脉必数",值得注意的是,事实上是不存在尺脉数或寸脉数之类的脉,可能是古人存在错误的体会,在体会脉先后时候有差异,也就是寸、关、尺脉是分着摸的,同时摸的时候是不会有前面慢后边快,或者前面快后面慢的事。

【原文】

尺脉数而无力或欲绝者,真阳衰也。骨痛如折者,肾主骨,骨衰乘火也。此阳虚阴虚之辨,而阴虚之中,又有真阴真阳之不同,其治法详于"先天论"中。

【讲解】

"数而无力或欲绝者,真阳衰也",肾阴肾阳不足时,脉可以表现为数也可以表现为无力。"骨痛如折者,肾主骨",像骨折一样疼痛。"骨衰乘火也",这里肾主骨实际上想体现的是火旺,肾虚导致肾不能够充养骨髓,所

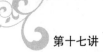

以出现了疼痛。"此阳虚阴虚之辨"，阴虚、阳虚根据尺脉数不数、有力没力来判断，实际上在临床中只根据尺脉是不靠谱的，赵献可在这里的描述是有误的。"阴虚之中，又有真阴真阳之不同，其治法详于'先天论'中"，阴虚之中，又有真阴真阳之不同，这在《先天要论》里面讲过。

【原文】

或问曰：丹溪云东南之人，阳气易以升，不可服补中益气汤。当今江以南之人，果尽不当服乎？曰：此东南，指人之脏腑而言也。盖东方属肝，南方属心。肝与心有火者，不可服，恐木火愈旺也。若黄帝起四方之问，岐伯有四治之能，此东南西北方指地位也。既不可服东南二方之剂。其人上盛者，必下虚，其肾气大虚矣。急须填补北方先天之元气为要。总而言之，先天后天不得截然两分。上焦元阳不足者，下陷于肾中也，当取之至阴之下。下焦真阴不足者，飞越于上部也，焉可不引而归原耶！是以补中益气汤，与肾气丸并用。

【讲解】

"或问曰：丹溪云东南之人，阳气易以升，不可服补中益气汤"，有的人说东南的人阳气容易升，就不要服补中益汤升阳气了。"当今江以南之人，果尽不当服乎"，当今江南的人，一定不可以服补中益气汤吗？"此东南，指人之脏腑而言"，李东垣讲的东南不是地域上东南，而是指人体的脏腑。"盖东方属肝，南方属心。肝与心有火者，不可服"，这句话告诉我们古人经常说的泻南方补北方，并不是说地域的东南西北，它只是个代词而已。"东南之人"不能理解成东南方向的人。"恐木火愈旺"，如果心肝有火的人，吃补中益气汤火会更旺。"若黄帝起四方之问，岐伯有四治之能，此东南西北方指地位也"，"东南西北"指的是地理位置，也就是说整个讲的都是四方的事，那么岐伯告诉你怎么治？里边讲的，朱丹溪讲的东南是指心肝有火的人，这是对丹溪讲的误解，赵了献可纠正一下。"既不可服东南二方之剂。其人上盛者，必下虚，其肾气大虚矣"，火旺必然下虚，肾气更虚。"急须填补北方先天之元气"，"北方"实际上指肾先天的元气，先天后天不得截然分开，先后天在治疗上是互相联系的。"上焦元阳不足者，下陷于肾中也"，上焦阳气之所以不足，是因为"阳气下陷"。"当取之至阴之下"，"至阴"指下焦。"下焦真阴不足者，飞越于上部也，焉可不引而归原耶"，如果下焦真阴不足，阳气浮越，怎么不可以把它引回来？实际上就是引火归原。治疗是以补中益气汤与肾气丸并服。

【原文】

朝服补阳,暮服补阴,互相培养。但先后轻重之分,明者知之,不必详述。

【讲解】

"朝服补阳,暮服补阴,互相培养",整体都虚弱时,用补中益气汤加肾气丸也就是先后天同时治疗,早晨吃补中益气汤补阳,晚上吃肾气丸。"先后轻重之分,明者知之,不必详述",先后轻重之分,只要明白就知道了,不用细讲。

【原文】

或问:肾气丸中以地黄为君,恐其泥膈,或于脾胃有妨乎?曰:肾气丸中尽是肾经的药,并无一味脾胃药杂其中,径入肾经,焉能泥膈?

【讲解】

"或问:肾气丸中以地黄为君,恐其泥膈,或于脾胃有妨乎",有的人问肾气丸里边,地黄是君药是主要的,担心地黄吃多了会不想吃饭,有碍于脾胃。"曰:肾气丸中尽是肾经的药",肾气丸中所有的药都是入肾经的,"并无一味脾胃药杂",这里边没有一个药是治疗脾胃的,这是赵献可的想法,但是我们现在的理解,山药补益脾肾,茯苓健脾养心,"径入肾经",吃进去以后,直接就进入肾经了,"焉能泥膈",怎么会碍于脾胃呢。在我毕业时,有一些老大夫,认为熟地"泥膈",也就是熟地吃多就不想吃饭,给我留下了深刻的印象,以为他们有经验,事实上并不是这样,他们也是从古书里边看来的,其实熟地不碍胃。如果为了防止熟地泥膈,可以熟地配砂仁,就算熟地量大也不会觉得不想吃了,开胃要用它。如果想灵活运用熟地,可以向张景岳学习,他把熟地用到了极致,别名叫张熟地。当遇到不想吃饭的病人,张景岳用熟地开胃,所以不能因为一家之言而把我们束缚住。如果病人不是脾肾的虚弱,而是湿热的话,用熟地后会不想吃饭,所以要根据具体情况来定。赵献可认为肾气丸中的几个药都入肾经,不影响脾胃,其实不管是哪个药都得过脾胃。名医家的话不仅需要听,还需要在实践中验证,判断哪部分是对的哪部分是错的,如果全信,这就叫尽信书不如无书。

【原文】

凡用药须要分得阴阳、水火清净。如朝廷有六部,一部有一部之事,一

部有一部用事之人。今欲输纳钱粮,而可与天曹用事之人同议乎?曰:若如所言。予正谓肾经水部,不可与脾经户部相杂之谓耳。曰:余所谓不杂者,谓肾水药中,不可杂脾土药;脾胃药中,不得杂肾经药。如四君子汤,脾经药也,杂地黄其中,则泥膈矣。

【讲解】

"凡用药须分得阴阳、水火清净。如朝廷有六部,一部有一部之事,一部有一部用事之人",用药的时候要分阴阳,要分水火清净,比如古代朝里分六部,每一部都有每一部要管辖的事儿,每一部都有每一部管事的人。"今欲输纳钱粮,而可与天曹用事之人同议乎",我现在要运收钱粮,需要与管天管地狱的人商量吗?"曰:若如所言。予正谓肾经水部,不可与脾经户部相杂之谓耳",是不需要商量的,它只是入肾经的药,不会影响脾胃。前边已经讲过了,这里显然是为了强调。我们在前面已经讲过是与脾肾分不开的。"余所谓不杂者,谓肾水药中,不可杂脾土药",治肾的药不可以加脾土的药。之前赵献可讲到朝服补中益气丸,晚服肾气丸,与此处杂乱,我觉得这一段只是提醒我们,不犯这个错误,也不要去完全认同,起到作用就够了,因为这些说法没说能提高疗效,只要不影响吃饭就行,至于其他的不用管。"脾胃药中,不得杂肾经药",这句也不对,赵献可在《先天要论》中讲过,肾有病时,脾胃功能就不好了,那么为什么不可以用补肾的药呢?"如四君子汤,脾经药也,杂地黄其中,则泥膈矣",这句话的意思是如果在四君子汤里面加上地黄就容易不想吃饭。但事实上不是这样,比如用八珍汤治疗气血两虚的病人。

【原文】

八味地黄丸,肾经药也,加人参则杂矣。若论肾与脾胃,水土原是一气,人但知土之为地,而不知土亦水也。自天一生水,而水之凝成处,始为土。土之坚者为石。

【讲解】

"八味地黄丸,肾经药也,加人参则杂矣",用八味地黄时不能加人参,一加人参就杂了,但人参可以补元气,不能说人参它只能入脾胃,原文中的这些说法仅供参考。"若论肾与脾胃,水土原是一气,人但知土之为地,而不知土亦水也","水土原是一气"指的是所有的东西都源于先天,先天到后天,然后到天地之间,实际上它刨到根上都是一样的,但是人只知道土是地,不知道土也是水。"自天一生水,而水之凝成处,始为土。土之坚者为石",原来什么都没有,后来有水了,水凝聚在一起有了凝处,而水至凝处就变成了土,土里边坚硬的就是石头。其实这都是一种假说,不用去深究它,在这讲的是一个理,就像宇宙大爆炸一样,这些都是一种理论,即使有一些推演,但不一定真是那么回事,在临床实际中没有什么指导价值。

【原文】

此后天卦位坎之后,继之艮。艮为山为土,艮土得先天之土,水中之主也。土无定位,随母寄生,随母而补。故欲补太阴脾土,先补肾中少阳相火。若水谷在釜中,非釜底有火则不熟,补肾者,补肾中火也,须用八味丸。医不达此,而日从事于人参白术,非探本之术。盖土之本初原是水也。世谓补肾不如补脾,余谓补脾不如补肾。

【讲解】

"此后天卦位坎之后,继之艮。艮为山为土,艮土得先天之土,水中之主也。土无定位,随母寄生,随母而补。"这句是在讲八卦,也就是母子关系。"欲补太阴脾土",如果想脾胃好,就要"先补肾中少阳相火",也就是先补肾,只有肾中元阴元阳真水真火足了,脾胃才能好。"水谷在釜中,非釜底有火则不熟",锅下边没火,锅里的东西便煮不熟。"补肾者,补肾中火也,须用八味丸",只要是补肾,补肾阳,就用八味丸。"医不达此,而日从事于人参白术,非探本之术",医生不明白,天天用人参、白术是没有治疗到根本的。"盖土之本初原是水也",指的是天一生水聚脾土,土本来是水。"世谓补肾不如补脾,余谓补脾不如补肾",补肾不如补脾,补脾不如补肾,这些讲的是理。这段可作为一个思想上的理解,不能作为一个提高临床疗效的指导。这段实际上告诉我们,不要把东西看死了,而是要互相联系地看,它们是相互影响的。在治疗每一个地方的不足,必须想到去调理其他地方,比如补脾时要想到补肾、补肺,它们都是相互联系的,只不过整个《医贯》一直在着重讲肾,讲先天,所以最终都要归到先天上来。

赵献可讲的只是部分正确,我们需要知道正确的这部分内容,不能说它不足就不学。比如一棵树,叶子枯了,它的病在树根上,这是本。但如果把叶子都去了,根也就完了,因为根的根又在叶,如果没有叶接受阳光进行光合作用,根就烂了。所说树与叶互为本末,互为根本。在人身也是这样,脾胃不好时晒晒太阳,维生素 D 合成多了,钙质便不易流失,受凉后开始拉肚子,说明皮肤和内脏也是互为本末。

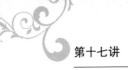

卷之六·后天要论·伤饮食论

伤饮食论在《后天要论》里边也是非常重要的一篇,后边要讲的基本上是与病因相关的东西。

【原文】

阴阳应象论云:水谷之寒热,感则害人六腑。是饮食之伤,伤于寒热也。痹论云:饮食自倍,肠胃乃伤。是饮食之伤,自伤于饥饱也。

【讲解】

"阴阳应象论云:水谷之寒热,感则害人六腑。是饮食之伤,伤于寒热也",这句话引用《素问·阴阳应象大论》里边说的"水谷之寒热",寒邪和热邪指的是水谷里边的寒和热。"感则害人六腑",伤了水谷寒热后,首先伤的是六腑不是脏。"是饮食之伤,伤于寒热也",这是通过吃东西导致的疾病。"饮食自倍,肠胃乃伤",吃的量太多,也是首先伤肠胃。"是饮食之伤,自伤于饥饱也",这是由于饥饱导致的肠胃损伤。

【原文】

古人治法,分上中下三等而治之。在上者,因而越之,瓜蒂散之类主之。中者,消化,神曲、麦芽、山楂、三棱、广茂之类主之。在下者,引而竭之,硝、黄、巴豆、牵牛、甘遂之类主之。

【讲解】

"古人治法,分上中下三等而治之",古人治疗胃肠道即六腑的病,分上中下三分来治。"在上者,因而越之,瓜蒂散之类主之",定位偏上的,主要是指在胃以上,治法是"因而越之","因"是顺势的意思,顺势把它吐出来,"瓜蒂散"是催吐的药。"中者,消化",如果是在中间,吐不出来又泻不下去,就用消、化的办法,即用"神曲、麦芽、山楂、三棱、广茂之类主之"。"在下者,引而竭之,硝、黄、巴豆、牵牛、甘遂之类主之",如果是在肠道偏下,治疗用"引"法,"引"就是往下拉的意思,"引而竭之",让他拉尽了,用"硝、黄、巴豆、牵牛、甘遂之类","硝"指芒硝,"黄"指大黄。这是古人按照病性所在的部位来治疗。

【原文】

古人又分寒热而治之。伤热物者,以寒药治之。伤寒物者,以热药治之。如伤冷物二分,热物一分,则用热药二停,寒药一停,若备急丸是也。予意当随证加减,大抵饮食之病,伤寒物一边居多。以上法门,未必可为典要也。

【讲解】

"古人又分寒热而治之",古人通过区分寒热来治疗。"伤热物者,以寒药治之。伤寒物者,以热药治之",如果是伤于热物者,就用寒药治之,若是伤于寒物者,就用热药治之。"如伤冷物二分,热物一分",实际上就是寒热同时侵犯,"则用热药二停,寒药一停,若备急丸是也",用备急丸来治疗,"一停""二停"就是一分、两分的意思,跟这个病正好对着,也就是伤冷物两分,就用热药两分,这是药物的比例。

"予意当随证加减",赵献可认为应当随症加减。"大抵饮食之病,伤寒物一边居多。以上法门,未必可为典要也","大抵"指一般来讲,"饮食之病"就是饮食所伤导致的疾病。"伤寒物一边居多",伤生冷的多,伤热邪的少。"未必可为典要",以上讲的东西,不要当成规矩准绳,只是一个参考,也就是他对古人的这种划分还是持有不同意见。

【原文】

当今方家,以平胃散为主,出入增减,亦可为脾胃之准绳。平胃者,胃中有高阜,则使平之。一平即止,不可过剂,过剂则平地反成坎矣。今人以平胃散为常服补剂者,误也。

【讲解】

"当今方家,以平胃散为主,出入增减,亦可为脾胃之准绳",现在(明朝)的医家,以平胃散为主,出入增减,这个可以作为治疗脾胃病的准绳。"平胃者,胃中有高阜,则使平之",如果胃里边有多余的东西,就要把它去除掉。"一平即止,不可过剂,过剂则平地反成坎矣",如果用过头了,等于像挖土一样,本来是要平山丘的,最后却挖出坑来了,"坎"就是坑。"今人以平胃散为常服补剂者,误也",现在的人把平胃散当成补药,这是错误的,它毕竟还是属于祛邪的。

【原文】

不若枳术丸为胜。夫枳术丸,乃洁古老人所制。用枳实一两,白术二

两,补药多于消药,先补而后消。以荷叶裹饭,烧熟为丸。盖取荷叶色青,得震卦之体,有仰盂之象,中空而清气上升,烧饭为丸,以助谷气。

【讲解】

"不若枳术丸为胜",用平胃散不如用枳术丸好。"枳术丸,乃洁古老人所制",枳术丸是张洁古(李东垣的老师)创立的。"用枳实一两,白术二两,补药多于消药,先补而后消。以荷叶裹饭,烧熟为丸",枳术丸就三个药,实际上我们一般都认为是两个药,一个枳实,一个白术,比例是1:2,补药多于消药,先补后消。我在《中医体悟》里边专门讲过,方子里边哪个药是主药、哪个药是次药,不是以药量的多少来定,而是以功效的大小来定的。功效强量小也是主药,比如像剧毒药,量不可能大,但它已经是方中的主药了。所以,单纯凭药量来说补和消是不合理的,但中医中大多数人就是这样来看方子的主药和次药,从理论上来讲是有问题的。"以荷叶裹饭,烧熟为丸",用荷叶把米包起来烧熟,用米把这两个药粉弄在一起做成丸药,这就是枳术丸。"盖取荷叶色青,得震卦之体,有仰盂之象,中空而清气上升,烧饭为丸,以助谷气",这一段是枳术丸的方解。荷叶色是青的,"得震卦之体,有仰盂之象,中空而清气上升",我认为这样来解释药物的功效类似于中医里边常用的"取象比类",实际上这是一个非常不严密的推理。这一段我们不去展开讲它的道理。

【原文】

谓洁古枳术一方,启东垣末年之悟,补中益气,自此始也。但洁古专为有伤食者设,今人以此丸为补脾药,朝服暮饵,更有益之橘半番砂者,则又甚矣。吾恐枳实一味,有推墙倒壁之功,而人之肠胃中,既已有伤,墙壁不固,能经几番推倒乎?

【讲解】

"谓洁古枳术一方,启东垣末年之悟,补中益气,自此始也","末年之悟"指年纪比较大的时候,赵献可说枳术丸方启发了李东垣,他才确立了补中益气的治疗原则。"但洁古专为有伤食者设",枳术丸是饮食所伤而导致疾病时用的。"今人以此丸为补脾药",现在的人把它作为补脾药,"朝服暮饵",天天吃"更有益之橘半番砂者,则又甚矣",除了天天吃还会加上橘皮、半夏,"番砂"应该是进口砂仁,"则又甚矣",这就更厉害了,乱加药还乱吃成风。"吾恐枳实一味,有推墙倒壁之功",赵献可担心枳实药作用太强,有"推墙倒壁之功",也就是说枳实的力量很强,这个认识是很到位的。现在西医治疗胃胀、腹胀的时候用胃动力药,用吗丁啉,而枳实就是中药里边的胃动力药,作用是非常强的,所以赵献可说枳实有"推墙倒壁之功"。"而人之肠胃中,既已有伤,墙壁不固,能经几番推倒乎",人的肠子有病了,已经被伤了,也就是墙壁不牢固了,还老用"推墙倒壁"的药是不好的,所以他不主张把枳术丸当补益脾胃的药用。

【原文】

至若山楂、神曲、麦芽三味,举世所常用者。余独永弃。盖山楂能化肉积,凡年久母猪肉,煮不熟者,入山楂一撮,皮肉尽烂。又产妇儿枕痛者,用山楂二十粒,砂糖水煎一碗服之,儿枕立化。可见其破气又破血,不可轻用。

【讲解】

赵献可对消导药又是怎么看的?"至若山楂、神曲、麦芽三味,举世所常用",中医都知道,一说消化不好,脾胃不好,就用山楂、神曲、麦芽。"余独永弃",赵献可本人永远都不用这些药。"山楂能化肉积,凡年久母猪肉,煮不熟者,入山楂一撮,皮肉尽烂",如果老母猪肉煮不烂,放上山楂就可以煮烂,所以我们在中药里讲山楂是消肉积的,确实也是这样。"又产妇儿枕痛者,用山楂二十粒,砂糖水煎一碗服之,儿枕立化。可见其破气又破血,不可轻用","儿枕痛"就是子宫收缩不良,用糖水把山楂煮了喝,松弛的子宫就收缩,妇人便好了。"可见其破气又破血",他认为山楂破血破气的,不可轻用。事实上山楂还是蛮安全的,多吃也没事,虽然它不是补益脾胃的药,但它是一个助消化的药。

【原文】

曲蘖者,以米与水在瓷缸中,必借曲以酿成酒,必借蘖以酿成糖。

【讲解】

"曲蘖者",这个"曲"指神曲,"蘖"指麦芽。"以米与水在瓷缸中,必借曲以酿成酒",用神曲就可把米变成酒,"必借蘖以酿成糖",必须用麦芽才能把粮食变成糖。我们常认为麦芽是消面食的,神曲也是消面食的,神曲可以让米变酒,麦芽中的酶可以把它酵解成糖。

【原文】

脾胃在人身,非瓷缸比,原有化食之能。今食不化者,其所能者病也。只补助其能,而食自化,何必用此消克之药哉!

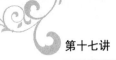

【讲解】

"脾胃在人身,非瓷缸比",脾胃和瓷缸是两回事。"原有化食之能",脾胃本身有化食的功能而缸没有。"今食不化者"即现在消化不良,"其所能者病"指它的功能出现问题了。"只补助其能",只能补益脾胃,"而食自化",食积自然就化了,"何必用此消克之药哉",用这些助消化的药有什么用呢?实际上在临床中脾胃弱的时候,如果需要还是可用的。原文中只是赵献可的医学观点,他一直重在求本,想从根上来调理身体,所以这也是因为他的思维习惯决定的。

【原文】

大凡元气完固之人,多食不伤,过时不饥。若夫先因本气不足,致令饮食有伤矣,前药一用,饮食虽消,但脾既已受伤,而复经此一番消化,愈虚其虚。

【讲解】

"大凡元气完固之人","完"指没有损伤,"固"指不容易被损伤,"元气完固之人",指的是元气充足之人。"多食不伤,过时不饥",这个表述非常重要。《脾胃论》中曾经讲过,如果不怕饿,不怕饥,说明他的脾胃功能好,所以在这提到"大凡元气完固之人,多食不伤",也就是吃多少都能消化得了,而且没吃也不觉得饿,自身的调节能力极强。"若夫先因本气不足","本气"指元气,"致令饮食有伤矣",如果他自己的正气不足,饮食就可以使他生病。"前药一用,饮食虽消,但脾既已受伤,而复经此一番消化,愈虚其虚",用了山楂、神曲、麦芽这些药,饮食虽然消化了,但脾胃已经受伤了,如果再用它们,脾胃就会更虚。实际上在临床中并不是这样,比如血糖高了使胰岛负担加重,我们先用一段时间胰岛素,然后撤了它,使胰岛恢复,也不会损伤原来的脏器功能。所以我们不能够完全按照赵献可这段说法,还是应该结合实践来应用。

【原文】

明后日食复不化,犹谓前药已效,药力欠多。汤丸并进,展转相害,羸瘦日增,良可悲哉!余痛此弊,因申言之。凡太平丸、保和丸、肥儿丸之类,其名虽美,俱不用。盖名之美者,其药必恶。故以美名加之,以欺人耳目,非大方家可用也。

【讲解】

"明后日食复不化",第一天的食物消化完了,但第二天、第三天吃进去的又消化不了。"犹谓前药已效,药力欠多",前面已经有效了,后面可能是药力不够,"展转相害,羸瘦日增,良可悲哉",一直增加助消化的药,人还日渐消瘦,是多么可悲!

"余痛此弊,因申言之",赵献可认为脾胃虚弱的人,不能经常单用助消化的药。"凡太平丸、保和丸、肥儿丸之类,其名虽美,俱不用。盖名之美者,其药必恶。故以美名加之,以欺人耳目,非大方家可用也",太平丸、保和丸、肥儿丸之类的方子,名字听起来都很好,但都不能够随便乱用,不敢多用。"盖名之美者,其药必恶",赵献可认为只要起名好的药必然不好。这个观点是不正确的,所有的东西只要用二分法去看,往往不正确,在这里可能是他为了强调不要单用消食药而说话过度了。"以美名加之,以欺人耳目",我认为不能这样去评价用这些方子的医家,这样也不公平。

【原文】

故医有贫贱之医,有富贵之医。膏粱之子弟,与藜藿之民不同。太平之民,与疮痍之民不同。乡村闾巷顽夫壮士,暴有所伤,一服可愈。若膏粱子弟,禀受虚弱,奉养柔脆,概以此术施之,贻害不小。

【讲解】

"故医有贫贱之医,有富贵之医","贫贱之医"就是给平民老百姓、下等人看病的医生,"有富贵之医"是给富贵人看病的医生。"膏粱之子弟,与藜藿之民不同",有吃有喝有大肉的人与吃粗茶淡饭的人体质是不同的。"太平之民,与疮痍之民不同","太平之民"指生活在和平年代的人,心比较静,"疮痍之民"指生活在战乱时代的人,两类人体质也不相同。"乡村闾巷顽夫壮士,暴有所伤,一服可愈",乡村里边的顽夫壮士也就是农民老百姓,一旦伤了饮食,用这些助消化的药,一服可愈。"若膏粱子弟,禀受虚弱,奉养柔脆,概以此术施之,贻害不小",如果给"膏粱子弟"用这些助消化的药不能够一服而愈,反而会导致脾胃虚弱,贻害不小。

【原文】

夫有医术、有医道,术可暂行一时,道则流芳千古。有古方、有今方、有圣方、有俗方,余以为今人不如古人,不敢自立一方。若脾胃惟东垣为圣,择而用之。以调中益气、补中益气二方,因人增减。真知其寒物伤也,本方中加热药,如姜桂之类。热物伤也,加黄连之类。真知有肉食伤也,加山楂数粒。酒食伤也,加葛花一味,随证调理。此东垣之法,方士之绳墨也。

【讲解】

"夫有医术、有医道,术可暂行一时,道则流芳千古",医里边有医术,有医道。医术指的是具体的技术,比如针灸、推拿、按摩,"医道"讲的是医学的理论,也就是用技术治病时依据的原理。"术可暂行一时,道则流芳千古",医术可以暂时这么用,但"道"可以永远流传下去。为什么中医一直以《黄帝内经》为取之不竭、用之不尽的源头?就是因为《黄帝内经》里讲的是以医道为主。

"有古方、有今方、有圣方、有俗方,余以为今人不如古人",我觉得赵献可存在一个厚古薄今的问题,有可能他处的时代对古人不太敬重,所以才有了这样的想法,可能他也是在扭转时弊,才说出这样的话,认为现代人不如古人。"不敢自立一方",不敢自己另立一个方子,也就是任何一个方子他都没有创新,因为觉得现在人不如古代人。"脾胃惟东垣为圣",如果是治疗脾胃病,"择而用之",就用李东垣的方子。"调中益气、补中益气二方,因人增减",赵献可看病的时候,如果治脾胃病就用李东垣的调中益气汤、补中益气汤,然后因人增减。"真知其寒物伤也",明确他是伤寒凉了,方中便加点热药,用姜桂之类。"热物伤也,加黄连之类",如果是热邪所伤,就加点黄连之类。"真知有肉食伤也,加山楂数粒",如果确认是有肉食所伤,加几粒山楂。"酒食伤也,加葛花一味,随证调理。此东垣之法,方士之绳墨也",赵献可的加减仍然是李东垣的本意,没有他的创新,这里只是再强调一遍。"方士之绳墨",就是现在医家的规矩、规则,现在我们所说的指南,古人叫"绳墨"。

【原文】

然以寒治热而热不去,以热治寒而寒不除,奈之何?经曰:寒之不寒,是无水也。热之不热,是无火也。壮水之主,益火之原,此东垣之未及也

【讲解】

"然以寒治热而热不去,以热治寒而寒不除,奈之何",用寒凉药治热病,用热药治寒病都解决不了,怎么办?"经曰"指《黄帝内经》里边讲,"寒之不寒,是无水也。热之不热,是无火也",用寒药热证退不了叫"寒之不寒",是因为无水也就是阴水不足,阴液不足;"热之不热",用热药寒证不除是因为火不足。"壮水之主,益火之原,此东垣之未及也",这一类病李东垣没有

探究明白,他不明白应该用"壮水之主""益火之原"的方法来治疗"寒之不寒""热之不热"这类病。

【原文】

如有食填太阴,名曰食厥者,上部有脉,下部无脉,不治则死。急以阴阳盐汤,探吐其物即愈。

【讲解】

"如有食填太阴",如果因为吃得太多,撑着了,"食填太阴"指的是脾太阴。"名曰食厥","食厥"实际上在《中医内科学》中提到了,食品吃进去以后,吃多撑着了,人晕厥称"食厥"。"上部有脉,下部无脉,不治则死",显然食厥是一个危重症。"上部有脉,下部无脉",在临床中是个什么病? 结合我们现在的临床经验,如果心脏在跳,上面摸着脉而下边摸不着脉,可存在于下肢闭塞性动脉硬化的病人中,他从来没摸过脚上的脉,只不过是这会儿病得厉害了,一摸手上有脉脚上没有。但是单纯的下肢动脉闭塞不会不治则死,我们现在能够认识到血液的循环,但是古人不可能认识到这么精确,上部有脉下部无脉不是临时形成的,这是一个基础的疾病状态。如果下肢有闭塞性动脉硬化,冠状动脉也极有可能存在,所以它是一个广泛的闭塞性动脉硬化疾病。那么该怎么治呢? "急以阴阳盐汤,探吐其物即愈",既然是撑出来的病,就应该赶紧吐出来,吐出来就好了。但吐法其实挺有危险,因为吐本身也是一个非常严重的生理反应,会使心脏负担加重,但是不吐肯定不行,吐还有一线生存希望,所以用盐汤探吐。实际上胃肠道的痉挛,包括胆囊的疾病,如胆囊炎、胆石症,它剧烈疼痛时会引起冠状动脉的缺血,血管冠状动脉的痉挛会引起猝死,所以就有了"上部有脉,下部无脉,不治则死"。古人可能对脉象与预后掌握得不到位,他(赵献可)没有明白心脏的血管在此时也是狭窄的,吃的多了,副交感神经兴奋,迷走神经也兴奋,然后引起了冠状动脉的痉挛,就可出现"不治则死"。

【原文】

如有食积,肠腹绞痛,手不可按者,不得不下。审知其为寒积,必用巴豆感应丸。审知其为热积,必用大黄承气汤。下之不当,死生立判,慎之哉!

【讲解】

"如有食积,肠腹绞痛,手不可按者,不得不下。审知其为寒积,必用巴豆感应丸。审知其为热积,必用大黄承气汤。下之不当,死生立判,慎之哉",如果有食积,肠腹绞痛,手不可按,"不可按"提示我们肚子里边疼得厉害时拒按,实际上是一个胃肠炎。"不得不下",得使用下法。如果是寒积,就用巴豆感应丸,如果是热积,就用大黄承气汤。"下之不当,死生立判",一般的胃肠炎不容易引起死亡,但是如果引起死亡,那也是他整个人体的基础状态太差了。比如本身有动脉硬化,然后急性胃肠炎黏膜损伤以后有害物质进入血液,使血小板激活,迅速形成血栓,也就是中医讲的急瘀证出现了,可以引起心脏猝死,这是我们用现代的临床知识来解读它。至于死还有其他的原因,比如有害物质进去以后引起的感染性休克、血容量减少性休克,不能说他拉不出来,就没有血流量减少,因为大量的血在肠腔里时仍然会引起血容量减少,所以说会有危急重症的情况。

【原文】

昔张子和动辄言下,盖下之当也。仲景三承气,审之详密,可下、不可下、急下,分毫不爽。如下血积,必用桃仁、红花。下水,必用牵牛、甘遂,下水中之血,必用虻虫、水蛭,今人畏而不敢下者。不明之罪小,无忌而妄用者,杀人之罪大。医司人命,岂易言哉?

【讲解】

"昔张子和动辄言下,盖下之当也",张子和是攻下派,他的治病方法是汗吐下,他用的"下"恰到好处。"仲景三承气,审之详密,可下、不可下、急下,分毫不爽",张仲景用"三承气",它的适应证很明确,"可下"指可以用下法,"不可下"就不能用下法,有的必须"急下",他讲得很明确,"分毫不爽",也就是它的适应证讲得很明确。如果是"血积"就必须用桃仁、红花,"下水,必用牵牛、甘遂,下水中之血,必用虻虫、水蛭",水血互结用虻虫和水蛭。"今人畏而不敢下者。不明之罪小,无忌而妄用者,杀人之罪大",现在的人害怕这些峻烈的药而不敢下。"不明之罪小",如果不明白这个道理而不敢用,罪过比较小;如果是"无忌",也就是乱用而妄用者,如果导致人死亡,罪过就大了。"医司人命,岂易言哉",医管着人的生死,不能够随随便便来谈论。

【原文】

何柏斋云:造化生物,天地水火而已。主之者天,成之者地也。故曰:乾知大始,坤作成物。至于天地交合,变化之用,则水火二气也。天运水火于地之中,则物生矣。然水火不可偏盛,太旱物不生,火偏盛也。太涝物亦不生,水偏盛也。水火和平而物生,自然之理。

【讲解】

何柏斋,也是一个医家,赵献可读过他的书,因为我没读过,不知道这个医家,他的著作我也没核实。"造化生物,天地水火而已","造化生物"指自然界所有活着的东西,"天地水火而已"指天地水火的交融才形成了各种各样的生物。"主之者天",在天地水火里边,天是主,"成之者地",用地形成,所以"天地合气,命之曰人"。"故曰:乾知大始,坤作成物",与"主之者天,成之者地"的意思相近。"至于天地交合,变化之用,则水火二气也",天地交合出现自然界生物的变化,靠的是水火二气,实际上指阴阳二气。"天运水火于地之中",天实际上管着水火,因为它是主,管着地中的水火,也就是水火的变化全部都是由天管的,那么他们在地中发挥作用时,"则物生矣",这时候地上有东西有活物了。"然水火不可偏盛",也就是水火不可以偏盛。"太旱物不生",如果天气太旱的话,生物就不长,火偏盛表现出来就是旱。"太涝物亦不生",太涝了植物也不能长,是水偏盛。"水火和平而物生",水火按照一定的比例,生物才能长,这是自然之理。

【原文】

人之脏腑,以脾胃为主。盖饮食入于胃,而运以脾,犹地之土也。然脾胃能化物,实由于水火二气,非脾所能也。火盛则脾胃燥,水盛则脾胃湿,皆不能化物,乃生诸病。制其偏而使之平,则治之之法也。

【讲解】

上一段是打个比方,讲的是自然界,接下来是落实到人。"人之脏腑,以脾胃为主",人的脏腑以脾胃为主。饮食入胃以后,脾来运化,它就好像自然界的土地一样,所以我们在五行划分上说脾属土。脾胃能消化转化食物,它的动力是水火二气,并不是脾自己所能的,就像土地,如果没有太阳、没有水,它什么都不能长。只要有了水火,脾就能消化食物了。"脾为死阴",在中医里边是难让人理解的,"死阴"指的是脾本身没有生机。如果是土,土就是土,没有水没有火,什么都不能长。另外"脾"字右边是个"卑",也就是说在人体内它处于最低的位置,在自然界处于最低的就是土了。人体内所有的东西,从土生,最终还要收到土里边,这是自然界,脾胃也是这样,所有的病从脾胃生最后还要从脾胃这儿好,从这长还要从这再灭,这就是土、是脾胃。"火盛则脾胃燥,水盛则脾胃湿,皆不能化物,乃生诸病",水火有偏盛的时候,脾胃便不能正常工作,不能化物,这时候就成病态了。"制其偏而使之平,则治之之法也",治疗的法则是纠正水火的失衡。

【原文】

愚按"制其偏而使之平"一句,甚好。所谓制者,非去水去火之谓。人身水火,原自均平,偏者病也。火偏多者,补水配火,不必去火。水偏多者,补火配水,不必去水。譬之天平,此重则彼轻。一边重者,只补足轻之一边,决不凿去码子。盖码子一定之数,今人欲泻水降火者,凿码子者也。

【讲解】

"愚按'制其偏而使之平'一句,甚好",把它的偏纠正过来,这一句话讲得太好了。"所谓制者,非去水去火之谓",治疗不是指水火失衡了就用去水去火的方法来治疗。"人身水火,原自均平,偏者病也",人生的水火本来就是平的,如果偏了就成病态了。"火偏多者,补水配火,不必去火",火偏多时,一定是补水而不是去火。如果是水偏多,是要"补火配水"而"不必去水"。人体内在的阴、阳、精、气、血、津、液这些东西,不能因为哪个多了就把它去掉,而是应该补另外的东西使它均衡,这是有关内在的。如果是外在的邪气干扰机体,还是要祛邪来达到平衡状态。"譬之天平,此重则彼轻。一边重者,只补足轻之一边,决不凿去码子",比如天平,如果这边重了,补另一边就可以,而不是要去码子。"盖码子一定之数,今人欲泻水降火者,凿码子者也",这是对上一句的解释,就好像四条腿的桌子,一条腿短了,应该把短的这一节补起来,而不是把其他三个砍成一般平。

【原文】

余于脾胃,分别阴阳水火而调之。如不思饮食,此属阳明胃土受病,须补少阴心火。归脾汤补心火,以生胃土也。能食不化,此属太阴脾土,须补少阳相火。八味丸补相火,以生脾土也。无非欲人培养一点先天之火气,以补土之母耳。若理中汤用干姜,所以制土中之水也。建中汤用芍药,所以制土中之木也。黄芪汤所以益土之子,使不食母之食也。六味丸所以壮水之主也,八味丸所以益火之原也。土无定位,寄旺于四时,无专能,代天以成化。故于四脏中兼用之,总之以补为主,不用克伐。

【讲解】

"余于脾胃,分别阴阳水火而调之",赵献可在处理脾胃问题的时候,要分辨阴阳水火。"不思饮食,此属阳明胃土受病,须补少阴心火",不想吃饭要补心火。"归脾汤补心火,以生胃土也",我们很少讲归脾汤补心火,但是他(赵献可)把它当成一个补心火的方子来治疗不思饮食。"能食不化,此属太阴脾土,须补少阳相火",如果能吃,但吃进去不消化,是少阳相火不足,要补少阳。"八味丸补相火,以生脾土也",用八味丸来补相火。其实这个相当于锅里边有粮食,但是老不熟,这是因为火不旺,那么就要补火,补火用八味丸。"无非欲人培养一点先天之火气,以补土之母耳",之所以这么来用,无非就是让人们来养一点先天的火气,不要把先天的火气灭掉,如果用去火的办法就容易伤了它,补先天火气实际上就是补土。

"若理中汤用干姜,所以制土中之水也",理中汤中用干姜,是治土中之水,就是治湿气。"建中汤用芍药"是"制土中之木也",也就是木气盛了。"黄芪汤所以益土之子,使不食母之食也",黄芪补肺,补肺就可补其子(肾),就让肾不跟其母(肺)抢着吃。赵献可在这讲的是理,通过补心火、少阳火、制水、制木、制金,黄芪就是制金,也就是通过木火金水来调理脾胃。"六味丸所以壮水之主也,八味丸所以益火之原也",这句不难理解,前面反复在讲这个道理。

"土无定位",指土没有一个固定的位置,所以"寄旺于四时",也就是土的盛衰与四时是密切相关的。"无专能,代天以成化",土也不是专门干什么的,就是向火木金水提供服务,也就是所有东西都要在土上来长。"故于四脏中兼用之",土是木火金水都需要的,"总之以补为主,不用克伐",所以不要用克伐的、泻的办法。

【原文】

脾气不陷,补中益气。肝木乘脾,加左金丸。郁怒伤脾,归脾汤。脾虚不能摄痰,六君子汤。脾肾两虚,四君、四神。阴火乘脾,六味丸。命门火衰,不生脾土,八味丸。先天之气足,而后天之气不足者,补中气为主。后天足而先天不足者,补元气为主。

【讲解】

"脾气不陷"就"补中益气"。"肝木乘脾"就"加左金丸"。"郁怒伤脾"就用"归脾汤"。赵献可用的方法与我们方剂中讲的不一样。"脾虚不能摄痰,六君子汤。脾肾两虚,四君、四神。阴火乘脾,六味丸。命门火衰,不生脾土,八味丸。"

"先天之气足,而后天之气不足者,补中气为主",在临床中我们应该先判断,如果整个人体都很壮,他的先天之气是没有问题的,也就是过去的他是没有问题,但现在有病了,往往是脾胃原因,在这种情况下就要以补益中气为主。"后天足而先天不足者,补元气为主",如果说他生来以后虽然营养很充裕,但整体不健壮,有吃有喝就不长肉,这种就是后天足先天不足,此时

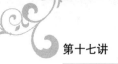

以补元气为主，也就是以补肾为主。

【原文】

或曰：正当胸膈饱闷之时，数日粒米不下，陈皮、枳壳、木香、乌药，日夜吞咽，尚且不通，复可补乎？曰：此正因初先不知补益，擅用发散，克伐太过，虚痞之病也。经曰：下焦虚乏，中焦痞满。欲治其虚，则中满愈甚。欲消其痞，则下焦愈乏。庸医值此，难以措手。疏启其中，峻补于下。少用则邪壅于上，多用则峻补于下，所谓塞因塞用者也。善用者，能以人参一两（或七八钱），少加升麻一钱，大剂一服即愈。此《内经》之妙用，不可不知也。

【讲解】

"正当胸膈饱闷之时"指当胸膈觉得饱闷，上腹撑胀胸腹满闷的时候。"或曰：正当胸膈饱闷之时，数日粒米不下，陈皮、枳壳、木香、乌药，日夜吞咽，尚且不通，复可补乎？"有的人在问，如果出现了胸膈饱闷，撑胀得慌，我用了陈皮、枳壳、木香、乌药，这些药日夜吃但还不通，还用补吗？这是对赵献可观点的反问。"曰：此正因初先不知补益，擅用发散"，这正是因为一开始不知道用补益的办法治疗，擅用了发散，导致"克伐太过，虚痞之病"，也就是如果用消导理气药仍然觉得满闷，那是虚痞，要赶紧补虚，用补益的办法。"经曰：下焦虚乏，中焦痞满"，下焦虚的时候，中焦就痞满了。这句话在《黄帝内经》里没有查到。"欲治其虚，则中满愈甚。欲消其痞，则下焦愈乏"，如果要治气虚，可能中满更盛，如果想用克伐的办法，下焦就更虚。"庸医值此，难以措手"，庸医见到这种情况，便不知道怎样处理了。"疏启其中，峻补于下"，用"疏""启"的办法，调动中焦的功能，所以有"启脾饮""启脾丸"，就是醒脾胃的意思。"少用则邪壅于上，多用则峻补于下"，量少一点是来治疗邪气的，药物用量大一点是补下的，也就是用峻补的药补下焦，少一些祛邪的药治疗痞满。"所谓塞因塞用者也"，指的是觉得堵还用补药。这在临床上具体怎么处理？"善用者，能以人参一两（或七八钱），少加升麻一钱，大剂一服即愈。此《内经》之妙用，不可不知也。"这句话很实用，要记下来，用这个方子就能好病。有关人参治疗痞满，我专门研究过张仲景的用药规律，对于痞满的疾病，张仲景基本都要用人参的。张仲景使用的人参应该是现在的党参，用人参一两，量要足，稍微加一点升麻，一剂即愈，显然必须补元气才能好。对于慢性胃炎胃胀的病人，到处治也治不好的，我们自己有一个经验方，叫灵斛三元饮，三元饮就是补益脾胃的姜草枣，灵芝、石斛其实也符合这个原则，也就是用补的办法。灵芝石斛是补益药，所以用上去以后疗效非常好，我们就可以解决一些疑难病症。如果大家熟悉《黄帝内经》，也可以使用人参、升麻，是不是比灵芝、石斛效果更好呢？临床验证一下就知道了。

【原文】

东垣云：酒者大热有毒，气味俱阳，乃无形之物也。若伤之，止当发散，汗出则愈矣。其次莫如利小便，乃上下分消其湿。今之病酒者，往往服酒症丸大热之药下之，又有牵牛、大黄下之者，是无形元气受病，反下有形阴血，乖误甚矣！酒性大热，已伤元气，而复重泻之，又损肾水真阴，及有形血气，俱为不足。如此则阴血愈虚，真水愈弱。阳毒之热大旺，反增其阴火，是元气消铄，折人长命。不然则虚损之病成矣，宜以葛花解醒汤主之。

【讲解】

这篇题目叫"伤饮食论"，前面讲的都是伤的食。什么是"伤饮"？就是喝酒。古代说"饮"就是稀的意思，酒也是稀的，大多数酒属于"饮"。李东垣说"酒者大热有毒"，指的是酒的热毒比较深。"气味俱阳，乃无形之物也。若伤之，止当发散，汗出则愈矣"，如果伤了酒，只能用发散的办法，出汗就可好。我们年轻时喝酒比较多，喝多了会觉得热、燥，汗就比别人多，越出汗越能喝酒。"止当发散"指让他出汗，只要汗出去酒就出去了。"其次莫如利小便"，再一个是用利尿药让尿量增多，我们酒喝多了，经常的一个习惯是多喝水，多喝水尿就多了。"乃上下分消其湿"，实际上是在分消它的热，通过尿和汗把它排出去，湿也就出去了。"今之病酒者，往往服酒症丸大热之药下之，又有牵牛、大黄下之者，是无形元气受病，反下有形阴血，乖误甚矣"，当时人们喝酒喝醉了，就用酒症丸这类热药，用牵牛、大黄再下。本来是无形的元气受病，这时候没有救元气，反而用泻法去治疗，伤了有形阴血，这样错得太厉害了，不能这么治。前面讲过火与元气不两立，一胜则一负，也就是酒伤的是人体的元气。

"酒性大热，已伤元气，而复重泻之，又损肾水真阴，及有形血气，俱为不足"，指上一段的内容，也就是上述的治疗根本没治对。"如此则阴血愈虚，真水愈弱"，这样做阴血不足，真水也不足了。"阳毒之热大旺"，阳毒就更盛了。"反增其阴火"，体内的阴火就盛了，"阴火"指内生的火。"是元气消铄，折人长命"，这样的话元气更加不足，使人短命。"不然则虚损之病成矣"，如果没有死，也会导致虚损的病。"宜以葛花解醒汤主之"，这是李东垣的方子，我们在《脾胃论》中讲过这张方子，在这就不讲了。

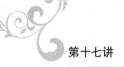

卷之六·后天要论·中暑伤暑论

中暑伤暑论,之所以把它专门列出来,一个是为了使治病理论体系保持完整性,再一个是赵献可对"暑"的认识有独到之处。

【原文】

中暑者,面垢自汗口燥,闷倒昏不知人,背冷手足微冷,或吐、或泻、或喘、或满是也。当是时,切勿便与冷水,或卧冷地。如行路喝死者,即置日中热地上,以小便溺热土上,取热土罨病人脐上,急以二气丹同苏合香丸,汤调灌下。如无二气丹,研蒜水灌之亦可。盖中伤暑毒,外阳内阴,诸暑药多用暖剂。如大顺散之用姜桂,枇杷叶散之用丁香,蒜亦辛热之物,又蒜气臭烈,能通诸窍也。

【讲解】

"中暑者,面垢自汗口燥,闷倒昏不知人","面垢"是脸上出油,"自汗"是出汗,"口燥"即口干,"闷倒昏不知人",指胸闷,昏不知人。"背冷手足微冷,或吐、或泻、或喘、或满是也",这都是中暑的表现,与现在的热射病还不一样,他(赵献可)把大热天与暑热相关的所有病都叫"中暑"。"当是时",当出现这些症状的时候,"切勿便与冷水,或卧冷地",如果见到这些症状,不要赶紧让他喝凉水,或者让他躺到凉地上。现代西医处理方式与赵献可的不一样,见热的病就给他降温。中医在这方面是不一样的。"如行路喝死者","喝"在《金匮要略》里边叫"中暍",就是中暑,"喝死者"就是热死了的人,其实没死,如果死了就不用治了。"即置日中热地上",把他放在太阳地里边,还是要有太阳照射的热地上。"以小便溺热土上",即尿在热土上,"取热土罨病人脐上",把尿泥糊在肚脐上,"急以二气丹同苏合香丸,汤调灌下",给他二气丹和苏合香丸并用汤调灌下。"如无二气丹,研蒜水灌之亦可",这句讲的是如果没有二气丹时应该怎样治疗,现在估计找蒜比较容易,二气丹还真不好找。"盖中伤暑毒,外阳内阴,诸暑药多用暖剂。如大顺散之用姜桂,枇杷叶散之用丁香,蒜亦辛热之物,又蒜气臭烈,能通诸窍也",一般来讲中伤了暑毒,暑毒的特点是外阳内阴,外表是热里边是阴是寒的,所以说诸暑药即各种治疗暑的药,都是用暖剂,也就是热剂,比如热剂代表药"大顺散"中用的姜和桂,"枇杷叶散"里边用的丁香,并且蒜本身也是一个热性的药。赵献可认为现在治疗暑病应该用这些方法,而不应该直接给他放冷地上或者灌凉水。

【原文】

东垣分阴阳动静而治之。

静而得之者，为阴证。或深堂水阁，过处凉室，以伤其外。或浮瓜沉李，过食生冷，以伤其内。所谓因暑而伤暑者也，其病必头痛恶寒，肢节疼痛而烦心，肌肤大热无汗。腹痛吐泻，为房室冷物之阴寒所遏，使周身阳气不得伸越，以大顺散主之。

【讲解】

"东垣分阴阳动静而治之"，李东垣要治暑时要分阴阳动静。

"静而得之者，为阴证"，暑证有阴暑有阳暑，这是阴暑的特征。"深堂水阁"，古代屋子比较大，屋里边很深的地方是比较凉快的，"水阁"就是水上的楼阁，也是比较凉快。"过处凉室，以伤其外"，这实际上是夏天伤凉了，但真不是中暑这一类的，只是李东垣把这些都叫阴暑。"或浮瓜沉李"，"浮瓜"就是在水里边沉着的瓜，我（作者）记得小的时候想吃凉西瓜，便把西瓜放到井里边，放上几个小时拿出来吃，会像冰镇西瓜一样凉，这叫"浮瓜"；"沉李"也是把李子放在水里。"过食生冷，以伤其内"指这些凉的吃得多了会伤肠胃。"所谓因暑而伤暑者也"，因为天热吃凉导致的这一类暑病，"其病必头痛恶寒"，这是感染的表现。"头痛恶寒，肢节疼痛而烦心，肌肤大热无汗"，实际上这些是受凉的表现，即暑热伤寒。"腹痛吐泻"，指病变部位在胃肠。"为房室冷物之阴寒所遏"，这些都是因为吃进去屋里边的凉东西导致的。"使周身阳气不得伸越，以大顺散主之"，这一种伤暑用大顺散来治疗。

【原文】

动而得之者，为阳证。或行人或农夫，于日中劳役得之，为热伤元气，其病必苦头疼发燥恶热，扪之肌肤大热，必大渴引饮，汗大泄齿燥，无气以动，乃为暑伤气，苍术白虎主之。

【讲解】

"动而得之者，为阳证"，如果在活动状态下得的暑病，就是阳暑。那这类暑病什么时候才易得呢？"或行人或农夫"，"行人"指在路上行走的人，"农夫"指在地里边干活的人。"于日中劳役得之"指太阳底下干活的人。"热伤元气"，这一类是热邪伤人体的元气而导致的疾病。"其病必苦头疼发燥恶热,扪之肌肤大热",如果是因为受热导致的,便会头疼得很厉害,出现烦躁、怕热,身上也觉得热。实际上这一类人怕热,因为他的热不容易散出去,也就是体温调节能力很差。因为出汗多,所以"大渴引饮,汗大泄齿燥,无气以动",也就是乏力不想动,这是暑伤气,用苍术白虎汤治疗。

【原文】

若人元气不足,用前药不应,惟清暑益气汤,或补中益气汤为当。大抵夏月阳气浮于外,阴气伏于内,若人饮食劳倦,内伤中气,或酷暑劳役,外伤阳气者,多患之。法当调补元气为主,而佐以解暑。若阴寒之证,用大顺散桂附大辛热之药。

【讲解】

"若人元气不足,用前药不应",如果是元气虚,那苍术白虎汤不能治好。"惟清暑益气汤,或补中益气汤为当",李东垣的清暑益气汤或补中益气汤都可以。"大抵夏月阳气浮于外"指夏天阳气浮越在外,"阴气伏于内"指的是阳在外阴在内。"若人饮食劳倦,内伤中气",指的是损伤了中气,"或酷暑劳役,外伤阳气者,多患之",阳气受伤人容易中暑。"法当调补元气为主,而佐以解暑",治疗暑证,补元气是根本,解暑是其次,赵献可和李东垣的想法是一致的。"若阴寒之证"用"大顺散桂附大辛热之药"。

【原文】

此《内经》舍时从证之良法,不可不知。今人患暑证殁,而手足指甲或肢体青黯。此皆不究其因,不温其内,而泛用香薷饮之类所误也。夫香薷饮,乃散阳气导真阴之剂也。须审有是证,而服之,斯为对证。

【讲解】

"此《内经》舍时从证之良法,不可不知","舍时从证"指不管是什么季节,只要具备了阴寒的表现,就用热药,不能因为夏天热就得用凉药。我们知道在临床中有"舍脉从证",此处是"舍时从证"。

"今人患暑证殁,而手足指甲或肢体青黯。此皆不究其因,不温其内,而泛用香薷饮之类所误也",现在得暑证死的人,手足指甲都是青紫、紫黯的,因为不知道其中的原因,不知道用温药温其内,只是用发散的香薷饮这一类,这样做错了。

"夫香薷饮,乃散阳气导真阴之剂也",香薷饮是耗散阳气的。"须审有是证,而服之",无汗的人才可以用,如果出汗就不能用。

【原文】

今人平日间恐患暑病,而先服此以预防,适所以招暑也。若人元气素虚,或房劳过度而饮之者,为祸尤不浅。若欲预防,惟孙真人生脉散,为夏令最宜。

【讲解】

"今人平日间恐患暑病","平日"指夏天,现在的人害怕得暑病,"先服此以预防",先吃点香薷饮来预防中暑。"适所以招暑也",越是想用它预防中暑,偏偏就会得暑病,因为它用的不是时候。"若人元气素虚,或房劳过度而饮之者,为祸尤不浅",若元气本来就虚,或者是房劳过度,这时要是喝了香薷饮,就特别容易中暑。"若欲预防,惟孙真人生脉散,为夏令最宜",如果夏天想预防中暑,就喝生脉散,当气阴足的时候,什么都能抵抗,尤其是中暑。

【原文】

暑乃六气中之一,即天上火。惟此火可以寒水折之,非比炉中火与龙雷火也。凡伤暑腹痛吐泻交作者,一味冷井水,加清蒿汁饮之,立愈。暑毒从小便中泄矣,名曰臭灵丹。

【讲解】

"暑乃六气中之一,即天上火","暑"指天上的火。"惟此火可以寒水折之",只有天上的火可以直接用寒水来扑灭它,"非比炉中火与龙雷火也",炉中火与龙雷火是人体内在的、先天的阳气,这种火不能用凉水扑灭。"凡伤暑腹痛吐泻交作者",指的是伤暑后出现的腹痛、吐泻交错,实际上这是外来邪气导致的。"一味冷井水"即用冷的井水,然后加"清蒿汁饮之,立愈",立即就好了,"暑毒从小便中泄矣,名曰臭灵丹"。这一段话应该怎么解读它?凡是外邪天暑,用冷水加青蒿汁效果很好,一喝就好,我相信这不是他(赵献可)推论出来的,一定是经过验证的。治疗中不一定要用冷井水,温水估计也没问题,只要不用热水就可以。他认为青蒿汁是冷制的,一煮就没作用了,就像屠呦呦用青蒿治疟疾,一开始实验没效果,到后来按照《肘后备急方》中用绞汁的方法发现有效。所以原文中不是一定要有冷井水,温度不太高的水也可以。文中"清蒿汁"说明不是用煮的青蒿,比如冬天没有鲜的青蒿,把青蒿研成粉,用凉水冲着喝也是可以的。通过原文中青蒿汁可治

"腹痛吐泻"，我们可以知道青蒿是可治疗腹痛吐泻、胃肠感染的，并且用法是不能煮。赵献可认为"立愈"的原因是"暑毒从小便中泄矣"，这只是他的一种解释，但事实上可能不是这样，因为青蒿能杀死疟原虫，疟疾也是夏天的病，也就是它对夏天各种生物性的病邪都有很好的作用，如果我们这样理解的话，青蒿的用处就广泛了。

【原文】

暑喜伤心，心属南方火，从其类也。小肠为心之腑，利心经暑毒，使由小肠出，故青蒿香薷为要。

【讲解】

"暑喜伤心，心属南方火，从其类也"，暑邪容易伤心，也就是人体的心。"小肠为心之腑"，这是暑邪进一步伤小肠的原因。"利心经暑毒，使由小肠出"，"小肠出"指的是通过小肠渗泄，尿量增多，渗泄到膀胱，便能够去心火，所以"青蒿香薷为要"。

这段可以给我们一些重要的启发。在人体内，"心"处于五脏六腑的正中间，遇到"心经火毒"时要用青蒿泻。这里的"心"不仅指的是心脏，实际上代表着整个人体的最核心。中胚层的器官是人体内胚层与外胚层之间的"心"，它与全身都连在一起，如果"心"有病时，全身都会有病，也就是五脏六腑都会有病。祛"心中之火"的药是青蒿、香薷，血脉中的热可用青蒿。除了血脉以外，在内胚层与外胚层器官之间的所有组织与心脉关系最密切，这些组织病变在临床中常见的有结缔组织病，比如风湿类疾病。屠呦呦不仅是因为青蒿素治疟疾拿了诺贝尔奖，她还有一个重要的成果要公布，那就是青蒿素能治疗红斑狼疮。治疗红斑狼疮没什么好药，红斑狼疮可表现出血管扩张、皮肤红斑，一派内在的热象，青蒿对此是一个非常好的药。我们在理解"利心经暑毒"时不要只想着中医讲的心经，关键要想到中医的"心"指人体的核心。人体的胃肠道、消化道不是核心，因为它与外界接触，同理皮肤也不是核心，只有两层之间的东西才是真正的中心。读书就要这样，擅于从书中找灵感，从书中读出新东西，擅于创新。

【原文】

有因伤暑，遂极饮冷水，或医者过投冷剂，致吐利不止，外热内寒，烦躁多渴，甚欲裸形，状如伤寒。此阴盛格寒，宜用温药，香薷饮中加附子，浸冷服。

【讲解】

"有因伤暑,遂极饮冷水,或医者过投冷剂,致吐利不止",有的是伤暑以后喝太多凉水,或者医生投太多凉药,导致吐痢不止。"极饮冷水"是自然状态下的冷水、河水,水里是有细菌,存在微生物的。它不是现在煮的冷开水,如果受了热后喝冷开水是不至于吐痢不止,除非病情很严重,有了热射病以后脑子出现严重问题,有吐有痢基本上是胃肠道感染,也就是饮食不洁导致的。所谓"医者过投冷剂",我觉得是巧合,病人出现了吐、痢,吃了药却没止住,就认为吃的是凉药,我认为这种说法欠妥。"外热内寒",出现外热内寒,不仅拉肚子,还感觉身上冷。"烦躁多渴"是因为血容量不足,脑子供血不够,出现了烦躁、口渴多饮。"甚欲裸形"是因为血容量不够,体内代谢的热散不出去,脑袋中也是这样,所以会感到热不想穿衣服。病人身上觉得冷,但又不想盖东西、不想穿衣服,这种表现就像伤寒一样。"此阴盛格寒,宜用温药,香薷饮中加附子,浸冷服","阴盛格寒"实际上是伤寒中讲的戴阳证,虚阳浮越会表现出烦躁,应该是"阴盛格阳",此时药要凉了喝。

【原文】

又有因冒暑,吐极胃虚,百药不入,粒米不下,入口即吐,病甚危笃。急用人参一钱,黄连五分,姜汁炒焦。糯米一撮,水一钟,煎一小酒盏。候冷,用茶匙徐徐润下,少顷再入一匙。得入数匙不吐,尽一小盏,便可投药食矣。

暑病与热病相似,但热病脉盛,暑病脉虚为辨耳。

【讲解】

"又有因冒暑"指中暑,"吐极胃虚,百药不入"指呕吐得很厉害,其实单纯的伤热在血压低时也可出现头晕呕吐。"百药不入,粒米不下,入口即吐",吃进去就吐,"病甚危笃",病得特别厉害。这种情况下的吐疾,极有可能是因为吃坏了,也可能是受热过度了,但不管怎么样都是元气不足。"急用人参一钱,黄连五分,姜汁炒焦。糯米一撮,水一钟,煎一小酒盏。候冷,用茶匙徐徐润下,少顷再入一匙。得入数匙不吐,尽一小盏,便可投药食矣",中暑以后出现呕吐很厉害时,把人参、黄连、姜汁煮了以后一点一点地喝,如果喝了几匙以后都吐了,那把剩下的一点喝进去就可以了。"暑病与热病相似,但热病脉盛,暑病脉虚为辨耳",热病的脉是有力的,暑病的脉是无力、虚的,这是鉴别暑病与热病的重要依据,赵献可一直在强调暑病的根本是元气不足。

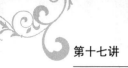

【原文】

二气丹 治伏暑伤冷,二气交错,中脘痞结,或吐或泻。

硝石　硫黄各等分

上为细末,石器内火炒令黄色,再研,用糯米丸如梧桐子大,每服四十丸。

【讲解】

"二气"指寒热二气交错,二气丹是治疗"伏暑伤冷,二气交错"的。"中脘痞结,或吐或泻",实际上是急性胃肠炎,吃得不干净。治疗用硝石、硫黄两个热药,各等分做成细末,"石器内火炒令黄色,再研,用糯米丸如梧桐子大,每服四十丸",一次吃40粒,像梧桐子大。硝石的主要成分是硝酸钾,是制炸药用的,硫黄和硝石一起炒有没有危险我不太清楚,不过应该没事,硝石是一个很重要的药,以后讲《伤寒杂病论》时会讲硝石矾石散。

【原文】

大顺散 治冒暑伏热,引饮过多,脾胃受湿,水谷不分,霍乱呕吐,脏腑不调。

甘草三两　干姜　杏仁　肉桂各四两

上先将甘草炒八分黄色,次入干姜同炒,令姜裂。次入杏仁同炒,令杏仁不作声为度。用筛筛净后,同作一处捣罗。每服二钱,水一钟,煎七分,温服。如烦躁,并花水调服,不拘时。

【讲解】

接下来是大顺散。"治冒暑伏热,引饮过多,脾胃受湿,水谷不分,霍乱呕吐,脏腑不调",这些与夏天胃肠道感染有关。《伤寒论》里四逆汤中附子、干姜、甘草都是热药,呕吐泄泻出现脉微欲绝时用四逆汤,在大顺散中干姜、肉桂、甘草还是一派热药,也就是这些方子对胃肠道的感染,尤其是以泄泻为主的呕吐泄泻疗效都很好。具体的用法、炮制在这先不细讲了。

【原文】

香薷饮 治伏暑引饮,口燥咽干,或吐或泻,并皆治之。

香薷半斤　白扁豆炒,四两　厚朴姜汁炒,四两　黄连姜汁炒,二两上咬咀,每服三钱,水一钟,入酒少许,煎七分,温服。

十味香薷饮 消暑气,和脾胃。

香薷一两 人参 陈皮 白术 茯苓 黄芪 白扁豆 木瓜 厚朴姜汁炒 甘草炙 以上各半两。

上为细末,每服三钱,冷水调下。

清暑益气汤

黄芪一钱 苍术钱半 升麻一钱 人参 白术 陈皮 神曲 泽泻各五分 甘草 黄柏 葛根 青皮 当归 麦门冬各三分 五味子九粒

水二钟,煎至一钟。

《内经》曰:阳气者,卫外而为固也,热则气泄。今暑邪干卫,故身热自汗。以黄芪甘温补之为君;人参、陈皮、当归、甘草,微温补中益气为臣;苍术、白术、泽泻,渗利而除湿;升麻葛根苦甘平,善解肌热,又以风胜湿也。热则食不消,而作痞满,故以炒曲甘辛,青皮辛温,消食快气;肾恶燥,急食辛以润之。故以黄柏苦寒,借其气味泻热补水;虚者滋其化源,故以麦门冬、五味子酸甘微寒,救天暑之伤庚金为佐。此皆由饮食劳倦,伤其元气,乘天暑而发也。元气不虚,暑邪从何处而入哉。

【讲解】

"治伏暑引饮,口燥咽干,或吐或泻","香薷饮"是治疗夏天胃肠道感染的小方子,包括以健脾为主的十味香薷饮,还有清暑益气汤都是这样,我们在《脾胃论》中已详细讲过,在这就不讲了。

【原文】

一小儿患呕吐泻利,烦躁搐搦。或以为惊,或以为风。余见其口燥,手指茶壶,腹中鸣,出对诸医曰:易治也。借药笼中三味药足矣。用黄连五分,甘草三分,人参五分,水煎冷服。下咽顷刻,即睡而安。或问曰:黄连甘草解毒善矣,又加人参五分,谓何? 余曰:若不用参,此儿当病气弱数日,得参明后日,复如无病人矣。次日果然。

【讲解】

这是一个案例。"一小儿患呕吐泻利,烦躁搐搦",小孩一般吐泻时容易出现低钙抽搐。"或以为惊,或以为风",有的医生认为是受了惊吓,还有的认为是受风。"余见其口燥",看见小孩口是干燥的,"手指茶壶",赵献可看到小孩的动作,可能是小孩已经吐泻得话都说不出来了,"腹中鸣"即肠鸣,显然是一个肠炎的症状。"出对诸医曰",他(赵献可)出去以后就与会诊病人的医生说:"易治也",就是好治。"借药笼中三味药足矣",借药笼中这三个药就够了,用的是"黄连五分,甘草三分,人参五分","水煎冷服。下咽顷刻,即睡而安",喝进去一会儿就睡了,安生了。古人看病时都带着药笼子,里边装有一些常用药。"或问曰:黄连甘草解毒善矣,又加人参五分,谓何",黄连、甘草的解毒效果很好,但是为什么要用人参呢?"余曰:若不用参,此儿当病气弱数日",如果不用人参的话,他就会严重虚弱。"得参明后日,复如无病人矣",用人参以后就全好了。"次日果然",第二天果然是这样。大家要记住这个案例,这个小的方子是很有用的,我们在学习时一定要把这些小方子先学好。

【原文】

白虎汤

石膏　知母　甘草　人参　糯米

此方是暑月热病发热之正方。名曰白虎者,西方之金神也。将来者进,成功者退,使秋金之令行,则火令退听。石膏寒中之药,淡而辛,能汗能利。必审其人有大汗而渴,齿燥,其脉洪而长,时当夏月可用,若无汗不渴,脉虚而不洪长,或重按全无,虽壮热口渴,象白虎汤证。此系脾胃气虚,元阳不足,误服白虎必死。又有一等大失血后,或妇人产后,壮热喘促,面赤引饮,脉虚,名曰血虚发热。最忌白虎,须用当归补血汤则安。

《夷坚甲志》云:昔虞丞相自渠川被召,途中冒暑,得疾,泄痢则疟。独炼雄黄,蒸饼和药,甘草作汤,服之安乐。别作治疗,医家大错。如方制服,其疾随愈。引此为例,余可类推。

【讲解】

在这里就不讲白虎汤这首方子了。《夷坚甲志》中讲:"昔虞丞相自渠川被召,途中冒暑",以前有一个姓虞的丞相从渠川被召,在路途中受了热而生病。"泄痢则疟","疟"是指恶寒发热、寒热往来这一类病,不是指现在的疟疾。读古人的书,不要和现在的病等同起来,否则会读不懂,比如古人讲的脚气并不是现在所称的脚气、脚癣。"独炼雄黄,蒸饼和药,甘草作汤,服之安乐。别作治疗,医家大错。如方制服,其疾随愈。引此为例,余可类推",得了痢疾,赵献可用了雄黄加甘草,甘草煮汤,把蒸的饼和雄黄弄在一起,用甘草汤把雄黄饼送服下去,提示我们雄黄治痢疾的效果是值得肯定的。

卷之六·后天要论·湿论

湿论,即湿邪导致的疾病。

【原文】

有在天之湿,雨露雾是也。在天者本乎气,故先中表之荣卫。有在地之湿,泥水是也。在地者本乎形,故先伤肌肉筋骨血脉。有饮食之湿,酒水乳酪是也。胃为水谷之海,故伤于脾胃。有汗液之湿,谓汗出沾衣,未经解换者是也。有太阴脾土所化之湿,不从外入者也。阳盛则火胜,化为湿热。阴盛则水胜,化为寒湿。其证发热恶寒,身重自汗,筋骨疼痛,小便秘涩,大便溏泄,腰痛不能转侧,跗肿肉如泥,按之不起。

【讲解】

"有在天之湿,雨露雾是也",天气当中的湿是指雨水、露水和雾气。"在天者本乎气,故先中表之荣卫",天之气先伤人体的肌表。"有地之湿,泥水是也",地之湿是指地上的泥水。"在地者本乎形,故先伤肌肉筋骨血脉",地上的水湿与形相关,它伤人先伤肌肉、筋骨、血脉。这些湿是从哪里来的呢?"有饮食之湿,酒水乳酪是也",指的是吃进来的。"胃为水谷之海,故伤于脾胃",地上之湿首先是伤脾胃。

有天上的湿、地上的湿,还有从人自己身上出来的湿,即"汗液之湿"。"谓汗出沾衣,未经解换者是也","解换"指换衣服,自身出汗的湿气伤人是因为出汗以后没有及时换衣服,换了湿衣服就没事了。

"有太阴脾土所化之湿,不从外入者",脾胃运化产生的湿不是从外来的,是内在化生的,多余的。以上内容讲的是四种湿:天湿、地湿、汗湿、脾胃所化之湿。

"阳盛则火胜,化为湿热",如果是阳盛的话,会形成湿热。"阴盛则水胜",阴胜会变成寒湿。湿病分为两大类,即寒湿和湿热。"其证发热恶寒,身重自汗,筋骨疼痛,小便秘涩,大便溏泄,腰痛不能转侧,跗肿肉如泥,按之不起",这些症状是由湿热和寒湿导致的,发热恶寒、身体重、出汗多、筋骨疼痛、小便量少及大便溏泄。因为汗与大便多了,尿自然就少了,所以"小便秘涩"。"腰痛不能转侧,跗肿肉如泥,按之不起",这里描述的是凹陷性水肿,湿气导致的疾病特点就是这样。"发热恶寒,身重自汗",这种汗出热不退与现在吃解热镇痛药以后汗出热不退是两回事。

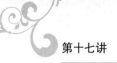

【原文】

经曰:因于湿,首如裹。湿气蒸于上,故头重。又曰:湿伤筋,故大筋缓短,小筋弛长。缓短为拘,弛长为痿。又曰:湿胜则濡泄,故大便溏泄。大便泄,故小便涩。又曰:湿从下受之,故跗肿。又曰:诸湿肿满,皆属脾土。故腹胀肉如泥。湿气入肾,肾主水,水流湿,各从其类,故腰肾痛。

【讲解】

"经曰:因于湿,首如裹。湿气蒸于上,故头重",湿气盛时,脑袋觉得沉重,不清亮。"因于湿,首如裹"出自《黄帝内经》,这句有好多解释,有人认为头像箍个东西一样,有人把"首"理解为"始",认为得了湿病的时候一开始脑袋沉重的就像裹着东西。我认为"首"应理解为"头"而不是"始"。

"又曰:湿伤筋,故大筋缓短,小筋弛长。缓短为拘,弛长为痿",这句话来自《黄帝内经》,"痿"指松弛,"拘"指拘急、缩短。在《黄帝内经》中湿邪导致的疾病特征,一个是头重,一个是拘,一个是痿。

"又曰:湿胜则濡泄,故大便溏泄。大便泄,故小便涩",除了头重、拘急、痿病,还有腹泻,继发于腹泻的表现就是小便量少。"湿从下受之,故跗肿。又曰:诸湿肿满,皆属脾土。故腹胀肉如泥",因为脾主四肢,所以"腹胀肉如泥"主要是指下肢。"湿气入肾,肾主水,水流湿,各从其类,故腰肾痛",这句也是《黄帝内经》的经文,前面赵献可讲的湿气导致的疾病都是有来源依据的。

【原文】

治法:在上者,当微汗,羌活胜湿汤。在下者,当利小便,五苓散。夫脾者,五脏之至阴,其性恶湿。今湿气内客于脾,故不能腐熟水谷,致清浊不分,水入肠间,虚莫能制,故濡泄。法当除湿利小便也。

【讲解】

湿气怎么治?"在上者,当微汗",如果湿气在上,也就是头重时,用羌活胜湿汤。"在下者,当利小便,五苓散",主要是指水肿,实际上也包括了腹泻,小便量少,这种情况用五苓散。"夫脾者,五脏之至阴,其性恶湿。今湿气内客于脾,故不能腐熟水谷,致清浊不分,水入肠间,虚莫能制,故濡泄。法当除湿利小便也",遇到这种情况,治法仍然是用五苓散除湿利小便。

【原文】

东垣曰:治湿不利小便,非其治也。又曰:在下者引而竭之。圣人之言,虽布在方策,其不尽者,可以意求耳。夫湿淫从外而入里,若用淡渗之剂以除之,是降之又降,是复益其阴,而重竭其阳,则阳气愈削,而精神愈短矣。是阴重强阳重衰,反助其邪之谓也。

【讲解】

"东垣曰:治湿不利小便,非其治也",如果"治湿不利小便",这是不正确的。"又曰:在下者引而竭之",在下就要用利的办法。"圣人之言,虽布在方策,其不尽者,可以意求耳",圣人的话虽然可以作为一个原理来指导大家的治疗,但是圣人没把道理说尽,我们需要推测它。

"夫湿淫从外而入里",外感湿邪,从肌表入里。"若用淡渗之剂以除之,是降之又降,是复益其阴",这句话包含了好多内容,如果用淡渗的药来治外感湿邪,也就是肌表的湿用淡渗的方法往下利,下面水湿本来就重,现在又把湿往下引,使下边的阴湿更加严重了。"重竭其阳",使他的阳气更加衰弱,出现了"精神愈短"的状态,这种状态其实是"阴重强阳重衰"。之前内容中有个词叫"重强","重强"就是一个邪气又加上一个性质相同的邪气,"重衰"就是指本身虚弱,现在又让它更虚弱,《医贯》中引用李东垣的"重强重衰",我认为这样理解可能比较合适。"反助其邪之谓",指的是肌表受了邪,应该从肌表把邪驱除才对,不应该引邪深入。

【原文】

故用升阳风药即瘥。以羌活、独活、柴胡、升麻各一钱,防风根半钱,炙甘草半钱,水煎热服。大法云:湿淫所胜,助风以平之。又曰:下者举之,得阳气升腾而愈矣。又曰:客者除之,是因曲而为之直也。夫圣人之法,可以类推,举一而知百也。

【讲解】

"故用升阳风药即瘥。以羌活、独活、柴胡、升麻各一钱,防风根半钱,炙甘草半钱,水煎热服",用疏散风湿、解表的药就行了。

"大法云:湿淫所胜,助风以平之",湿气重用风药可解决。"又曰:下者举之,得阳气升腾而愈矣",如果是阳气下陷形成阳重衰,湿气往下走成了阴重强,治疗一方面要升举阳气,一方面要助风除湿邪。"又曰:客者除之","客者"指外来的邪气,"是因曲而为之直也",受邪后,我们把它纠正过来就可以,就像东西弯曲了,把它捋直就行了。"夫圣人之法,可以类推,举一而知百也",指的是我(赵献可)在这儿只是举个例子,其他的方法可以依此类推。

【原文】

有脚气,类伤寒,发热恶寒,必脚胫间肿痛,俱从湿治。《千金方》有阴阳之分:阴脚气,胫处肿而不红。阳脚气,肿而红者是也。

【讲解】

"有脚气,类伤寒","脚气"不是脚湿气,"类伤寒"指的是像伤寒一样。"发热恶寒,必脚胫间肿痛",其实"脚气"不只原文中的这一种,这种脚气与现在的脚癣有关,就是脚部感染,与丹毒类似,症状有发热、恶寒,这显然是一种感染,并伴随有脚胫间的肿痛,实际上是小腿的感染,治疗从湿论治。还有一种脚气是营养不良型,即维生素 B 缺乏引起的水肿,所以我们需要看古人描述的症状,就可以知道是哪种脚气了。"《千金方》有阴阳之分:阴脚气,胫处肿而不红",指的是营养不良型脚气,或者是一种其他感染性的脚气。"阳脚气"的特点是"肿而红",这两类脚气都可以从湿治。

【原文】

有湿热发黄者,当从郁治。凡湿热之物,不郁则不黄,禁用茵陈五苓散。凡见用五苓茵陈者,十不一生。当用逍遥散,方见郁论。

【讲解】

"有湿热发黄者,当从郁治",湿热的另一类病就是黄疸。"凡湿热之物,不郁则不黄",湿热如果"不郁",他便不会发黄。"禁用茵陈五苓散。凡见用五苓茵陈者,十不一生。当用逍遥散,方见郁论",这个知识点在郁病论中讲过。"禁用茵陈五苓散"的说法是不对的,茵陈五苓散可以治疗黄疸,也不是"十不一生"。可能他(赵献可)见过用茵陈五苓散治疗没治好,便以为不能用,其实是可以用的。张仲景的《伤寒杂病论》中讲过,而且临床上历代医家都反复验证是可以用的。郁病论篇提到用逍遥散治疗湿热发黄,我认为应该给予重视,尤其是黄疸偏于阴黄时,或者介于阴黄、阳黄两者之间,可以用逍遥散。

【原文】

凡伤寒必恶寒,伤风必恶风,伤湿必恶雨。如伤湿而兼恶寒无汗,骨节疼痛者,仲景有甘草附子汤。

甘草附子汤
甘草炙一钱　附子钱半　白术二钱　桂枝四钱

水煎,作一服。

【讲解】

"凡伤寒必恶寒,伤风必恶风,伤湿必恶雨",这句话非常好,我们在讲诊断的时候,通过判断机体"怕"什么,便知道伤了什么邪,比如伤了寒邪会怕冷,伤了风邪会怕风,伤了湿邪会怕雨,湿气盛的人怕阴雨天,感觉浑身不舒服。但有些人比较喜欢阴雨天,潮湿使他更舒服,比如毛囊炎很严重的病人,在潮湿的环境中会得到改善,在干燥的环境中反而更严重。再者,如果伤了食,一看吃的东西就会恶心。伤了肉,见肉就会恶心,这就是伤什么怕什么。在临床中我们可以把"伤什么就恶什么"作为病因诊断的公式来看待。

"如伤湿而兼恶寒无汗,骨节疼痛者",张仲景用甘草附子汤来治疗。

【原文】

金匮防己汤　治湿胜身重阳微,中风则汗出恶风,故用黄芪、炙甘草以实表,防己白术以胜湿。

防己三钱　甘草钱半,炙　白术二钱　黄芪三钱半

加生姜大枣,水煎作一服,

【讲解】

《金匮要略》的防己汤是"治湿胜身重阳微,中风则汗出恶风,故用黄芪、炙甘草以实表,防己白术以胜湿",这四个药可治疗湿盛身重阳气不足。

【原文】

羌活胜湿汤　通治湿证
羌活　独活　藁本　防风　甘草　川芎各一钱　蔓荆子三分
如身重腰痛沉沉然,经中有寒也,加酒防己五分,附子五分。

【讲解】

羌活胜湿汤"通治湿证",不管哪个部位的湿证都是可以用的。"如身重腰痛沉沉然",腰痛,身体觉得沉重,是"经中有寒",那么需要"加酒防己五分,附子五分",防己用酒会变成温性。

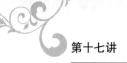

【原文】

有一友宦游京师,病腿痛发热,不能履地。众以为腿痈。延予视之,扶掖而出见。予曰:非痈也,以补中益气汤,加羌活、防风各一钱,一服如失。次日,乘马来谢。

【讲解】

这一段又是一则案例,这些案例都会给我们启发。"有一友宦游京师,病腿痛发热,不能履地",腿脚一挨地就疼。"众以为腿痈",大家都以为是他腿部感染生疮痈了。"延予视之,扶掖而出见",他们把病人搀出来让赵献可看。赵献可说"非痈也",然后开了补中益气汤,并"加羌活、防风各一钱",吃了一剂药便好了,"次日,乘马来谢"。

【原文】

余一日患阴丸一个肿如鸭卵,发热。以湿热证治之,不效。细思之,数日前从定海小船回,有湿布风帆在坐下,比上岸始觉。以意逆之,此感寒湿在肾丸也。乃用六味地黄,加柴胡、吴茱萸、肉桂各一钱,独活五分,一服而热退,再服而肿消。后有患偏坠者,此方多妙。

【讲解】

这段举了一个他自己的例子。"余一日患阴丸一个肿如鸭卵",有一个睾丸肿得像鸭蛋那么大,而且还发热,其实是睾丸炎。"以湿热证治之不效",用湿热的办法治疗没有效。"细思之",仔细琢磨,"数日前从定海小船回",回忆到之前在定海坐小船回家。"有湿布风帆在坐下",在他坐的地方有一个湿布风帆,可能是赵献可坐在上边了,"比上岸始觉",上岸后才觉得下边是湿冷的,可能刚开始因为天气热而没在意。"以意逆之,此感寒湿在肾丸也",往回推想,应该是坐在湿冷东西上,睾丸受了寒湿。"乃用六味地黄,加柴胡、吴茱萸、肉桂各一钱,独活五分,一服而热退,再服而肿消",用了六味地黄加柴胡、吴茱萸、肉桂、独活后,效果很好。"后有患偏坠者,此方多妙",以后只要出现这种一侧睾丸肿大,阴囊肿大的病,就用此方,效果挺好。这个案例实际上告诉我们,六味地黄加以上几个药可以治疗睾丸炎,阴囊肿大,效果不错。

卷之六·后天要论·疟论

接下来讲疟论和痢疾论,讲完这两篇,《医贯》这本书就讲完了。

【原文】

或问曰:经云夏伤于暑,秋必病疟。前人虽备言之,旨殊未畅,盍明示诸。

【讲解】

"或问曰:经云夏伤于暑,秋必病疟",《黄帝内经》里边讲,夏天伤暑以后,到秋天容易得疟疾。注意,疟论讲的"疟"不是我们现在说的疟疾,它指的是发热恶寒交替出现的一类病,只是最常见于疟疾中。在秋天人最容易被蚊子叮咬,它必须吃人的血或吃动物的血来繁殖,所以这时容易得疟疾。"前人虽备言之",前人虽然把疟疾讲得很详细,"旨殊未畅",但还没有把它讲明白。"盍明示诸",为什么不把它再讲明白点呢?

【原文】

曰:不发于夏,而发于秋,此亢则害承乃制,子来救母之义。盖暑令当权,君火用事,肺金必受伤克。火位之下,水气承之,肾水为肺之子,因母受火伤,子来承之,以制火救母。于是水火相战,阴阳交争,大胜则大复,小胜则小复,此阴阳胜复之常理,疟之所由作也。

【讲解】

"曰:不发于夏,而发于秋,此亢则害承乃制,子来救母之义",这句话可能理解起来比较困难,"亢则害承乃制"是《黄帝内经》中讲的五行生克、六气的转化,亢奋就容易产生疾病,容易发生危害,只有承顺才能够制约亢奋。"盖暑令当权,君火用事",暑热当权是因为火气重。"肺金必受伤克",从五行上来讲,火克金,火刑金。"火位之下,水气承之",与火位相对应的是水气,它们之间是一个互生的关系。"肾水为肺之子"指金生水,"因母受火伤,子来承之,以制火救母","母"指肺,"子"指肾,肺受火伤了,水来制火救母。"于是水火相战,阴阳交争",肾水与火邪开始交争。

"大胜则大复,小胜则小复,此阴阳胜复之常理","胜"指战胜,越是大胜,它被报复的也就最严重。一年四季的阴阳变化,从总量来讲永远是相等

的,所以有一个表现得突出,另外一个在报复的时候也是一样,这是一般规律。当我们知道这个道理时,便能预测一些事,比如这一年的冷天特别冷,那就可以预料第二年夏天特别热。那么对于上句"子来救母"的理解,就是指肾水来救肺经以治君火。"疟之所由作也",疟疾之所以发作,是因为水火相战,阴阳交争,这是疟疾的机制。

【原文】

然而有病、有不病者,盖邪之所凑,其气必虚。故其人元气不固者,暑邪得以乘之。所以治疟,以扶元气为主。

【讲解】

"然而有病、有不病者,盖邪之所凑,其气必虚",夏天暑气太重,等到秋天,人们感受的是同一个天,同一个气候,但有的人生病,有的人不生病,是因为生病的人身体一定是虚弱的,身体不虚就不会生病。"故其人元气不固者,暑邪得以乘之",元气虚就容易伤暑。"所以治疟,以扶元气为主",治疟以扶正为主。现在我们治疟疾都是以祛邪为主,也就是杀疟原虫,但赵献可在此处强调的是以扶正为主。

【原文】

发在夏至后,处暑前者,此三阳受病。伤之浅者,近而暴也。发在处暑后,冬至前者,此三阴受病。伤之重者,远而深也。

【讲解】

"发在夏至后,处暑前者,此三阳受病",如果在夏至节气到处暑之前的这段时间得疟疾,便是"三阳受病"。"伤之浅者,近而暴也",病邪伤人浅,它的反应特点就是立即反应,如果在离夏天很近时发病,一旦反应,症状便非常剧烈。病邪伤人浅,说明正气虚得不严重。"发在处暑后,冬至前者,此三阴受病。伤之重者,远而深也",如果发病晚,是人体的三阴受病,这是比较严重的,他的发作时间就离暑天比较远,病根也比较深。这句是从节气上来划分的。

【原文】

发在子半之后午之前,是阳分受病,其病易愈。发于午后者,是阴分受病,其病难愈。

【讲解】

疟疾每天发病也是有规律的。"在子半之后午之前",指半夜之后到中午之前这段时间,"是阳分受病,其病易愈",因为元气伤的比较轻,所以容易好。

"发于午后者",如果是发生在午后,"是阴分受病,其病难愈",疾病便不容易好,这是根据疾病在一天中的发病情况做出的预测。

【原文】

或问曰:有一日一发,有间日一发,有三日一发,何也?曰:在阳则发早,在阴则发晏。浅则日作,深则间日。夫人荣卫之气,一日一周,历五脏六腑十二经络之界分。每一界各有一舍,荣卫之有舍,犹行人之传舍也。邪气客于荣卫之舍,与日行之卫气相接则病作,离则病退。故一日一周,有止发之定期。其间日而作者,气之舍深,内薄于阴,阳气独发,阴气内著,阴与阳争,不得出,故间日而作也。三日一作者,邪入于三阴也。作于子午卯酉日者,少阴也。寅申巳亥日者,厥阴也。辰戌丑未日者,太阴也。

【讲解】

"或问曰:有一日一发,有间日一发,有三日一发",疟疾可每天发作一次,可两天发作一次,可 3 天发作一次,是为什么呢?"曰:在阳则发早,在阴则发晏",如果病变部位在阳,疟疾就是早上发病;部位在阴,它就是晚上发病。"浅则日作",如果病位较浅,元气伤得不厉害,那么它就是每天发作;如果再进一步加深,就是两天发作一次。"夫人荣卫之气,一日一周,历五脏六腑十二经络之界分",人体荣卫气血的运行,就是一天转一圈,可走遍"五脏六腑十二经络之界分",也就是从一个跨到另一个,"界分"指部位。这是一天里边它要走一遍。"每一界各有一舍",在每一个脏腑经络之间它有一个衔接的地方,"一舍"即停留的地方。"荣卫之有舍,犹行人之传舍",如同在路上走的人,会到某个地方歇歇脚,然后接着走,荣卫也是这样。"邪气客于荣卫之舍","客"指侵犯,外来的是客,疟邪会侵犯到本应该是荣卫过的地方。"与日行之卫气相接则病作,离则病退",邪气与卫气这一天正好在同一个地方运行相接,也就是卫气看到邪气霸占了自己的位置,便开打,于是就发病了。"离则病退",卫气走了病就退了,实际上邪还存在。"故一日一周,有止发之定期",所以卫气一天运行一周,只要到这来看到邪气便开战,机体就发病,所以有"定期"。古人发现的这个规律,从理上讲是对的。但疟原虫在体内为什么一到固定的时间,就释放到血液中,不提前或者推后一个时辰呢？实际上是个秘密，大家还不怎么清楚。"其间日而作者"，两天发作一次的疟疾，"气之舍深"，邪气藏得比较深。"内薄于阴"，疟邪在里接近于阴分，部位比较深。"阳气独发，阴气内著，阴与阳争，不得出，故间日而作也"，阳气来了，阴气在里边，阳气与邪气不相接，便不发病，一旦邪气出来后，与阳气交接，又开始发病，这就是"间日而作"。"三日一作者，邪入于三阴也"，三日一发作的邪气部位更深。"作于子午卯酉日者，少阴也"，如果在子午卯酉日这个时候发作，也就是 3 天一发，都属于少阴，提示邪气深、正气不足。"寅申巳亥日者，厥阴也。辰戌丑未日者，太阴也"，如果发作在寅申巳亥日这四个日子，病在厥阴。如果是辰戌丑未日，病在太阴。总而言之，只要隔 3 天一犯，病就在三阴里边，至于可能发生在哪个日子，在临床上不会去分得这么细，我们需要根据病人具体的临床特征来选药。

【原文】

凡治疟，必先问其寒热多寡，而参之脉证。有寒多热少者，有热多寒少者。大抵寒热往来，皆属少阳经证，治法当以小柴胡为主。

【讲解】

"凡治疟，必先问其寒热多寡，而参之脉证"，治疗疟疾，必须先问他的怕冷和发热哪个多哪个少，也就是根据脉与症状来判断。"有寒多热少者，有热多寒少者"，有的恶寒重发热轻，有的发热重恶寒轻。"大抵寒热往来，皆属少阳经证，治法当以小柴胡为主"，只要出现了寒热往来，从六经上讲都属于少阳证，应该以小柴胡汤为主。"寒热往来"不是说今天恶寒明天发热，而是说先恶寒后发热，然后体温恢复到正常，也就是"寒—热—正常"，明天又是"寒—热—正常"，这才是真正的寒热往来。

【原文】

若寒多者，小柴胡加桂枝。有但热不寒者，名曰瘅疟。有但寒不热者，名曰牝疟。《金匮》云：阴气孤绝，阳气独发，则热而少气烦冤，手足热而欲呕，名曰瘅疟。邪气内藏于心肺，外舍于分肉之间，令人消烁脱肉。

【讲解】

"若寒多者，小柴胡加桂枝。有但热不寒者，名曰瘅疟。有但寒不热者，名曰牝疟。《金匮》云：阴气孤绝，阳气独发，则热而少气烦冤，手足热而欲呕，名曰瘅疟"，"孤"指不与周围联系，"绝"指与周围隔绝，"阴气孤绝"就是说阴阳不能够交互，不能融会。我们常说阴阳是对立统一的，但它首先是对立的,表现在两极互相不发生作用,就像《易经》讲卦一样。同理,"阴气孤绝,阳气独发"也是这个意思,即各管各的事。"阳气独发",只表现出阳的一面,"热而少气烦冤",表现出来热性,这里的阴气和阳气,实际上是卫气和营气,卫气足表现出来的就是发热。"少气"指气短,"烦冤"指严重的精神不振,一般来讲发烧都没劲,会觉得少气。古代"烦"字一边是火一边是页,"页"指头脸,所以只要挂页字边的都与头面部相关,像"项""额""颈"。"烦渴"不是指心烦,而是渴得太厉害,渴到有一种想抓耳挠腮的感觉,"烦冤"就是指精神极其萎靡。"手足热而欲呕",指四肢发热,还老想吐,这是"瘅疟",即以热为主。"邪气内藏于心肺,外舍于分肉之间,令人消烁脱肉",邪气在心肺分肉之间,"分肉"指肌肉之间,"令人消烁脱肉"就是消瘦的意思。

【原文】

又云:温疟者,其脉如平,人身无寒但热,骨节疼烦,时时呕逆,以白虎加桂枝汤主之。但寒者,名曰牡疟,蜀漆散主之。

【讲解】

"又云:温疟者,其脉如平,人身无寒但热,骨节疼烦,时时呕逆,以白虎加桂枝汤主之",温疟通过脉象是看不出明显的寒热,遇到机体不怕冷只怕热,而且关节疼痛、恶心呕吐时,可用白虎加桂枝汤治疗。"但寒"指怕冷,"名曰牡疟",这种情况应该是"牝疟",因为和上文"有但寒不热者,名曰牝疟"是一样的,所以我觉得此处应该是"牝疟"不是"牡疟",并用蜀漆散来治疗。

【原文】

此寒热多寡之定法也,然亦有不可执者,当察其脉之虚实何如。若但寒者,其脉或洪实或滑,当作实热治之。若但热者,其脉或空虚或微弱,当作虚寒治之。仲景云:疟脉自弦,弦数者多热,弦迟者多寒。弦小紧者可下,弦迟者可温,弦紧者可发汗及针灸也。弦数者,风痰发也,以饮食消息止之。

【讲解】

"此寒热多寡之定法也",以上是按照寒热多少来治疗疟疾。"然亦有不可执者",但存在不可按上述原则治疗的。"当察其脉之虚实何如",先看脉的虚实。"若但寒者,其脉或洪实或滑,当作实热治之",如果只是怕冷,但脉却表现为洪大有力或者滑,也得按实热治疗,不能当阴证治疗。中医特别强调脉,在临床上定虚实要靠脉,定寒热要靠脉,定寒热虚实错杂也要靠脉,脉是人整体的反映,是非常重要的。"若但热者,其脉或空虚或微弱",虽然发热,也得按虚寒治,所以定寒热不是单纯凭感觉,而是要看脉象。"仲景云:疟脉自弦",疟脉是有力的,"弦数者多热,弦迟者多寒"。"弦小紧者可下",可用泻下的方法;"弦迟者可温",即用温法。"弦紧者可发汗及针灸也",弦紧者是寒盛,可用发汗及针灸的办法。"弦数者,风痰发也,以饮食消息止之",热盛时可用食疗的方法治疗。

【原文】

凡疟将发之时,与正发之际,慎勿施治。治亦无效,必待阴阳并极而退,过此邪留所客之地,然后治之。且当病未发二三时前,迎而夺之可也。

【讲解】

"凡疟将发之时",疟疾刚要发生时,"将"指刚刚、开始。在《伤寒论》桂枝汤中有一个"将息","将息如常法","将息"指的是从开始到结束,也就是桂枝汤什么时候开始用,用到哪种情况时停止。"将发之时"也就是刚开始发的时候。"与正发之际",指已经开始了,现在正是发作最厉害的时候,"慎勿施治",这时千万不要给予治疗。我们往往在临床中一看发热很厉害,便赶紧找大夫要退烧药。"慎勿施治。治亦无效",这样治疗是没有效的。"必待阴阳并极而退","阴阳并极"指阴气很深,阳气也很深,两者都到极点了,到极点就该回来了。"过此邪留所客之地,然后治之",等到卫气过去了再治,因为邪气在此处停留,卫气一来便要干架,即发病,等卫气过去后再治。"且当病未发二三时前",当疟疾还没有发作的两三个时辰之前,也就是4~6小时之前。"迎而夺之可也",在此时给予治疗,也就是用上药以后,疟原虫再出来,或者病原微生物再出来,药物直接可把它杀死,不用卫气过来杀它。比如两者在干架的时候,拦架是没有用的。

【原文】

古今治疟证候,有风寒暑湿不同治疗,有汗、吐、下各异方术,无虑千百,不能尽述。独无痰不成疟,无食不成疟,深得致疟之因。无汗要有汗,散邪为主。有汗要无汗,扶正气为主,深得治疟之法。以青皮饮一方,治秋时正疟,随证加减,屡用屡效。若胃中有郁痰伏结者,以草果饮一服即愈。

【讲解】

"古今治疟证候,有风寒暑湿不同治疗",古今在治疗疟疾中,根据风寒暑湿不同的证候有着各种不同的治疗方法,具体的措施有"汗、吐、下各异方术"即各种方法,"无虑千百,不能尽述",方法有太多,根本说不完。"独无痰不成疟,无食不成疟,深得致疟之因",赵献可非常赞同这句话,如果没有痰,如果没有食积,就不会发疟疾。但我觉得现在理解起来好像也不太对,但后边的治疗方法是有用的。"无汗要有汗",如果疟疾表现为无汗,就要使他有汗,即以散邪的方法为主;"有汗要无汗,扶正气为主",如果有汗或出汗太多,就要让他无汗,即以扶正的方法为主;"深得治疟之法",祛邪与扶正的依据都是根据出汗的多少来定去,汗少祛邪,汗多扶正。"青皮饮一方,治秋时正疟,随证加减,屡用屡效",一般的疟疾用青皮饮治疗,还可随证加减,效果很好。"若胃中有郁痰伏结者,以草果饮一服即愈",青皮饮与草果饮都是治疗疟疾非常好的方子,一个是有痰郁时用,一个是治疗一般的普通的疟疾。

【原文】

服前方不应,当以补中益气汤,倍柴胡加半夏、生姜,养正而邪自除。薛立斋先生云:凡人久疟,诸药不效,以补中益气汤加半夏,用人参一两,煨姜五钱,此不截之截也,一服即愈。

【讲解】

"服前方不应,当以补中益气汤,倍柴胡加半夏、生姜,养正而邪自除",如果吃了青皮饮或草果饮后疟疾还不好,说明正气太弱了,要用补中益气汤,且要加大柴胡的量,并加半夏和生姜,正气足后邪气就祛了。"薛立斋先生云:凡人久疟,诸药不效,以补中益气汤加半夏,用人参一两,煨姜五钱",生病的时间长,说明体质虚弱,要不然邪气不会待那么久。吃什么药都不好时,把补中益气汤中人参加量,再加烤熟了的生姜。"此不截之截也,一服即愈",补中益气加了半夏和生姜的治疗方法是从薛立斋来的,也就是指补中益气汤是治疗疟疾及各种体质虚弱、病程较旧的寒热往来的一个很好的方子。

【原文】

仁斋云:有人脏腑久虚,大便常滑,忽得疟疾,呕吐异常。以二陈加人参、白豆蔻,进一二服,病人自觉气脉顿平,寒热不作。盖白豆蔻流行三焦,元气荣卫一转,寒热自平。继今遇有呕吐发疟之证,或其人素虚者,慎勿用常山等药。

以上专论秋时正疟之法也。世间似疟非疟者多,世人一见寒热往来,便以截疟丹施治,一截不止则再截,再截而止,止而复发复截,以致委顿。甚或因而致毙者有之,是不可不辨也。经曰:阳虚则恶寒,阴虚则恶热。阴气上入于阳中,则恶寒。阳气下陷于阴中,则恶热。凡伤寒后、大病后、产后、劳瘵等证,俱有往来寒热,似疟非疟,或一日二三度发,并作虚治。但有阳虚阴虚之别,阳虚者补阳,如理中汤、六君子汤、补中益气汤加姜桂,甚则加附子。诸方中必用升麻柴胡,以提出阴中之阳,水升火降而愈。医书中有论及之者矣。至于阴虚者,其寒热亦与正疟无异,而阴疟中又有真阴真阳之分,人所不知。

【讲解】

"仁斋云:有人脏腑久虚,大便常滑,忽得疟疾,呕吐异常",这种疟疾该怎么治呢?"以二陈"指二陈汤,"加人参、白豆蔻,进一二服,病人自觉气脉顿平,寒热不作",用二陈汤加人参、白豆蔻后,马上就觉得舒服了。"白豆蔻流行三焦,元气荣卫一转,寒热自平",白豆蔻能够通行三焦气机,营卫一通,病邪就祛了。"继今遇有呕吐发疟之证,或其人素虚者,慎勿用常山等药",常山是截疟药,以前治疟疾都以常山为主,现在尤其是遇到体质虚弱的病人,就不要用常山了,要按照前面讲的治。

"以上专论秋时正疟之法",秋天的疟疾就可按照前面的方法来治疗。"世间似疟非疟者多,世人一见寒热往来,便以截疟丹施治,一截不止则再截,再截而止,止而复发复截,以致委顿",一些不典型的寒热往来、似疟非疟者有很多,现在的人用上截疟丹,一截不好便再截,好了之后停一段时间又会复发,相当于老用退烧药,停退烧药后又开始发烧,治标不治本。"甚或因而致毙者有之,是不可不辨也",有的病人病情越来越严重,最后就死了。"经曰:阳虚则恶寒,阴虚则恶热。阴气上入于阳中,则恶寒。阳气下陷于阴中,则恶热",这句话容易理解,在这不展开讲。"凡伤寒后、大病后、产后、劳瘵等证,俱有往来寒热,似疟非疟,或一日二三度发,并作虚治。但有阳虚阴虚之别,阳虚者补阳,如理中汤、六君子汤、补中益气汤加姜桂,甚则加附子",伤寒、大病、产后、劳瘵这类病都可出现寒热的往来,好似疟疾,但它们的发作特点不是一日一发,而是一日二三度发,在临床上是可以见到的,这一类病要按虚证来治,阳虚用理中汤、六君子汤、补中益气汤,严重时加附子。"诸方中必用升麻柴胡",升麻、柴胡在前面已经讲过,它们的作用是"以提出阴中之阳",也就是把下陷到阴中的阳气升提起来,李东垣的补中益气升阳必用升麻、柴胡。"水升火降而愈",水升火降水火交融,疾病就好了。"医书中有论及之者矣",书里面也讲过这个。"至于阴虚者,其寒热亦与正疟无异,而阴疟中又有真阴真阳之分,人所不知",阴虚之人的寒热与正常人没什么差异，但在阴疟中，真阴真阳的病变导致的疟疾人们就不知道了。

【原文】

经曰：昼见夜伏，夜见昼止，按时而发，是无水也。昼见夜伏，夜见昼止，倏忽往来，时作时止，是无火也。无水者，壮水之主，以镇阳光，六味汤主之。无火者，益火之原，以消阴翳，八味汤主之。世人患久疟而不愈者，非疟不可愈，乃治之不如法也。丹溪云：夜发者邪入阴分，宜用血药引出阳分，当归、川芎、红花、生地、黄柏治之。亦未及真阴真阳之至理，遍考诸书疟论，并未能露其意，且余常试有神验，故特表而出焉。余见发疟有面赤口渴者，俱作肾中真阴虚治，无不立应。凡见患者寒来如冰，热来如烙，惟面赤如脂，渴欲饮水者，以六味地黄加柴胡、芍药、肉桂、五味，大剂一服便愈。

【讲解】

"经曰：昼见夜伏，夜见昼止，按时而发，是无水也"，白天发病，夜里消失，或夜里发病，白天消失，这些按时而发的都是因为阴水不足。"昼见夜伏，夜见昼止，倏忽往来，时作时止，是无火也"，无火与无水的区别在于"倏忽往来，时作时止"，描述的是阳气不足，也就是火虚即真火不足，这点只有赵献可讲过，我们要记住这个知识点。

"无水者，壮水之主，以镇阳光，六味汤主之"，无水者的治疗主要是以六味地黄汤养阴。"无火者，益火之原，以消阴翳，八味汤主之"，无火者的治疗主要是以桂附地黄汤养阳。

"世人患久疟而不愈者，非疟不可愈，乃治之不如法也"，人们患疟疾老不好，并不是因为疟疾不能够被治好，而是治的方法错了。"丹溪云：夜发者邪入阴分，宜用血药引出阳分，当归、川芎、红花、生地、黄柏治之。亦未及真阴真阳之至理，遍考诸书疟论，并未能露其意，且余常试有神验，故特表而出焉"，朱丹溪在他的书里讲过，如果在夜中发作的，是邪入阴分，治疗用养血活血以及清热养阴的药，他也没明白真阴真阳的道理，看了古代所有书中有关疟疾的论述，发现其他医家也不知道真阴真阳的事，但按照上述这种治疗方法，疗效却很好，便特地把它写出来告诉大家。"余见发疟有面赤口渴者，俱作肾中真阴虚治，无不立应"，如果脸红口渴就按真阴虚治疗，一治就好。"凡见患者寒来如冰，热来如烙，惟面赤如脂，渴欲饮水者，以六味地黄加柴胡、芍药、肉桂、五味，大剂一服便愈"，寒热往来的疟疾在加上面赤口渴的症状，便用六味地黄加柴胡、芍药、肉桂、五味子治疗，药用剂量要足够大，一服便愈。

【原文】

有渴甚者,每发时饮汤不绝,必得五六大壶方可。余以六味丸一料,内肉桂一两,水十碗,作四砂锅,煎五六碗,以水探冷,连进代茶。遂熟睡渴止而热愈。

又有恶寒恶热,如疟无异。面赤如脂,口渴不甚,吐痰如涌,身以上热如烙,膝以下自觉冷。此真阳泛上,肾虚之极。急以附子八味地黄汤,大剂冷饮而热退。继以人参建中汤调理。

【讲解】

"有渴甚者"指渴得很厉害,"每发时饮汤不绝,必得五六大壶方可",只要一发作,就不停地喝汤,"汤"指热水。"余以六味丸一料,内肉桂一两,水十碗,作四砂锅,煎五六碗,以水探冷,连进代茶。遂熟睡渴止而热愈",六味丸加肉桂熬汤放凉喝,喝完了,病人就睡了,渴止热也退了。

"又有恶寒恶热,如疟无异。面赤如脂,口渴不甚,吐痰如涌,身以上热如烙,膝以下自觉冷。此真阳泛上,肾虚之极",有一种症状也像疟疾,脸是红的,上半身滚烫,但膝以下冷,口不怎么渴,痰多,这是真阳泛上,肾虚之极的表现。治疗"急以附子八味地黄汤",也就是桂附地黄汤,"大剂冷饮而热退。继以人参建中汤调理",大剂量八味地黄汤放凉喝,继续用人参建中汤调理。以上讲的是六味与八味的适应证。

【原文】

加减地黄方　肾肝同治之法。

熟地四钱　山药二钱　山茱萸肉二钱　丹皮钱半　茯苓钱半　泽泻一钱五味子一钱　柴胡一钱　芍药一钱　肉桂一钱

水三钟,煎一钟服。

八味地黄方

即六味地黄分两,外加附子一钱,肉桂一钱。

补中益气汤加半夏方

人参　黄芪　甘草　当归　白术　柴胡　升麻　陈皮　半夏　加煨姜

六味丸方

熟地八两　山药四两　山萸肉四两　丹皮三两　茯苓三两　泽泻三两加肉桂一两

建中汤方

人参一钱　芍药二钱　甘草一钱　肉桂七分　大枣　饴糖

【讲解】

加减地黄汤就是六味地黄中加五味子、柴胡、芍药、肉桂。八味地黄就是六味地黄加附子、肉桂。这些方子在这里就不讲了。这里的建中汤既不是大建中，也不是小建中，人参还是主药，人参治疟效果很好，元气不足的疟疾时选用。

【原文】

又有一等郁证似疟者，其寒热与正疟无异。但其人口苦，呕吐清水或苦水，面青胁痛，耳鸣脉涩，须以逍遥散，加茱、连、贝母，倍柴胡，作一服。继以六味地黄，加柴胡、芍药调理而安。

至于三阴疟者，惟太阴疟当用理中汤，必加肉桂。若少阴厥阴，非八味地黄不效。

【讲解】

"又有一等郁证似疟者"指这类郁证也像疟疾，它们的寒热表现类似。"但其人口苦，呕吐清水或苦水，面青胁痛，耳鸣脉涩，须以逍遥散，加茱、连、贝母，倍柴胡，作一服"，指的是郁证，它的特征有口苦、呕吐清水、面青、胁痛、耳鸣，并用逍遥散加味来治疗，"茱"指吴茱萸，"连"指黄连。"继以六味地黄，加柴胡、芍药调理而安"，然后再用六味地黄加柴胡、芍药调理。"至于三阴疟者，惟太阴疟当用理中汤，必加肉桂。若少阴厥阴，非八味地黄不效"，治疗太阴疟需要用理中汤，必须加肉桂；如果是少阴厥阴的疟疾，只能用八味地黄。一般间隔时间长，三日一发，基本上发于三阴，轻的是太阴，重的是少阴厥阴。

【原文】

逍遥散　治郁疟。

柴胡一钱　芍药一钱　陈皮一钱　牡丹皮一钱　茯神一钱　当归一钱
白术一钱　贝母一钱　薄荷七分　黄连五分，每一两用吴茱萸二钱，水拌，炒焦色
合用。

【讲解】

这是逍遥散，大家都很熟，我们也不讲了。

【原文】

青皮饮

青皮　厚朴　白术　柴胡　草果仁　茯苓　黄芩　半夏　甘草

此方以柴胡为主,大抵寒热往来,属少阳经证,故用以为君。草果厚朴所以化食,青皮半夏所以祛痰。寒多者,可加肉桂。热多者,可加黄连。

草果饮　治脾胃有郁痰伏涎者,元气壮强者可用,虚者莫用。

草果　常山　知母　乌梅　槟榔　甘草　穿山甲

【讲解】

这是青皮饮、草果饮。"青皮饮:青皮、厚朴、白术、柴胡、草果仁、茯苓、黄芩、半夏、甘草",看到厚朴、草果仁、黄芩三味药首先想到的是达原饮,实际上邪伏膜原也会表现出寒热往来的特点。"此方以柴胡为主,大抵寒热往来,属少阳经证,故用以为君",柴胡作主药。"草果厚朴所以化食",在前面内容中,赵献可认为食积是疟疾的原因之一,所以他认为这几个药可化食治疟。实际上草果、厚朴是非常好的祛邪药,尤其是对于阴邪致病的疟疾。做菜的时候,可以用草果煮水,再去凉拌菜,一般不会拉肚子,这是因为草果具有杀灭病原微生物的作用。青皮、半夏除了可以祛痰外,也具有很好的祛邪作用。"寒多者,可加肉桂。热多者,可加黄连",肉桂从现代来讲,它祛邪作用是非常好的,当流行病、传染病出现时,从茴香、肉桂中提取的挥发性成分都具有很好的抗邪作用,古代把肉桂仅仅简化成一个温是不对的。草果饮也可治疟疾,"治脾胃有郁痰伏涎者,元气壮强者可用,虚者莫用",说明草果饮是一个很好的祛邪药,它的药物组成是草果、常山、知母、乌梅、槟榔、甘草、穿山甲。草果、知母、槟榔是达原饮的药物组成,达原饮可治疗疟疾,治疗伏气瘟病的效果很好。

【原文】

赵以德云:知母性寒,入足阳明药,用治阳明独盛之火热,使其退就太阴也。草果性温药,治足太阴独盛之寒,使其居于阳明也。二经合和,则无阴阳交错之变,是为君。常山主吐胸中痰结,是为臣。甘草和诸药,乌梅去痰,槟榔除痰癖,破滞气,是佐药。穿山甲者,以其穿山而居,遇水而入,则是出阴入阳,穿其经络于荣分,以破暑结之邪,为之使也。

【讲解】

这一段是赵以德对药物的分析,不同的医家在不同时代有着不同的临床经历,对药物的解释不太一样,仅供参考。

【原文】

白虎汤加桂方　治瘅疟。若脉虚弱,不宜。

石膏一斤　知母六两　甘草二两　桂枝去皮,三两　糯米二合

每服五钱。

【讲解】

白虎汤加桂方就是白虎汤加桂枝,可治疗发热、不恶寒等症状,脉虚弱是不可以用的。

【原文】

蜀漆散　治牡疟。见《金匮》。

蜀漆烧去腥　云母烧三夜　龙骨各等分

上为散。未发前,以浆水服半钱匕。如温疟,加蜀漆一钱,临发时服一钱匕。

【讲解】

蜀漆散是一个截疟的方子,组成有蜀漆、云母和龙骨,在这里我们不具体细讲。

【原文】

牡蛎汤　治牡疟。

牡蛎四两,熬　麻黄去节　蜀漆各三两　甘草二两

水八升,先煮蜀漆,麻黄去沫,得六升,内诸药,煮取二升,温服一升。若吐则勿更服。

【讲解】

牡蛎汤也是治疟疾的方子,治的是牡疟,蜀漆是个截疟药,都是治标的。

【原文】

理中汤　此方专治太阴疟,必加肉桂一钱乃效。

人参二钱　白术二钱　干姜钱半　炙甘草一钱

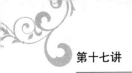

【讲解】

在这里赵献可专门强调了理中汤治太阴证。

卷之六·后天要论·痢疾论

痢疾在临床上非常常见,但不能仅仅把它理解成现在的痢疾,实际上还包括结肠炎、溃疡性结肠炎。

【原文】

痢者,古名滞下是也。里急后重,逼迫恼人。或脓或血,或脓血相杂,或无糟粕,或糟粕相杂,或肠垢,或痛或不痛,或呕或不呕,或发热或不发热,当详辨其阴阳、寒热、虚实而施治。不可偏执一见也。

【讲解】

"痢者,古名滞下是也",在古书中,痢疾称为"滞下",其实用"滞下"比用"痢疾"更合适。"痢"指通利,加个病字边表示通利过度了,但痢疾的表现恰恰是以"里急后重",拉不痛快,想拉又拉不下来为主,所以"滞下"才是痢疾最好的名。"里急后重,逼迫恼人",没过一会儿便想去厕所,老感觉拉不干净。"或脓或血,或脓血相杂,或无糟粕",里边没有粪便。"或糟粕相杂,或肠垢","肠垢"实际上是肠黏膜脱落。"或痛或不痛,或呕或不呕,或发热或不发热",有的疼有的不疼,有的呕吐有的不呕吐,有的发热有的不发热。"当详辨其阴阳、寒热、虚实而施治。不可偏执一见也",痢疾在临床上有着不同的辨证分型,没有一个秘方是专门治痢疾的。

【原文】

《原病式》云:利为湿热甚于肠胃,怫郁而成。其病皆热证也,俗以白痢为寒误也。世有用辛热药而愈者,盖病微,得热则郁结开通,气和而愈。甚者其病转极。故治痢者,必用寒以胜热,燥以胜湿,少加辛热佐之,以为发散开通之用,如此无不愈者。

【讲解】

《素问玄机原病式》是刘完素的书。"利为湿热甚于肠胃,怫郁而成",

痢的病邪是湿热,病位在肠胃,胃肠道气机不畅就可形成痢疾。"其病皆热证也,俗以白痢为寒误也",所有的痢都是热证,有人认为白痢是寒,这种说法是错误的。"世有用辛热药而愈者,盖病微,得热则郁结开通,气和而愈。甚者其病转极",有的能用热药治好是因为病轻,因为用了热药以后胃肠道功能好了,所以它就好了。尽管有这样的案例,但是在刘完素的书中仍然认为痢都是热,没有寒。"甚者其病转极",用了热药,病情加重。"故治痢者,必用寒以胜热,燥以胜湿,少加辛热佐之,以为发散开通之用,如此无不愈者",用寒凉药来胜热,用燥的药来胜湿,也就是祛除湿热,稍微加一点辛热药,没有不痊愈的。"以为发散开通之用"指的是理气。刘完素讲所有的痢都是湿热,治疗时以苦寒燥热药加一点辛温药就够了。

【原文】

丹溪谓仲景可下者,悉以承气汤下之。大黄之寒,其性善走,佐以厚朴之温,善行滞气。缓以甘草之甘,饮以汤液,荡涤肠胃,滋润轻快,积行即止。禁用砒、丹、巴、硇等药,恐其暴悍毒气,有伤肠胃清纯之气。又谓局方例用热药为主,涩药为佐,用之于下痢清白者犹可,其里急后重,经所谓下重者,皆属于火,又加温热之药,非杀而何?

【讲解】

"丹溪谓仲景可下者,悉以承气汤下之",朱丹溪讲,仲景讲的可用下法治疗的泄泻,即用承气汤,就是所谓的通因通用。"大黄之寒,其性善走,佐以厚朴之温,善行滞气。缓以甘草之甘,饮以汤液,荡涤肠胃,滋润轻快,积行即止",承气汤能止泻,在现代临床上我们用它通便,实际上治疗病邪感染的非泄泻可用承气汤,治疗外来病邪感染的泄泻还可以用承气汤,承气汤是一个很好的抗感染方。泄泻要"禁用砒、丹、巴、硇等药,恐其暴悍毒气,有伤肠胃清纯之气",这些药的毒性太大,使用后很容易伤正。"又谓局方例用热药为主,涩药为佐,用之于下痢清白者犹可","局方"指《太平惠民和剂局方》,这是国家颁布的成药药典,它里边止泻药是以热药为主,加了涩药为佐,治疗便中没血的还可以。"其里急后重,经所谓下重者,皆属于火,又加温热之药,非杀而何",赵献可在批评局方中的治疗方法不正确。至于对不对,需用临床说话,不能仅凭"认为"。在临床中,不仅要辨寒热,还需辨虚实,分清阳气盛还是虚,辨清正气与邪气,辨明邪气的寒热性质是什么,正气的寒热状态是什么,分清哪个是扶正药哪个是祛邪药,看病只分寒热性质是不对的。

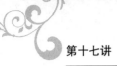

【原文】

按前论,皆专主寒治之说,以为痢发于秋,是暑月郁热所致。其理甚著,其议论亦和平,但不详所以致郁热者,多因暑热酷烈,过饮冰水,过食生冷,热为寒郁,久而为沉寒积冷者,亦有之。不可泥定是热,当辨证切脉。真知其有热积,方可用大黄。若系寒积而用大黄,不惟不愈,反增痛极而危矣。

【讲解】

"按前论,皆专主寒治之说,以为痢发于秋,是暑月郁热所致。其理甚著,其议论亦和平,但不详所以致郁热者,多因暑热酷烈,过饮冰水,过食生冷,热为寒郁",指的是寒热错杂。"久而为沉寒积冷者,亦有之",赵献可认为"沉寒积冷"也是存在的。"不可泥定是热",不可以像刘完素《素问玄机原病式》里边讲的那样,只要是痢都是热。其实可以这么讲,只要是痢,都是热邪,这样还能说得过去。"当辨证切脉",首先要辨别他的症状,看他的脉象。"真知其有热积",热邪集聚时"方可用大黄"。"若系寒积",指寒邪所致用大黄时"不惟不愈,反增痛极而危矣",也就是热邪导致的疾病就可放心用大黄,但寒积不可以。我们讲感染胃肠道的病邪,也包括寒邪、热邪、寒湿之邪、湿热之邪,在临床上是要区分的,治疗方法也不太一样。

【原文】

大凡下热痢用大黄,下寒痢用巴豆,有是病则服是药。详按古人之成法,不容毫发差谬。《内经》通因通用,原有两条:有酒蒸大黄,有蜡丸巴豆,分析甚明,不可不考也。

【讲解】

"大凡下热痢用大黄,下寒痢用巴豆",热痢用大黄,寒痢用巴豆。"有是病则服是药。详按古人之成法,不容毫发差谬",指的是赵献可认为刘完素《素问玄机原病式》中把古人讲的这些东西批了是不对的,因为古人认为痢也是有寒的,寒痢用巴豆。他所讲的内容没有创新,只是把古人的东西拿过来用好。"《内经》通因通用,原有两条:有酒蒸大黄,有蜡丸巴豆,分析甚明,不可不考也",《黄帝内经》讲的通因通用说,有两个通,一个是"酒蒸大黄",一个是"蜡丸巴豆",一个是巴豆,一个是大黄,只有寒积、热积的邪才可以这样用。小时候我们村的老大夫用蜡丸巴豆治疗淋巴结核,巴豆用蜡封丸,完整地吃进去后不会拉肚子。虽然至今我没有用过巴豆,但我认为这个药是很有开发价值的。

【原文】

又谓温热之药,用于下痢清白者犹可,则纯红血痢者,必不可用温热矣。然王海藏有云:暑月血痢,不用黄连,阴在内也。《本草衍义》云:有一男子暑月患血痢,医以凉药逆治,专用黄连、木香、阿胶。此病始感,便治则可,病久肠虚理不可服。逾旬几至委顿,理当别治。此一段论,又见《证类本草·序》中。

【讲解】

"又谓温热之药,用于下痢清白者犹可,则纯红血痢者,必不可用温热矣",这句话不难理解。"然王海藏有云:暑月血痢,不用黄连,阴在内也",王海藏认为夏天的血痢不用黄连,其实在临床中是可以用的。王海藏讲的暑月血痢,是指人体阳气不足时得了血痢,此时不用黄连,实际上可以把黄连、肉桂、附子配起来用。"《本草衍义》云:有一男子暑月患血痢,医以凉药逆治,专用黄连、木香、阿胶。此病始感,便治则可,病久肠虚理不可服。逾旬几至委顿,理当别治",如果刚刚得病便速用黄连、木香、阿胶治疗是可以的,如果病久肠虚,按理是不可以服用的,必须"几至委顿,理当别治",如果病程较长,人都萎靡不振了,就不能这么用了。

【原文】

海藏云:杨师三朝大醉,至醒发大渴,饮冷水三巨杯,次日又饮茶三碗,后病便鲜血,四次约一盆。先以吴茱萸丸,翌日又以平胃五苓各半散,二大服血止。复白痢,又以感应丸,四服,白痢乃止。其安如故。

【讲解】

杨师喝了3天的大酒,醒后出现大渴,"饮冷水三巨杯"指喝了三大杯凉水,"次日又饮茶三碗,后病便鲜血,四次约一盆。先以吴茱萸丸,翌日又以平胃五苓各半散,二大服血止。复白痢",指的是由血痢变成了白痢,"又以感应丸,四服,白痢乃止",最后用温、热药,把痢疾止住了。这段讲了一则案例。有的人可能觉得这是喝酒喝的,其实不是,喝酒口渴是正常现象,凉水不干净,喝凉水后才有了痢疾,如果只是单纯饮酒,一般是不会发生痢疾的,只是饮酒之后破坏了胃肠道,细菌便容易繁殖,饮酒可以为细菌繁殖创造条件。"其安如故"指的是恢复正常。

【原文】

或问曰:何为不用黄连之类以解毒,而所用者温热之剂乎? 予曰:若用寒凉,其疾大变难疗。寒毒内伤,复用寒凉,非其治也。况血为寒所凝,浸入大肠间而便下,得温乃行,所以用热药其血自止。经曰:治病必求其本,此之谓也。胃既得温,其血不凝而自行,各守其乡矣。举此为例,可见不可偏执用寒之说。倘有遇血痢者,不可偏见以为热也。

【讲解】

"或问曰:何为不用黄连之类以解毒,而所用者温热之剂乎",为什么不用黄连这一类解毒,而是都用温热药呢? 其实我们已经讲过了,如果这个病人用黄连后,还真能好,说不定好得更快,只是在此处没用而已。"予曰:若用寒凉,其疾大变难疗。寒毒内伤,复用寒凉,非其治也",寒毒出血相对较少,热毒出血相对较多。"况血为寒所凝,浸入大肠间而便下,得温乃行,所以用热药其血自止",他认为血是寒凝聚的,用热药后,血就可走开。"经曰:治病必求其本,此之谓也",这是治病求本。对于这个案例,根据现在的临床特征,我不认为他的分析是正确的,因为他是为了讲热药可以治好痢疾才举此例。接下来这句解释的是机制:"胃既得温,其血不凝而自行,各守其乡矣",指的是机体恢复正常了。"举此为例,可见不可偏执用寒之说",他(赵献可)认为刘完素说得不对,所以举此案例。"倘有遇血痢者,不可偏见以为热也",即寒也可导致痢疾。

【原文】

大抵后重者宜下,腹痛者宜和,身重者宜除湿,脉弦者去风,脓血稠粘者,以重药竭之。身冷自汗者,以毒药温之。风邪内缩者,宜汗之。滑泄不及拈衣者,止涩之。鹜溏为利,宜温之而已。必当求其所因,辨其阴阳而治之,斯得之矣。

【讲解】

这一小段的治疗原则比较好理解。如果见到里急后重,说明邪气重,就用下法;如果肚子疼,就用和法来缓急止痛;如果身体觉得沉重,也就是湿气重,就用除湿的办法;脉弦,风气盛,要用祛风的方法;"脓血稠粘",药量要大;身冷自汗时用大热药处理。"风邪内缩"是讲风邪沉潜体内,宜用发汗的方法治疗。大便泄利严重用涩肠止泻的方法治疗。"鹜溏"指大便不成形,便中带水,就跟野鸭和鸡拉出的大便一样。人的大便要不就是均匀一致成型的，要不就是均匀一致不成型的，如果像便中带水似"鹜溏"，就用温的办法。

【原文】

世人一见滞下，不分寒热阴阳虚实，便以大黄汤荡涤之，是重剂也。其次以黄芩芍药汤和之，是轻剂也。香连丸是常药也。当归芍药和其血，槟榔枳壳调其气。见有血色者，红花、生地、地榆以凉其血，黄连黄柏以清其火。朝夕更医，出入增减，不过如此，已濒于危。犹曰：血色依然，腹痛未减，谁敢温补？死而无悔，伤哉，伤哉！

【讲解】

"世人一见滞下，不分寒热阴阳虚实，便以大黄汤荡涤之，是重剂也。其次以黄芩芍药汤和之，是轻剂也。香连丸是常药也"，现在的人一见痢疾，不分寒热虚实，全用大黄，或者用黄芩芍药汤，或者用香连丸。"当归芍药和其血，槟榔枳壳调其气"，当归、芍药和血，槟榔、枳壳调气。"见有血色者，红花、生地、地榆以凉其血，黄连黄柏以清其火。朝夕更医，出入增减，不过如此，已濒于危"，经过这样的治疗后疾病还不好，经常换医生。"犹曰：血色依然，腹痛未减，谁敢温补？死而无悔，伤哉，伤哉"，虽然老用凉药治不好，但还不知道用热药。如果用热药，心里又不踏实，不敢做出决断选用温补的药，到最后把病人治死了，自己还不知悔过，不考虑自己的诊治有问题，只觉得是因为病情重而导致死亡的。

【原文】

凡腹痛后重，小便短少，口渴喜冷饮，大肠口燥辣，是为挟热下痢。前法固宜，若腹痛口不渴，喜热饮，小便清长，身不热，腹喜热手熨者，是为挟寒下痢，须理中姜桂温之。

【讲解】

"凡腹痛后重，小便短少，口渴喜冷饮，大肠口燥辣，是为挟热下痢。前法固宜"。痢疾出现一派热象的症状时，用前边提到的凉药是合适的；"若腹痛口不渴，喜热饮，小便清长，身不热，腹喜热手熨者，是为挟寒下痢，须理中姜桂温之"。这段讲的是两种痢疾：一个口不渴，一个口渴；一个喜热饮，一个喜冷饮；一个小便清长，一个小便短少；一个身不热，一个有身热，邪寒下痢还有腹部喜暖的表现。对于邪寒下痢可用姜桂理中治疗。

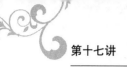
【原文】

　　至于初起受病,原系热痢,迁延日久,各证不减,或反加重,理当别治,竟作虚看。须用补中益气一升一补,倍加参芪温补。如小腹重坠,切痛奔豚,此兼属少阴症,急加吴萸、肉桂、破故纸、肉果,甚则加附子。如有纯血者,加炒黑干姜。虚回而利自止。若必待血清利止而后补,亦晚矣。

【讲解】

　　"至于初起受病,原系热痢,迁延日久,各证不减,或反加重,理当别治,竟作虚看",一开始是邪热下痢,时间久了,下痢老不好,或者是下痢加重了,此时应理当别治,改弦更张,老不好的病要看成虚证。"须用补中益气一升一补,倍加参芪温补",治疗用补中益气,并加大参芪的量。"如小腹重坠,切痛奔豚,此兼属少阴症,急加吴萸、肉桂、破故纸、肉果,甚则加附子",指的是补中益气汤该如何加减。"如有纯血者,加炒黑干姜。虚回而利自止。若必待血清利止而后补,亦晚矣",寒极导致的出血应用炮姜或姜炭,如果补得晚了,病就不容易治疗了。

【原文】

　　世间似痢非痢者多,东垣云:饮食有伤,起居不时,损其胃气,则上升清华之气,反从下降,是为飧泄。久则太阴传少阴,而为肠澼,里急后重,脓血交错,数至圊而不能即便者。专用补中益气汤为主,使升降之道行,其痢不治而自消矣。

【讲解】

　　"世间似痢非痢者多",好像痢疾却又不是痢疾的很多。"东垣云:饮食有伤,起居不时,损其胃气,则上升清华之气,反从下降,是为飧泄","飧泄"指完谷不化,即吃的东西消化不了,李东垣认为"飧泄"是胃伤以后导致的。之前我也讲过,如果出现完谷不化的泄泻,往往是小肠以上的病变,消化液分泌不足,不足以把消化掉的东西拉出去,或者是胃肠蠕动太快,还没来得及消化,食物就走下去了,真正的问题在胃不在脾。"久则太阴传少阴",时间久了由脾胃影响到肾了。"而为肠澼,里急后重,脓血交错,数至圊而不能即便者",描述的就是现在的慢性溃疡性结肠炎。"专用补中益气汤为主,使升降之道行,其痢不治而自消矣",遇到这种情况要用补中益气汤。在《脾胃论·肠澼下血论》里,李东垣治疗此病用的不是补中益气汤,而是凉血地黄汤,这张方子非常好用,疗效很好,我用它治疗溃疡性结肠炎疗效很好,用量极少,所以我们要学原著,遵原著。

【原文】

余法东垣,凡有热者,加姜炒黄连;有寒者加姜桂;兼小腹痛者,用建中汤;有风湿者,加防风、羌活;肝气乘脾者,倍柴胡,加芍药、木香;滑泄者,加粟壳、诃子。如此温补不愈,又当别治。经曰:热之不热,是无火也。无火者,益火之原,急补命门之火,以生脾土之母。此万举万全之策也。

【讲解】

"余法东垣",效法东垣,按东垣的原则。"凡有热者,加姜炒黄连;有寒者加姜桂",如果有热就加姜炒黄连,如果有寒就加干姜、肉桂。"兼小腹痛者,用建中汤;有风湿者,加防风、羌活",祛风加防风、羌活,李东垣用两者止泻治痢疾,所以在《脾胃论》中可以看到"风能祛湿"的讲法,我们不仅要记住,还需要理解。临床上,防风、羌活不仅能止泻下,还能够通便。按我的理解就是"厚大肠",即补益大肠,使大肠的功能保持良好的状态。大肠功能状态不好时,不仅可表现为便秘,还可表现为腹泻,所以当我们遇到肠道的病时,不管泻与不泻,或者是泻和不泻交替,都可以选用防风、羌活,两者不仅是祛邪药,而且还是补益大肠的药。"肝气乘脾者,倍柴胡,加芍药、木香",中医讲的"肝"大多数是指自主神经功能,即自主神经系统。当自主神经系统紊乱以后,可用柴胡、芍药、木香调理,胃肠自主神经功能紊乱就可好,所以我们把这些药叫成理气药,实际上针对的是自主神经功能。"滑泄者,加粟壳、诃子",两者可收涩止泻。"如此温补不愈,又当别治",如果这样治疗疾病还不好的话,就要进一步考虑它的原因。在这里我想多提一下滑泄。一般我们讲,遇到泄泻不能用收涩药,这种说法是不对的,收涩药也要分别对待,粟壳、诃子这类本身具有祛邪的作用的。五味子能止咳,咳嗽早期也是能用的。张仲景在方子加减中有咳嗽加五味子、干姜,并没有说初期时不能。"热之不热,是无火也",用了温补的药病人还不好,是因为无火。无火就要"益火之原,急补命门之火"。"以生脾土之母。此万举万全之策也",补命门之火用什么方呢,赵献可的《医贯》主要就讲了两张方,大家也应该知道了。

【原文】

又有一等阴虚似痢者,即五泄中大瘕泄者是也。经曰:里急后重,数至圊而不能便,必茎中痛。褚氏云:阴已耗而复竭之,则大小便牵痛。愈痛则愈便,愈便则愈痛。其证红白相杂,里急后重,悉似痢疾。

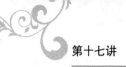
【讲解】

　　"又有一等阴虚似痢者,即五泄中大瘕泄者是也","大瘕泄"在《难经》里讲过,赵献可认为阴虚似痢叫大瘕泄,解释也是有分歧的,但不管它叫什么名字都没关系。"经曰:里急后重,数至圊而不能便,必茎中痛",这种泄泻的特点包括下坠感,老去上厕所,拉不出来,阴茎里疼,其实就是尿道疼。临床上哪种痢疾会有这样的表现呢?一种是肠道感染后,又引起盆腔的感染,引起了泌尿系的症状;一种是肠道有肿瘤,侵犯到泌尿系,然后引起排尿时尿道里疼。症状似痢疾,可能与痢疾有关,上述这种泄叫"大瘕泄"。"褚氏云:阴已耗而复竭之,则大小便牵痛",阴气已经耗完了,医者还用泻下的方法,那么就会出现大小便牵痛,这种症状在临床上是可以见到的。"愈痛则愈便,愈便则愈痛。其证红白相杂",越疼越想大便小便,越大便小便就越疼,拉出的大便里脓血相兼。这种情况在肠癌病人中很多见,直肠炎病人也多见,也就是直肠炎侵犯到直肠周围组织时可见到。"里急后重,悉似痢疾","悉似痢疾"指的是症状完全像痢疾。

【原文】

　　必小便短涩而痛,或不通而痛,或欲小便而大便先脱,或欲大便而小便自遗,两便牵引而痛。此肾虚之危证,急以八味地黄,加补骨脂、肉豆蔻、阿胶,兼理中汤加升麻桂附,相继间服,庶可挽回。世以痢药致毙者,不可枚举,其详见"先天要论"泄泻条内。

【讲解】

　　"必小便短涩而痛","短"指尿量少,"涩"指小便不利,"痛"就是尿痛,"或不通而痛",或是尿不出来还痛。"或欲小便而大便先脱,或欲大便而小便自遗,两便牵引而痛",讲的是它的特征,只要去大便则小便也难受,只要去小便则大便也难受。"此肾虚之危证",这是严重的肾虚。"急以八味地黄,加补骨脂、肉豆蔻、阿胶,兼理中汤加升麻桂附,相继间服,庶可挽回",治疗先服八味地黄丸加补骨脂、肉豆蔻、阿胶后,再服理中汤加升麻、肉桂、附子,而且间断着交替着服用,有可能会治好。我在讲《医贯》前面内容时提到,十个病人中能好一两个就算不错了,我估计这种情况是癌症的可能性较大,肠癌的可能性最大。我大学实习期间,在西医院里遇了一例这样的病人。一个老人家,大便脓血好几个月,怎么治也治不好,带我的是位50多岁的医师,老师有经验,戴上手套往直肠里一摸,判断是个直肠癌,最后果然就是。"庶可挽回",指的是不容易治好,太难治了。

"世以痢药致毙者,不可枚举,其详见'先天要论'泄泻条内",返回去看《先天要论》里边的内容。

【原文】

有一等积滞已少,但虚坐努,责此为下多亡血。倍用当归为主,生血药为佐,血生自安。此是血虚阴证。

【讲解】

"有一等积滞已少",还有一类是积滞已少。"但虚坐努,责此为下多亡血",只是蹲厕所,但什么也拉不出来,那么应该怎么治呢?"倍用当归为主",用大量的当归。"生血药为佐,血生自安。此是血虚阴证",这是血虚积滞。当归治疗痢疾不是非等到什么也拉不出来时才用,遇到急性痢疾都可以用,当归用量要大,它治疗肠道感染效果很好,不管是痢疾还是腹泻都是有效的。

【原文】

后重有二,邪气坠下者,圊后不减;虚努不收者,圊后随减。此可以辨虚实。

【讲解】

"后重有二",里急后重有两种情况,"邪气坠下者,圊后不减",拉完了还觉得坠,这是邪气重的表现;"虚努不收者,圊后随减",如果是什么也拉不出来,拉完后症状减轻,这是正气虚的表现。"此可以辨虚实",根据这两种表现可分辨虚实。大便以后症状不减为实,大便以后症状减轻为虚。

【原文】

有一等噤口痢者,汤药入口随出,在下缠住急迫,多因热毒炽盛,逆冲胃口,胃气伏而不宣。急用黄连以吴茱萸炒过,拣去茱萸,共人参等分,加糯米一撮,浓煎一盏,细口一匙一匙润下,但得二三匙咽下,便不复吐矣。如吐再服。有一等寒气逆上者,用温补之药调之,其病易治。

【讲解】

"有一等噤口痢者,汤药入口随出,在下缠住急迫,多因热毒炽盛,逆冲胃口,胃气伏而不宣",有一种痢疾表现为上边吐下边拉,只要喝进去东西就吐,在下表现出来的症状是老想拉,大多是因为热毒太盛。临床上经常能见到结肠、直肠病变的病人，严重时候胃肠道不蠕动了，麻痹了，只要吃进去东西就会吐出来。"急用黄连以吴茱萸炒过，拣去茱萸，共人参等分，加糯米一撮，浓煎一盏，细口一匙一匙润下，但得二三匙咽下，便不复吐矣。如吐再服"，治疗以黄连炒吴茱萸，然后把吴茱萸捡出去，再加入人参，人参、黄连剂量相等，再"加糯米一撮，浓煎一盏"，一口一口地喝，吐完再喝，这样就不吐了。"有一等寒气逆上者，用温补之药调之，其病易治"，还有一类是往上冒凉气，用温补之药比较好治。

【原文】

有一等休息痢者，经年累月，愈而复发。此系寒积在大肠底，诸药所不到。独巴豆一味研炒，蜡丸如龙眼大，空腹服之，再不复发。此亦通因通用之法也。

【讲解】

"有一等休息痢者，经年累月，愈而复发"，"休息痢"指的就是痢疾好好坏坏，实际上一个是慢性痢疾，一个是溃疡性结肠炎。"此系寒积在大肠底"，寒邪积聚在大肠，"诸药所不到"，其他药都到不了。"独巴豆一味研炒，蜡丸如龙眼大，空腹服之，再不复发。此亦通因通用之法也"，这句话非常重要。对于这类病，治疗可把巴豆用蜡封丸，空着肚子吃下病就好了，说明巴豆还是极好的药。

【原文】

不肖体素丰，多火善渴，虽盛寒，床头必置茗碗，或一夕尽数瓯。又时苦喘急，质之先生，为言此属郁火证，常令服茱连丸，无恙也。丁巳之夏，避暑檀州酷甚。朝夕坐冰盘间，或饮冷香薷汤，自负清暑良剂。孟秋痢大作，初三昼夜下百许，次红白相杂，绝无渣滓，腹胀闷，绞痛不可言。或谓：宜下以大黄。先生弗顾也，竟用参术姜桂渐愈。犹白积不止，服感应丸而瘥。后少尝蟹螯，复泻下委顿，仍服八味汤，及补剂中重加姜桂而愈。夫一身历一岁间耳，黄连苦茗，曩不辍口。而今病以纯热瘥。向非先生，或投大黄凉药下之，不知竟作何状？

【讲解】

"不肖体素丰，多火善渴，虽盛寒，床头必置茗碗，或一夕尽数瓯。又时苦喘急，质之先生，为言此属郁火证，常令服茱连丸，无恙也"，《黄帝内经》里把人分成愚、智、贤、不肖。"不肖"指才能不够，即不才，在原文中指赵献可自己,自己平时身体比较壮实,特别爱口渴,就算天气特别冷,床头也要放一个茶碗,一晚上都能喝好多杯水,有时还喘、呼吸困难,便问先生。先生说这是郁火证,常服吴茱萸、黄连,最后就好了。"丁巳之夏,避暑檀州酷甚。朝夕坐冰盘间,或饮冷香薷汤,自负清暑良剂",丁巳年的夏天非常热,整天都是坐在冷饮中间,喝凉的香薷汤,一直吃这些冷品。"孟秋痢大作","孟秋"指刚刚入秋。"孟仲叔季"指"一二三四",老大是孟,老二是仲,老三是叔,老四是季。秋天的第一个月,"痢大作",痢疾很严重,"初三昼夜下百许","初三"指头3天,"昼夜下百许"指一天要拉一百多次。"次红白相杂",后边开始拉血,"绝无渣滓",便里连食物残渣都没有,"腹胀闷,绞痛不可言",肚子胀疼得非常厉害。"或谓:宜下以大黄。先生弗顾也,竟用参术姜桂渐愈。犹白积不止,服感应丸而痊。后少尝蟹螯,复泻下委顿,仍服八味汤,及补剂中重加姜桂而愈",有人认为应该用大黄,但是先生不管他,用上人参、白术、干姜、桂枝后逐渐就好了。有的吃完后仍然拉脓不止,又进一步服感应丸,最后就好了。后又因为稍微吃了点海鲜,又开始泻下,精神委顿,服用桂附地黄汤加大量姜、肉桂,疾病就好了。"夫一身历一岁间耳",这个病经历了一年的时间。"黄连苦茗"指黄连苦茶,"曩不辍口"就是不停地喝。"而今病以纯热瘳",而现在的医生用纯热性的药就把他治好了,实际上是因为常服生冷致脾胃阳气衰弱,治疗不能只祛邪,还需扶正,这些温药就是在扶助正气,温补阳气。"向非先生,或投大黄凉药下之,不知竟作何状",如果没有遇到先生,或者是给病人用上凉药,都不知道会成什么样了。

【原文】

又病室孕时,喘逆不眠,用逍遥散立安。又患便血不止,服补中黑姜立断,不再剂。种种奇妙,未易殚述。噫! 先生隔垣见人,何必饮上池水哉! 闻之善赠人者以言,其永矢勿谖者亦以言,不肖侏儒未足为先生重,窃以识明德云尔。四明弟子徐阳泰顿首书状。

【讲解】

"又病室孕时,喘逆不眠,用逍遥散立安","病室孕时",妇人孕时喘逆不眠,用上逍遥散就好了。好了以后"又患便血不止,服补中黑姜立断",服了温补中焦的炮姜或者姜炭,便血立即就好了,"不再剂"指病情没有反复。"种种奇妙,未易殚述。噫! 先生隔垣见人,何必饮上池水哉",意思是先生很高明,不用上池水就能把问题解决掉。"上池水"就是舌抵上腭的津液,在这里引用的是扁鹊神话中的一段。"闻之善赠人者以言,其永矢勿谖者亦以言",指的是说话不骗人,不说假话,告诉别人真话。"谖"是欺骗的意思。

"不肖侏儒未足为先生重，窃以识明德云尔"，"不肖"指不才，即自谦，"侏儒"也是自谦，"为先生重"指被先生看中，"窃以识明德云尔"，以为先生是很高明，大概就是这个意思。"四明弟子徐阳泰顿首书状"。这段没什么医理，可以自己去研究。

【原文】

世有疟后痢，有痢后疟者。夫既为疟后发泄已尽，必无暑热之毒，复为痢疾。此是元气下陷，脾气不能升举，似痢非痢。既为痢后下多则亡血，气又随痢散，阴阳两虚，阳虚则恶寒，阴虚则恶热，故寒热交战，似疟非疟也。俱作虚论，俱用补中益气加温补，其病自愈。

【讲解】

"世有疟后痢，有痢后疟者"，有得了疟疾之后又得了痢疾的，有得痢以后又发疟的。"夫既为疟后发泄已尽，必无暑热之毒，复为痢疾。此是元气下陷"，无论是疟后痢还是痢后疟，都是由于元气下陷，正气不足。"脾气不能升举，似痢非痢也。既为痢后下多则亡血，气又随痢散，阴阳两虚，阳虚则恶寒，阴虚则恶热，故寒热交战，似疟非疟也。俱作虚论"，遇到这种情况，全部都按虚证来治，即用"补中益气加温补，其病自愈"。

【原文】

有一孕妇疟、痢齐发，医治两月余，疟止而痢愈甚。又加腹痛，饮食少进。延余视之，余曰：虚寒也。以补中益气加姜桂，一服痢止太半，再一服而反加疟病大作，主人惊恐。余曰：此吉兆也。向者疟之止，乃阴盛之极，阳不敢与之争。今服补阳之剂，阳气有权，敢与阴战，再能助阳之力，阴自退听。方中加附子五分，疟痢齐愈。大服补剂，越三月产一子，产后甚健。

【讲解】

有一位孕妇"疟、痢齐发"，既得了疟疾又患了痢疾，治了两个月也没治好，疟疾治好痢疾更严重了，不能吃饭，肚子疼痛。我（赵献可）认为是虚寒证，用补中益气加姜桂，用了一剂，疾病好了一半，然后又用一剂时病人开始发热了，家属很惊恐。我（赵献可）说这是好兆头，阳气恢复了才能发热。临床中如果一个人不发热，病会好得比较慢，如果是一个发烧的人，这种感染性疾病反而好得快，所以不能随便退热。"向者疟之止，乃阴盛之极，阳不敢与之争。今服补阳之剂，阳气有权，敢与阴战，再能助阳之力，阴自退听"，一开始正气弱，不敢与邪气作斗争，后面敢斗争了，所以疟疾大作又发热了，这是一个好兆头。如果在临床上见到一些阴证的病人,治疗过程中突然能发烧了,发烧不怕,预示着快好了。"方中加附子五分,疟痢齐愈。大服补剂,越三月产一子,产后甚健",过了三个月妇人生了孩子,很健康。

【原文】

大黄汤

用大黄一两,锉碎

好酒二大盏,浸半日,煎至一盏半,去渣,分作二服。痢止勿服。如未止再服,取利为度。

【讲解】

大黄汤用大黄,并且大黄要用好酒浸,实际上就是酒大黄。"好酒二大盏,浸半日,煎至一盏半,去渣,分作二服。痢止勿服",只要痢疾好了就不用喝了。"如未止再服,取利为度",不好再服,好了为止。

【原文】

芍药汤

芍药一两　当归　黄连　黄芩各五钱　肉桂二钱半　大黄　甘草　槟榔 木香一钱

上九味,每服五钱,水二钟,煎至一钟。

【讲解】

芍药汤是治痢疾的一个方子,不难理解。

【原文】

香莲丸

黄连净,二十两,用吴茱萸十两同炒焦,拣去茱萸不用　木香五两,不见火

上为细末,醋糊丸,如桐子大。每服三十丸,米饮下。

【讲解】

香连丸大家也比较熟,用黄连、木香,黄连是吴茱萸炒过的。

【原文】

感应丸　新旧冷积并可治。此方神妙不可言,虽有巴豆不令人泻下,其积自然消化。

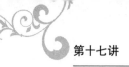

南木香　肉豆蔻　丁香各一两半　干姜炮,一两　百草霜二两　巴豆七十粒,去皮心膜,研,去油　杏仁一百四十粒,去皮尖

上前四味为末,外入百草霜研,巴豆与杏仁另研细末,同和匀。用好黄蜡六两,溶化成汁,以重绢滤去渣,更以好酒一升,于砂锅内,煮蜡数沸倾出。酒冷其蜡自浮于上,取蜡秤用,丸用清油一两。铫内熬令香熟。次下蜡四两,同化成汁。就铫内乘热拌和前药末,捏作锭子,丸如豆大,每服三十丸。姜汤空心送下。

【讲解】

感应丸,"新旧冷积并可治",不管是新病还是旧病,只要是冷积,就可以用。"此方神妙不可言",这张方子治冷积效果非常好。"虽有巴豆不令人泻下,其积自然消化",药物组成有巴豆,但不会导致泻下。"南木香,肉豆蔻,丁香(各一两半),干姜(炮,一两),百草霜(二两),巴豆(七十粒,去皮心膜,研,去油),杏仁(一百四十粒,去皮尖)",巴豆的制法是"去皮心膜,研,去油",实际上就是巴豆霜。"上前四味为末,外入百草霜研",把前四味药碾成面与百草霜和一起,百草霜指锅底灰。"巴豆与杏仁另研细末,同和匀","另研"指各研各的。研成细末后再把它们搅匀了。"用好黄蜡六两,溶化成汁,以重绢滤去渣",把黄蜡融后过滤。"更以好酒一升,于砂锅内,煮蜡数沸倾出。酒冷其蜡自浮于上,取蜡秤用",把酒放凉了,实际上经过煮后酒精都跑了,只是蜡在上面浮着。"丸用清油一两","清油"指香油。"铫内熬令香熟。次下蜡四两,同化成汁。就铫内乘热拌和前药末,捏作锭子,丸如豆大,每服三十丸。姜汤空心送下",把香油放到像勺子一样的小锅中熬,香味出来后,把蜡和油充分地和在一起,把药末往小锅中一加,捏成一条一条的,再搓成像豆子大小的丸子,一次吃三十丸,空腹姜汤送服,这样巴豆吃进去后不会拉肚子。大家有时间可以去研究一下。

【原文】

杨子建云:世人有患疫毒痢。初得时,先发寒热,忽头痛壮热,思入凉室,思吃冷水,狂言狂走,浑身肌肉疼痛,手不可著,忽下痢,或白或赤,或赤白相杂,此证难治。此系太岁在中,其年春夏之内,多有寒肃之化,阳光少见,寒热二气,更相交争。忽于夏月多寒热之化,寒邪犯心,水火相战,所以先发寒热。水火相犯,血变于中,所以多下赤痢。如紫草色,如苋菜色者,寒邪犯心之重也。白色者尚轻,赤色者渐重,赤白相杂者,气血相等,寒热之气相搏也。治诸证之法,先夺其寒,以后随证调理。

【讲解】

"杨子建云",杨子建应该是个医生。"世人有患疫毒痢",疫毒痢比较厉害,也就是现在的中毒性菌痢。"初得时,先发寒热,忽头痛壮热,思入凉室,思吃冷水,狂言狂走,浑身肌肉疼痛,手不可著,忽下痢,或白或赤,或赤白相杂,此证难治",先恶寒发热,突然头疼、壮热,特别想去冷的地方,想喝凉的,狂言狂走(即感染中毒性脑病),浑身肌肉疼痛(严重中毒的表现),手不能够按东西,一按就疼,突然下痢,或白或赤,或赤白相杂,非常难治。"此系太岁在中,其年春夏之内,多有寒肃之化,阳光少见,寒热二气,更相交争",在春夏之际,天气太冷,阳光很少,寒热二气交争。"忽于夏月多寒热之化",到了夏天又突然出现寒热的交替。"寒邪犯心,水火相战,所以先发寒热。水火相犯,血变于中,所以多下赤痢",这是他的一个解释,至于是不是这个理,我们在这里不展开讲。"如紫草色",紫草色就是紫红色;"如苋菜色",苋菜有两种,一种是绿色的,还有一种是紫色的,紫的就像紫草色。"寒邪犯心之重也",疫毒痢中寒邪比较重。"白色者尚轻",如果是白痢,病情相对轻一些;"赤色者渐重,赤白相杂者,气血相等,寒热之气相搏也",只要是赤白相间的,就是寒热之气相互交接搏斗。"治诸证之法,先夺其寒,以后随证调理",治疗时先把寒邪去掉,然后再调理,这是疫毒痢的治疗方法。

【原文】

万全护命方

麻黄去根节　官桂去粗皮,各七钱半　大川芎　白术各二两　藁本　独活桔梗　防风　芍药　白芷各半两　丹皮　甘草各二钱半　细辛三钱三分　牵牛一钱七分

上为细末,每服二钱,热汤调下,和渣热服。若服此药后,寒热已退,赤痢已消减,便修合第二方。

诃子五枚,用面裹火煨熟,去核为细末。每服二钱匕,以米汤一盏半,煎取一盏,空心和渣服。

服前二方药,病势已减,所下之物只余些小,或下清水,或如鸭溏,或只余些小红色,宜修合第三方。以牢固大肠,还复真气。

舶上硫黄一两,去砂,细研为末　薏苡仁二两,炒,研为末

上二味和匀,滴熟水为丸,如桐子大。每服五十丸,空心米汤下。

【讲解】

万全护命方,只要你用上应该是比较稳妥的,所以起名叫万全护命方。

药物组成有麻黄,肉桂,川芎,白术,藁本,独活,桔梗,防风,芍药,白芷,牡丹皮,甘草,细辛,牵牛,以热药为主的,也有个别凉的。"上为细末,每服二钱",用量不大,"热汤调下",用热汤喝下,"和渣热服",注意,喝的时候不仅包括清汤,也包括渣滓。渣滓有的时候泡不透,药渣喝进去以后还会起作用的,所以散剂一般都是连渣滓喝进去。"若服此药后,寒热已退,赤痢已消减,便修合第二方",如果吃完以后,不发热也不怕冷,痢疾减轻,便开始配第二个方子。

第二个方子:诃子,"用面裹火煨熟",用面裹把它煨熟。"去核为细末。每服二钱匕,以米汤一盏半,煎取一盏,空心和渣服",连渣滓也要喝完。"服前二方药,病势已减,所下之物只余些小",喝完后病势又减轻,拉下来的东西只一点点,量很少。"或下清水,或如鸭溏,或只余些小红色",总而言之基本上就要好了。"宜修合第三方",这就要吃第三个方以"牢固大肠,还复真气"。

第三个方子:"舶上硫黄"指进口的硫黄,加薏苡仁,"上二味和匀,滴熟水为丸",将两味药研成面弄在一起,倒入开水,弄成桐子大,"每服五十丸,空心米汤下",这样就可以了。

痢疾这一篇讲得非常详细,我们内科教材中都没讲这么多。在讲《医贯》的时候,我都是结合着现代临床,与现代临床常见病挂连起来,之后的《金匮要略》和《伤寒论》也要这么讲,要在中医与西医间,古人讲的与现在的东西间建立一座桥梁,用现代的语言、现代的临床所见来解读经典中的内容,把经典中的方法真真正正运用好,用到实践当中,这样才是继承发扬中医。

我们先讲了《医林改错》,它从气血入手,无论哪个脏腑都会涉及,所以在学会《医林改错》后,不管遇到哪个部位的病,用上相应的方子都会有效,但不一定是最好。如果想解决气血的异常,就必须知道气血从哪里来,也就是从脾胃来的,脾胃一病,气血就乱了,所以我们接着讲了《脾胃论》。什么可以让脾胃健壮起来呢? 贯穿人一生的是什么? 在《黄帝内经》里讲得很明白,是肾气。肾气贯穿人的一生,贯穿着生老病死,所以我们接着讲了赵献可的《医贯》,《医贯》即"一以贯之"。我们要把《金匮要略》《伤寒论》放到最后来讲,因为它是公认的经典,如果直接从这儿切入,学完后会感觉挺乱。这样的话我们就从气血、脾胃到肾,然后再返回来学《金匮要略》和《伤寒论》,你就会发现又从根部开枝散叶,这样就把前面的内容丰富起来了,最后把这些知识结合起来去做临床,疗效想不好都不行。

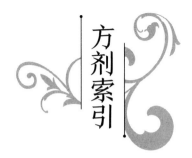

方剂索引

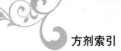